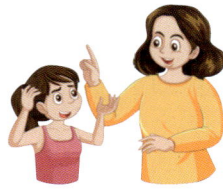

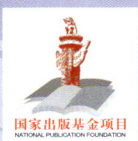

“十四五”国家重点出版物出版规划项目

国家出版基金项目
NATIONAL PUBLICATION FOUNDATION

儿童医疗辅导

理论与经典应用

张晓波 刘瀚旻 李 倩◎主 编

顾 莺 等◎副主编

上海交通大学出版社
SHANGHAI JIAO TONG UNIVERSITY PRESS

内容提要

　　《儿童医疗辅导理论与经典应用》系统梳理了儿童医疗辅导的理论基础和实践应用，旨在填补国内该领域的知识空白，并为临床医务人员和相关研究者提供全面的指导。

　　本书由医学专家、儿童心理学家、医务社工及儿童医疗辅导专业人员共同编写，内容涵盖儿童心理发展、家庭系统理论、儿童医疗辅导技术及具体应用场景，结合国内外最新成果，提出了适应中国文化背景的儿童医疗辅导方法。全书从儿童认知发展、心理需求、儿童医疗辅导的实际操作，逐层推进，并通过大量临床案例展示了儿童医疗辅导的有效性。该书不仅是对国内儿童医疗辅导理论与实践的总结，还为本土化发展提供了创新思路，是提升我国儿童健康服务质量的重要参考资料。

图书在版编目（CIP）数据

　　儿童医疗辅导理论与经典应用 / 张晓波，刘瀚旻，李倩主编；顾莺等副主编 . —— 上海 : 上海交通大学出版社，2024.12—— ISBN 978-7-313-31667-7

　　Ⅰ . R72

　　中国国家版本馆 CIP 数据核字第 20240H2171 号

儿童医疗辅导理论与经典应用
ERTONG YILIAO FUDAO LILUN YU JINGDIAN YINGYONG

主　　编：张晓波　刘瀚旻　李　倩　　　　副 主 编：顾　莺　等
出版发行：上海交通大学出版社　　　　　　地　　址：上海市番禺路 951 号
邮政编码：200030　　　　　　　　　　　　电　　话：021-64071208
印　　制：四川省平轩印务有限公司　　　　经　　销：全国新华书店
开　　本：787mm×1092mm　1/16　　　　　印　　张：45
字　　数：730 千字
版　　次：2024 年 12 月第 1 版　　　　　　印　　次：2024 年 12 月第 1 次印刷
书　　号：ISBN 978-7-313-31667-7　　　　音像书号：ISBN 978-7-88941-687-0
定　　价：298.00 元

编 委 会

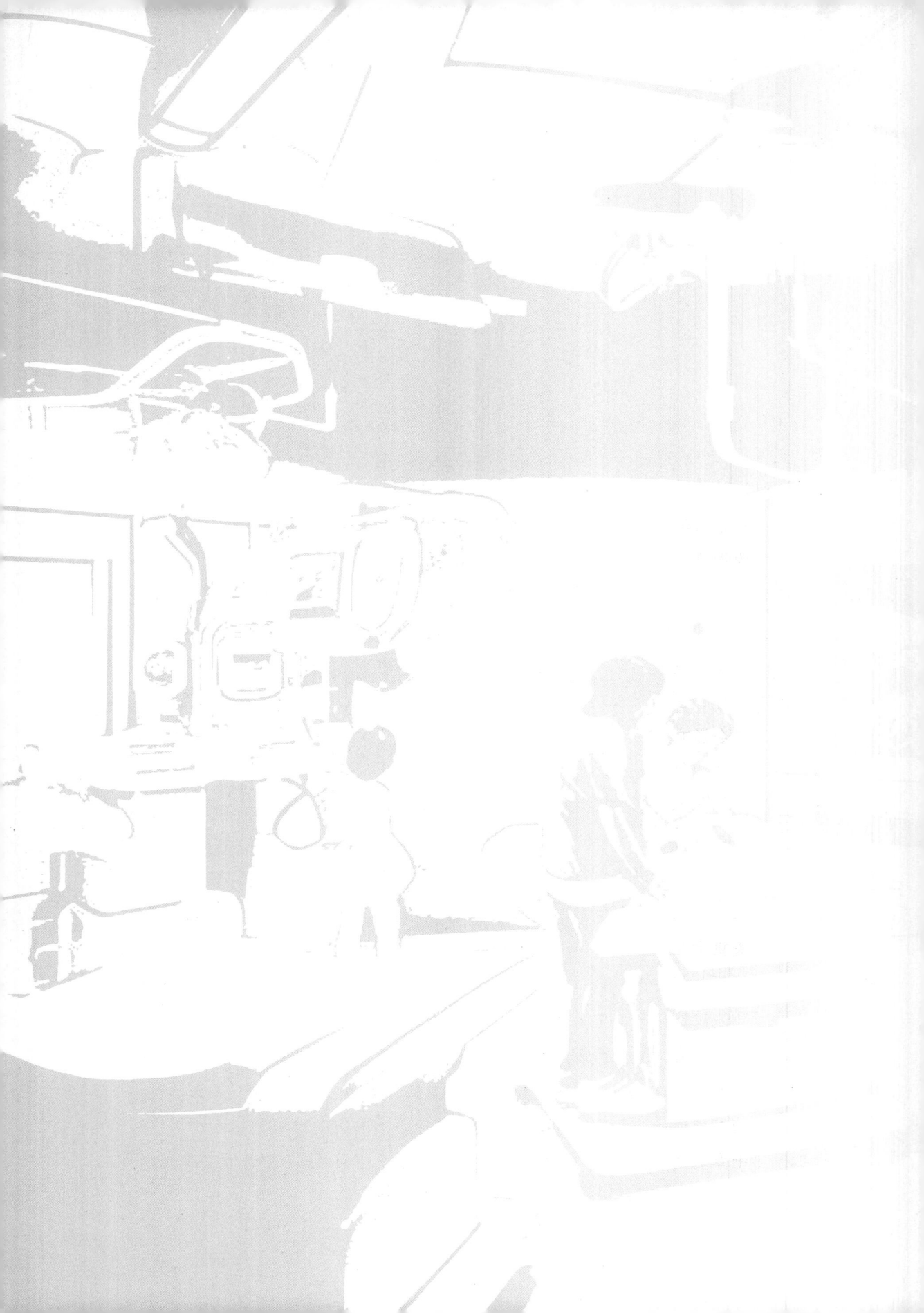

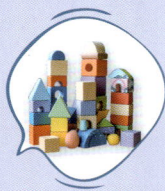

序言

　　儿童在就医过程中经常面临心理和生理的双重挑战，这些问题不仅影响治疗效果，还可能在其未来的成长过程中留下深远的心理影响。儿童医疗辅导作为一项以心理–社会支持为核心的干预手段，具有重要的意义。这本《儿童医疗辅导理论与经典应用》，通过系统的理论阐述和经典的应用案例，为我国儿童医疗辅导领域的发展提供了宝贵的指导，标志着我国儿童医疗辅导领域迈出了重要一步。

　　医学介于科学与人文之间，包含了双方的许多特性，是最具人文的科学。本书在医学人文关怀和儿童健康照护方面提供了生动的实践案例。住院儿童所表现出的消极行为，治疗中出现的失眠、噩梦、恐惧等症状，出院后遗留的心理问题，加之儿童及其家属在医疗过程中对情感和精神支持的需求远远高于普通人。如果不能提供有效的干预，不仅会影响儿童身体的康复，对其身心的长远发展也将造成不良影响。本书提供了医务人员如何有效关注儿童的心理需求，帮助他们克服就医中的恐惧与焦虑，进而改善医疗体验，提升医疗效果的方法与策略。

　　儿童医疗辅导是因应新时期健康理念而逐步发展的。尽管在美国、加拿大等国家，儿童医疗辅导已经有近百年的发展历史，形成了系统的理论和实践体系，但不同国家和地区的文化、医疗体制各异，国外成熟的儿童医疗辅导模式并不完全适用于我国。本书着重于儿童医疗辅导的本土化实践，综合国内外研究成果，深入探讨了在我国医疗环境下如何有效实施儿童医疗辅导。这为构建符合我国国情的儿童医疗辅导体系提供了理论依据和实践基础。

　　本书内容丰富，结构严谨，从理论到实践，涵盖了儿童医疗辅导的方方面面。第一章概述了儿童医疗辅导的发展历程、服务原则和专业人员角色。第二章探讨了儿童医疗辅导的基础理论。第三章至第五章介绍了沟通、游戏等辅导方法和干预策略。第六章和第七章通过案例分析，展示了儿童医疗辅导在不同疾病和医疗场景中的实际应用。第八章探讨了人工智能在疼痛管理等医疗辅导领域的应用。第九章提供了评估工具、工作流程和记录方法的操作指南。

《儿童医疗辅导理论与经典应用》的出版，为完善我国儿童医疗辅导的理论框架和加强实践指导提供了有力的支持。我相信本书的出版将对改善儿童的就医体验、提高他们的生活质量，以及推动中国儿童健康事业的发展产生积极的影响。

教育部儿科学专业教学指导委员会主任委员

复 旦 大 学 原 常 务 副 校 长

复 旦 大 学 上 海 医 学 院 原 院 长

前言

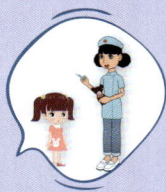

随着我国医疗服务体系的不断完善，儿童健康问题逐渐得到更加广泛的关注。儿童在就医过程中，往往会因为陌生的环境、复杂的治疗过程而感到焦虑和恐惧，严重影响治疗效果，并可能留下心理创伤。面对这一挑战，儿童医疗辅导作为一种帮助儿童应对就医压力的干预手段，就显得尤为重要。

《儿童医疗辅导理论与经典应用》由医学专家、儿童心理学家、医务社工及儿童医疗辅导专业人员共同编写而成，系统介绍了儿童医疗辅导的理论基础和实际应用，并通过详尽的理论分析和丰富的临床案例，为医务人员提供了理论指导与实践参考，帮助他们更好地理解并应用儿童医疗辅导。

首先，本书在推动医学人文关怀方面具有重要意义。医学不仅是技术的进步，更是人文关怀的体现。儿童医疗辅导通过治疗性游戏、感觉表达等方法，帮助儿童调适情绪，改善医疗体验，提升治疗效果和生活质量。

其次，本书的出版填补了国内儿童医疗辅导领域的理论与实践空白。尽管儿童医疗辅导在欧美国家已有近百年的发展历史，但在我国，相关理论研究和实践仍处于初步阶段，缺少系统的知识体系和专业人员培养机制。本书不仅介绍了儿童认知、社会性发展的理论基础，还提供了详细的操作指南，将为儿童医疗辅导在我国的发展提供理论支持与实践指导，推动这一领域的专业化发展。

本书内容组织严谨，全面涵盖了儿童医疗辅导的各个方面。第一章介绍了儿童医疗辅导的形成和发展，明确了服务原则、工作内容及儿童医疗辅导专业人员的角色定位。第二章分析了儿童生理、心理及社会性发展的相关理论，并探讨了家庭环境对儿童心理健康的影响，奠定了儿童医疗辅导项目的理论基础。第三章至第五章则介绍了儿童医疗辅导的工作方法，包括基于儿童发展的沟通和游戏，以及儿童医疗辅导的干预措施。这些策略旨在帮助儿童减轻负面情绪，提升治疗效果。第六章至第七章通过临床案例，展示了儿童医疗辅导在急性创伤、癌症等疾病人群以及门急诊、住院等医疗场景中的实际应用。第八章详细探讨了人工智能技术在儿童医疗辅导中的应用，提出了智能化的解决方案，特别是在非药物疼痛管理中的创新实践。第九章则梳理了儿童医疗辅导项目中常用的评估工具、工作流程和记录方法，提供了详尽的操作指南。

此外，本书还探讨了如何将儿童医疗辅导本土化，结合我国文化背景与医疗实际需求，构建适应我国国情的儿童医疗辅导实践模式。不同国家和地区的医疗体系、文化特征各异，直接照搬国外模式显然不合适，本书为我国本土化的儿童医疗辅导发展提供了理论依据和实践经验。

《儿童医疗辅导理论与经典应用》不仅具有重要的学术价值，也为儿童医疗辅导实际操作提供了详细的指导。我们相信，本书的出版将推动国内外在儿童医疗辅导领域的进一步交流与合作，同时提升我国儿童医疗服务的整体质量，促进我国儿童医疗辅导事业的高质量发展，为儿童的身心健康提供更全面的保障。

目　录
Contents

第三章　儿童医疗辅导的实践基础：基于儿童发展的沟通

第四章 儿童医疗辅导的工作媒介：游戏

第五章 儿童医疗辅导在不同干预情境中的应用

第六章　儿童医疗辅导在不同疾病人群中的应用

第七章　儿童医疗辅导在不同医疗场景下的应用案例

第八章　人工智能驱动的儿童医疗辅导应用展望

第九章　儿童医疗辅导工具、流程及相关文件

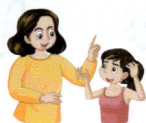

第 一 章

儿童医疗辅导导论

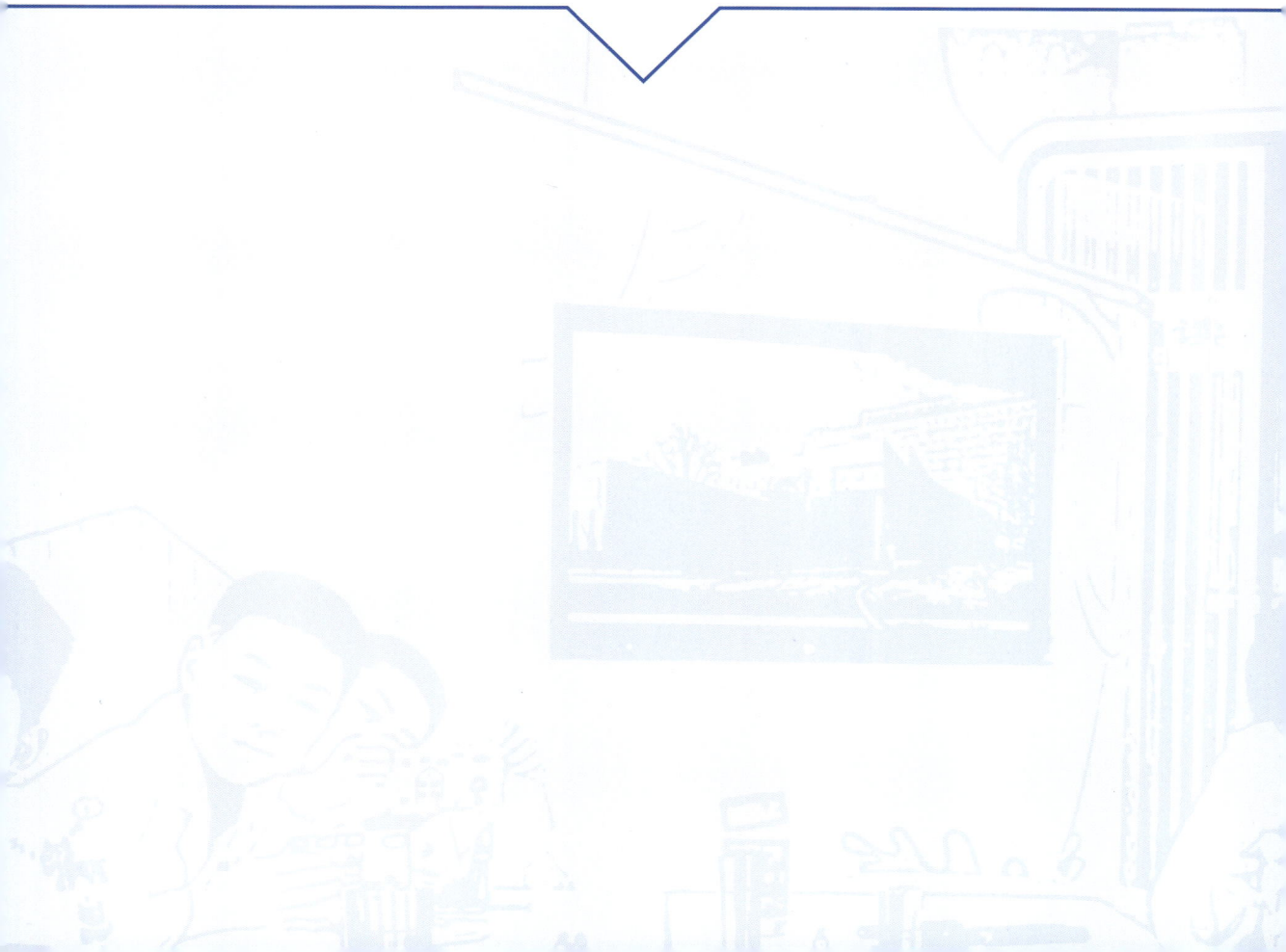

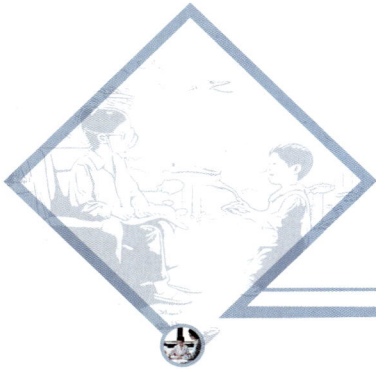

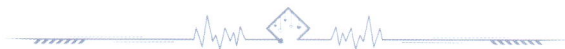

20世纪60年代，儿童医疗辅导（Child Life）的概念被首次提出。在《儿童权利宣言》等国际政策的支持及全球从业人员的辛勤努力下，儿童医疗辅导经过近60年的专业化发展，已逐步成熟为一项以儿童需求为核心、循证医学为指导、坚定维护儿童福利的综合性、跨学科专业服务，是儿童临床医疗工作中不可或缺的环节。（视频1-1-1）

儿童医疗辅导在不同文化背景下有不同的发展，从事该项工作者被称为儿童医疗辅导专业人员。不同国家建立了各自的管理机构和培训认证体系。在服务过程中，儿童医疗辅导专业人员始终坚持诚信、公平、包容、合作及卓越的价值观，践行儿童优先、利益最大、无伤害、平等参与及以家庭为中心五大原则。除了儿童医疗辅导专业人员，临床医护人员、医务社工、志愿者等也是儿童医疗辅导团队的重要成员。不同成员在实施医疗辅导时，应当明确自身定位和具体职责，确定工作目标并积极承担责任。本章内容旨在介绍儿童医疗辅导的发展简史、基本概念、服务原则、团队建设、工作形式及工作内容，并探索性地阐述如何规范且高效地开展本土化儿童医疗辅导。

本书中所指儿童均依据联合国《儿童权利公约》第1条对儿童的定义，为年龄≤18岁的人。将儿童发展按照年龄划分为新生儿期（0—28天），婴儿期（>28天，≤1岁），幼儿期（>1岁，≤3岁），学龄前期（>3岁，≤6岁），学龄期（>6岁，≤12岁），青少年/青春期（>12岁，≤18岁）。

视频1-1-1

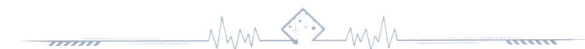

第一节　儿童医疗辅导的形成与发展

儿童医疗辅导起源于医学专家对儿童福利的关注，迄今已历经了近百年的专业化发展历程，是现代儿童医疗服务中的重要组成部分。它萌芽于20世纪20年代，先以单一儿童医疗辅导项目的形式在欧美医疗机构中部分开展，之后专业协会成立，在全球范围内进一步推动了其专业化和规范化的发展进程。儿童医疗辅导专业人员在不同国家有各自的培养和认证体系。儿童医疗辅导自身的核心价值观、公共政策环境是其履行使命和实现愿景的基石。本节将就儿童医疗辅导的起源、支持其发展的内核及外核系统进行详细介绍，并概述儿童医疗辅导的服务对象、工作内容及知识体系。

一、儿童医疗辅导的发展简史

（一）儿童医疗辅导理念的萌芽

儿童医疗辅导理念的提出最早可回溯至18世纪，源于医学专家对儿童福利的关注。彼时，感染性疾病及营养相关性疾病严重威胁着儿童的健康，致使儿童死亡率居高不下，尤其是在围产期和婴儿期，约有1/3的婴儿夭折。即便在该阶段有幸存活，仍有1/6的儿童在5岁前死亡。

19世纪中叶，第一家儿科学术机构在美国成立，开始专注于探索儿童疾病的病因、治疗方法，以及儿童福利维护。之后，各类护理学校和社会福利机构逐渐出现，成为促进儿童福利改革的推动者。1948年，《世界人权宣言》的发布，里程碑式地推动了监护程序和其他法律程序中对儿童福利的考量，包括儿童智力、情绪反应及社会关系发展，由此衍生出"儿童健康公平性"的理念，即每个儿童，不论其社会地位、种族、年龄和性别，都有均等的机会在卫生筹资、卫生服务利用和健康结果等方面达到最佳状态。通常使用婴儿死亡率、5岁以下儿童死亡率等数据进行评价。而随着临床医疗水平的不断提升，能够治愈的儿科疾病越来越多，在关注疾病的同时，实现健康公平性也延伸至与治疗相关的情绪应对和达到社会适应能力的最佳状态，这被认为是儿童医疗辅导的萌芽。

（二）儿童医疗辅导的发展历程

1. 单一项目的部分开展

儿童医疗辅导最早以游戏辅导项目的形式在北美地区的医院内出现。美国是其萌发地，1922年，美国莫特儿童医院（Mott Children's Hospital）建立了第一个院内儿童医疗游戏辅导项目和医疗教育项目；1929年，纽约哥伦比亚长老会儿童医院（Babies and Children's Hospital of Columbia Presbyterian，New York）也在院内开展了同类的儿童医疗游戏辅导项目；1936年，蒙特利尔儿童医院（Montreal Children's Hospital）建立了加拿大第一个院内儿童医疗游戏辅导项目。至1950年，美国和加拿大境内共有10所儿童专科医院或综合性医院的儿科病房开展了儿童医疗游戏辅导。

欧洲较早开展儿童医疗辅导的国家是英国，其一直以游戏为主要实施媒介。1957年，英国伦敦的圣巴塞洛缪医院（St. Bartholomew's Hospital）和圣托马斯医院（St. Thomas' Hospital）首次开展儿童医疗游戏辅导项目。1963年，英国医疗游戏创始人、救助儿童基金会（Save the Children Fund）顾问苏珊·哈维（Susan Harvey）在伦敦布鲁克医院建立了第一支医疗游戏团队。在此基础上，该基金会创办了许多成功的医疗游戏项目，这些项目后来成为英国儿童医疗辅导不可或缺的一部分。1972年，在英国卫生和社会保障部（The Department of Health and Social Security，DHS）的委托下，第一个医疗游戏专家组（Expert Group on Play）成立。翌年，齐西克学院（Chiswick College）开设了首个医疗游戏辅导课程。

综上可见，在早期的儿童医疗辅导中，主要由游戏治疗师通过游戏与儿童沟通，帮助其了解医院的工作模式，让儿童对在住院期间将要经历的治疗事件做好心理准备，从而使其情绪稳定，促进康复，也有助于减轻儿童在治疗过程中可能经历的恐惧和疼痛，改善儿童的就医体验。

2. 儿童医疗辅导专业协会的逐步成立

20世纪60年代，奥地利裔著名教育学家Emma Plank在诺贝尔奖得主、儿科学专家Frederick Robbins的支持下，于克利夫兰医院（Cleveland Clinic）建立了第一个儿童医疗辅导部门（the Child Life and Education Division），并开始系统化、规范化地推进儿童医疗辅导。因此，Emma Plank被视为儿童医疗辅导领域的开拓者。1962年，Emma Plank编撰的第一部专业书籍《在医院与儿童一起工作：专业团队指南》（*Working with Children in Hospitals*）出版。在书中，她对儿童医疗辅导的工作进行了简单而实用的系统描述，内容包括儿童住院和手术前的准备、病房里的生活、游戏学习及面对死亡等章节，阐述了住院治疗对儿童和家庭的影响、游戏的作用、游戏室的设置、应对压力的心理预备、创造性自我表达的方法及团队合作的必要性；同时，她还提出了对当代儿童发展理论的深刻见解，从全新视角帮助公众逐渐认识到医疗辅导在儿童健康事业中的重要性。这对于促进儿童医疗辅导的专业化发展具有里程碑意义。

此后，儿童医疗辅导的服务开始在上述地区和国家逐步推进，但由于专业机构和专业人员的绝对数量过少，对于大多数住院儿童而言，这项服务仍遥不可及。1965年，为了更好地推进儿童医疗辅导的发展，最大限度地减少因疾病和与家庭分离而可能造成的儿童正常生活和身心发展影响，全美儿童保健专家在波士顿举办的一次学术会议上，分享其在儿童医疗辅导领域的工作经验、成功案例及面临的挑战。也是在这次会议上，专家提议建立一个以创建有利于儿童和家庭的医院环境为目标的多学科组织——医院儿童保健协会（the Association for the Care of Children in Hospitals，ACCH），之后更名为儿童健康保健协会（the Association for the Care of Children's Health，ACCH），致力于推动向处于医院环境内的儿童提供基于发育儿科学的心理社会照护。

随着儿童医疗辅导项目数量的逐渐增加和专业化要求的逐渐加强，儿童医疗辅导关注的问题开始超出ACCH主导的学科范畴。为了使儿童医疗辅导能够发展自己的专业实践方向，儿童医疗辅导专委会（Child Life/Activity Specialist Committee）于1975年创建，并确立了儿童医疗辅导工作的理论基础、专业实践要素，以及职业教育计划要求。1982年，儿童医疗辅导理事会（Child Life Council，CLC）成立，至此儿童医疗辅导专业逐渐脱离ACCH，开始由CLC独立行使管理和协商的职能，并定期召开儿童医疗辅导的专业会议。1986年，CLC明确了儿童医疗辅导专业人员的角色定义，建立了儿童医疗辅导专业的资格认证制度。至20世纪80年代末，CLC完成儿童医疗辅导的基本行业标准制定，包括对专业人员的能力要求、实践标准和教育培训标准，以及医疗辅导项目启动指导、项目审查工具等。2016年，CLC重组并更名为儿童医疗辅导协会（the Association of Child Life Professionals，ACLP），肩负着引领儿童医疗辅导专业发展的使命，承担着建立专业守则、从业资质及服务标准，推动儿童医疗辅导的专业化进程的职责。儿童医疗辅导专业协会的发展历程将在下文详述。

3. 儿童医疗辅导专业化的加速发展

20世纪80年代末，儿童医疗辅导迎来加速发展阶段。1989年，加拿大安大略省麦克马斯特大学的健康科学学院首次启动儿童医疗辅导专业人员培训项目。之后，北美地区的大学院校陆续开设了相关课程，逐渐形成完善的培训和资格认证体系。在儿童医疗辅导专业协会的推动下，这项服务已覆盖美国和加拿大全境，提供儿科诊疗服务的医疗机构常规提供儿童医疗辅导。

由于历史、经济及文化背景的不同，以英国为代表的欧洲各国及大洋洲的澳大利亚、新西兰等国，逐渐分化出不同于美国、加拿大的儿童医疗辅导专业化发展路径，其特点为始终强调以游戏为主要媒介，为就医儿童提供社会心理服务。其中，由于新西兰承认并尊重土著毛利人的文化，因此，在其国内提供的医疗辅导项目还融入了独特的毛利文化元素，包括提供毛利语交流，尊重泛神信仰，艺术治疗中融入毛利典型雕刻形象的绘画及毛利战舞等。总体而言，欧洲和大洋洲的多数国家均有完善的国家层面的儿童医疗辅导专业人员的认证和培训体系。

在亚洲地区，日本最先于1999年从美国引入儿童医疗辅导项目。至今，日本共有47名认证的儿童医疗辅导专业人员服务于33家医疗机构，但日本在其国内并没有形成自己的儿童医疗辅导培训和资格认证体系，也没有大学机构开设儿童医疗辅导相关课程。位于亚洲西部的科威特，则主要依托相关协会管理并借鉴英国模式，通过雇用儿童医疗辅导专业人员在医疗机构内提供个体化的游戏辅导服务。

在中国，最早推行儿童医疗辅导服务的是香港地区。1989年，香港儿童癌病基金在医院的儿童肿瘤病房内开设游乐区，组织志愿者定期探访并陪同儿童游戏。1992

年，该基金开始聘请专职人员，在精神心理科医师的带领下，开展医院内的游戏辅导服务，帮助肿瘤儿童积极应对疾病带来的一系列改变。1997年，该基金资助医院游戏辅导专职人员前往美国霍普金斯儿童医院接受系统性的儿童医疗辅导培训。在这之后的10年中，香港特别行政区主要参考北美儿童医疗辅导模式，逐渐形成成熟的儿童医疗辅导服务体系，服务对象从癌症儿童家庭扩展至所有有需求的住院儿童家庭，由提供单纯的医疗游戏发展到为住院儿童提供最适合的全方位的儿童医疗辅导。我国台湾地区自2012年起开始推行儿童医疗辅导项目，由瑞信儿童医疗基金会和台湾大学儿童医院的医师共同资助儿童医疗辅导专业人员的培养，目前其发展仍处于初级阶段，尚未建立系统化和规模化的儿童医疗辅导服务。2014年，由广州市金丝带特殊儿童家长互助中心引入游戏辅导的概念，起先在中山大学附属第一医院、广东省人民医院及广州市妇女儿童医疗中心的儿童血液肿瘤病房由志愿者开展医疗游戏。此后，四川大学华西第二医院、浙江大学医学院附属儿童医院、吉林大学第一医院、深圳市儿童医院、复旦大学附属儿科医院也相继开展儿童医疗辅导，并基于我国文化背景逐步形成成熟的专业队伍和实践模式。

（三）儿童医疗辅导领域专业协会的发展历程

1. 儿童医疗辅导协会

ACLP与儿童医疗辅导的发展深深交织。接前文所述，在北美得到广泛认可后，ACLP迅速将儿童医疗辅导的理念向全球推广，通过建立和不断更新其专业标准，促进儿童医疗辅导专业人员的成长和发展，并在国家和国际层面上推动相关研究的开展，进一步完善儿童医疗辅导实践标准，提高儿童医疗辅导专业的可信度，为儿童医疗辅导专业人员提供最新的信息、资源及有意义的交流机会，从而推动儿童医疗辅导的整体发展。目前，ACLP每年都会举办国际性的儿童医疗辅导专业年会，出版专业的开架阅览期刊《儿童医疗辅导杂志》（*The Journal of Child Life*），以展示该领域的研究热点和实践前沿。

ACLP的组成成员包括个人、儿童医疗辅导团队及相关的非营利组织或企业。截至2022年，ACLP全球个人成员已超过5000名，包括认证的儿童医疗辅导专业人员、儿童医疗辅导助理、大学院校儿童医疗辅导专业的师生、医院管理人员和其他医务人员、学校教师和相关领域的专业人员等；儿童医疗辅导团队成员共600余家，覆盖全世界23个国家，除了儿科病房和儿童生活的社区外，其服务范围已扩展至临终关怀机构和受虐儿童临时庇护所。

2. 欧洲、大洋洲的儿童医疗辅导协会

1975年，英国国家医疗游戏辅导师协会（National Association of Hospital Play Staff，NAHPS）正式成立，最初引进了28名医疗游戏辅导专业人员，以及来自包括儿科护士、医务社工及志愿者在内的10名相关专业人员。翌年，出版了第一期NAHPS通讯。目前，NAHPS通讯每半年出版一期，向成员和相关专业人士展示英国各地的医疗游戏辅导现况。

1987年，新西兰和澳大利亚共同成立大洋洲儿童医疗游戏辅导师协会（Australasian Association of Hospital Play Specialists，AAHPS）。1996年，该协会拆分为新西兰儿童医疗游戏辅导师协会（Hospital Play Specialists Association of New Zealand，HPSANZ）和澳大利亚儿童医疗游戏辅导师协会（Australian Association of Hospital Play Specialists，AAHPS）。2014年，在借鉴ACLP的经验后，AAHPS更名为ACLTA，并将其专业人员的称谓修改为儿童医疗辅导专业人员。

二、儿童医疗辅导的概述

（一）儿童医疗辅导的基本概念

儿童医疗辅导的广义概念是致力于维护儿童在诊疗中的权益，主张最大限度促进儿童健康公平性的儿科临床医学人文实践性活动，当儿童及青少年在生活中遇到压力或创伤性事件时，应用儿童发展和家庭系统理论，为其提供整体性的支持和关怀服务。服务目标是尽可能地减少环境对儿童的负面影响，保障儿童和青少年的身心健康成长及良好的家庭关系。目前多使用其狭义概念，特指在医疗环境中提供的系列专业服务，帮助儿童和青少年在就医或住院过程中感到舒适、放松及安全，从而缓解不适感和焦虑情绪。

（二）儿童医疗辅导的服务对象和工作内容

1. 儿童医疗辅导的服务对象

儿童医疗辅导的主要服务对象是处于医疗环境中的儿童。通过适合其身心发展的沟通方式和治疗性游戏，帮助儿童应对疾病，应对就医和住院治疗带来的恐惧、担忧、孤独及悲伤等负面情绪，促进儿童身心健康。

2. 儿童医疗辅导的工作内容

儿童医疗辅导的主要工作内容包括：提供医疗知识教育、帮助儿童及其家庭理解儿童健康状况；为儿童及其家庭接受检查和治疗做好心理预备；规划、实施有效的负面情绪应对和疼痛管理的策略；为患病儿童的家庭成员提供心理与社会支持，与医疗团队合作，帮助儿童获得积极的治疗效果。

（三）儿童医疗辅导的知识体系

在儿童医疗辅导近100年的发展过程中，尤其在其实践服务内容和服务范畴的探索中，其自身的专业知识体系与社会学、心理学、教育学、医学等相关学科知识体系之间逐步建立关联，形成目前相对完善的专业知识体系。儿童医疗辅导的关注对象是儿童及其家庭，其知识体系框架主要包括以下2个方面。

1. 开展儿童医疗辅导所需的基础知识

主要包括医学、伦理学、儿童心理学、教育学、文学及美学等相关学科的基本理论、基本方法与技术。

2. 开展儿童医疗辅导所需的专业知识

主要包括儿童医疗辅导理论知识，如儿童早期生长发育、青少年生长发育、儿童家庭系统及生态系统知识；儿童医疗辅导实践方法，如心理预备、治疗性游戏、疼痛管理、家庭支持；儿童临终关怀和丧亲支持；儿童医疗辅导科研和教育；儿童医疗辅导项目设计和效果评价。

三、支持儿童医疗辅导发展的内核系统与公共政策环境

（一）支持儿童医疗辅导发展的内核系统

1. 儿童医疗辅导的核心价值观

儿童医疗辅导的核心价值观包括诚信、公平、包容、团队合作及卓越，是支持其专业发展的内核系统，体现儿童医疗辅导的专业属性和基本特征，是相关从业人员必须长期严格遵守的基本专业准则。儿童医疗辅导的核心价值观强调了对儿童及其家庭的个性与复杂性、差异和共同点的理解和尊重，强调了建立"平等、友爱"的服务模式的重要性，强调了理论基础、跨专业合作及制定可靠标准的重要性。

（1）诚信

诚信价值观提倡始终如一的自我认知、责任感及合乎道德的决策，努力在行动和沟通方面做到完全透明，即儿童医疗辅导专业人员应当对儿童、家庭及同事保持真诚守信的态度，尊重客观事实，恪守诺言和约定。

（2）公平

公正平等既是个人生存和发展的重要保障，也是社会稳定和进步的重要基础，公平只有在建立在尊重基础上的环境中才能实现。儿童医疗辅导的公平价值观，既体现在为不同国家和地区的儿童提供尽可能平等地享受儿童医疗辅导服务的机会，也体现在努力为医疗辅导专业人员争取公平的待遇，以及获取相关信息和资源的机会。

（3）包容

包容指接纳所有类型的人（无论性别、年龄、种族、地域、信仰、经济地位及文化水平）、事物或思想，并以公正平等的态度对待。包容可以促进人们之间的理解、合作及互动，体现了对他人的尊重，鼓励多样性的存在和发展。儿童医疗辅导的包容体现在积极邀请不同地区、不同身份及不同社区的人员参与这项服务，也体现在为不同地区、不同身份、不同年龄阶段、不同发育水平、不同认知能力及不同健康状况的儿童提供个体化的医疗辅导服务，继而为不同的人群建立各自归属感和包容的文化。

（4）团队合作

团队合作指将具有不同观点、经验及专业知识的人聚集在一起，以加强思想碰撞，丰富相关的知识储备。儿童医疗辅导实施过程中，往往需要儿童医疗辅导专业人员、儿科医师和护士、医务社工和药剂师等多专业人员的合作。各专业人员应当持有合作和包容的态度，发挥各自专业领域的优势，并承担相应角色的任务，为实现同一个目标而努力。

（5）卓越

卓越指将科学证据、最佳实践、严格标准及创新融入儿童医疗辅导的服务过程及专业发展计划。儿童医疗辅导的专业化发展，始终秉持卓越价值观，在实践中不断结合现实需求、总结经验，基于循证医学理念改善实践模式、拓宽服务内容和提升服务质量。

2. 儿童医疗辅导的使命和愿景

（1）儿童医疗辅导的使命

使命是应负的责任和工作的目标。儿童医疗辅导的使命是通过参与教育、科学探究及创新改进工作方式，最大限度地促进儿童身心健康发展，以及减少儿童及其家庭可能经历的潜在压力和创伤。由于儿童处理外界信息的能力与成人有所不同，导致他们需要借助外力来应对就医带来的压力和创伤。已有循证依据表明，儿童医疗辅导可以有效地改善医疗质量、疾病预后、儿童及其家庭的体验并降低照护成本。

（2）儿童医疗辅导的愿景

儿童医疗辅导的愿景是不同地域、身份和处境的儿童及其家庭都能在儿童医疗辅导服务的帮助下，理解和应对生活中的突发事件，是基于公平、包容的原则下，儿童医疗辅导专业人员期望实现的最终蓝图。ACLP、NAHPS等儿童医疗辅导专业协会通过向全世界的相关专业人员提供免费资源，宣传儿童医疗辅导在临床治疗中的重要作用，提高儿童医疗辅导专业人员的经济待遇和呼吁各国政府制定相关的支持政策，以实现此愿景。

（二）支持儿童医疗辅导发展的公共政策环境

1. 政策基石

近年来，随着医疗条件的不断完善，人们逐渐意识到没有疾病并不代表就是健康，正如世界卫生组织（World Health Organization，WHO）提出的，健康是"一种在生理、心理及社会的完美状态，而不仅仅是没有疾病和衰弱的状态"。这个概念也体现了心理因素对疾病治愈和维持健康的作用愈发重要。西方学者认为决定儿童健康与发展的4个要素分别是：

①保护儿童不受伤害或忽视。

②保证儿童有健康的社交关系和心理成长。

③保证儿童有玩耍、学习、发展兴趣的机会。

④给予儿童充满爱、责任及稳定的社会环境。

儿童医疗辅导服务对于保证儿童健康尤为重要，联合国和世界各国都出台了相关的政策与法律，支持并规范儿童医疗辅导的体系，确保儿童平等得到该项服务的机会，促进儿童健康水平的改善。联合国《儿童权利公约》（Convention on the Rights of the Child，UN-CRC）于1989年11月20日经第44届联合国大会第25号决议通过。1991年12月29日，我国第七届全国人民代表大会常务委员会第23次会议批准了《儿童权利公约》，并于1992年4月1日生效。这是第一个有关保障儿童权利且具有法律约束力的国际性约定，规定了全世界儿童应该享有的数十种权利，包括最基本的生存权、全面发展权、受保护权，以及全面参与家庭、文化及社会生活的权利等。其中一部分为医疗程序中对儿童权利的保障原则提供了框架，也是各国制定儿童医疗辅导相关政策的基石。具体可总结为以下9项：

①无论儿童的年龄、性别及经济情况，即使在无法表达自己需求的情况下，儿童也有权享有治疗权和生命权。

②儿童应当首先被认识到的是其作为儿童的独特性。

③儿童应当根据其健康状态、文化及语言得到个体化的照护。

④儿童在感到害怕时享有哭泣的权利。

⑤儿童在不熟悉的环境中，医务工作者应当予以特殊照护以保证其获得安全感。

⑥儿童应当享有提问权，医务工作者应当使用儿童能理解的语言进行回答。

⑦儿童在医疗机构中应当有被照料并被满足需求的权利。

⑧儿童在医疗机构中应有要求自己亲近的人陪伴的权利。

⑨即使在治疗中，儿童也应当拥有玩耍和受教育的权利。

总的来说，UN-CRC在保障全球儿童的基本权利上发挥了作用，促进了全球多个国际儿童福利项目的发展，也为儿童医疗辅导相关政策的制定提供了参考。

2. 其他政策

在美国，2021年美国儿科学会（American Academy of Pediatrics，AAP）发布的儿童医疗辅导干预策略指出，儿童医疗辅导服务可以有效改善医疗质量和儿童预后，提升儿童和家庭体验并降低儿科照护成本，包括以下建议：

①儿童医疗辅导应当作为儿科医疗保健不可或缺的一部分。

②所有儿科病房、急诊室、儿童慢性病护理中心均应当配备儿童医疗辅导专业人员。

③儿童医疗辅导应当纳入医院业务预算。

④应当对儿童医疗辅导进行立法宣传。

⑤儿童医疗辅导资源应当根据特定的门诊和住院需求进行调整，以满足儿童的医疗、社会心理、发育复杂性及家庭偏好等个性化需求。

⑥应当在包括儿童体验、成本效应，以及质量和安全措施等方面对儿童医疗服务进行更深入的研究。

2004年，英国卫生部发布了《国家儿童青少年和孕产服务医院服务标准》（National service framework：children，young people and maternity services），强调了儿童医疗游戏辅导是儿童适应医疗环境、了解医疗操作及获取安全感的重要途径，肯定了儿童医疗游戏辅导在儿科医疗中不可或缺的作用，并且建议10年内英国所有住院儿童应当平等地拥有接受儿童医疗辅导的权利。

在我国，《"健康中国2030"规划纲要》明确提出儿童是重点人群，儿童健康问题应当得到优先解决，要实施健康儿童计划，"十四五"规划也明确指出要把"完善儿童健康服务体系，预防和控制儿科疾病"作为重要任务之一。2021年，国家卫生健康委发布的《健康儿童行动提升计划（2021—2025年）》中，更具体地指出，应当"坚持儿童优先，坚持预防为主，坚持公平可及，坚持守正创新"的基本原则，更要"促进儿童心理健康"，"培养儿童珍爱生命意识和情绪管理与心理调适能力"，同时"以环境设施符合儿童心理特点和安全需要、医疗保健服务优质高效为重点，以妇幼保健机构、儿童医院、综合医院儿科、基层医疗卫生机构为主体，开展儿童友好医院建设。促进儿童保健与儿科临床高质量融合发展，加强儿童康复服务供给和儿童伤害监测干预，畅通儿童危急重症抢救绿色通道。医疗机构构建符合儿童身心特点、呵护儿童健康全过程的温馨服务环境和友善服务氛围，努力为儿童提供有情感、有温度、有人文的优质医疗保健服务"。由此，儿童医疗辅导的发展符合儿童及其家庭的需求，符合社会发展需要，符合临床医疗的科学性要求，但是目前国内尚缺乏儿童医疗辅导相关政策与法规，各地区的实践标准、服务普及面差异较大。这是未来全社会需要共同努力的目标。

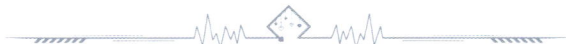

第二节　儿童医疗辅导的团队建设与实践形式

儿童医疗辅导团队是以儿童医疗辅导专业人员为核心组成的多学科团队。团队成员须了解儿童在医疗过程中的特殊需求和心理发展，并且掌握基于儿童发展的沟通技巧和游戏方法，致力于为儿童提供减轻病痛和提升心理健康的服务。本节将探讨儿童医疗辅导团队的建设和发展，介绍团队定义，团队成员架构、角色和责任，专业培训和资质认证。

一、儿童医疗辅导专业人员的定义、专业培训及认证体系

（一）儿童医疗辅导专业人员的定义

本书中提及的儿童医疗辅导专业人员泛指受过儿童医疗辅导相关培训的人员。他们利用儿童医疗辅导的专业知识，在儿童身心成长和家庭动力的理论背景下，为处于医疗环境中的儿童提供心理调适、医疗活动理解及社会心理需求上的帮助，运用游戏、预习演练、放松练习、教育及情绪表达等不同的活动方式，帮助儿童及其家庭成员积极面对医疗环境中因疾病或治疗造成的困难与挑战，以及适应各种情境的调节与需求满足。狭义的儿童医疗辅导专业人员（certificated child life specialist，CCLS）则是由ACLP提出的儿童医疗辅导专业人员的职业名称，特指获得儿童医疗辅导认证委员会（Child Life Certification Commission，CLCC）认证的儿童医疗辅导专业人员。

（二）国外儿童医疗辅导专业人员的培训与认证体系

ACLP成员国多沿用ACLP的培训与认证体系，而欧洲国家大多使用英国的培训与认证体系，其他开展儿童医疗辅导的国家往往借鉴两者进行本土化的改良。

1. ACLP的培训与认证体系

ACLP的CCLS的培养与认证体系最为完善，提供包括大学本科学位课程、专业培训课程及CCLS实习岗位。在北美地区，有多所大学与ACLP合作开设专业课程，如美国的波士顿大学、加州大学、匹兹堡大学、密歇根大学，加拿大的麦克马斯特大学、不列颠哥伦比亚大学、多伦多大学和约克大学等。成为ACLP认证的CCLS首先需要在与ACLP合作的大学机构获得ACLP相关课程的学士学位，或者在获得其他学士学位的前提下，修完所有ACLP要求的儿童医疗辅导专业课程，并提供相关志愿活动和实践记录；之后，报名参加ACLP举办的资格评估，评估合格后进入实习阶段；最后，在已认证CCLS的监督下完成至少600 h的儿童医疗辅导临床实习后，参加CCLS认证考试，成绩合格后即可成为一名由CLCC认证的CCLS。

2. 英国的培训和认证体系

1985年，NAHPS成立了医疗游戏辅导人员考试委员会（the Hospital Play Staff Examination Board，HPSEB）并制定了该行业的国家资格认证规则，获得认证的从业人员被称为儿童医疗游戏辅导师（hospital play specialist，HPS）。同年，HPSEB成立了儿童医疗游戏辅导师的认证和管理机构——儿童医疗游戏辅导基金（the Hospital Play Staff Education Trust，HPSET）。1992年，英国卫生部正式认可儿童医疗游戏辅导师为医疗卫生服务中一个独特的工作人员群体。2010年，英国设立了儿童游戏辅导基础学位，为期2年的学习提供包括学术研究、医疗游戏辅导方法、专业化实践、沟通技巧、儿童安全和游戏干预疗法等多种课程。完成学业，可获得"游戏专业健康照护"学位；之后，学生可以进一步参加专业化培训，并通过HPSET注册成为儿童医疗游戏辅导师。

（三）国内儿童医疗辅导专业人员的培养与认证建议

1. 国内儿童医疗辅导专业人员培养的必要性

儿童医疗辅导起源于北美地区，在欧美蓬勃发展近百年，直至21世纪方才逐渐被引入我国。虽然其本身理念和实施愿景极具先进性，但因东西方文化、价值观、信仰及习俗差异较大，可能存在文化壁垒和语言障碍，完全复制或平移儿童医疗辅导专业人员培养体系、实践模式可能并不适宜。故而，在已有的儿童医疗辅导经典理论与知识体系框架下，应融入我国传统文化，并结合国内医疗机构运行模式、儿童人群特征，完善儿童医疗辅导专业人员培训课程体系和培养模式，使其能够更好地帮助我国儿童和家庭应对在医疗环境中面临的挑战，促进儿童医疗辅导服务在我国的推广和应用。

2. 国内儿童医疗辅导专业人员培养的目标和意义

通过培训和实践督导，培养儿童医疗辅导专业人员的专业能力，为我国儿童及其家庭提供儿童医疗辅导服务，提升儿童对门诊、急诊就诊及住院治疗的适应性和医疗配合度，缓解其在医院环境中的焦虑和恐惧。

向医院医护人员及社会大众推广儿童医疗辅导的理念，创新服务模式，扩大辐射范围；通过临床实践，拓展技术资源的开发，全面、系统地总结临床实务经验；开展相关临床研究，为儿童医疗辅导服务在中国的推广应用提供实证经验。

3. 儿童医疗辅导专业人员的培训课程设置建议

以儿童医疗辅导经典理论与知识体系为指导，建议国内儿童医疗辅导专业人员的培训课程设置应涵盖但可不限于以下内容。

（1）儿童发展

学习儿童发展的基本理论、儿童发展的关键节点、典型行为和情绪反应；了解儿童的生理、心理及社会发展阶段，包括婴儿、幼儿、学龄前儿童、学龄期及青少年的身心特点和需求，以便更好地理解和支持不同年龄段的儿童。内容应侧重于我国家庭的教育观念、家庭价值观及社会环境对儿童发展的影响。

（2）医疗环境与文化

学习有关综合性及儿童专科医院设置、医疗流程、医疗设备和医学术语的相关知识。掌握医疗环境对儿童的影响及其在医疗环境中的特殊需求，以便提供恰当的支持和理解，缓解儿童的焦虑和恐惧。内容应涵盖国内医疗环境和文化对儿童的影响，注重与医疗文化相关的我国传统习俗。

（3）儿童疾病和医疗过程

学习有关儿童常见疾病的病因、症状、治疗及预后等相关知识。掌握常见的儿童疾病、病理生理及医疗过程，内容包括常见儿童疾病的特点、治疗方法、诊疗方案，以便为儿童及其家庭提供相关的支持和教育。

（4）儿童心理社会支持

学习如何评估儿童的心理需求，如何应对和缓解儿童的焦虑、恐惧及疼痛等情况，以及如何促进儿童的心理适应和社会参与。掌握并能够运用儿童心理和社会支持的技巧和策略。内容包括提供儿童心理和社会支持的技巧及策略，学会处理儿童的焦虑、恐惧及疼痛等问题。

（5）家庭支持和教育

学习如何与家长和家庭成员建立合作关系，如何提供信息和教育。掌握与家庭合作、提供家庭支持和教育的技巧，以帮助家庭更好地支持和照护儿童。内容包括与家庭合作，在尊重和理解的基础上，基于不同文化背景为儿童及其家庭提供相关的支持和教育。

（6）治疗性游戏

①游戏理论和原理。学习游戏的理论基础，包括游戏在儿童发展和治疗中的作用和影响，理解游戏对儿童情绪、认知及社交发展的重要性，以及游戏作为一种治疗工具的潜力和有效性。

②游戏选择和评估。学习如何选择和评估适合不同儿童的游戏，了解不同年龄段儿童的发展阶段和兴趣爱好，以及如何根据儿童的特殊需求和目标选择适合的游戏，还应该学习使用标准化工具和观察方法进行评估，以了解儿童的行为、情绪及社交互动。

③游戏设计。了解游戏治疗主要流派的理念和开展治疗的方法，掌握不同类型游戏开展的技术和策略，以提升儿童的情绪调节、认知发展及社交技能，包括如何设计和组织游戏活动，如何引导和支持儿童在游戏中表达情感、解决问题及建立关系，以

及如何提供适当的挑战和支持。

④游戏在不同疾病人群和临床情境下的应用。学习游戏在各种疾病人群、临床场景和情境下的应用，了解不同疾病和治疗过程对儿童的影响，以及如何根据儿童的特殊需求和治疗目标调整游戏治疗计划，还应该学习如何与医疗团队和家庭合作，以确保游戏实施的有效性和安全性。

⑤游戏的伦理和文化考虑。学习游戏的伦理原则和文化考虑，包括了解保护儿童权益和隐私的法律和道德准则，以及如何提供符合我国文化背景的游戏内容。

（7）专业实践和伦理

学习专业沟通技巧、跨学科合作、团队工作及个人反思，以契合儿童医疗辅导的工作标准和最佳实践。内容包括专业实践准则和伦理原则，以确保工作内容符合我国医疗环境和文化的要求。

此外，还应包括实习和实践类课程设置，以便能够将所学知识和技能应用于实际工作中，与儿童及其家庭进行直接互动，在实际场景中提供儿童医疗辅导服务，这有助于儿童获得更丰富的实践经验和技能。

目前，国内尚未形成统一的儿童医疗辅导专业人员培训课程体系，也没有高等院校开设儿童医疗辅导或游戏治疗相关专业。仅有部分高校和医院在临床专业学生和医务人员中开展了相关课程与继续教育学习。2017年，四川大学华西第二医院首次为临床医学本科生开设了儿童医疗辅导选修课程，围绕以家庭为中心的护理与儿童医疗辅导、儿童心理行为解读、治疗性游戏、小丑医生及医患沟通技巧等进行授课。2022年，上海复旦大学在临床医学和护理学研究生的选修课程中融入了儿童医疗辅导相关知识，着重于儿童的不同生长发育阶段，针对不同年龄阶段的住院儿童，以案例作为导向，传授儿童医疗辅导的相关理念和知识。

4. 儿童医疗辅导专业人员的培训课程实施建议

理论课程中可以采用多种不同的教学方法和技巧来提高学员的参与度和学习效果。如在教学过程中通过引入案例、提出问题来引导学员思考，采用情景模拟、案例分析、角色扮演和小组讨论等方式，让学员在情景中学习，感受医护人员与儿童家长之间的交流互动。实习阶段的课程以引导学员运用理论知识到临床为主，如儿童沟通技巧，疾病告知，家庭成员的交流与协调，不同文化和情境下对家庭信仰、价值观和认知差异的评估与应对。课程可以采用虚拟仿真环境进行模拟训练，包括病例分析、沟通技巧练习；或在医疗机构的真实环境中，在持证人员（CCLS）的带教下，开展课程内容的实践性训练和学习。

学习方式有线下培训模式、线上培训模式、混合培训模式、合作培训模式。线下培训模式是指在实体场地中采用课堂授课，通常以数天的集中培训形式进行，可满足教师和学员之间的充分互动和交流。线上培训模式则完全基于互联网开展远程学习和教育，学员通过网络终端参与在线课堂并观看视频教程。线上培训打破空间限制，促进了儿童医疗辅导相关知识在全球的传播。混合培训模式是指学员通过线上学习理论课程，线下在医院参加工作坊和实训。该模式充分利用线上和线下各自的优势，为学员提供更加灵活和个性化的学习选择，适合已有一定儿童医疗辅导实践基础的学员。合作培训模式是指儿童医疗辅导导师与儿童健康照护机构、学校或其他组织合作开发课程，联合开展培训项目的方式。合作培训模式需要参加项目的各方共同承担教育成本并共同参与管理，这种模式可以提高儿童医疗辅导领域的资源利用效率和培训质量，适合于高阶儿童医疗辅导专业人员的培养。

5. 儿童医疗辅导专业人员的培训课程评价及建议

儿童医疗辅导专业人员的教育培训目标是否达成，开展的效果如何是评价培训课程的重点，可从教育目标达成度、教学质量、社会认可度的角度考虑。

（1）教育目标达成度

每门课程完成后开展学员课程总结反馈，如采用理论考核和实践考核方式来检测学员是否掌握了课程内容和技能，以及是否达到了预期的培训目标。

（2）教学质量

可以对教育内容的科学性、可操作性、系统性、针对性及教师教学水平等方面进行评价，如可以要求学员在课后填写一份课程反馈表或采集口头反馈，收集他们对教育内容、教学方法等方面的意见和建议，通过学员的反馈和满意度来评估教育质量；也可以采用教学方法评估标准进行评估，如对课程回顾进行评价，是否采用课后作业、课堂互动、小组讨论和案例分析等方式来帮助学员加深理解；还可以采用旁听的方法，观察课程中学员互动和分享的情况，是否在课程中采用积极的互动方式鼓励学员学习。

（3）社会认可度

儿童医疗辅导在国内儿科临床的概念较新，儿童医疗辅导专业人员的培训相较于国内其他儿科临床培训项目的受众面窄，评价内容可包括社会媒体、报纸杂志对儿童医疗辅导专业人员的宣传情况，儿童及其家庭的满意度，以及医疗机构的社会声誉等。

6. 国内儿童医疗辅导专业人员的资质认证建议

由于国内尚无儿童医疗辅导资质认证机构，为加快儿童医疗辅导专业人才队伍的良性发展，基于国内该专业领域发展现状，参考国际CCLS的认证标准，建议对国内儿童医疗辅导专业人员的资质认证要求应包括但不限于以下几点。

（1）学历要求

取得儿童医疗辅导相关领域的本科学历或学士学位及以上。专业背景包括儿童发展、儿童教育、心理学、社会工作、儿童保健、护理学和临床医学。

（2）专业培训课程

参加并通过儿童医疗辅导相关的专业培训课程或研修班，课程包括但不限于儿童发展、儿童心理社会支持、医疗环境、家庭支持及教育等内容，确保具备开展儿童医疗辅导服务所必需的知识和技能。培训课程应由国内三级医疗机构、大学院校或专业协会与组织共同开设。

（3）实习经验

实习需要在参与培训课程，并考核合格后进行。应在相关医疗机构完成与儿童医疗辅导相关的临床实习；与儿童及其家庭进行直接互动的实践经验有助于将理论知识应用于实际工作中，并提升自身专业能力。

（4）继续教育

持续学习和更新专业知识。参加国内外举办的儿童医疗辅导相关研讨会、培训班或学术会议，获取最新的研究成果和最佳实践经验。

国内儿童医疗辅导的相关能力评价和资质认证仍在发展阶段。由儿童医疗机构、高等院校及专业协会或组织联合，共同制定认证标准和程序，或许是未来值得探索的创新模式。认证机制可以通过专业考试、实践评估、学术论文或综合评估等方式来进行。

二、儿童医疗辅导团队的组成、角色定位及工作职责

（一）儿童医疗辅导团队的组成

儿童医疗辅导团队是指由不同专业背景的人员所组成的儿童医疗辅导工作小组，采用各自的专业知识和实践经验，相互协作，共同促进儿童在就医过程中身心健康的发展。

儿童医疗辅导团队主要包括儿童医疗辅导专业人员、儿科临床医护人员、医务社工、志愿者及其他医务工作者。其中，儿童医疗辅导专业人员是儿童医疗辅导团队的核心成员；儿科临床医护人员包括各亚专科儿科医师、儿科护士、精神心理科医师；其他医务工作者包括营养师、药剂师、心理治疗师和康复治疗师等。

（二）儿童医疗辅导团队的角色定位与工作职责

1. 多学科团队成员的角色定位

多学科团队成员的角色定位是指团队中每个成员明确职责，在合作的基础上合理分工，承担各自的工作内容并界定相应权限，明确自身定位和具体责任并确定工作目标。

2. 多学科团队成员的工作职责

（1）儿童医疗辅导专业人员

儿童医疗辅导专业人员是儿童医疗辅导团队的核心，是团队中唯一的专职人员。儿童医疗辅导专业人员在为儿童及其家庭提供社会和心理支持方面发挥着重要作用，通过创造安全、温馨及有趣的环境，帮助儿童在医疗过程中感到更加舒适和自信，与团队中的其他成员合作，可以共同促进儿童就医期间的身心健康。

其主要职责如下：

①与儿童建立良好关系，提供情感支持、情绪调适及心理辅导。帮助儿童理解医疗过程，减轻焦虑和恐惧感，并提升其心理应对能力。

②与儿童家庭合作（包括父母、祖父母及兄弟姐妹等），为家庭成员提供信息、资源和解决方案，帮助家庭应对儿童疾病和治疗过程中的挑战。协调医疗团队及社区

资源，确保儿童及其家庭成员获得综合的支持和护理。

③向儿童及其家庭提供有关疾病预防、治疗及康复的教育和培训。解释医疗术语，提供治疗计划的指导，帮助家庭在治疗过程中了解风险并作出知情的决策。

④教授儿童及其家庭成员应对技巧，帮助儿童处理医疗活动中的疼痛、恐惧、焦虑及不适感，以增强儿童的应对能力和自我控制能力。

⑤协调医院内外的资源，包括心理咨询和干预、社会服务等，帮助儿童及其家庭获得所需的资源，以促进儿童康复。

（2）儿科临床医师和儿科护士

儿科临床医师和儿科护士都是医疗团队中的重要成员，共同负责儿童的身心健康评估、疾病诊断、治疗、疾病照护及健康教育，既是儿童医疗辅导服务顺利实施的促进者，也是主要合作者。

其主要职责如下。

①负责对儿童进行全面的身体检查和评估，根据症状和体征，进行诊断并制订治疗方案，提供疾病照护，使用临床经验和医学知识来确保儿童得到正确的诊断、治疗及照护。

②与儿童及其家庭沟通，解释诊断结果和治疗计划，提供关于疾病和治疗的教育和指导，配合儿童医疗辅导专业人员使用适合儿童年龄和身心发育水平的语言，让儿童及其家庭成员能够理解医学术语和医疗程序。

③了解家庭的需求和关注点，就治疗计划和决策与儿童及其家庭成员进行沟通和协商。

④与儿童建立信任关系，提供有关疾病、治疗及康复的教育和指导；解答儿童及其家庭成员的问题，提供关于儿童健康管理和预防的建议，以及与儿童康复相关的指导，与儿童医疗辅导专业人员合作，协助儿童适应医院环境，帮助其减轻焦虑和恐惧感，提供支持和安抚。

⑤与儿童医疗辅导专业人员及团队其他成员合作，共同制订综合治疗与照护方案，参与儿童医疗辅导团队会议，共享关于儿童的医疗信息，以确保其得到全面的医疗和心理支持。

（3）精神心理科医师

精神心理科医师是儿童医疗辅导团队中的心理学专业人员，当儿童医疗辅导专业人员无法解决儿童或其家庭成员的情绪和情感问题时，接受其转介，为儿童或其家庭成员提供专业的心理支持和治疗。

其主要职责如下。

①与儿童医疗辅导专业人员合作，使用专业评估工具和技术对儿童进行专业的心理评估，了解儿童的情绪状况、心理需求及应对能力，收集信息并制订个性化的心理治疗计划。

②与儿童医疗辅导专业人员合作，对儿童进行面对面的心理支持和咨询，帮助儿童表达情绪、理解医疗过程，并提供情感安抚和情绪管理的技巧；与儿童及其家庭成员进行沟通，提供关于支持儿童情绪健康的指导和建议。

③接受儿童医疗辅导专业人员转介的儿童及其家庭成员，以治疗心理疾病为目标，使用适合的治疗方法和技术，包括认知行为疗法、儿童游戏疗法、家庭疗法等，为儿童及其家庭成员提供心理治疗，帮助儿童及其家庭成员处理情绪困扰，应对焦虑、恐惧及压力，促进其心理成长并提升适应能力。

（4）医务社工

医务社工是医院内的社会专业工作人员，在儿童医疗辅导团队中的角色定位是关注儿童及其家庭的社会福祉，协助他们应对与医疗过程和治疗相关的社会问题和困难，其工作旨在为儿童提供综合的支持和资源。

其主要职责如下。

①负责评估儿童及其家庭的社会、经济及情境因素对儿童健康和福祉的影响。与家庭沟通，了解他们的需求、关注点、应对能力及社会支持网络，提供相应的社会支持建议。

②提供关于社区资源、组织机构及支持团体的信息，与相关机构进行合作，协助儿童及其家庭公平地获取社会福利、心理健康资源及其他支持服务。

③提供关于家庭功能、家庭交流及应对技巧的教育和指导，支持家长和其他家庭成员在儿童医疗活动中的角色，提供家庭支持和协助解决与疾病和治疗相关的社会问题。

④协同处理儿童及其家庭的危急情况，如家庭暴力、虐待和自杀风险等，提供紧急干预和安全规划，协调采取必要的紧急救助措施。

三、儿童医疗辅导团队的工作形式

儿童医疗辅导的实施多以多学科团队工作的方式进行。儿童医疗辅导团队以儿童医疗辅导专业人员为核心，以儿童及其家庭的身心需求为导向，多学科分工合作，保障儿童在就医期间的身心发展和家庭关系。在合作过程中，儿童医疗辅导专业人员为医护人员提供关于儿童心理和情绪状态的信息，以及儿童发展、情绪需求及适应策略方面的专业建议，帮助医疗团队更好地了解儿童的需求，制订适合的治疗和护理计划，确保在医疗过程中儿童的特殊需求得到满足；与精神心理科医师共享观察到的儿童行为和情绪表现，与精神心理科医师协同工作，为儿童提供情绪支持和应对技巧，帮助儿童适应医疗环境，并减轻焦虑和恐惧感；与医务社工合作，共同关注儿童及其家庭的社会和心理需求，协调服务和资源，提供社会支持和家庭指导。

在制订个性化医疗辅导计划前，评估儿童的就医应对能力是首要任务。使用儿科患者心理-社会风险评估（Psychosocial Risk Assessment in Pediatrics，PRAP）量表，儿童医疗辅导专业人员首先从沟通、诊疗环境中的焦虑和应对、诊疗经历、发育或发展程度对其应对能力的影响、特殊需求、性情、沟通、侵入性操作经历、父母或照护者的压力等维度进行评估（图1-2-1、视频1-2-1）。之后，根据评估结果选择适合的儿童医疗辅导工作形式。

视频1-2-1

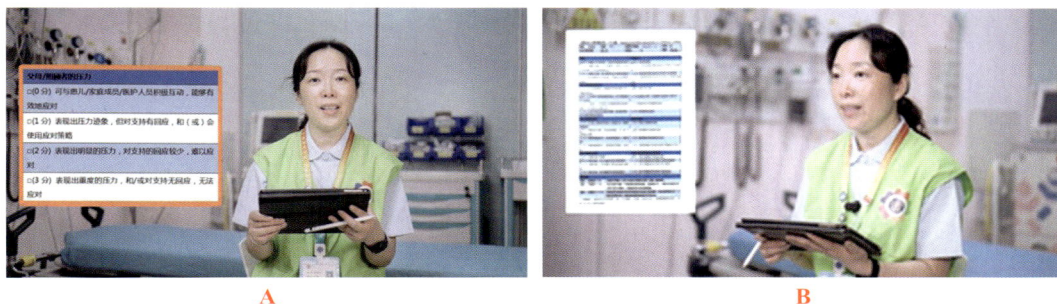

图1-2-1 儿童医疗辅导专业人员讲解儿童心理-社会风险评估量表（PRAP量表）
A. 父母/照护者的压力评估；B. 儿童心理-社会风险评估量表的详细条目

（一）儿童医疗辅导专业人员独立开展

若儿童病情平稳，一般情况良好，且PRAP量表评估结果显示，其可以应对大多数诊疗经历，无特殊的心理治疗和物理治疗需求。此时，可以完全由儿童医疗辅导专业人员在其职责范围内独立开展儿童医疗辅导活动，使用适合儿童的沟通技巧并开展对应的游戏活动来帮助儿童应对医疗过程中的挑战，促进他们的心理发展并提升其适应能力。

（二）儿童医疗辅导团队合作开展

若PRAP量表评估结果显示，儿童应对能力有限，仅由儿童医疗辅导专业人员进行干预而不能缓解儿童生理或心理上的痛苦，需要团队其他成员合作提供支持，此时，多采用合作模式开展儿童医疗辅导工作。首先，由儿童医疗辅导专业人员与医护人员建立合作关系，共同制订适合儿童医疗需求的治疗和护理计划。根据需要，儿童医疗辅导专业人员还会与精神心理科医师合作，在精神心理科医师指导下，为院内儿童提供心理治疗辅助，包括在医疗程序中运用游戏和艺术治疗的方法帮助儿童在治疗中表达其内心感受；学习和运用一些简单的心理干预技巧，帮助儿童应对焦虑、恐惧及其他情绪困扰；陪伴儿童，提供情感支持，帮助其应对心理挑战。

（三）依赖转移开展

若儿童生理或心理应对能力明显受限，超出儿童医疗辅导专业人员的工作能力和范畴，儿童医疗辅导专业人员应将此类儿童转介给临床医护人员、精神心理科医师、治疗师和（或）其他专业的医务人员。如果发现儿童有潜在的健康问题、疾病症状或病情改变，应立即转介给医护进行专业的评估、诊断、治疗及照护。如果儿童出现抑郁、自杀倾向、自伤行为或其他精神疾病症状，经历过重大事故、虐待或暴力事件，所在家庭出现严重的危机或存在家庭关系问题，在长期的治疗过程中出现情绪调节困难或持续的心理困扰，无法通过常规的情感支持和娱乐活动来缓解，则应该将其转介给精神心理科医师或治疗师，使其获得更专业的心理治疗和长期支持。

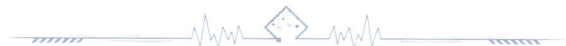

第三节　不同工作领域下的儿童医疗辅导

在儿童医疗领域，为就医儿童及其家庭提供心理–社会支持、疾病及医疗程序应对，对于儿童的身心健康有着促进作用。为确保儿童医疗辅导专业人员能够为儿童及其家庭提供高质量的医疗辅导服务，一系列服务原则被制定出来。在该原则的指导下，儿童医疗辅导团队在不同医疗场景下，针对不同疾病人群开展医疗辅导，其工作程序可分为评估心理–社会风险、制订医疗辅导计划、实施医疗辅导干预及评价医疗辅导效果4个步骤。通过提供个性化支持和应对指导，帮助儿童及其家庭克服就医困难，确保儿童身心健康。本节将从儿童医疗辅导的服务原则入手，分别针对不同医疗场景下和不同疾病人群的医疗辅导干预措施进行概述，帮助读者建立对儿童医疗辅导工作的初步印象。

一、儿童医疗辅导的服务原则

（一）儿童优先原则的概念、内容及临床应用

1. 儿童优先原则的概念

儿童优先原则是指在提供儿童医疗辅导服务时，将儿童的需求和利益置于首位，为其提供最好的照护。这意味着在决策和行动中以儿童为中心，尊重儿童的权利和意愿。

2. 儿童优先原则的内容

（1）儿童需求优先

儿童需求优先即在提供儿童医疗辅导服务时，将儿童的需求放在首位，以确保满

足儿童的合理需求并最大化儿童的福祉。儿童需求优先原则涵盖多个方面，如疼痛管理需求、心理支持需求、教育及信息提供需求等，确保儿童能够在舒适和无痛苦的状态下接受治疗，通过情绪疏导、友好的沟通和解释，帮助儿童理解和应对治疗过程。根据儿童的年龄和理解能力，提供适当的帮助和信息，使其更好地参与医疗决策，并做出明智的选择。儿童需求优先旨在确保儿童在医疗辅导服务中获得最佳的关注、照护及支持，以优化其健康和福祉。

（2）儿童服务优先

儿童服务优先是指将儿童的需求和利益置于服务提供者的利益之上，以确保儿童获得高质量的医疗辅导服务。儿童服务优先强调将儿童置于服务的中心，关注其健康需求和福祉。医疗辅导服务应以满足儿童的需求为目标，并致力于提供全面、安全、及时和个性化的服务。

3. 儿童优先原则的临床应用

在日常工作中，儿童医疗辅导专业人员需要深入了解儿童的需求和具体情况，综合评估儿童的身体状况、病情严重程度、潜在风险和益处，以及儿童及其家人的价值观和偏好，了解疼痛管理技术、情绪调节及支持技巧，以及有效的沟通和解释方法，了解儿童的认知水平、情绪及沟通方式，以便提供恰当的支持和教育。儿童医疗辅导专业人员需要具备良好的情感支持和共情能力，能够与儿童建立亲密的信任关系，理解他们的感受并及时回应他们的情绪需求。

此外，儿童医疗辅导专业人员应将儿童置于服务的中心，关注他们的健康需求和福祉，倾听儿童及其家人的意见和反馈，尊重他们的选择和决策，并与他们建立相互信任和尊重的关系；具备良好的沟通和协作能力，能够与儿童及其家庭，以及其他医疗团队成员进行有效的交流；能够以儿童能接受的方式解释复杂的医学概念、回答问题以及提供相应的支持和教育。

（二）儿童利益最大原则的概念、内容及临床应用

1. 儿童利益最大原则的概念

儿童利益最大原则是指在儿童就医过程中，将儿童的最大利益置于整个医疗活动最重要的位置，为儿童提供优质的医疗、教育及支持服务，以确保他们的身心健

康和福祉。

2. 儿童利益最大原则的内容

（1）儿童权益最大原则

儿童权益最大原则是指强调尊重和保护儿童的权益，即尊重他们的自主权、隐私权、知情权及参与权。决策应该以儿童的最佳利益为出发点，并确保他们的权益得到充分关注和保障。

（2）儿童发展最大原则

儿童发展最大原则是指在儿童医疗辅导领域中，积极提供支持并创造条件，最大限度地促进儿童在身体、认知、情感、社交及行为等方面的健康成长。

3. 儿童利益最大原则的临床应用

儿童医疗辅导专业人员应该具备相关的医学知识和专业技能，了解儿童的生理和心理发展，熟悉儿童常见疾病和医疗护理，以便为儿童提供正确的医疗辅导和支持。应与儿童及其家庭建立亲密的信任关系，并尽量避免利益冲突和侵犯儿童的权益。同时，儿童医疗辅导专业人员应该具备扎实的发展心理学知识，了解儿童在不同年龄阶段的生理、认知、情感及社会发展状况。需要了解儿童成长的心理轨迹，能够评估儿童的发展水平，并根据其特定的发展需求提供有针对性的支持和辅导。

（三）无伤害原则的概念、内容及临床应用

1. 无伤害原则的概念

无伤害原则是指在医疗辅导过程中，儿童医疗辅导专业人员应尽最大努力避免对儿童造成任何形式的伤害。须确保儿童的医疗环境是安全和温馨的，以便为其提供最好的医疗体验。

2. 无伤害原则的内容

（1）环境无伤害原则

环境无伤害原则即在提供儿童医疗辅导服务时，应创造一个安全、无害的物理环境，确保儿童所处的场所符合安全标准，避免任何可能对儿童造成伤害的风险。同时，还应提供温暖、支持及安慰的氛围，以满足儿童在医疗过程中可能出现的情绪和心理需求，确保儿童的身心健康。儿童医疗辅导环境应为儿童提供安全保障，如使用

对儿童友好的家具和设备，提供充足的照明和通风，确保防护措施齐全。

（2）沟通无伤害原则

沟通无伤害原则是指在与儿童进行交流和提供医疗辅导时，确保不对儿童造成任何心理或情感上的伤害。强调尊重、关怀及保护儿童的权益，确保儿童在医疗辅导过程中感到安全、被尊重及被理解。

（3）干预无伤害原则

干预无伤害原则是指在为儿童提供干预和治疗时，确保所采取的措施和方法不会对其造成任何身体、心理或情感上的伤害。关注儿童的福祉和利益，旨在保护儿童的身心健康并促进其发展。

3. 无伤害原则的临床应用

在医疗辅导过程中，儿童医疗辅导专业人员应进行全面的安全和风险评估，以确定可能对儿童产生不利影响的潜在因素，对医疗辅导过程中的潜在风险加以识别和管理，并采取适当的预防措施。在与儿童交流的过程中，儿童医疗辅导专业人员应使用儿童能够理解和接受的语言和信息，以简单明了的方式解释医疗概念，确保儿童能够理解其所面临的情况和可能的治疗选择。同时，儿童医疗辅导专业人员还应注意自己的行为和言语，以确保不会伤害到儿童或引发负面情绪。

此外，儿童医疗辅导专业人员应尊重儿童的自主权和个人空间，避免对其施加强制性的医疗辅导措施。应根据儿童的意愿和能力提供相应的支持和指导，而不是过度干预或强加自己的意见。

（四）平等参与原则的概念、内容及临床应用

1. 平等参与原则的概念

平等参与原则强调儿童在医疗辅导过程中应被视为主动参与者，具有参与决策和发表意见的权利。鼓励儿童医疗辅导专业人员与儿童建立合作伙伴关系，尊重儿童的意见，并将他们的需求和优先事项置于服务计划的核心。

2. 平等参与原则的内容

（1）平等原则

平等原则是指在提供医疗辅导服务时，确保儿童在获取辅导服务、参与决策及享受资源分配方面拥有平等的权利和机会。这一原则旨在消除对儿童的歧视和不公平对待，为其提供公正和平等的医疗辅导服务。

（2）参与原则

参与原则是指在医疗辅导过程中，儿童能够有效地参与和影响与自身相关的医疗辅导决策和干预计划的制定。这一原则旨在尊重儿童的权利和意见，让他们主动参与医疗辅导决策，以实现最佳的医疗辅导效果和儿童满意度。

3. 平等参与原则的临床应用

儿童医疗辅导专业人员应以公正和客观的态度对待儿童，不歧视任何人；应遵守职业道德和法律规定，不因种族、国籍、性别、宗教信仰、社会经济地位或身体状况等因素而对儿童做出不公平的对待。在与儿童沟通的过程中，儿童医疗辅导专业人员应尊重儿童的自主权和意见，将其视为医疗辅导决策的重要参与者；应倾听儿童的心声，鼓励他们表达自己的需求、意见及偏好，并认真考虑这些意见在服务计划中的影响。应以清晰、简明的语言向儿童及其家庭提供医学信息；应避免使用专业术语和复杂的语言，确保儿童及其家庭能够理解并参与儿童医疗辅导的决策过程。

（五）以家庭为中心原则的概念、内容及临床应用

1. 以家庭为中心原则的概念

以家庭为中心原则是指在儿童医疗辅导中，将家庭视为重要的参与者和决策者，将其需求、价值观及优先事项置于关注和支持的核心位置。强调家庭在儿童健康和幸福方面的重要作用，并倡导与家庭建立紧密的合作关系，以获得最佳的医疗效果。

2. 以家庭为中心原则的内容

（1）尊重和尊严

尊重和尊严即对家庭的价值观、权利及尊严予以认可和尊重的态度和行为。其涉及对家庭的意见、选择及感受的尊重，无论其与自己的观点和信念是否一致。尊重和尊严是建立健康、平等及包容的人际关系的基础，体现了对家庭的平等和自主性的认可。

（2）参与和合作

参与和合作既强调家庭的积极参与和自主性，自由表达需求、意见及意愿，同时

确保家庭在参与决策和治疗选择的过程中得到尊重和关注。

（3）支持和资源

支持和资源即向家庭提供各种支持、帮助及必要的资源，以满足他们在医疗过程中的合理需求。这些支持和资源旨在为家庭提供情感、信息及物质方面的支持，以促进儿童的康复。

（4）个性化服务

个性化服务是指根据儿童家庭的特定需求、实际情况及优先事项，为其提供定制化、个性化的支持和服务。这种服务旨在与儿童家庭建立紧密合作的伙伴关系，以满足他们的特定需求、提供所需的资源，并帮助其应对与儿童疾病相关的各种问题。

（5）沟通和信息共享

沟通和信息共享指的是儿童医疗辅导专业人员与儿童家庭之间进行有效、开放及透明的沟通，并共享相关的医学信息和教育资源。这种沟通和信息共享的过程旨在建立医患间良好的沟通渠道，促进理解、参与及合作，以实现最佳的医疗效果和儿童满意度。

3. 家庭为中心原则的临床应用

儿童医疗辅导专业人员应尊重每个家庭的价值观、文化背景及信仰，倾听家庭的声音、需求及意见，并在制订医疗计划时考虑家庭的优先事项；应鼓励家庭积极参与儿童的医疗决策和治疗过程，提供相关信息和教育，与家庭共同制订治疗目标和计划，并确保家庭能够理解和参与其中；应提供支持和资源，满足家庭在儿童医疗方面的合理需求，包括提供情感支持、家庭教育、协调社会服务及提供其他相关的支持网络；儿童医疗辅导专业人员应基于家庭的特殊需求和情况，考虑家庭的资源、能力及限制，制订适应家庭的治疗计划和方案，并提供个性化的医疗辅导服务。此外，还应与家庭建立良好的沟通渠道，确保及时、透明及有效的信息共享，使用清晰、明了的语言解释与医疗相关的信息，并鼓励家庭提出问题和疑虑。

二、儿童医疗辅导的不同工作领域

（一）基于医院场景的儿童医疗辅导

儿童在医院内的主要活动区域包括门诊、急诊、普通病房、重症监护室、手术室、游戏室六大场景。儿童医疗辅导专业人员通常采用主动开展服务或接受会诊的方式，使用适用于儿童的有效沟通技巧和游戏（详见本书第三章和第四章）。在不同医疗场景的诊疗过程中，在不同情境下提供儿童医疗辅导干预（详见本书第五章），包括：

①与儿童及其家庭建立合作关系。

②帮助儿童在接受医疗程序前做好心理预备。

③提供与医疗程序相关的医疗教育。

④提供非药物性疼痛管理，缓解儿童因疾病本身和（或）医疗程序引起的疼痛。

⑤在医疗程序中提供家庭支持。

1. 门诊场景中的儿童医疗辅导

门诊服务一般包括儿科常见病、慢性疾病的诊断治疗、健康检查、预防接种及健康咨询等，一般在白天和晚间的特定时间段提供。人群流动性大、就诊儿童各年龄均常见，一般病情平稳，危急重症少见。在门诊场景中（图1-3-1），候诊时间长而就诊时间短，多数儿童及家长对环境不熟悉，对儿童疾病和自身健康状况也有诸多疑问。基于门诊医疗程序的儿童医疗辅导服务常开展于儿童候诊时和就诊过程中（图1-3-2），侧重于心理预备，向儿童有针对性地传递可理解的医学知识，帮助其缓解焦虑和恐惧等负性情绪，以及检查和治疗带来的疼痛（视频1-3-1）。已在急诊场景中介绍过的相同医疗程序的医疗辅导干预措施，不在本节重复介绍，场景特异性医疗程序，以及可采取的医疗辅导干

视频1-3-1

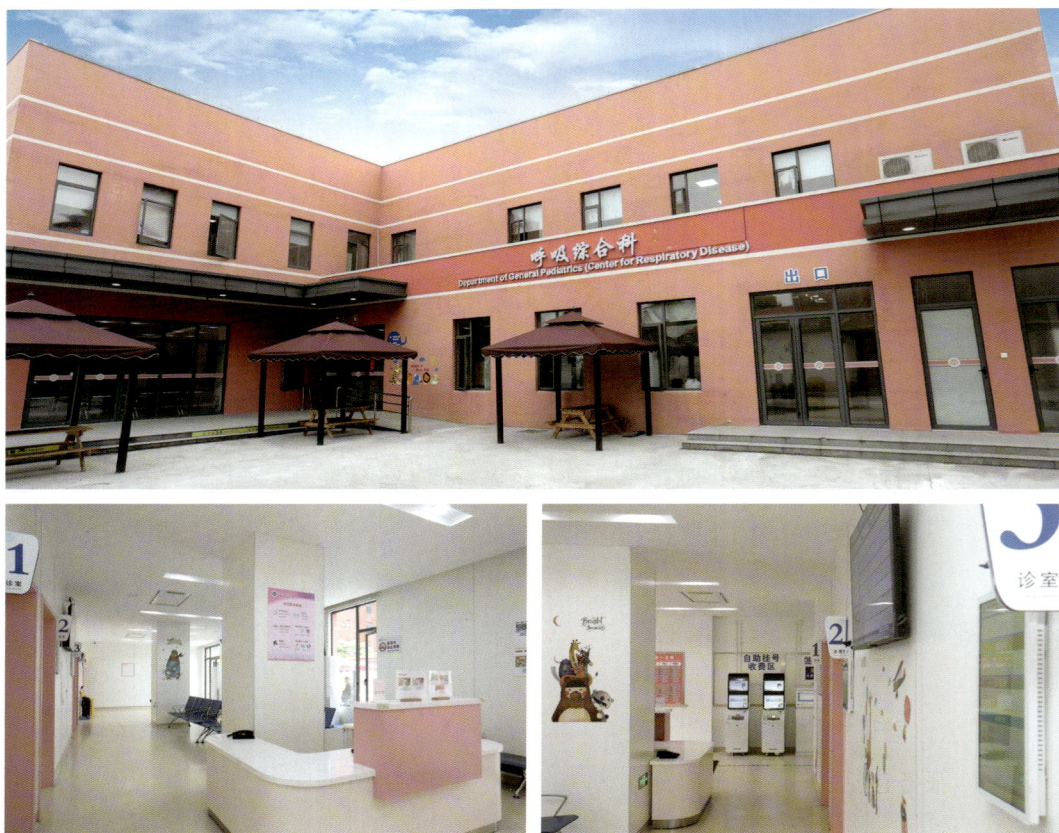

图1-3-1 呼吸科门诊场景

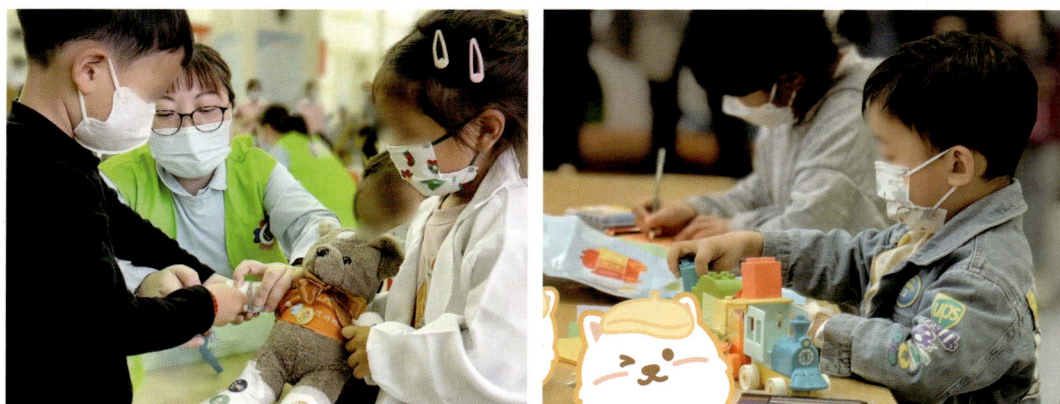

图1-3-2 门诊的儿童医疗辅导服务

预方法如下。

①体格检查。包括听诊、测量体温、血压检查等。可以通过使用医学玩具，以儿童友好的解释方式，帮助儿童理解检查的目的，缓解其紧张情绪。如在呼吸内科候诊区，向就诊的儿童展示听诊器的使用方法，让他们对即将发生的医疗流程做好心理预备。

②肺功能检查。可以使用儿童友好的玩具或图文，解释肺功能检查的过程，帮助儿童了解为什么需要进行这项检查。通过呼吸游戏或深呼吸练习，帮助儿童放松并适应呼吸面罩。在检查过程中，提供分散注意力的活动，如播放音乐、讲故事或与儿童聊天等，以减轻其焦虑。

③疾病治疗。通过使用儿童友好的语言和教具，向儿童解释疾病治疗过程和目的，帮助其正确理解和应对。可以使用绘画、模型、玩具等来模拟治疗过程，让儿童更好地了解即将发生的事情。如在肾脏内科诊区对于慢性肾病的预后、生活管理等进行宣教，但应注意宣教中使用的语言应当简单明了，避免儿童因不理解而产生紧张感。

2. 急诊场景中的儿童医疗辅导（图1-3-3）

急诊服务包括处理急性疾病、意外伤害、突发疾病及其他紧急情况，病情急迫程度较高，随时需要处理儿童的急救需求。于急诊就诊的儿童除了需要承受疾病带来的

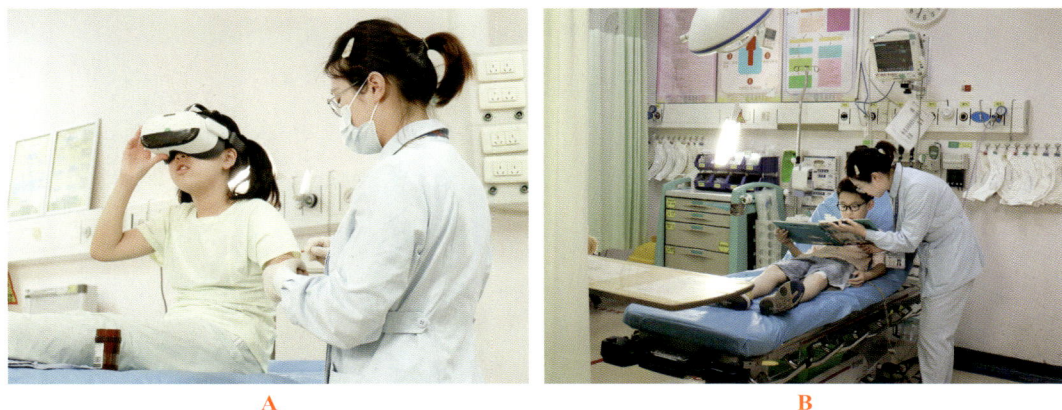

A   B

图1-3-3 急诊场景中的儿童医疗辅导
A. 清创中的疼痛管理——虚拟现实技术；B. 急诊抢救室中的绘本阅读

不适和疼痛，还需要经历一系列密集的医疗程序。此外，急诊的陌生就诊环境、其他儿童的哭闹声，以及家长因为担忧儿童病情、身体劳累或对医院就诊流程不清楚而引发的焦虑、烦躁等也会加剧儿童的负面情绪。急诊环境中，医护人员和家长的注意力都聚焦于病情本身，常常无暇观察和处理儿童的心理状态，如焦虑、恐惧等。此时，儿童医疗辅导专业人员可以发挥重要作用，与医护人员协同工作，缓解儿童生理和心理上的不适，使其能够更好地应对医疗程序。以下是一些儿童可能需要医疗辅导干预的医疗程序，以及可采取的干预方法。

①针刺操作：包括末梢穿刺、动脉/静脉穿刺、骨髓穿刺、腰椎穿刺。可采取的干预方法包括帮助儿童在接受医疗程序前做好心理预备，提供与医疗程序相关的医疗教育，提供非药物性疼痛管理，使用分散注意力的方法，如玩具、绘本、游戏或谈话，教授儿童放松技巧，提供儿童友好的疼痛缓解工具，来减轻其恐惧和疼痛。

②影像检查：通常包括X线检查、CT扫描、超声及核磁共振检查等。可以用适合儿童发展的语言解释设备的工作原理和检查过程，告诉儿童会发生什么，提供检查技巧和情感支持。如在核磁共振检查过程中，提供耳机、头盔、耳塞等设备，以减轻儿童对噪声和设备的恐惧。

③清创和缝合：当儿童需要在急诊室中接受伤口处理和缝合时，可以使用儿童友好的语言和方法，帮助其了解治疗过程，缓解焦虑和恐惧情绪。

④使用医疗用品：当儿童需要使用医疗用品时，如雾化吸入器、颈托固定、石膏固定、导尿管、外周静脉导管、中心静脉导管等时，可以演示医疗用品的使用或置入方式，帮助儿童适应，提高其治疗依从性。

⑤院内转运交接：急诊为平台科室，儿童在急诊接受初步处理后，需要转科至相应的部门，如普通病房、重症监护病房或手术室，可以在转科前与儿童和家长交流，介绍即将转入的病房情况或即将接受的手术过程，教授儿童应对分离焦虑和恐惧的技巧，使用适合的游戏和医疗教育来帮助儿童熟悉病房环境或手术室环境及医疗程序，学习应对策略，提高儿童的自信心和适应能力，提供情感支持，并帮助儿童做好相应准备。

3. 普通病房

普通病房通常收治病情较为稳定、需要住院治疗但无需密切监护的儿童。根据病房所收治儿童疾病种类的不同，可归类为内科病房和外科病房。

（1）内科病房

内科病房收治儿童的疾病种类通常包括：呼吸系统疾病，如肺炎、支气管炎、哮喘、囊性纤维化等；消化系统疾病，如肠胃炎、胃溃疡、慢性腹泻、炎症性肠病、肝功能不全、胆汁淤积等；泌尿系统疾病，如尿路感染、肾炎、肾病综合征、尿毒症等；神经系统疾病，如癫痫、脑炎、多发性硬化等；内分泌系统疾病，如性早熟、糖尿病、低血糖、甲状腺疾病等；免疫系统疾病，如各类免疫缺陷、慢性肉芽肿等；风湿性疾病，如过敏性紫癜、系统性红斑狼疮、类风湿性关节炎等；血液系统疾病，如贫血、白血病、淋巴瘤等；传染性疾病，如传染性单核细胞增多症、急性腮腺炎、水痘等；循环系统疾病，如心律失常、川崎病、心肌病等。内科病房儿童一般采用药物治疗，有时会进行治疗相关操作。病情观察是内科病房儿童的主要照护内容。

在内科病房场景中，需要儿童医疗辅导专业人员干预的特定医疗程序包括但不限于以下流程。

①建立静脉通路。最常见的为外周静脉置管，此外，需要长期静脉治疗的儿童还会接受经外周中心静脉置管及静脉输液港插针。可采取的干预方法包括帮助儿童在接受静脉置管前做好心理预备，提供与医疗程序相关的医疗教育，以及非药物性疼痛管理，帮助儿童在医护人员执行这些操作时缓解负性情绪和疼痛。

②静脉采血。可以使用绘本或模型来解释采血过程，同时提供情感支持，安抚儿童的情绪，并在需要时提供非药物性疼痛管理的措施，如分散注意力和放松的方法（如数数、深呼吸等）。

③药物治疗。包括口服给药、静脉给药、鞘内给药及吸入给药等。可以用适合儿童的语言来解释药物治疗的类型和目的，以及治疗过程、治疗的作用及可能的不良反应，以确保儿童和家长理解治疗的重要性。在治疗过程中，可以提供各种分散注意力的活动，如播放儿童喜欢的电影、玩游戏、阅读故事书或进行艺术和手工活动。如果因疾病治疗引发疼痛或其他不适，可以提供疼痛缓解措施和教导儿童疼痛管理技巧。

④治疗操作。包括吸痰、吸氧、腰椎穿刺、骨髓穿刺、骨髓活检、肾脏穿刺、肝脏穿刺等。可以用适合儿童理解的语言来解释治疗操作的类型和目的，以及操作过程等，以确保儿童和家长理解治疗操作的重要性。操作过程中的措施同药物治疗。

此外，在住院环境中，为儿童及其家庭提供支持，是所有医疗程序中都应融入的儿童医疗辅导干预措施。包括在了解儿童的需求和担忧的基础上，为儿童及其家庭成员提供情感支持和应对策略，鼓励他们表达情感，帮助其理解和应对这一挑战，以及提供心理健康咨询。

（2）外科病房

外科病房通常收治急诊或择期接受外科手术的儿童，疾病种类包括但不限于：先天性疾病，如先天性肠旋转不良、先天性肠闭锁、先天性肛门闭锁、先天性神经管缺陷、先天性胆道闭锁等；普通外科疾病，如阑尾炎、肠套叠、腹股沟斜疝、胆总管囊肿、胰腺炎等；肿瘤外科疾病，如胃肠肿瘤、颅脑肿瘤、骨肿瘤等实体瘤；心胸外科疾病，如先天性心脏病、膈疝、漏斗胸、气胸等；泌尿外科疾病，如隐睾、包茎、肾积水等；骨科疾病，如骨折、肌性斜颈、脊柱侧弯等；神经外科疾病，如颅脑损伤、颅内出血等；其他疾病，如血管瘤、血管畸形、腺样体肥大等。

外科病房中与内科相同或类似的需要医疗辅导干预的医疗程序不在此重复表述。本节主要介绍医疗辅导干预如何应用于手术程序中的术前和术后阶段（视频1-3-2）。

①术前阶段。使用适合儿童年龄和理解水平的方式来解释手术的过程，包括手术室的外观和工作人员的服装等。还可以与儿童进行角色扮演，让儿童以玩游戏的方式熟悉即将接受的操作（图1-3-4）。提供儿童友好的书籍、玩具或模型，以帮助儿童了解和应对手术过程。陪伴儿童进入手术室，提供情感支持，让其感到更加安心（视频1-3-3）。在儿童进入手术室接受麻醉过程中，可以提供分散注意力的活动，如播放音乐、讲故事或提供特殊的玩具，以减轻儿童的焦虑和紧张。

②术后阶段。a. 解释术后的情况。包括儿童可能感受到的不适和疼痛，教导儿童一些疼痛管理技巧，如深呼吸练习或其他

视频1-3-2

视频1-3-3

A

B

C

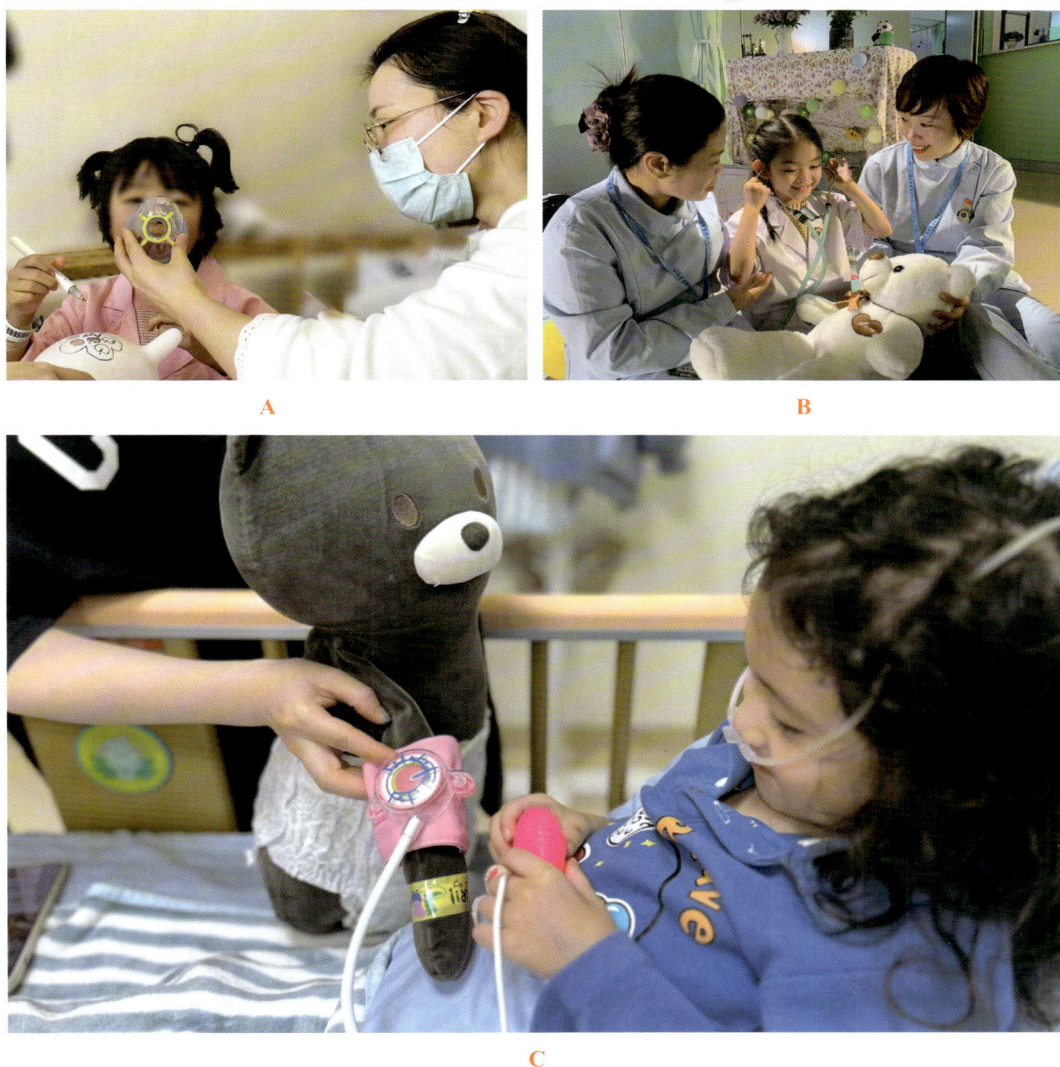

图1-3-4　通过游戏熟悉即将进行的操作
A. 认识呼吸面罩；B. 听心率；C. 测血压

分散注意力的方法，以减轻疼痛。提供娱乐活动，如绘画、做手工、看电影或玩游戏等，以分散儿童的注意力，让其度过愉快的时光。b. 疼痛管理。使用儿童友好的方式来解释如何进行术后伤口的疼痛管理，鼓励儿童表达疼痛或不适，在充分评估儿童疼痛程度的基础上，提供儿童喜爱的有针对性的非药物性措施来帮助儿童缓解疼痛和不适感，同时教授儿童放松技巧，提供儿童友好的疼痛缓解工具（图1-3-5）。c. 快速康复。用简单明了的语言解释术后的情况，包括手术的过程、恢复时间及可能的不适。提供信息和支持，帮助儿童及其家庭成员了解术后恢复的步骤。此外，可以根据医疗建议和康复计划，协助儿童进行康复训练，以帮助儿童恢复体力和身体功能；同时，可以制订有趣的锻炼计划，使儿童积极参与其中，并监测他们的进展；教导儿童一些自我照护技能，如洗澡、换衣服、进食和药物管理等；还可以为其提供安全和独立性方面的建议，帮助儿童逐渐恢复生活能力。与家庭成员互动，提供支持和教育，帮助家长理解术后照护的重要性。协助安排必要的家庭支持和资源，以便家庭成员能够更好地应对术后挑战。（图1-3-6）

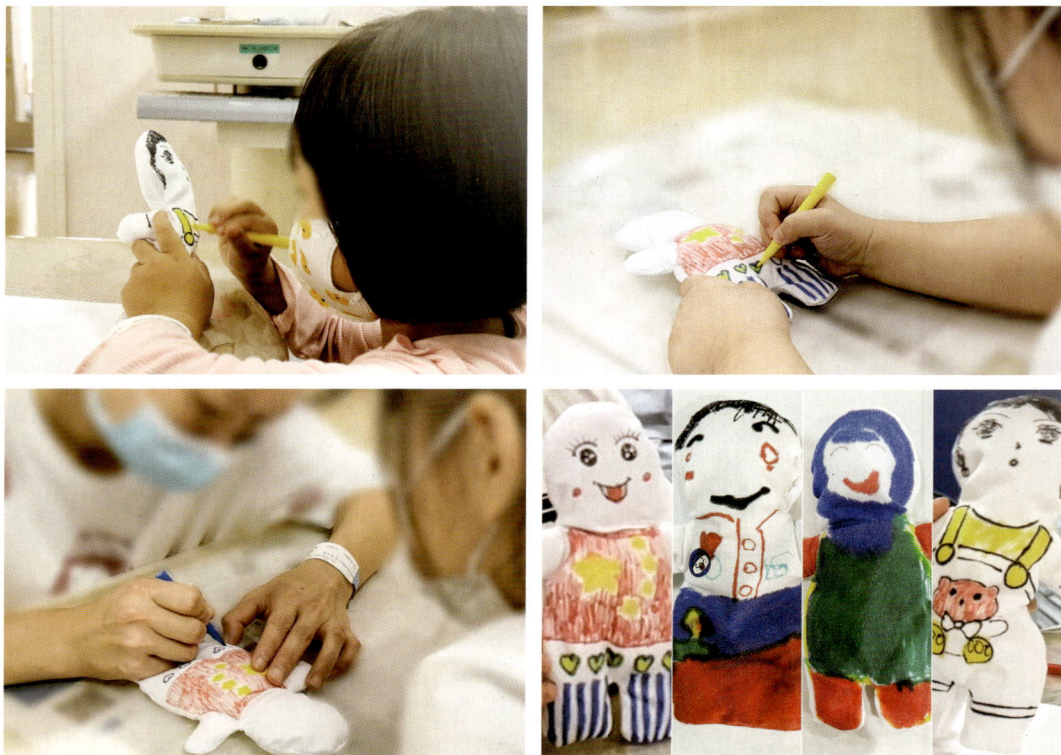

图1-3-5　绘制心情

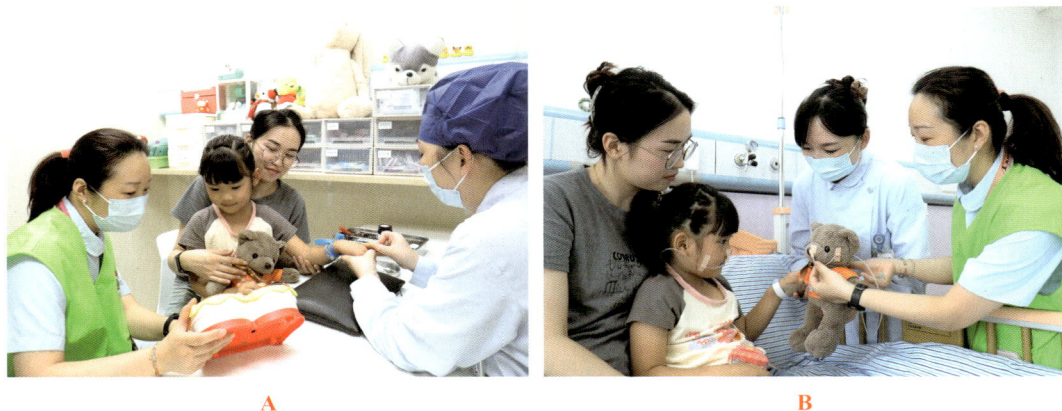

图1-3-6 普通病床场景中的儿童医疗辅导
A. 留置针穿刺中分散注意力；B. 术后康复：示范演练

4. 重症监护病房

重症监护病房（intensive care uint，ICU）是专门用于监测和治疗病情危重儿童的特殊病房。ICU常配备有先进的监护设备和医疗设施，以密切监测儿童的生命体征和指标。医疗设备通常包括输液泵、心电监护仪、呼吸机、血液净化治疗仪等。与普通病房不同，ICU的儿童一般病情危重，往往存在活动受限、意识障碍等情况，需要更频繁的医学评估和有创操作，承受更大的诊疗操作痛苦。此外，基于ICU对环境要求和人员进出管理严格，家长无法长时间陪护儿童，儿童在承受病痛的同时得不到家长的安抚与情感支持，无法与外界进行沟通交流，会进一步加重其心理压力和焦虑情绪，不利于身体恢复。ICU的儿童通常需要更频繁的医学评估和治疗，需要接受特殊的医疗程序。儿童医疗辅导可服务于诊疗过程。

（1）呼吸支持和机械通气

使用简单明了的语言解释呼吸支持和机械通气，帮助儿童理解其重要性和目的。为了让儿童感到更舒适，可以使用儿童友好的工具，如绘本、模型及玩具等。考虑儿童可能会感到不安、恐惧或困惑，可提供安慰和倾听，鼓励儿童表达情感，与儿童建立信任关系。机械通气可能会让儿童感到不适，可以提供分散注意力的活动，如播放音乐、讲故事、玩游戏或提供儿童喜欢的玩具。这有助于减轻儿童对医疗设备和诊疗过程的焦虑感。此外，还可以与儿童家庭合作，提供关于呼吸支持和机械通气的教育，帮助家长熟悉设备的使用和维护，解答家长的疑惑，并提供相关资源。

（2）中心静脉导管

在中心静脉导管（CVC）置管或拔管操作之前，使用儿童友好的语言和工具向儿童及其家庭提供信息，帮助儿童理解为什么需要这些操作，并解释操作过程的重要性和目的，帮助儿童了解即将发生的事情，减轻其不安感。在操作过程中，提供情感支持，鼓励儿童表达情感，并提供安慰和安抚。为了减轻儿童在操作过程中的不适，可以提供分散注意力的活动，如玩游戏、听音乐、讲故事或提供儿童喜欢的玩具。这有助于让儿童感到更加放松和舒适。（视频1-3-4）

（3）氧气治疗

使用儿童友好的方式解释为什么需要氧气治疗，解释氧气治疗的重要性和目的；与家庭成员密切合作，提供有关氧气治疗的信息和教育。确保家长了解如何支持和安抚儿童，并在治疗中提供必要的协助。可以使用绘本、模型或玩具来演示氧气设备的使用方式和原理。在ICU中，儿童可能需要长时间接受氧气治疗，这可能会让儿童感到无聊和焦虑，可提供分散注意力的活动，如绘画、做手工、听音乐、看电影或阅读故事书，以帮助儿童度过氧疗时间，提供情感支持，建立亲近的关系，提供温暖和安抚。

（4）疼痛管理

向儿童和家长介绍疼痛评估的方法和减轻疼痛的技巧，如分散注意力、放松技巧、音乐治疗等，以减轻儿童术后疼痛感和不适感，提高其舒适度，促进康复。（图1-3-7）

视频1-3-4

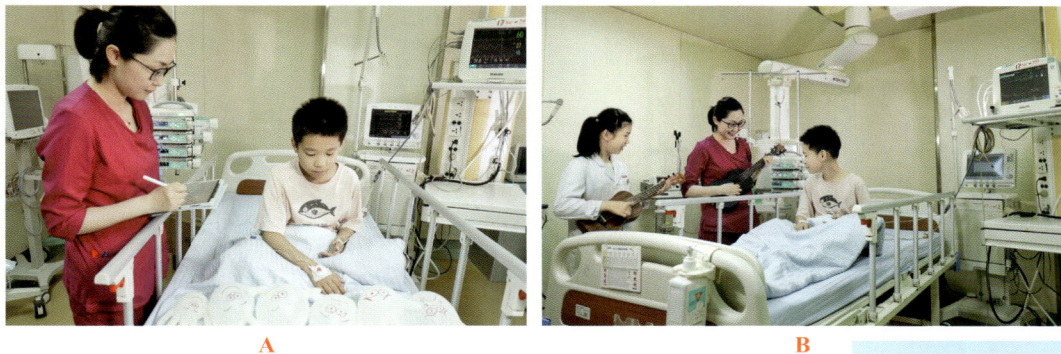

图1-3-7　ICU场景中的儿童医疗辅导
A．ICU中的疼痛评估；B．ICU中的音乐治疗

5. 手术室

手术室是医院的重要场所，进入手术室有特定的通道，其内根据不同专科，有若干相对独立、封闭的手术室。每个手术室内配备有手术床和无影灯，手术床一般位于手术室的中心位置，床的头尾可以活动并拆卸，床体本身能够根据医师所需方向调整角度。正对手术床顶端的位置有无影灯，床头位置一般放有麻醉机和监护仪，手术间内通常还放置有洁净柜，以及储存麻醉药品、操作器械、各种抢救药品的抢救车。手术室整体环境肃静，进入手术室的儿童通常无父母陪伴。由于儿童适应能力和思维认知能力尚未完全成熟，对手术过程的不确定感、与父母的分离，因此容易对环境表现出恐惧、焦虑、紧张等情绪，出现大哭大闹等行为，更加渴望得到情绪上的支持和安抚，需要儿童医疗辅导专业人员与儿童建立亲密关系，为其提供情感支持、情绪调适及心理辅导，帮助儿童减轻手术前的焦虑和恐惧情绪，适应手术环境，配合手术室医护的术前和术后工作，帮助儿童及家庭顺利度过手术期。（视频1-3-5）于手术室开展的儿童医疗辅导措施包括以下方式。

视频1-3-5

（1）情感支持

与儿童建立信任关系，积极倾听并询问，分析儿童焦虑、恐惧的原因并给予支持、鼓励和情绪安抚，缓解其焦虑和恐惧情绪。

（2）心理预备和医疗程序教育

了解儿童及其家庭成员已经理解和期望的东西，从而帮助其熟悉未知事物，减少儿童痛苦并产生积极的影响。根据儿童既往史、现病史信息，手术难易程度，以及术后去向（外科病房或ICU）等，在手术日前，开展与手术操作相关的医疗游戏，和儿童一起在游戏中互动，帮助儿童及家长熟悉相对陌生、可能会产生疼痛的手术护理操作，知晓应对措施，提高配合能力，缓解儿童疼痛及焦虑，为即将到来的手术操作做好准备。

（3）家庭支持

①麻醉诱导和复苏期陪伴。如果条件允许，在麻醉诱导和复苏期时，让父母进入手术室陪伴儿童，以减轻儿童分离焦虑。（图1-3-8）

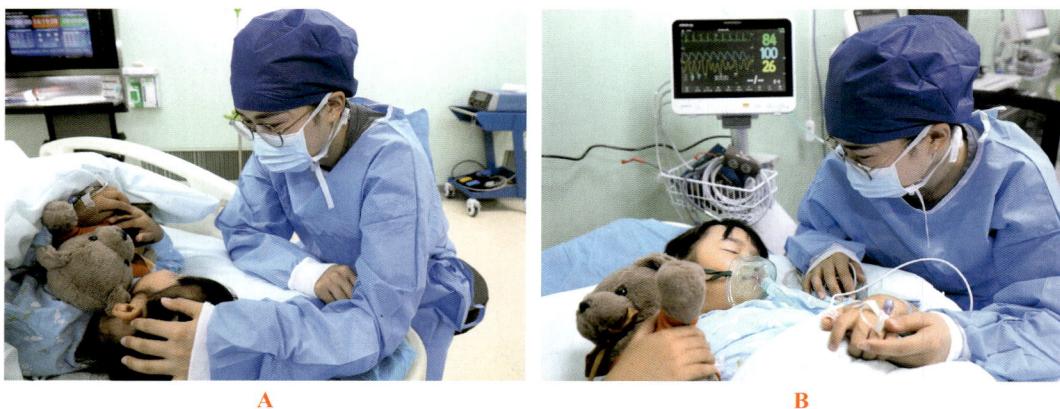

图1-3-8
A. 手术儿童家长麻醉诱导陪伴；B. 复苏期家长进入手术室陪伴

②"扮亲法"。在评估儿童生理、心理和社会风险情况后，与家长做好沟通，在手术日前邀请儿童到手术室参观。手术当天，由巡回护士扮演临时妈妈角色到病房接儿童进入手术室至全身麻醉诱导完毕。（图1-3-9）

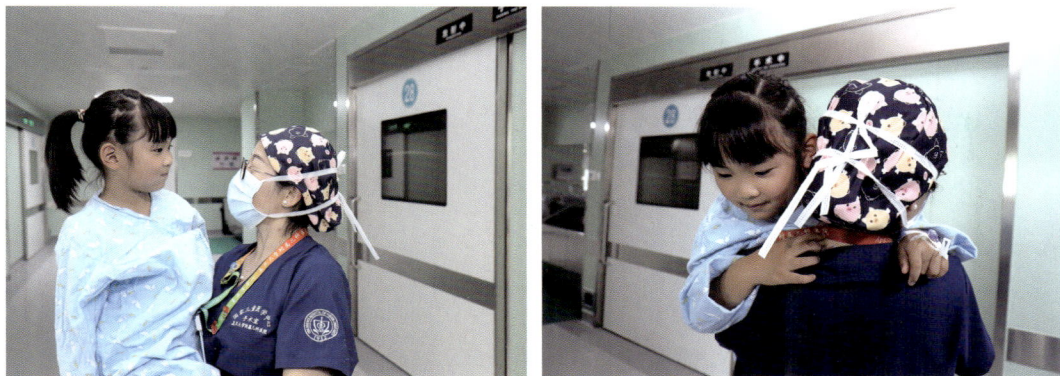

图1-3-9　巡回护士扮演临时妈妈角色安抚手术儿童

（4）疼痛管理

主要采取分散注意力的方法，包括声音、颜色刺激及抚触等，如在幼儿视线可及或手能触碰到的地方悬挂色彩鲜明的图画及物品，或能发出清脆铃声的玩具等；对于年长儿，可提供其喜爱的电子游戏或观看视频分散其注意力。

6. 游戏室

（1）病房游戏室（图1-3-10至图1-3-12）

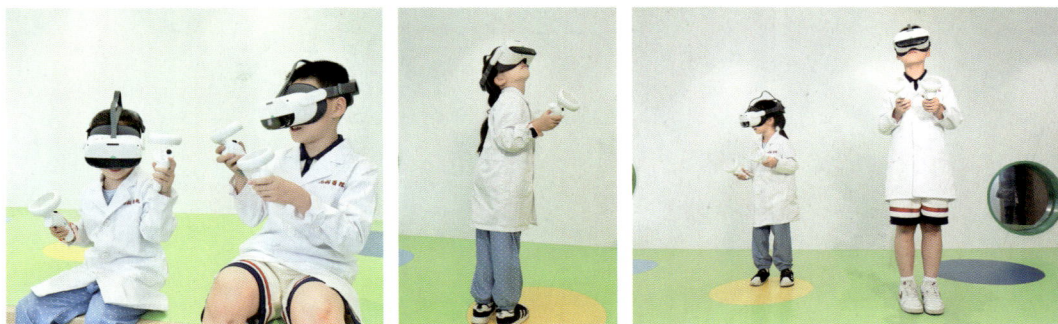

图1-3-10　病房游戏室中的儿童医疗辅导——虚拟现实体验

病房游戏室是一个特殊设计的儿童友好空间，旨在创造一个轻松、积极及安全的环境，为住院儿童提供在医院环境中开展治疗性游戏和娱乐活动的场所。游戏室可提

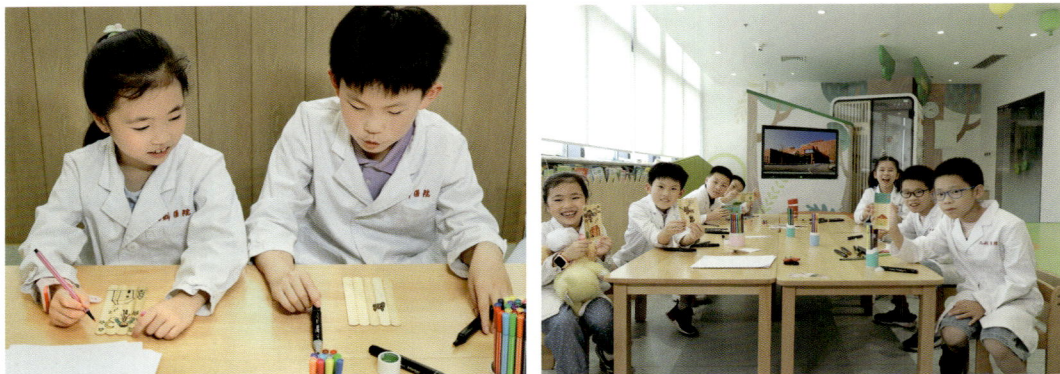

图1-3-11　病房游戏室中的儿童医疗辅导——压舌板涂鸦创意活动

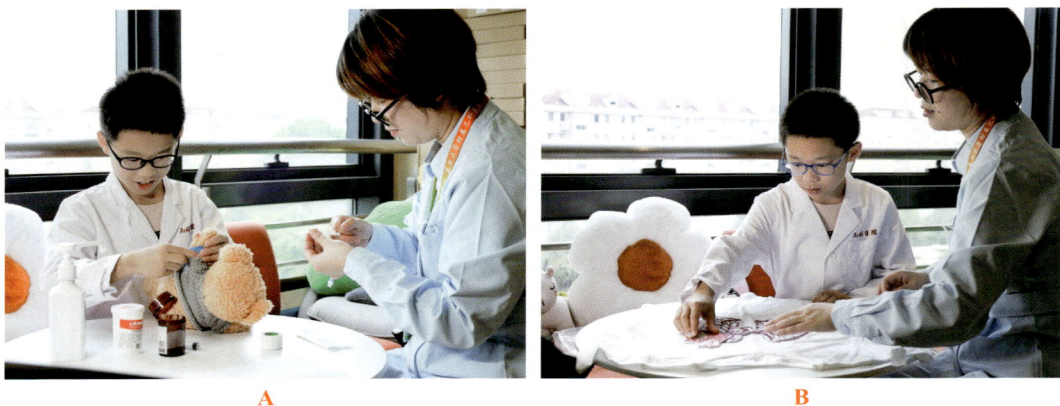

A

B

图1-3-12　病房游戏室中的儿童医疗辅导
A. 角色扮演——为玩具熊注射治疗；B. 桌上游戏——人体拼图

供多种互动式设施、游戏内容及空间场景，由儿童医疗辅导专业人员主导，既可以对儿童进行心理状态评估，又可以在评估的过程中进行积极干预。

①游戏和玩具。包括益智游戏、角色扮演游戏、桌上游戏及玩具车辆、积木等。这些游戏和玩具旨在为儿童提供在医院中进行娱乐和放松的机会，加快其康复速度和提高其社交互动能力。

②创意艺术活动。提供绘画、手工制作、涂鸦、黏土塑造等创意艺术活动。这些活动可以帮助儿童表达情感、放松身心，并增强其创造力和自我表达能力。

③音乐治疗。提供音乐治疗活动，如音乐欣赏、唱歌、乐器演奏等。音乐可以帮助儿童放松心情、减轻焦虑，以及促进其身心的康复。

④阅读治疗。提供各种绘本、故事书、漫画书等供儿童阅读。阅读可以帮助儿童转移注意力、获取知识，以及为其提供心灵上的慰藉。

⑤家庭活动。举办亲子游戏、家庭手工制作、电影放映等活动。这些活动旨在促进家庭成员之间的互动、支持及团结。

（2）主题游戏室（图1-3-13至图1-3-15）

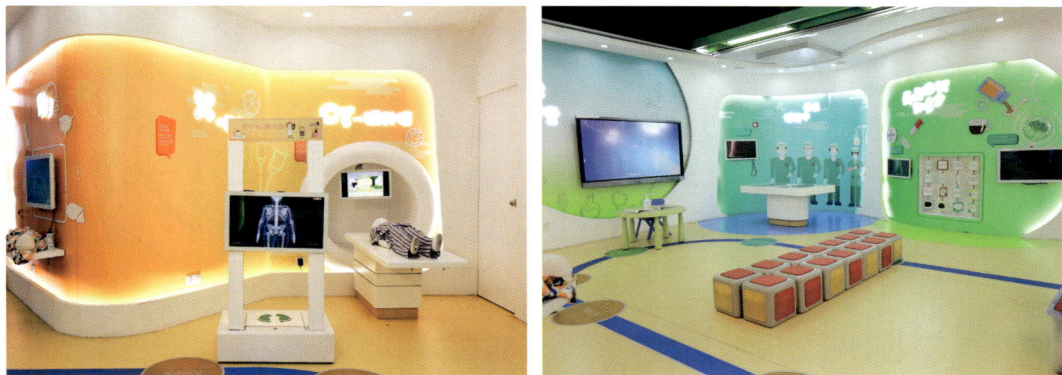

图1-3-13　主题游戏室

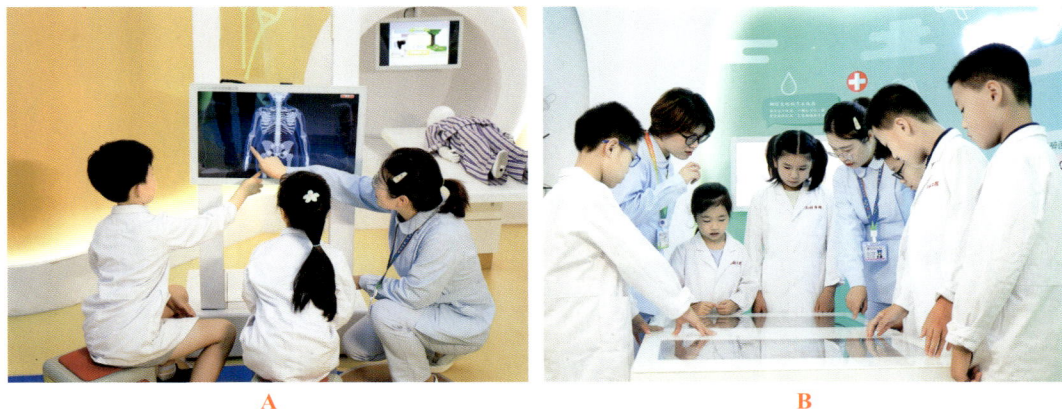

图1-3-14　主题游戏室中的儿童医疗辅导（一）
A. 医学教育——了解X线摄片；B. 医疗教育——了解手术过程

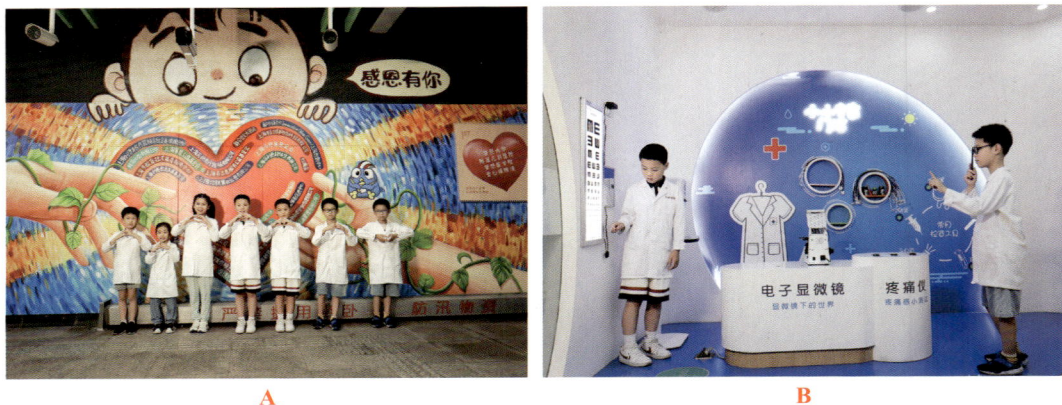

图1-3-15　主题游戏室中的儿童医疗辅导（二）
A. 身穿白衣，体验医生职业；B. 角色扮演——视力测量

　　主题游戏室是一个"沉浸式医学体验"的空间，围绕1个或多个医院场景，利用仿真模型道具、显示屏、游戏等工具和手段，让儿童通过情景模拟、游戏体验等方式经历不同的医疗程序，从而缓解其就医恐惧，提升儿童对就医过程的认同感和好奇心，对医学产生更多兴趣。主题游戏室中的活动开展需要由儿童医疗辅导专业人员进行讲解与小组引导。

　　①医疗设施模拟。可设置模拟的医疗设施，如病房、手术室、急诊室等。这些模拟设施可以让儿童亲身体验医疗过程，如接诊、量体温、测血压、接受注射等，以减轻儿童对这些医疗过程的恐惧感。

　　②医疗用品展示。可以展示常见的医疗用品，如注射器、血压计和听诊器等。儿童可以触摸并动手使用这些器械，帮助其熟悉和理解这些医疗用品的用途和功能。

　　③角色扮演。可以提供角色扮演的机会，让儿童扮演医师、护士等角色。通过角色扮演，儿童可以模拟医疗过程，增强自身对医疗环境的理解和应对能力。

　　④医学教育。可以提供医学教育的资源，帮助儿童了解身体结构、常见疾病及治疗过程，以增加其对医学知识的理解。

　　⑤医疗角色解释。由儿童医疗辅导专业人员解释和介绍医院中的各种角色的职责和作用，如医师、护士、医务社工、儿童医疗辅导专业人员等，以增强儿童和家长对

医疗团队的信任和理解。

儿童就医频率和住院时间长短不同，其心理状态可能出现不同变化，也会因个体差异和所处病程出现差别反应。但受当前医疗条件和人力所限，儿童医疗辅导方式局限单一，无法满足儿童多方位的医疗辅导需求。人工智能对处理和分析海量数据有着天然优势，多元化、交互式人工智能应用技术的加入，在为儿童医疗辅导提供身临其境的个性化医疗辅导体验和高效的医疗辅导工具的同时，还可以极大地缓解医护人员的资源瓶颈。

（二）基于疾病人群的儿童医疗辅导

儿童医疗辅导的高需求人群，包括急性创伤儿童、危重症儿童、癌症儿童、慢性非传染性疾病儿童、感染人类免疫缺陷病毒（human immunodeficiency virus，HIV）青少年、孤独症谱系儿童及临终儿童等。

1. 急性创伤儿童

急性创伤儿童往往经历了突然发生的事故或意外，可能带来身体和情感上的剧烈变化。可以提供的儿童医疗辅导服务包括以下方式。

（1）情感支持

急性创伤可能导致儿童产生恐惧、焦虑及不安情绪。儿童医疗辅导专业人员可以通过情感支持和心理辅导，帮助儿童及其家庭成员应对这些情绪。

（2）心理预备

对于需要进行手术或治疗操作的儿童，儿童医疗辅导专业人员可以向其解释手术过程和治疗操作程序，以降低其恐惧感和不适感。

（3）游戏治疗

急性创伤儿童往往需要较长时间留在医院，游戏可以分散其注意力，减轻痛苦和不适。

2. 危重症儿童

危重症儿童面临着生命威胁，可能需要长期留院治疗，而且情况通常不稳定。儿童医疗辅导服务的重点包括以下几点。

（1）持续情感支持

危重症状况可能持续较长时间，儿童及其家庭成员需要持续的情感支持。儿童医疗辅导专业人员可以与他们建立紧密联系，为其提供安慰和情感支持。

（2）疼痛管理

危重症儿童可能需要接受多种医疗治疗，儿童医疗辅导专业人员可以与医疗团队合作，提供疼痛缓解措施，帮助儿童减轻痛苦。

（3）家庭支持

儿童医疗辅导专业人员与家庭合作，帮助他们应对长期危重病情和医疗护理方面的挑战，提供资源和情感支持。

3. 癌症儿童

癌症儿童需要接受长期的治疗，而且治疗过程通常较为痛苦。儿童医疗辅导服务侧重点包括以下方式。

（1）心理预备

儿童医疗辅导专业人员可以用儿童较易理解的方式解释癌症治疗过程和相关医疗程序，以减轻儿童的恐惧感。

（2）家庭支持

癌症治疗可能带来情绪困扰，儿童医疗辅导专业人员通过情感支持和心理辅导，帮助儿童及其家庭成员应对这些挑战。

（3）治疗性游戏

在癌症治疗过程中，儿童需要长时间留在医院，儿童医疗辅导专业人员可以运用游戏治疗手段和其他娱乐活动，帮助他们保持积极心态。

4. 慢性非传染性疾病儿童

慢性非传染性疾病儿童需要长期康复和治疗，他们可能需要长期依赖医疗和药物。儿童医疗辅导服务的重点包括以下方式。

（1）康复支持

对于需要长期康复的慢性非传染性疾病儿童，儿童医疗辅导专业人员提供持续的情绪支持和指导，鼓励其积极参与康复活动。

（2）疼痛管理

慢性非传染性疾病儿童可能面临慢性疼痛的困扰，儿童医疗辅导专业人员可以提供非药物性疼痛缓解措施，帮助儿童应对慢性疼痛。

（3）社交支持

长期治疗可能导致儿童与同龄人隔离，儿童医疗辅导专业人员应鼓励慢性非传染性病儿童参与社交活动，帮助他们建立社交支持网络。

5. 感染HIV儿童

感染HIV的儿童面临心理压力和社交挑战，需要特殊关注。儿童医疗辅导服务重点关注以下方式。

（1）心理支持

儿童感染HIV可能面临自我认同感低和心理压力大的问题，儿童医疗辅导专业人员可提供情感支持，帮助他们应对这些挑战。

（2）教育和资源引导

儿童医疗辅导专业人员提供关于HIV感染的教育，引导儿童获得相关的心理健康资源和支持。

6. 临终儿童

临终儿童和其家庭成员需要特别的情感支持和关怀。儿童医疗辅导服务包括以下方式。

（1）家庭支持

为临终儿童及其家庭成员提供全方位的情感和心理支持，鼓励他们勇于面对临终过程。

（2）创造温馨环境

在临终阶段，为儿童及家庭创造温馨、安全的环境，让他们感受到关爱和尊重。

7. 孤独症谱系儿童

孤独症谱系儿童在医院环境中可能面临特殊的挑战，如对新环境和不熟悉的人产生不安。儿童医疗辅导服务可以为他们提供以下支持。

（1）创造友好环境

为孤独症谱系儿童提供适宜的友好环境，减轻其焦虑感。

（2）沟通与交流

了解孤独症谱系儿童的个体需求，并采取适合他们的沟通方式，如使用图示和视觉提示等，以便更好地与他们交流并方便他们理解。

（3）游戏疗法

与精神心理科医师和治疗师合作，通过游戏和娱乐活动，帮助孤独症谱系儿童提高社交技能和情感表达能力。

8. 其他疾病儿童

患有精神疾病的儿童和残疾儿童也同样需要儿童医疗辅导服务的支持，如了解疾病特点，为儿童提供心理支持和应对策略，帮助其适应环境并提供康复支持，以及与精神心理科医师合作进行心理干预等。本书未具体涉及此类疾病儿童的医疗辅导内容。

总体而言，在不同医院场景下，不同疾病儿童需要个性化儿童医疗辅导，以满足他们特殊的心理、情感及社交需求。儿童医疗辅导专业人员通过与医疗团队和家庭紧密合作，为儿童提供全面的支持和护理，帮助他们在治疗过程中更好地适应和应对。通过这样的细致关怀和服务，可以帮助患各类疾病的儿童及其家庭成员获得全面的照护和心理支持，帮助他们应对各种挑战，提高生活质量。

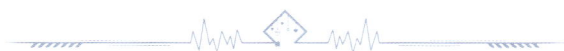

第四节　儿童医疗辅导的中国实践

一、儿童医疗辅导的开展模式

（一）嵌入模式的儿童医疗辅导

嵌入模式的儿童医疗辅导是指以北美ACLP的儿童医疗辅导理念为指引，复制其培养体系、工作方法及服务标准，由ACLP认证的专职人员开展儿童医疗辅导服务。主要代表为中国香港特区和中国台湾地区的儿童医疗辅导服务，本节以香港特区为例。

1990年，香港儿童癌病基金在威尔士亲王医院儿科肿瘤病房设立首个游戏角，由义工定期探访并陪同儿童玩耍。

1992年，在当时的精神心理科医师带领下，该基金在五家公立医院率先推出医院游戏服务，旨在通过游戏帮助癌症儿童应对患病带来的身心转变。

1997年，在该基金资助下，1位游戏治疗师前往Johns Hopkins儿童医院接受儿童医疗辅导专业人员培训，引入儿童医疗辅导的理念。

2010年，该游戏治疗师通过认证考试，成为ACLP认证的儿童医疗辅导专业人员。

2012年，该基金与联合医院儿童及青少年科合作，开始在癌症病房以外开展儿童医疗辅导服务。

2012年至2013年，选送3位医院游戏治疗师前往美国和加拿大儿童医院接受培训。

近年来，与香港赛马会慈善信托基金合作，启动儿童癌病基金赛马会儿童医疗辅导服务项目，在香港特区中的4家医院为所有住院儿童免费提供儿童医疗辅导服务。

（二）聚敛模式的儿童医疗辅导

聚敛模式的儿童医疗辅导是汲取北美ACLP儿童医疗辅导服务的先进理念，改良形成本土培训体系、工作方法及服务标准，基于现有服务能力提供适合本地需求的医疗辅导工作。此类模式的儿童医疗辅导通常源于与国外医院的合作，由护理专业人员牵头成立儿童医疗辅导专业组，联合医疗、医务社工、心理及其他部门组成儿童医疗辅导服务团队开展工作。代表性医院有浙江大学医学院附属儿童医院、四川大学华西第二医院及复旦大学附属儿科医院等，针对不同年龄阶段的儿童发展特点、儿童疾病种类及医疗场景提供以下支持。

1. 符合儿童特点的游戏

包括娱乐性游戏、发育性游戏、医疗性游戏及治疗性游戏等，如参观手术室、CT室，完成手术或检查前的心理预备；静脉穿刺时提供儿童医疗辅导工具包和陪伴支持等，使儿童掌握应对技巧。

2. 医学知识教育

向儿童及其家庭成员普及相关疾病的科学知识，使其了解疾病的特征和治疗方法，提高儿童的治疗依从性，有利于治疗效果的提高。

3. 家庭支持与疼痛应对

将家庭视为治疗的重要支持系统，鼓励家庭成员参与和支持，根据不同儿童的特殊需求和家庭的实际情况制订个性化的医疗辅导计划，采用"一对一"或"一对多"的方式，提供有针对性的服务。帮助儿童及其家庭成员减轻心理负担和儿童在医疗程序中的疼痛感，树立积极的心态，以提高治疗效果和生活质量。

目前，此类模式下已形成较完善的儿童医疗辅导管理构架，制定有指导工作开展的制度性文件和工作流程。专业组人员分布于儿科各专业、门诊、急诊及手术室等，儿童医疗辅导工作已全方位地开展。专业组定期对组员进行培训，提高其理论与实践能力；团队成员包括临床医护、精神心理科医师、学前教育专家、音乐治疗师、物理治疗师、志愿者等，为专业工作的开展提供了技术保障。针对不同年龄阶段、疾病人群、医疗场景提供不同情境下的儿童医疗辅导干预。

（三）探索模式的儿童医疗辅导

探索模式的儿童医疗辅导是指自主探索的儿童医疗辅导。由医院发起，成立专职部门，由专职人员为医院内儿童提供所需服务。专职人员通常为医务社工联合其他医务人员共同参与，将儿童医疗辅导服务分为3个层级：面向一般需求儿童群体，提供普适化预防与支持；面向专科儿童群体，提供治疗促进支持；面向特殊需求儿童群体，提供治疗性介入支持。代表性医院有深圳市儿童医院，提供的儿童医疗辅导服务包括以下支持。

1. 面向一般需求儿童群体的普适化预防与支持

一般需求儿童群体通常病程较短、病情较轻、活动受限程度不高。针对此类住院儿童，医务社工依托游戏室开展日常化的医疗辅导。这一层面的医疗辅导将压舌板、医用棉球、液体管、输液瓶、雾化器、手术垫单等医疗工具作为工作元素，用手工制作、互动游戏、绘本阅读、戏剧排演等多样化形式引导儿童熟悉检查和治疗器具、认识人体、认识医院等，将引导与科普前置，预防并缓解儿童对检查、治疗及医疗环境的恐惧、焦虑及抗拒心理，为儿童及其家庭成员提供现实和心理支持，提高儿童及其家庭成员的配合度与依从性，提升就医体验。此外，也尝试将儿童医疗辅导的理念嵌入医技检查项目，以进一步扩大儿童受益面。

2. 面向专科儿童群体的治疗促进支持

在涉及手术、骨腰穿检查等医疗程序的部分专科，如泌尿外科、普通外科、骨科、血液肿瘤科等，医务社工通过设计游戏开展儿童医疗辅导。这一层面的儿童医疗辅导在将医疗工具作为工作元素的基础上，进一步由点及面地将儿童医疗辅导的日常实践嵌入诊疗过程，一方面增进儿童及其家庭成员对医疗程序的预先熟悉和理解，促进诊疗过程的顺利推进，另一方面推动医务社工与其他医务人员跨学科协作，设计出更符合儿童及其家庭成员需求的儿童医疗辅导工具。

3. 面向特殊需求儿童群体的治疗性介入支持

在收治重大疾病儿童的专科，儿童可能面临包括对于疾病确诊的接受、侵入性治疗带来的伤痛、生活方式和节奏改变带来的适应不良，以及社交网络的缩减中断、玩乐和饮食受限等在内的挑战。可通过做游戏、绘本阅读、角色扮演、卡通化的情绪表达等方式帮助儿童了解检查流程、表达情绪，帮助儿童减轻疾病可能带来的创伤；谈论生命，增进儿童朋辈互动、亲子互动，互相赋能，重获对自己生活的掌控感；在医院内营造社区生活感，减轻疾病给儿童及其家庭成员带来的剥夺感。

二、儿童医疗辅导的发展困境

（一）学术发展困境

1. 缺乏研究证据

儿童医疗辅导领域的研究相对有限，缺乏充分的循证研究和评估，这限制了儿童医疗辅导领域的学术发展和实践指导。

2. 学科界限不清

儿童医疗辅导与其他学科，如社会工作、医疗护理及康复治疗的学科界限模糊，导致学术界对于儿童医疗辅导的定位和角色理解存在差异。虽然在发展初期，学科界限不清晰，但仍可能有助于专业发展，从长远看来，对儿童医疗辅导需要进一步明确专业领域的范围、专业标准及发展路径，以促进学术研究的深入和专业发展的规范化。

（二）实务发展困境

1. 资源限制

儿童医疗辅导的实施通常需要儿童医疗辅导专业人员、其他医疗专业人员，以及社会资源的支持。然而，许多医疗机构在人力和财力方面存在限制，难以提供足够的支持和发展空间。资金等资源投入的不足限制了儿童医疗辅导的发展。

2. 角色定位不明

在专业发展初期，医疗团队和医院管理层对于该专业和职业范围的理解和需求存在差异，导致职责界限不清晰，影响专业人员在实践中的定位和发展。

解决这些发展困境的关键在于加强学术研究和实践经验的共享，提高专业知识的普及率及应用率。同时，医疗机构和政策制定者需要重视儿童医疗辅导的发展，为专业人员提供更好的培训和发展机会，提供足够的资源支持。（表1-4-1）

表1-4-1 儿童医疗辅导专业的发展困境与自我提升策略

学术/理论层面		实务层面	
困境	建议策略	困境	建议策略
缺乏研究证据	鼓励双专业研究和评估 支持基于循证的实证研究	资源限制	提供专业培训和认证 加强机构支持
学科界限不清	加强跨学科合作（如社会工作、心理学、医学等）	角色定位不明、职责范围不清晰	建立合作网络 举办高质量研讨会

参考文献

[1] ROMITO B, JEWELL J, JACKSON M, et al. Child Life Services[J]. Pediatrics. 2021, 147(1): e2020040261.

[2] Association of Child Life Professionals. Child Life Code of Ethics [EB/OL] (2017-01-01).

[3] 联合国儿童基金会《儿童权利公约》（儿童版）[EB/OL].（I 990-09-02）

[4] Institute for Patient and Family-Centered Care. Patient-and family-centered care defined. [EB/OL] (2017-01-01).

[5] Institute for Patient and Family-Centered Care. Partnering with patients and families to enhance safety and quality. [EB/OL] (2013-02-01).

[6] Institute for Patient and Family-Centered Care. Prevalence and functioning of patients and families as educators in hospitals and academic medical centers: a national study. [EB/OL] (2021-08-01).

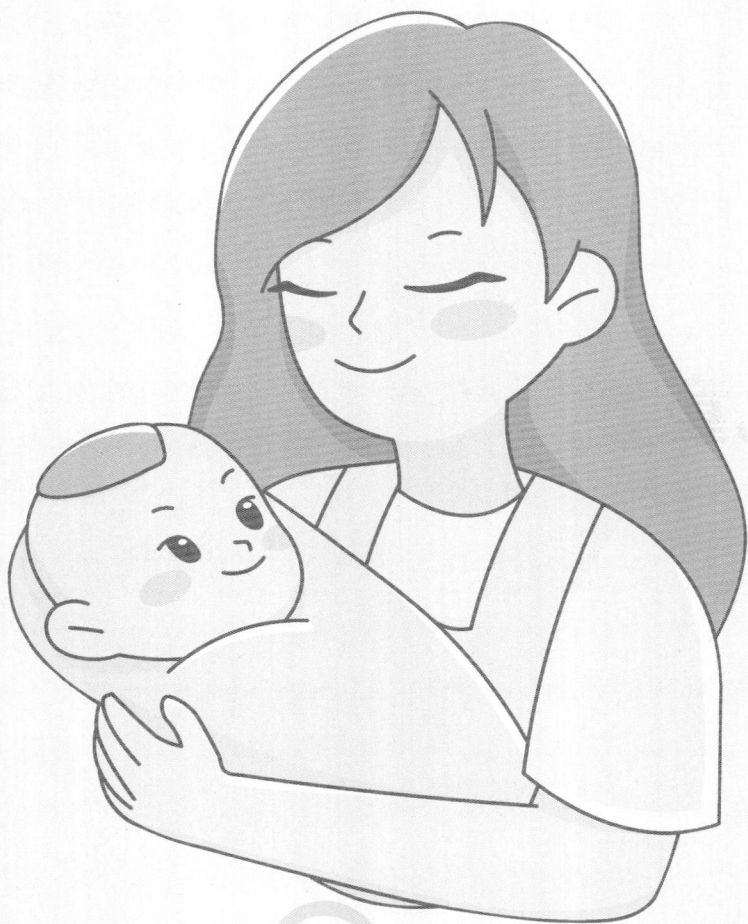

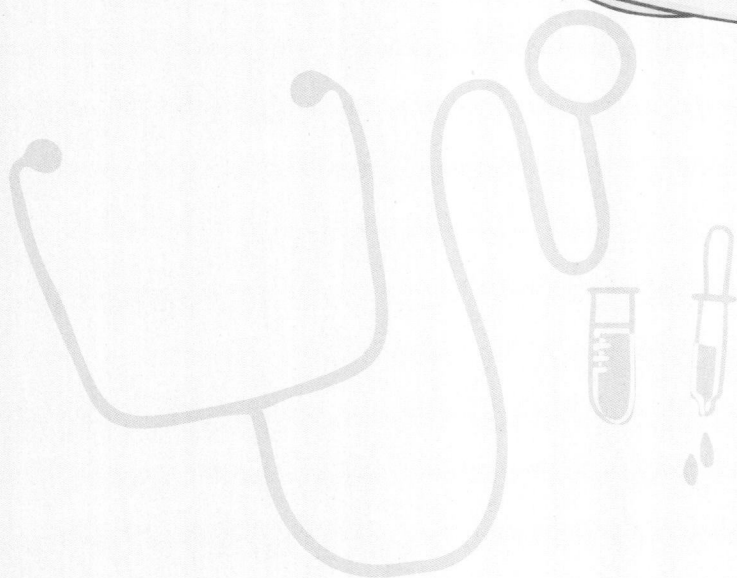

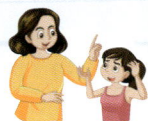

第 二 章

儿童发展及成长环境理论

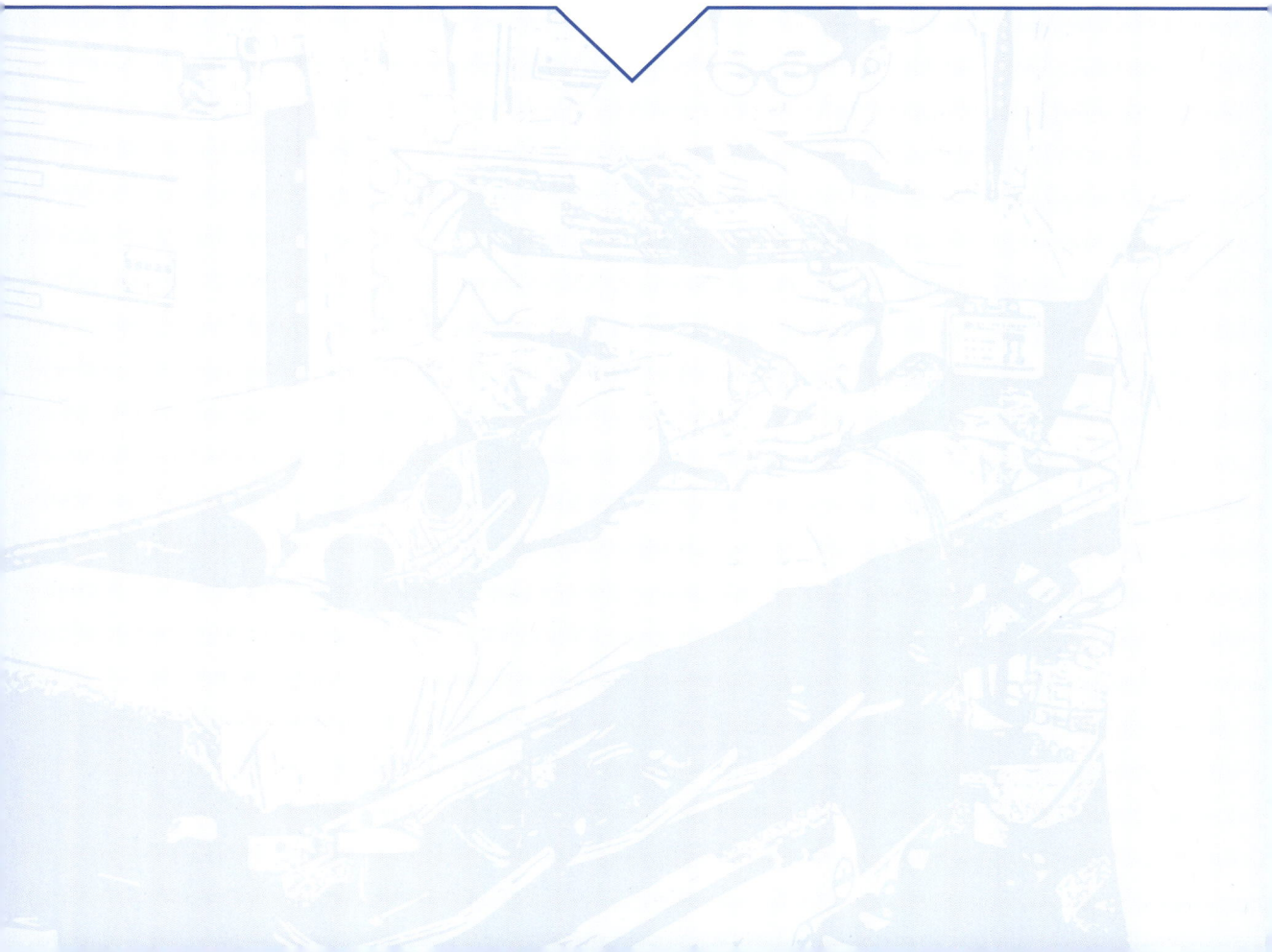

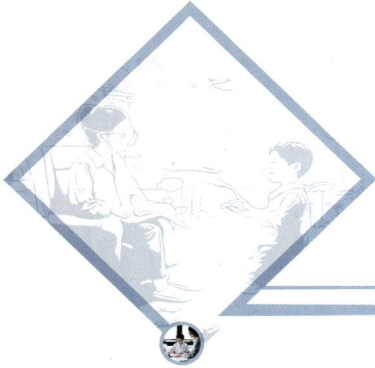

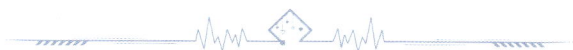

　　儿童身心发展的过程是一个复杂而多样的旅程，受遗传、环境、社会文化及个体差异等多种因素的影响。从胚胎期开始，儿童的大脑开始迅速发育，并通过与环境的互动和经验的积累来构建他们的认知和情感能力。在儿童身心发展早期，他们通过探索和玩耍来发展自己的感觉、运动及社交技能，同时也逐渐形成了对自己和他人的认知和情绪理解。随着年龄的增长，儿童身心发展日渐成熟。

　　近年来，对儿童身心发展的研究和关注逐渐增加。这种关注不仅限于儿童的身体健康，还包括他们的认知、情感、社交及行为发展等多个方面。儿童身心发展理论为儿童医疗辅导提供了工作基础，使其能够更加全面地了解儿童的需求和面临的挑战。本章将介绍儿童身心发展的一般规律，包括生理、认知、情感、社会等领域，并阐述各个领域中最具代表性的理论。

　　与此同时，儿童的身心发展不仅仅是生物学的过程，还与他们所处的社会环境和文化背景密切相关。家庭、学校及社区等社会系统对儿童的发展同样起着重要作用，提供了支持、教育及学习的机会。同时，社会的价值观和期望也对儿童的自我认知和社会角色塑造产生着深远的影响。因此，我们将在本章的后续章节中介绍家庭系统理论和生态系统理论的基本观点，先以家庭为单元详细阐述家庭内部动态关系与相互作用，后将个体置于广泛的环境背景中探讨个体与环境的动态关系，并深入分析两种理论下的儿童发展路径。

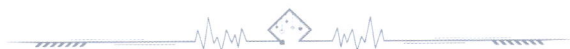

第一节　儿童生理发展

　　儿童生理发展是其整个成长过程中的重要组成部分。随着年龄的增长，儿童逐渐发展成熟，从新生儿脆弱而依赖的状态到逐渐获得独立和自主的能力。儿童大脑的发展与他们的认知能力、情感表达及学习能力密切相关，而身体的发展则直接影响其运动能力、健康状况及生活质量。在本节中，我们将对儿童的大脑、身体发育在不同年龄阶段的变化，以及异常发育可能的表现进行详细介绍。

一、神经系统的发育

　　大脑的发育从胚胎期便已开始，一直持续至青春期后期，甚至成年期才会完全成熟。在生命初期，大脑以惊人的速度发育，在3岁前，大脑体积将增加4倍，到6岁时大约达到成人大脑体积的90%，因此胎儿期至学龄前期被称为大脑生长发育最为旺盛的时期。而大脑的结构和功能组织的变化将持续整个儿童期，这些变化也会体现在儿童的行为上。同时，大脑在按照遗传编程发展的过程中会与现实经历相互作用，缺乏关键遗传信号或基本外界信息输入两者中的任何一个，大脑都不能正常发育。虽然神经发育过程中并不存在绝对的"预先设定"，但神经发育过程仍然是相对有序的，并且会随着时间的推移遵循规律模式，呈现出非线性的变化。在神经系统发育的每一个节点上，机体的内在因素和环境因素都会相互作用以支持大脑日益复杂的结构和功能。生后早期，机体内在因素在发育过程中发挥更关键的作用，但在此后较长的时期内，外在世界的一系列因素将以越来越突出的方式影响大脑发育。

　　大脑与神经系统的基本单位是神经元，其负责信息传递与接收。神经元的一端是树突，其负责接收来自其他神经元的信号；另一端是轴突，其负责传输信息给下一个神经元或其他靶器官。两个神经元之间的连接点称为突触，正是通过突触，电化学信号从一个神经元的树突传递到另一个神经元的轴突。神经元的增殖与迁移在产前基本已经完成，而神经元之间的突触连接将从妊娠的最后三个月一直持续至青春期。实际上，在生后早期，儿童大脑的神经元连接水平远远超过了成年人。这是由于发生了突触修剪，使得经常使用、更活跃的神经连接增强，而很少使用的神经连接被削弱或剪掉。突触修剪似乎遵从着"用进废退"的原则，而这一过程也证实了大脑的发育依赖于外界环境刺激且具有高度可塑性。为了加快神经冲动的传递速度，神经元的突触会包裹上类似脂肪一样的物质——髓鞘，其可以起到绝缘的作用。髓鞘化相较于神经发育的其他方面开始得比较晚，且不同大脑皮质的髓鞘化时间也不相同。在出生前或出生后不久，初级感觉和运动区已完成髓鞘化，这意味新生儿的感官系统已处于良好的工作状态，但额叶和顶叶联合区的髓鞘化会比较晚，将从出生后开始一直持续至青春期甚至更晚。

二、大脑发育与分化

来自神经影像学的证据表明，大脑的不同皮质区域发育的进程并不相同。第一个成熟的区域是涉及基本感觉和运动功能的初级皮质区域。第二个成熟的区域涉及空间和语言的顶叶区域，这些区域约在青春期开始时（11—13岁）实现成熟。而最晚成熟的第三级皮层区域为前额叶皮质，将在青春期后期开始成熟并持续至成年。此外，大脑功能的偏侧化已成为共识，在大多数右利手人中，与语言相关的过程全部发生于左侧半球。左侧半球负责语言理解（如对逻辑关系、推理、隐喻及幽默的理解）和语言输出中积极情感的表达。同时左侧半球也专门负责序列模式识别、顺序信息的回忆与识别，组织动作，以及制订概念性的行为计划。而右侧半球的优势在于控制空间视觉过程，负责视觉模态、面孔识别、警觉及觉醒，以及对情绪信息的感知。语言偏侧化的发生似乎在出生时甚至出生前就已发生，如新生儿听到讲话时更多地转向右而不是左，给新生儿播放正常语序的语音和倒过来的语音，其在听到正常语序的讲话时左颞叶血液的代谢明显增加。除了语言的偏侧化，还会出现利手现象，大多数人通常偏好使用右手来抓握、书写，利手倾向通常建立在学龄前阶段，并随着年龄增长而持续存在。

三、儿童身体发展

儿童身体的发展具有一定规律，在生命的前两年他们将迎来生长发育的第一高峰期。根据国家卫生健康委2022年发布的《7岁以下儿童生长标准》，男婴在出生时平均体质量为3.5 kg，平均身高为51.2 cm，女婴在出生时平均体质量为3.3 kg，平均身高为50.3 cm；而到两岁时，男童平均体质量为12.6 kg，平均身高为88.2 cm，女童平均体质量为11.9 kg，平均身高为87 cm。之后，儿童身体进入缓慢发展阶段，直至青春期迎来生长发育的第二高峰期。青少年体质量每年可增加4.5～7 kg，身高则增加5～20 cm。青少年的发育高峰存在着性别差异，女孩大约从9岁开始就进入生长发育的高峰期，而男孩则要晚两年进入（中国学生体质与健康研究组，2015）。通常来说，在生长发育高峰期过后的青少年中、晚期，身高则以非常缓慢的速度增长，直至成年期停止发育。

除了身高、体质的发育外，儿童的身体比例也在不断发生变化，并遵循着以下原则。

（1）头尾原则

儿童头部和上半身会比下半身更早地发育和成熟。新生儿的头部占比较大，占据了他们整个身体的25%。随着成长，腿部将会迅速发展，而在青春期时，腿部的生长仍在继续。随着身体整体趋于成熟，腿的长度将会达到身高的50%，而头部的比例则会减少至12%。

（2）远近原则

儿童身体的生长发育遵循从中央至周围的顺序，如胸腔和内部器官最早形成，然后是四肢、手脚，最后是手指与脚趾。这个原则可以解释为什么婴儿先会控制手臂和手部，然后才逐渐控制手指，以及为什么儿童在学会控制大肌肉群之后才会逐渐发展出精细运动技能。

在骨骼的形成方面，初生婴儿的骨骼普遍呈现柔软且富有弹性的特点，随后逐渐硬化，变为骨质结构。不同身体部位的骨骼发育速度不同，头骨和手部的骨骼最先成熟，而腿部的骨骼发展会一直延续至青春期，直至18岁完成骨骼发育。与此同时，肌肉的发展也遵循类似的原则，头部和颈部的肌肉首先开始发育，紧接着是躯干和四肢的发育。整个儿童身体发展期间，肌肉的增长速度相对较慢，在青春期会进入一个加速增长的阶段，使得肌肉更加强壮。

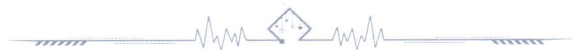

第二节　语言与认知发展

语言与认知是儿童发展的重要基石，对儿童的全面发展具有深远的影响。语言发展不仅仅是儿童学习和交流的工具，更是他们思维发展和认知能力形成的基础。认知发展则是儿童获取知识、适应环境及发展技能的基础。在本节，我们将阐述儿童语言和认知发展的重要理论，深入了解儿童语言和认知发展的过程，并对常见的语言和认知障碍进行介绍。

一、语言发展

语言是连接个体与社会的桥梁，在儿童的认知与社会性发展过程中有着极为重要的作用。每一位留意观察儿童语言发展的家长，都会为儿童语言的发展速度和创造性而发出感叹。儿童在2个月左右就会发出"咕咕"声来表达自己的情感；在7—8个月，似乎已经掌握交流的轮换规则，懂得在他人讲完话后再发出声音；在18—24个月，每周能掌握10～20个新单词，并能够将单词串联成句与他人交流；在3—4岁，儿童已学会复杂的句子以跟他人沟通。那儿童如何在较短的时间段内掌握丰富的词汇，以及复杂的语法结构来实现语言的快速发展呢？先天主义派与后天主义派学者对此存在一定的争议。

（一）学习论

学习论的研究者强调模仿与强化在语言习得过程中的关键作用。新行为主义者斯金纳认为，语言习得与其他任何行为一样都是可以被观察到的，因此不应将努力放在试图解释语言行为背后的心理系统。语言学习对于儿童如同一张白纸，儿童通过外部环境接触到丰富的语言刺激，而其对这些语言的习得依靠父母对刺激的强化。当儿童在语言发展阶段的准备期发出最类似于单词的"咿呀"声时，父母会给予赞许与鼓励；而当儿童发出无意义的、与母语不相似的声音时，父母并不理睬甚至会给予惩罚，在这种不断重复的强化下，儿童逐渐掌握更多母语单词。此后，父母会指导儿童将单词联合组成句子，儿童开始可以使用母语与他人交流。对父母的模仿与强化确实在儿童语言发展中起到了极大的支持作用。研究发现，在儿童3个月和9个月，母亲在与儿童互动时的回应性可以作为预测儿童达到语言发展里程碑的事件。然而，学习论无法完全解释语言发展的现象与机制。例如，学习论忽略了儿童语言的创造性——儿童经常会创造出他们没有听过的语言，学习论的观点无法解释那些没有被父母强化，甚至没有被儿童听到的词汇和语句是如何被儿童表达出来的。此外，也有研究者质疑学习论中强调的父母会纠正儿童语法的正确性这一观点，实际上，父母往往关注的是儿童的语义是否真实，即话语的真实性，而并非儿童的语法是否正确。

（二）先天论

先天论与学习论相对立，其最著名的代表者乔姆斯基认为，语言是所有人在出生时就拥有的一种普遍的能力，语言习得是一种生物编程的活动，是按照遗传程序而展开的过程。他认为儿童天生携带一个语言模板，这被称作"语言习得装置"。在儿童的语言习得装置中包含普遍语法，这意味着儿童先天就掌握着适用于所有语言的通用语法规则。在语言习得装置中，幼儿首先接收到大量的语言刺激，然后会利用与生俱来的普遍语言加工知识与技能来对输入的语音、词法、语义及句法进行加工处理，来理解他人的言语。

先天论的观点得到认知神经科学研究的支持。大脑确实有专门负责语言处理的区域，如大脑左侧半球额叶附近的布洛卡区负责言语表达，大脑左侧半球的颞叶上的威尔尼克区负责语言理解功能。而越来越多的研究也发现语言障碍与大脑结构、核心语言区域功能异常有关，在额下回、颞后上回及尾状核在内的传统语言区域都发现了非典型的结构和功能。但是，先天论也存在一定争议，比如其只是描述了语言依赖于内在的语言习得装置，并没有进一步解释语言习得装置的内部工作机制。

（三）交互主义的观点

交互主义观点持有者认为，语言的成熟是由独特的人类能力和学习者的环境之间复杂的相互作用所造成的结果。生物、认知及环境因素都影响着儿童的语言发展水平。大量研究发现，基因变异可能使某些个体易患语言障碍，如*FOXP2*基因与严重和罕见的语言运动障碍有关，*FOXP1*的中断与运动发育缺陷和言语迟缓有关，*CNTNAP2*的功能扰动可能会增加语言障碍的易感性。同时，儿童的语言发展也与其认知功能紧密相连，一项研究探究并随访了阅读障碍儿童早期的执行功能与语言技能之间的关系，结果表明，在每次评估中执行功能都与语言呈显著正相关。此外，家庭环境中的亲子互动也影响着儿童的语言发展，一项Meta分析整合了以往亲子共读对儿童语言能力的干预研究，结果发现，亲子共读对儿童表达性语言和接受性语言都有积极的影响，尽管这种影响较小。

根据交互主义的观点，儿童的内在因素（如胎龄、健康状况等），与儿童相关的环境的因素（如母亲的教养方式、接触语言的机会等）都会对儿童语言发展产生短期或长期的影响。早产、患有慢性疾病或长期住院治疗的儿童往往暴露在不利于支持语言发展的环境之中，即使没有严重的神经损伤，这类儿童也有很大可能经历非典型的语言发育轨迹并发展出较差的语言结果。频繁就医或长期住院的儿童接触家庭的机会减少，住院环境使其缺乏与父母的互动、联系及交流的机会，而这些对于处于语言发展的敏感期的儿童而言非常重要，他们刚刚开始使用简单的符号交流，需要语言的环境输入帮助快速增加自己的词汇量并习得语法。此外，若儿童患有神经、呼吸或运动障碍，那么他们的语言发展则面临更多挑战。通过专业人员的干预，父母与医疗护理人员的协作，可以改变儿童语言输入环境，减轻非典型语言发展环境带来的不利影响。例如，美国语言听力协会的言语–语言病理学家在医院的医疗团队中发挥着重要作用，通过筛查语言障碍，识别有语言障碍或有语言学习困难的儿童，提供有针对性的干预服务，如阅读、解释等，并回应儿童的行为线索，可以提高儿童的语言沟通技巧。此外，还可以使用适合儿童发展的言语发起游戏与社交，为儿童提供探索环境的机会以建立运动和交流技能。以下策略可以在医院环境中促进有语言发展迟滞风险或经历语言发展迟滞的儿童的语言发展。

①尽量降低医院环境中的环境噪声（小于55dB），保持类似于安静谈话的声音水平。

②识别儿童的独特手势和发声，例如，哭泣可能是压力暗示，父母及医护人员此时要减少环境刺激并及时回应。

③父母或家庭成员要多在医院与住院儿童互动，如和儿童面对面坐着，延长眼神交流的时间，并在互动时谈论当前的活动；可以与儿童玩一些简单的轮换游戏或共同阅读。医护人员在医疗程序中可以使用符合儿童发育水平的言语，频繁与儿童直接对话。

④当儿童身体情况允许时，为儿童提供频繁的机会体验各种身体姿势，并鼓励他们探索环境。

二、认知发展

认知是我们理解和适应外界环境的必要条件，在儿童发展中十分重要。认知具体指认识过程及对知识的获得过程，包括注意、直觉、学习、思维与记忆等多个心理过程。皮亚杰等研究者提出的认知发展的理论框架可以帮助我们理解儿童复杂的认知过程，帮助我们与儿童就有关疾病预防与治疗问题进行有效沟通，减少儿童治疗过程中的心理不适。

（一）皮亚杰认知发展理论

在认知发展理论中最为著名的是瑞士心理学家皮亚杰提出的认知发展理论，该理论解释了儿童如何构建一个世界的心理模型。皮亚杰认为，认知的基本功能就在于帮助个体适应环境，在思维活动与环境之间保持平衡。他认为，儿童的认知是在生理成熟与环境经验相互作用下缓慢地发展变化。皮亚杰认为，思维活动的基本单位是图式，图式是个体对世界的心理表征，包括行为、物体及抽象概念。随着儿童生理的逐渐成熟，他们开始主动地支配自己的身体去探索未知的世界，在与环境互动的过程中，他们会增加对这个世界的了解，此时儿童的图式便增加了。与此同时，儿童也会在与照料者互动的过程中习得新知识与技能来形成新的图式。儿童会在接下来的探索中运用已有的图式来理解这个世界，这个过程被称作"同化"。但有时儿童并不能用已有的图式来理解某些事物，当他们遇见理解不了的新事物时便会调整自己的图式，来实现思维活动与外界环境平衡的状态，这个过程则是"顺应"。在追求平衡的驱动下，"同化"与"顺应"之间不断循环，儿童认知也在这一过程中得到不断发展。

皮亚杰根据儿童认知发展过程中的变化，提出了儿童认知发展的4个阶段。

①0—2岁是儿童感觉运动阶段，这个年龄段的婴儿试图通过使用感官（如看、听、触摸及品尝等方式）来了解物体，这一阶段以儿童发展出客体永久性、延迟模仿为主要特征。客体永久性是指当儿童不再感知到物体时，如没有看到或摸到时，知道物体依然存在；延迟模仿则是儿童可以在未来的某个时刻再次复现他人之前的行为。

②2—7岁是儿童前运算阶段，在这一阶段，儿童开始使用符号思维（图像、文字）来表征世界，这一阶段儿童的符号思维活动仍受到单向思维的限制，并且无法理解守恒的概念。他们无法从反方向理解问题，以及不了解某些物体的外形受到改变时物体的其他特质并不改变这一事实。此外，他们也具有自我中心的倾向，无法区分自我的观点与他人的观点，认为他人看待事物的观点同自己一样。

③7—11岁是运算阶段，这一阶段的儿童不再自我中心化，并理解了守恒的概念，思维也变得具有可逆性，可以解决一些复杂问题。分类是具体运行阶段的一个重要特征，这个阶段的儿童可以根据不同维度（如形状、大小、价值）对物体进行分类。

④11岁以后是儿童形式运算阶段，这个阶段的儿童、青少年可以进行假设推理、抽象运算。值得注意的是，并不是每一位儿童都会进入形式运算阶段，有的社会文化可能并不注重批判性思维的培养。

皮亚杰是首位对儿童的认知发展理论进行系统化研究的心理学家，对儿童的认知发展阶段提供了相当精准的描述，同时这一理论对理解儿童在就医过程中的心理-社会行为具有重要意义。Burbach 和Peterson回顾性分析了儿童对疾病概念化的既往研究，发现儿童对疾病的认知符合皮亚杰的认知发展理论，具有一定的系统性和可预测性。

①年龄较大、认知能力更成熟的儿童通常以特定症状或具体疾病来理解疾病，而

较年幼、认知能力尚不成熟的儿童则以一般性、非特定方式来概念化疾病。

②认知较成熟的儿童对疾病有更全面的理解，能够认识到疾病对心理、情感及社交方面的影响，而年幼的儿童则较难理解。

③认知较成熟的儿童可以理解较复杂的疾病概念，如病因和病毒感染，而年幼的儿童难以区分疾病症状和成因。

④认知较成熟的儿童似乎能够通过内部线索了解健康状况，而较不成熟的儿童则更依赖于外部线索。

儿童对于疾病的认识也会对疾病的治疗与预防产生影响。首先，儿童对疾病的概念化理解可能会影响儿童对于疾病的认知，比如处于早期认知发展阶段的儿童会对疾病的发生持有错误信念，儿童会认为"只有坏人才会生病"。由于这一错误信念，许多幼儿可能不愿意报告疾病症状的发作。其次，儿童对疾病的概念的理解也会影响儿童对医疗的配合度，虽然治疗方案通常由父母和医师决定，但一旦儿童达到特定的认知发展阶段，他们可能会拒绝治疗或要求自主决定治疗方案。

（二）认知的信息加工观点

连贯的认知加工观点革新了传统认知发展阶段论的观点。在这种观点下，研究者开始比较大脑的信息加工方式与计算机的运作方式之间的相似之处，进而了解儿童的信息加工过程。信息加工的观点被广泛用于认知过程的基础研究之中，研究者结合神经科学提出了有关的认知机制模型。其中，Luria（1973）认为，人类的认知由3个独立但相互关联的大脑系统组成，这些大脑系统支持4种认知过程（计划、注意、同时性加工及继时性加工）。这3个大脑系统也被称作功能单元，第1个功能单元是注意-唤醒系统，负责注意这一认知过程，涉及对任务的总体警觉性或定向，控制注意力和抵抗分心；第2个功能单元是编码-加工系统，负责同时性加工、继时性加工2种认知过程，同时性加工包括将刺激整合或识别到多个项目的共同特征，继时性加工则是将单独的项目按顺序组织起来；第3个功能单元是计划系统，负责认知过程中的计划，涉及决策、评估、规划，以及对当前和未来行为的调节。Das及其同事则基于Luria理论中的计划、注意、同时性加工、即时性加工4个认知过程提出了PASS智力模型来解释高级的智力活动，编制了相应的智力测验（Das-Naglieri；DN：CAS）。值得注意的是，由于PASS模型非常注重认知过程和认知功能，对个体的变异性非常敏感，DN：CAS这种基于PASS过程的评估系统已被广泛用于对认知发展障碍儿童的评估、诊断及治疗之中，并在研究中证实了其应用价值。例如，在学习困难领域，CAS可以区分出不同缺损模式的注意力缺陷障碍、不同类型的阅读障碍，也可以有效运用于识别数学学习困难者和语文学习困难者当中。

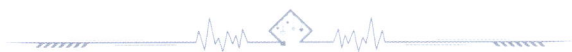

第三节　儿童社会性发展

社会性发展涵盖儿童与他人的交往、建立关系、理解社会规则及适应社会环境的能力。其在塑造儿童的身份、情感、价值观及自我意识方面发挥着重要作用。儿童的社会性发展始于早期生活中与家庭成员的互动，家庭成员与儿童本身的个人特征，以及彼此形成的社会关系都会塑造儿童的社会性发展。本节将对儿童社会性发展中最有影响力的依恋理论、气质理论、社会文化理论及社会学习理论进行详细介绍。

一、依恋理论

（一）依恋的基本理论

1958年，英国心理学家鲍尔比在一篇题为《儿童与其母亲的本质关系》的文章中首次提出"依恋理论"，随后在他的"依恋三部曲"中详尽地阐述了这一理论。他通过研究母亲剥夺对婴幼儿的负面影响，试图解释婴儿与父母分离后所体验的强烈苦恼。该理论认为，婴幼儿发展过程中会形成与主要照护者的情感依恋，而被分离的婴幼儿采用哭喊、搜寻的方式力图抵抗与主要照护者的分离，实质上是与原有依恋对象分离后产生的适应性反应。这种对主要照护者的依恋有其生物基础的进化需求，婴幼儿为了存活，必须寻求依恋的对象，这是人类的一种生物本能。亲子依恋为儿童与其照料者形成的深厚、持久的情感联结。

依恋行为系统是依恋理论中的重要概念。依恋行为系统包括3种：依恋、探索及恐惧。这3种行为系统调节着儿童的发展适应性，同时也为儿童提供了学习与发展的途径。依恋行为系统是指儿童会寻求为其提供保护的依恋对象，通常是母亲，并保持亲近。探索行为系统是指儿童将依恋对象作为"安全基地"，从这个地方开始，去探索其他陌生环境和体验。恐惧行为系统是指儿童将依恋对象当作"安全港湾"，面对危险情境和受到惊吓时逃向此处。

依恋关系具有三大特征。一是向依恋对象寻求接近与身体接触，蹒跚学步的小孩似乎一刻也不能离开他们的父母，父母走到哪里跟到哪里。二是依恋对象为儿童提供的"安全基地"，每个儿童都对世界充满好奇。父母作为儿童的"安全基地"给予儿童安全感，鼓励儿童自由、大胆地探索未知，同时在危险出现时充当儿童的"避风港"，慰藉他们的痛苦并渡过难关。三是分离抗拒，儿童与父母分离时产生抗拒，表现为哭泣、尖叫、大喊、咬、踢等行为，这些行为实际上是在依恋被威胁时出现的正常反应，儿童借此来抵抗进一步的分离。例如，当儿童生病需要住院时，鲍尔比描述了儿童对住院治疗的反应，他将其分为抗议、退缩及超然3个阶段。抗议是得知需要与父母分离的最初反应，他们会对父母哭喊，向父母发出信号寻求安慰，而并非求助于陌生人。在这个阶段，儿童会无视医务人员的安慰及试图分散儿童注意力的行为。经过1~2天的抗议，儿童会进入第2个阶段——退缩。儿童此时不再抗争，会安静地坐着，盯着天花板，不怎么说话与活动。这个阶段会持续几天甚至几周。最后一个阶段是超然，儿童可以积极地与医务人员接触，处于这个阶段的儿童不再区分父母与他人，任何人都可以安慰他们。

（二）亲子依恋的发展

儿童的依恋系统需要几个月才能发展起来，出生6个月后的婴儿才能表现出上述寻求接近、安全的自由探索、分离抗拒的特征。总的来说，依恋系统的发展可以分为4个阶段。

第一阶段称为前依恋阶段，或称为无分化阶段，时间在0—3月龄。婴儿开始通过倾听、追视、吸吮等方式探索周围环境，一旦成人予以回应，他就会感到愉快和满足。这个时期婴儿对人的反应的最大特点是不加区分，没有差别，对所有人的反应几乎都是一样的。同时，所有人对婴儿的影响也是一样的，因为此时的婴儿还未能实现对人际关系客体的分化。

第二阶段为形成中的依恋，又称低分化阶段，时间在3—6月龄。这一时期，婴儿继续探索环境，开始识别熟悉的人与不熟悉的人，也能区分一个熟悉的人和另一个熟悉的人。在此期间，婴儿获得与他人交往的基本规则，为了让交往顺畅，婴儿必须学会将自己的反应和他人交织在一起的技巧。所以，婴儿学会了有时候要出声，有时候要倾听，让相互交流成为可能是双方共同的责任。

第三阶段是依恋形成阶段，又称明确的依恋。时间在6月龄至2.5岁。有明确的证据显示，婴幼儿的个人交往已经形成持久的关系。一个依赖妈妈现实存在的关系建立了，这个关系还有一个持久的性质。人们不再是可以互换的，婴儿拒绝陌生人是因为他们即使在妈妈不在的时候也将"安全基地"定位在妈妈那里。这是亲子依恋发展过程中一个极为重要的里程碑。

第四阶段为修正目标的合作阶段，时间在2.5岁以后。随着认知水平和语言能力的提高，儿童以自我为中心的意识减弱，能从母亲的角度看待问题。亲子之间形成更为复杂的关系，具有"目标—矫正"的"伙伴关系"性质。儿童能认识并理解母亲的情感、需求及愿望，并在表现自己的行为时把这些因素考虑进去。这时的儿童会同父母协商，向成人提出要求，亲子之间的合作性加强。

（三）亲子依恋的测量

基于依恋的基本思想，安斯沃斯提出了著名的依恋测量方法：陌生情境实验。在陌生情境实验中，儿童与母亲会被邀请到陌生但没有任何危险性的实验室中，当母亲在场时陌生人进入房间，然后母亲离开，将儿童置于亲子分离与接触陌生人的焦虑压力情境中，随后母亲重新进入房间与儿童重聚，陌生人离开，实验过程中儿童的行为和情感反应会被记录下来以评估儿童的亲子依恋质量。研究人员基于不同儿童的反应把依恋关系分为4类。

1. 安全型依恋（secure attachment）

在陌生情境中，当母亲在场时，有安全感的婴儿更加自信，将母亲作为"安全基地"，在游戏室中进行更多的探索。当母亲离开时，他们会很伤心。团聚后，他们会向母亲寻求安慰，和母亲有更多的互动。

2. 焦虑—回避型依恋（anxious avoidance attachment）

这类儿童在母亲离开时并不会表现出紧张或忧虑，母亲回来时，他们会出现回避或忽视母亲。这些回避行为之所以会出现，与婴儿在最初12个月内母亲在家中的行为高度相关。回避型婴儿的母亲通常在婴儿出生后的前3个月对婴儿信号不敏感，不喜欢与婴儿进行身体接触，情绪表达能力比较弱。回避型婴儿的内在工作模式是"自己不值得被照护"。他们可能知道照护者会拒绝，所以通过回避的方式来改变他们的行为，避免分离后的预期拒绝。

3. 焦虑—反抗型依恋（anxious resistant attachment）

焦虑—反抗型依恋的婴儿在陌生情境实验中表现出愤怒、抗拒的行为，并夹杂着寻求依恋的行为。当母亲重新进入房间时，他们会哭泣并想要接触，一方面寻求保持与母亲的亲密；另一方面，在母亲开始关注和亲近时，进行抵抗。这种依恋类型可能受到母亲养育风格的影响，尽心尽力却又自以为是。儿童的需求有时候会被忽视，而且更多是因为自己的需要而非为满足儿童的需求去关注儿童。

随后，梅因（Main）等发展了第4种依恋类型——混乱型依恋，这是一种杂乱无章、迷失方向的依恋类型。在此类型中，儿童的行为和注意力应对策略都出现了障碍，这是由于儿童发现自己在情感和身体上依赖的人同样是自己恐惧的来源。混乱型依恋的儿童在父母在场时会表现出各种奇怪的、不寻常的、矛盾的或杂乱无章的行为。他们可能会避开照护人，但同时照护人离开时又会变得痛苦或愤怒。混乱型依恋儿童的父母往往更加困扰、不可预测，他们自身可能存在未解决的依恋相关的创伤。

（四）影响亲子依恋的因素

众多因素影响着儿童亲子依恋的建立，其中父母养育行为中的敏感性行为是最广为人知的影响因素。敏感性具体指在儿童有需求并发出信号时，父母能够正确和恰当回应的能力，指父母可以知觉到儿童发出的信号并正确地解读，而大量研究证实了母亲、父亲各自的敏感性都与安全型依恋有关。同时，儿童的个人特征（如早期的气质）与亲子依恋的关系一直备受争议，而来自一项Meta分析的证据表明，儿童的气质对依恋的作用可能十分有限，气质与安全型依恋有着较弱的相关性，与焦虑—反抗型依恋有着中等程度的相关性，与焦虑—回避型、混乱型的依恋关系无相关。

（五）亲子依恋理论与儿童医疗辅导

对于患病儿童家庭环境的评估应包括亲子之间的依恋关系，不同的亲子依恋关系可能会对儿童生病后的身心反应产生重要影响。有研究表明，早期主要依恋联结的破坏会导致儿童产生情感上的危机，并在其日后生活中突然以抑郁或焦虑的形式表现出来。不安全型依恋的儿童生病之后，可能会表现出更多的焦虑或抑郁情绪。同时，依恋关系决定了儿童"内部工作模型"的建立，即对自我、重要他人（父母或其他照护者）及自我与他人的人际关系形成稳定的认知模式。因此，对儿童依恋关系的评估可以预测其生病之后的焦虑、抑郁水平，同时也有助于了解儿童的社会支持水平，从而有助于在儿童生病时协助其构建社会支持系统，为其提供有效的帮助。

另外，在儿童急诊创伤的医疗场景中，儿童不仅需要忍受身体上的疼痛，心灵也会遭受巨大的创伤。受伤的威胁性场景可能以非言语的形式储存在儿童的记忆中，儿童会变得烦躁，出现一系列退行行为，包括哭闹、缺乏安全感，以及经常需要成人的拥抱和关爱。这种强烈的与父母保持亲密的情感联系的行为，实际上是一种寻求依恋关系，从而满足儿童的安全与情感需求。因此，对于遭受急诊创伤的儿童，需要对儿童的主要照护者进行心理教育和敏感性训练，增强有关儿童心理发展的学习和育儿行为的指导，尤其是对儿童各种信号的敏感性反应，从而提高儿童亲子依恋水平，帮助儿童身心得到更好的恢复。

在游戏设计中，可以考虑基于情感依恋的儿童玩具和游戏策划，通过激活儿童的安全型依恋行为，帮助儿童消除疾病治疗过程中引发的消极情绪，并进一步促进安全型依恋关系的形成。通过将儿童的行为逻辑、父母与儿童互动的基本情况及安全基地图式中的相关元素形成关联，设计不同种类的医疗游戏场景，协助

视频2-3-1

儿童形成更为安全的依恋关系。视频2-3-1介绍了如何应对分离焦虑。

二、气质理论

（一）气质的维度

1963年，托马斯与切斯根据他们持续30多年的纽约追踪研究提出了第一个对幼儿气质的系统分类。研究人员发现家庭环境并不能完全解释儿童的行为问题，为了理解行为问题的发展起源，十分有必要考虑儿童个体特征对外部和内部刺激的反应。研究者最早将其称为个体反应模式，也就是后来的气质。托马斯与切斯基于父母对婴儿行为报告的内容，将气质划分为9个维度：活动水平、节律性（规律性）、方法与退缩、适应、反应阈值、反应强度、情绪质量、注意力分散及注意力持续时间（持续性）。

随后不久，鉴于临床应用的考虑，托马斯等人采用聚类分析的方法将气质的9个维度进一步划分为3个更具显著特征的气质类别：容易型气质、困难型气质、迟缓型气质。容易型气质的儿童，脾气温和，情绪较为积极、愉快，对新事物较为开放，面对新环境轻度紧张后可以适应，生活（饮食、睡眠、排便）有规律，这种气质类型的儿童约占40%。困难型气质的儿童，则与容易型气质儿童相反，他们活跃、易怒，对新环境通常有过度的反应，非常紧张，不易适应新环境，生活没有规律，难以预测，这类儿童约占10%。迟缓型气质的儿童，处于容易型气质与困难型气质之间，他们不过度活跃，心境有些抑郁，面对新环境态度比较温和，但往往容易退缩，很难适应，这类儿童约占15%。还有一些儿童不能归于上述3类中的任何一类，他们有着独特的气质特征。

罗斯巴特及其同事在托马斯等人的研究的基础之上，提出了新的气质类型，在他的类型中，重点关注反应性与自我调节这两个维度，以及紧迫性、消极情感、努力控制这三大成分。其中，反应性是指行为、神经内分泌及自主神经系统在面对外部和内部环境的变化时的唤醒能力，表现为恐惧、微笑及活动。自我调节关注的是那些调节（增强、维持或抑制）反应性的过程，如接近、回避及注意导向，表现在能控制沮丧、易安抚性及消极情绪的持续时间。而3种气质成分由几个较低层次的领域组成。紧迫性代表一种积极情绪的性格倾向，对潜在愉快活动的快速接近，表现为高活动水平。消极情感包括愤怒、沮丧、恐惧、悲伤、不适，以及难以从痛苦或兴奋中恢复过来。努力控制包括注意力集中、抑制控制、低强度快乐及知觉的敏感性。

（二）气质与成长环境

儿童发展是受个体性格特征和社会生态条件共同影响的复杂现象，儿童气质与成长环境会共同影响儿童未来的发展结果。托马斯认为，气质并不直接决定儿童最终的发展，气质会受环境的塑造，特别是父母的抚养方式，来影响儿童的发展结果。实际上，是否将一个易怒、不易安抚的儿童视为困难型气质的儿童取决于多种因素，包括儿童的年龄、性别，以及父母的期望和文化水平。而儿童自身的特征在多大程度上符合环境的期望要求决定着父母如何创设儿童的成长环境。因此，托马斯提出了气质的拟合度模型，他认为儿童的气质与父母的抚养环境之间的匹配度影响着儿童的行为。例如，一个迟缓型气质的儿童在进入医院、社区等陌生环境时会感到非常紧张并表现出退缩行为，如果父母能够敏感地察觉到儿童的情绪，及时给予其更多的鼓励支持，并有耐心地帮助儿童适应新环境，儿童会逐渐克服害羞与胆怯，进而变得勇敢；但如果父母此时训斥儿童，使用更为严厉的策略，会加剧儿童对陌生环境的恐惧感，长此以往，儿童会表现出焦虑、抑郁等症状。而对待一个生性活跃好动的儿童，父母的放纵式教养方式可能不利于儿童习得社会规范，适当的行为管教可能更有利于儿童适应社会。实证研究也为环境适配度模型提供了有力的支持。研究发现，父亲的积极控制缓冲了儿童冲动性和外化问题（多动、品行问题）之间的关系，而父亲与母亲的消极

控制则强化了儿童恐惧与内化问题（害羞、胆怯等情绪问题）之间的关系。视频2-3-2介绍了如何对待不同气质的儿童。

视频2-3-2

三、儿童社会性发展的其他观点

（一）社会文化理论

根据社会文化理论，维果斯基认为儿童的认知与社会性发展都是通过与更有技能的伙伴之间的互动与合作发展起来的，而无论这更有技能的伙伴是父母、同胞还是玩伴。这些更有能力的伙伴不在互动中奖励、惩罚或纠正儿童的行为，而是根据儿童的表现来提供有针对性的帮助，这种帮助与支持被称作"支架"。在熟练地独立执行任务之前，儿童依赖于有能力的伙伴提供的"支架"，直到儿童内化相应的技能并能够独立工作。有能力的伙伴会随之撤掉之前提供的"支架"。此外，维果斯基还提出了"最近发展区"的概念，他认为父母需要给儿童提供超出儿童现有能力水平的环境，来挖掘儿童的潜能，促进儿童的发展。

在儿童的社会情绪发展中，父母的"支架"策略确实起到了积极的促进作用。母子互动时，母亲更多的反应性促进了婴儿的社会、情感、沟通及认知能力的提高。母亲的心理健康状况也会影响母亲为儿童提供"支架"的能力，研究发现，抑郁的母亲在提供情感、动机及技能支持方面效果较差，而那些未能获得母亲提供有效"支架"的儿童的情绪失调更加严重。父母指导也会促进儿童的亲社会发展，父母在儿童做清理任务时提供的"支架"与其18个月龄时的工具性帮助，以及30个月龄时的共情帮助能力有关。

（二）社会学习理论

1. 思想渊源

美国心理学家阿尔伯特·班杜拉继承和发展了社会认知论和行为主义学派的观点，结合丰富的心理学实证研究，提出了著名的社会学习理论。他认为以往的社会学习理论大都忽视了社会变量对人类行为的制约作用。班杜拉的社会学习理论接受了行为主义的大部分观点，同时更加注重线索对行为、内在心理过程的作用，强调思想和行为的相互影响。他认为，人的社会行为是进入社会后通过观察、学习及模仿而形成的，在这个过程中环境是决定性的因素，环境包括社会文化关系和榜样等客观条件。社会学习理论就是探讨个人的认知、行为及环境因素三者及其交互作用对人类行为的影响。

班杜拉的社会学习理论强调观察学习，又叫模仿学习。在观察学习的过程中，人们获得了示范活动的象征性表象，以及适当的操作引导。观察学习的过程由4个阶段构成。

（1）注意过程阶段

注意过程是观察学习的起始环节，是指注意和知晓榜样情景的各个方面。榜样和观察者的几个特征决定了观察学习的程度，观察者比较容易观察与自身相似或被认为优秀、关注度高且有影响力的榜样。自我概念低、有依赖性、焦虑的观察者，更容易产生模仿行为。强化的可能性、外在的期望会影响个体决定观察对象和观察内容。

（2）保持过程阶段

这一阶段示范者虽然不再出现，但他的行为仍然给观察者造成影响。观察者记住从榜样情境中了解的行为，对观察到的行为在记忆中以符号形式表征。观察者使用表象和言语两种表征系统。观察者储存他们所看到的感觉表象，并且使用语言编码记住这些信息。

（3）复制过程阶段

复制过程是指再现从榜样情境中观察到的行为。观察者要将符号表征转换成恰当的行为，必须做到两点：一是选择和组织反应要素；二是在信息反馈的基础上精练自己的反应，即自我观察和矫正反馈。个体的自我效能感是影响复制过程的一个重要因素。

（4）动机过程阶段

动机过程是指表现所观察到的行为而受到鼓励。社会学习理论认为强化非常重要，不是因为强化增强了行为，而是提供了信息和诱因，对强化的期望影响观察者注意榜样行为，激励观察者编码和记住可以模仿的、有价值的行为。强化包括外部强化、替代强化及自我强化。外部强化是指外部因素对个人行为的一种直接强化；替代强化是指观察者因看到榜样受强化而受到的强化；自我强化依赖于社会传递的结果，是指个人针对自身行为是否符合社会标准而进行的奖惩。

2. 社会学习理论核心观点

社会学习理论是阐明人如何在社会环境中学习，进而形成和发展自我个性的理论。社会学习理论主要包含以下3种理论。

（1）交互决定论

班杜拉的社会学习理论详细论述了决定人类行为的诸多因素。他将这些决定人类行为的因素分为先行因素与结果因素两大类。先行因素包括学习的遗传机制、以环境刺激信息为基础的对行为的预期、社会的预兆性线索等。结果因素包括替代性强化与自我强化。班杜拉的交互决定论强调在社会学习过程中行为、认知及环境的交互作用，认为行为、环境及个体的认知（P）之间就是相互影响的。行为、个体（主要指认知和其他个人因素）及环境是"你中有我、我中有你"的关系，不能把某一个因素放在比其他因素更重要的位置。

（2）自我调节理论

班杜拉认为自我调节就是个人的内在强化过程，就是个体通过将自己对行为的计划预期与行为的现实成果加以对比评价，来调节自己行为的过程。人能依照自我确立的内部标准来调节自己的行为。按照班杜拉的观点，自我具备提供参照机制的认知框架与知觉、评价及调节行为等能力。他认为人的行为不仅受外在因素的影响，也受自我生成的内在因素的调节，自我调节由自我观察、自我判断及自我反应3个过程组成，经过上述3个过程，个体完成内在因素对行为的调节。

（3）自我效能理论

自我效能就是指个体对自己能否在一定水平上完成某一项活动所具有的能力判断、信念或主体自我把握与感受，也就是个体在面临某一项任务活动时的胜任感及其自信、自尊等方面的感受。

班杜拉指出，"效能预期不只影响活动与场合的选择，也对努力程度产生影响。被知觉到的效能预期就是人们遇到应激情况时选择生命活动、花费多大力气、支持多长时间的努力的主要决定者"。班杜拉通过对自我效能的形成条件及其对行为影响的大量研究，指出自我效能的形成主要受行为的成败经验、替代性经验、言语劝说、情绪的唤起及情境条件等5种因素的影响。

第一，行为的成败经验是经由操作所获得的信息或直接经验。成功的经验可以提高自我效能感，使个体对自己的能力充满信心；反之，多次的失败经验会降低对自己能力的评估，使人丧失信心。

第二，替代性经验是指个体能够通过观察他人的行为获得关于自我可能性的认识。

第三，言语劝说，包括他人的暗示、说服性告诫、建议、劝告及自我规劝。

第四，情绪的唤起，情绪与生理状态也影响自我效能的形成。在充满紧张、危险的场合或负荷较大的情况下，情绪易被唤起，高度的情绪唤起与紧张的生理状态会降低对成功的预期水准。

第五，情境条件对自我效能的形成也有一定的影响，不同环境提供给人们的信息是大不一样的，某些情境比其他情境更难以适应和控制。

第四节　家庭系统理论

家庭系统理论认为家庭是一个相互关联且互相影响的系统，是一个动态平衡的系统，家庭系统、子系统、个体之间相互影响（图2-4-1）。当家庭系统遇到变化

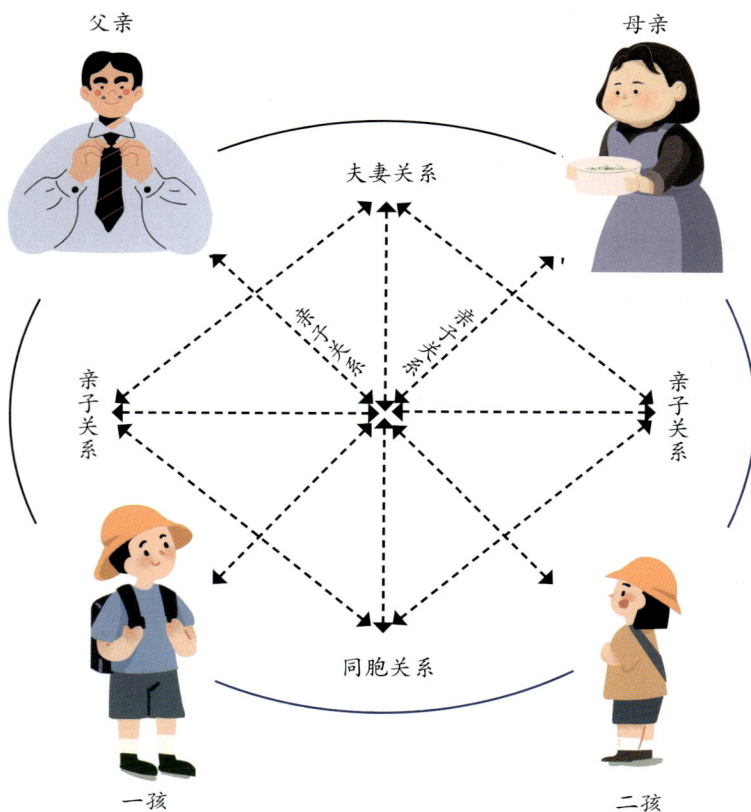

图2-4-1　家庭系统内的相互作用

或压力时，其会寻求重新建立平衡和适应新的情况。本节将详细介绍家庭系统与子系统的关系、家庭系统的发展与变化，以及各个子系统与儿童发展的关系。

一、家庭系统的基本概念

（一）家庭系统与子系统的关系

胚胎学的进步为发展科学提供了重要的证据和理论基础——系统理论，人类个体同细胞一样具有内部控制性，同时两者都作为更大整体的部分必须对外界的控制作出反应。家庭治疗师最早受这种系统思维启发，开始将家庭作为分析和治疗的单元，关注家庭成员的互动模式，强调家庭组织与边界的调节。从20世纪80年代起，家庭作为具有个体层级结构的系统，越来越多地被发展心理学家关注。学者基于这种理论思想开展了一系列的实证研究，极大地拓展了人类自身对于儿童发展、亲密关系及成人适应的理解。

家庭系统是一个有组织的整体，具有相互依赖的成分和等级结构，由亲子关系、夫妻关系及同胞关系等子系统构成。这种等级从个人至两人关系（兄弟姐妹关系、婚姻关系、亲子关系）、三人关系（父母—儿童）、四人关系（父母—儿童—同胞），最终包括整个家庭系统。家庭系统也具有独特的特性。

①整体性。整体大于其部分的总和，对于整体的性质不能简单地从每个部分的组合特征来推断。

②互赖性。构成系统的子系统之间相互依赖，每个子系统内部动态地相互作用，同时子系统之间也在交互影响。

③稳态性。家庭系统为保持稳定性，会通过对系统内部工作的调节来应对环境的变化，在日常压力或变化中保持规律感。

④可适应的自组织性。这是对稳态性的进一步补充，开放的、具有生命力的系统适应现有系统的变化，以及应对挑战的能力。

在家庭系统理论视角下，任何脱离家庭关系去理解的个人行为都将是不完整的，因此，需要考虑家庭个体与子系统之间的相互关系。在家庭的众多子系统中，母子关系最先被研究者关注并广泛研究，以便更好地理解儿童发展，随后研究者开始发现父亲在儿童发展中的独特贡献，并开始将其纳入研究中。此外，研究者发现很多儿童的问题行为不仅仅与亲子关系有关，还与其父母的夫妻关系有关。一方面，长期的婚姻冲突通过损害父母的积极养育行为对儿童身心发展造成消极影响；另一方面，破坏性的婚姻冲突（特别是涉及伴侣之间的暴力或攻击性的冲突，或尚未解决的冲突）会威胁到儿童的情绪安全性，进而阻碍儿童身心的积极发展。这些子系统之间的联系很可能是复杂的。值得注意的是，不同模式的婚姻冲突似乎会以不同的方式影响儿童，暴露于某些形式的婚姻冲突中实际上可能还会对儿童有益。当父母使用建设性的方法解决冲突后，儿童会习得相应的解决问题的技能。

在子系统之间相互作用的同时，子系统之间同样存在着边界。边界一方面需要明确区分家庭中每个独特的子系统，另一方面也需要灵活保证家庭的有效运作。家庭成员需要在不受其他成员干扰的子系统中发挥作用，但他们也必须能够从更大的家庭单位获取资源。以解决同胞冲突为例，兄弟姐妹必须学会如何在不受父母干扰的情况下解决冲突，但他们可以向父母寻求支持或调解。

（二）家庭系统的发展与适应

家庭系统所处环境是随时间不断动态变化的。家庭系统的一大特性则是可以调整自己的内部工作模式以适应不断变化的外部环境，并在新的环境下继续运作。外部环境的变化可分为两类，其中一类为规范性的转折，即大多数家庭都会经历的重要事件（如婴儿的出生、儿童入学），另一类为非规范性的转折，即意外事件（如父母离婚、再婚、家庭成员生病或意外离世）。无论是规范性的转折，还是非规范性的转折，都对家庭系统造成了挑战，这些挑战影响着家庭系统的每一位成员与子系统，每一位家庭成员又影响着家庭的其他成员与子系统，形成一个反馈回路，最终导致家庭的变化。尽管家庭系统有能力进行内部调节以适应外部环境的变化，但重组后的家庭系统无力再处理环境中其他的不稳定因素，因此此时的家庭系统具有一定的脆弱性。例如，当父母生病时，儿童需要变得更加独立，他们可能需要协助父母做家务，甚至承担照护同胞的责任，但父母的疾病也会使得儿童产生更多的焦虑情绪，对家庭的关注与照护也会影响他们在学校时的表现与社会能力。在重要的转折期，家庭系统的每个成员都面临着挑战，这可能是引发家庭功能障碍的最大风险期。

二、家庭系统下的儿童发展

（一）夫妻关系与儿童发展

1. 理论观点

夫妻关系是家庭的基础，也是构建儿童发展环境中的重要因素，影响儿童多方面的适应能力。例如，一项追踪研究探索了婚姻质量的多重轨迹与儿童多方面福祉的关系，发现与父母婚姻质量较好的儿童相比，父母婚姻质量较差的儿童表现出更多的内化问题和外化问题，其学习成绩也相对较差。

实际上，人们已普遍承认婚姻关系会影响儿童的适应能力，如今更多关注的是婚姻关系如何影响儿童发展。研究者试图从儿童的认知与情感因素来解释婚姻关系与儿童适应的内部机制。Grych和Fincham试图用认知因素来解释婚姻冲突对儿童适应发展的影响。该模型认为，儿童对冲突的理解在评估婚姻冲突与儿童适应两者关系中起到了中介作用，儿童对于冲突的认知加工及应对策略与情景因素（如过去冲突的经验、性别、情感）共同影响了婚姻冲突对儿童的意义。认知–情景模型更多地强调认知因素，忽略了情绪的重要作用，而情绪影响着对冲突的评估与后续的应对策略。Davies和Cumming提出了情绪安全感假说，以解释婚姻关系影响儿童发展结果的内部机制。情绪安全感假说认为，婚姻冲突会使得儿童没有安全感，而情绪安全感的损害使得儿童无法应对日常压力与挑战，进而表现出情绪功能失调。后续实证研究证明了婚姻冲突通过影响儿童的情绪反应性进一步影响儿童的发展问题，父母之间的婚姻冲突潜在威胁了儿童的身心健康，对冲突的情绪敏感性会短暂地帮助儿童应对压力，但长此以往，伴随而来的是高度警惕、痛苦及不安全感，使儿童在更普遍的心理功能领域面临障碍的风险。此外，婚姻关系也通过影响家庭其他子系统来间接影响儿童的发展。例如，婚姻关系会通过亲子关系来进一步影响儿童的心理健康；婚姻冲突会通过破坏父母的养育行为而影响儿童的适应问题。此外，协同教养也在婚姻关系与儿童发展中起到中介作用，如敌对−退缩型协同教养养育方式在婚姻暴力与儿童焦虑、抑郁的关系中起到中介作用。

2. 婚姻关系与儿童健康

值得关注的是，夫妻间的冲突与不和谐也会对儿童的身心健康造成负面影响。一方面，夫妻冲突会影响其对子女常规的健康护理，如经历家庭冲突的儿童面临着免疫接种不足的风险，也可能"缺席"常规的体检。另一方面，夫妻冲突也与儿童身体疾病、精神疾病相关，相关的躯体化症状可表现为经常头痛、胃痛。精神疾病中的饮食紊乱也与婚姻冲突相关，有研究发现，婚姻冲突与3种形式的儿童饮食紊乱有关，如外在饮食（看到别人进食自己也会感到饥饿）、克制饮食及情绪化饮食（一感到恐惧或焦虑就进食）。这可能是由于频繁、激烈的婚姻冲突导致儿童情感上的不安全感，继而诱发焦虑，最后引起饮食行为上的紊乱。而婚姻冲突对儿童身心健康造成影响的内部机制目前尚不清晰，有研究发现迷走神经可能在其中起到重要的调节作用，迷走神经调节水平高的个体可通过减轻有害的交感神经激活来保护其身心健康，使其免受婚姻冲突带来的影响，而迷走神经调节水平低的个体则更容易受到婚姻冲突对健康的影响。

（二）亲子关系与儿童发展

家庭是儿童发展的关键环境，也是儿童社会化的主要场所。儿童的父母承担着核心的养育责任，担任着儿童早期社会化主要代理人的角色，在儿童发展过程中起到至关重要的作用。父母在与儿童的互动中有很多意愿，如他们通过描绘的模型和展示的价值观来培养儿童的情绪调节、自我发展及社会敏感性，并让儿童参与有意义的家庭内外的社会活动，通过他们创造的结果及相关意义来促进儿童的发展。

1. 理论观点

亲子依恋理论在解释亲子关系与儿童发展两者关系上具有不可替代的作用。在生命早期，儿童与主要照料者在反复的互动过程中建立起了依恋关系。这种依恋关系构建了个人的内部工作模式，即个体对于自我与他人，以及两者关系的认知表征。个体对于自我的表征具体指"我是否可爱，是否值得被爱"；对他人的表征则是指"他人是否可以信赖，是否可靠"。当儿童与主要照料者建立了安全型依恋关系，儿童会将与父母亲密积极的关系内化为内部工作模式，并将这种积极关系扩展到与他人的关系上；而如果儿童与父母建立的依恋关系是非安全型的，他会认为他人是不可信任的，在情感与社会交往上表现出退缩或攻击性。此外，根据家庭系统理论的观点，家庭中的每一要素既影响其他要素，又受其他要素的影响，任何一个人的改变都可能影响其他人的改变。而父母和儿童之间发生的事情不仅受每个人的个人特征所支配，而且受他们与他人之间的交往模式所支配。

过去几十年，发展科学的大量研究都证实了亲子关系与儿童发展之间的关系。有证据表明，亲子非安全型依恋与儿童焦虑之间存在一定程度的正相关，且非安全型矛盾依恋与焦虑的关系最为密切；同时，非安全型依恋关系还可能导致儿童社会能力水平降低。此外，儿童早期的亲子关系甚至可以预示儿童未来的认知功能发展，如Bernier等人（2015）的研究发现，1—2岁时期形成安全型依恋关系的儿童，在3岁时工作记忆与认知灵活性任务中表现更好。值得注意的是，研究者现如今不再仅仅关注单一的亲子关系如何影响儿童发展结果，而开始转向母子关系与父子关系如何共同作用于儿童未来的发展。研究发现，与父母双方都建立安全型依恋关系的儿童相比，与父母一方或与双方建立不安全型依恋关系的儿童内化问题增加的风险更高；与父母双方都建立安全型依恋关系的儿童相比，与父母一方或双方建立混乱型依恋关系的儿童有更多的外化问题。

2. 亲子关系与儿童健康

亲子依恋对儿童发展的影响不仅仅局限在社会情绪方面，也会影响儿童的身心健康，如对压力的反应，以及对疾病的易感性。一方面，早期儿童经历的负面事件

（如父母的忽视、虐待）不但会破坏亲子依恋的安全性，还会导致生理层面的过度激活、影响儿童的激素水平，从而影响其身心健康。有研究发现，与其他依恋类型的儿童相比，反抗型依恋的儿童在经历陌生情境测验这一压力刺激前后的皮质醇水平变化最大，经历分离等压力事件时，会最大化地提升自己的生理水平；而过激的生理唤醒使得他们行为变得不稳定，无法在适当的时候接受来自父母的安抚。而安全型与回避型依恋的儿童在陌生情境测验前后的皮质醇水平变化并不显著，相对来说，压力刺激并没有破坏其生理系统的稳态。另外，皮质醇遵循着一定的生理节律，通常皮质醇在早晨醒来时水平较高，而在一天结束时水平较低，混乱型依恋的儿童比非混乱型依恋的儿童表现出更平坦的昼夜斜率变化。另一方面，依恋理论认为亲子早期反复互动中不仅仅在行为模式上相互匹配，在生理层面也存在同步性，生理–行为同步性影响儿童应激反应与免疫系统。一项长达4年的追踪研究探索了学龄前儿童的自我调节、亲子同步性、皮质醇水平与分泌型免疫球蛋白之间的关系，已知个体较高的皮质醇基线水平反应未能有效调节生理和情绪唤醒，而分泌型免疫球蛋白被视为免疫系统的标志物，其在对病原体的防御中起着关键作用。这项研究发现婴儿时期的亲子同步性越高，学龄前期的分泌型免疫球蛋白水平越高，而其皮质醇基线水平越低。

（三）同胞关系与儿童发展

在多孩家庭中，兄弟姐妹在儿童成长过程中密切接触、相互陪伴，在有的家庭中年长的同胞甚至承担着照护者的角色，这意味着同胞彼此塑造对方的行为，以及社会情绪的发展和调整，在各自发展中起到独特且重要的作用。同胞关系对儿童发展结果的直接影响可以用社会学习模型来解释，也就是同胞关系之间的相互影响可促进儿童的积极发展，但也可能出现适应问题。

1. 理论观点

在儿童早期，有同胞在一起玩耍和交谈可能会促进其社会认知能力的发展。例如，有研究发现在控制儿童的年龄、语言水平等协变量后，儿童拥有的同胞数量越多，其心理理论测验的分数越高。有同胞的儿童可能有更多的机会接触并参与父母及同胞的对话，这些对话帮助他们更加了解家庭成员的心理状态，这为儿童对社会的运作提供了独特的见解。值得注意的是，同胞关系对儿童社会认知发展的影响是非常复杂的，我们通常认为年长的同胞更有可能会对年幼同胞的社会认知能力产生促进作用，而年幼的同胞在特定时期甚至会阻碍年长同胞的认知发展，比如在儿童刚出生的第1年，父母可能忙于照护年幼同胞，而没有更多精力陪伴年长同胞，从而阻碍年长同胞的发展。也有研究发现了同胞性别组合的重要作用，一项探究5—7岁儿童的观点采择能力、社交能力的研究发现，没有同胞的女孩比有兄弟的女孩的观点采择水平更高，而有同胞的男孩的观点采择能力水平高于没有同胞的男孩，有同胞的儿童在一年内的社交技能有所提升，而没有同胞的儿童则没有这种变化。

同胞关系与儿童情绪和行为障碍的发展及维持相关。同胞间良好的关系与更少的内化、外化问题有关，同胞间的冲突与更多的内化问题、外化问题有关。温暖、亲密的同胞关系可以为儿童提供支持，保护儿童在其他人际关系中免受伤害。而冲突的同胞关系，如采用嘲笑、威胁及身体攻击行为作为交流方式，这些敌对互动导致的行为直接促使其外化行为（如攻击性）和内化行为（如退缩）的产生。不过，同胞关系并不总是一成不变的，在医疗辅导过程中考虑不同的同胞关系模式十分有必要，包括冲突的（低温暖，高冲突）、情感激烈的（温暖与冲突均高于平均水平）及和谐的（高温暖，低冲突）。与和谐的同胞关系相比，冲突的同胞关系存在更多的内化和外化问题，以及更低的学业、社会能力及自我评价；与冲突的同胞关系相比，情感激烈的同胞关系的攻击性更少，社交能力更强。

2. 同胞关系与儿童健康

在同胞关系中不可忽视的问题是当同胞患有慢性疾病时，儿童会受到何种影响。当儿童患有疾病时，不仅患病儿童自身会面临身体、社会等多方面挑战，家庭成员的角色、日常生活及家庭系统也会发生调整，以满足患病儿童与家庭的需要。年幼同胞更易受到患病同胞的影响，是"高危人群"。患有慢性疾病的儿童对同胞有显著的负面影响。当儿童患有脑瘫、糖尿病、癌症等身体疾病或孤独症、注意力缺陷、精神分裂等精神疾病时，健康同胞会表现出较低的社交能力，以及更多的内化问题（抑郁、焦虑）、外化问题（攻击性）及负面情绪。患病儿童对健康同胞的负面影响也受其他因素的调节，如采用回避应对策略的健康同胞出现外化、内化问题的风险增加，其对疾病的适应能力较差；与之相对，采用主动性策略，更愿意解决问题的健康同胞对疾病适应能力较强。此外，来自家人、同伴的社会支持也可以充当保护因素，增强儿童的归属感、认同感。值得注意的是，患病儿童对健康同胞的影响并非完全消极，在某种程度上也可能促进儿童的积极发展，增加心理弹性。例如，健康儿童可能承担部分照护患病同胞的工作，使其更具责任感，这有利于其心理成熟。

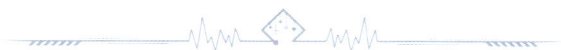

第五节　家庭养育压力理论

患病儿童及相关的不确定性因素会增加家庭面临的压力。这些压力不仅仅存在于个体身上，同时作用于家庭系统，对整个家庭造成危机。关于家庭养育压力的研究一直是社会学、心理学及社会工作等领域的关注重点。本节将重点梳理家庭压力的界定、家庭压力相关理论、家庭对压力的反应，以期让儿童医疗辅导专业人员能够帮助家庭更好地应对压力事件，借助家庭外资源，形成有效的调适和家庭抗逆力，维持家庭系统的平衡性和完整性，从而保证家庭更好地适应挑战并应对危机。

一、家庭压力的界定

（一）家庭压力的定义

社会学家提出，压力是人们的身心对生活事件的反应，与社会变迁密切相关，社会变化越大，人们感受到的压力也就越大。心理学家们强调压力是一种评估心理病态的思维结构，是身体对有害事件发生的防御反应。紧张和压力被认为是身心疾病的危险因素。压力是个体身体对正面或负面的环境刺激所作出的一种生理反应，如果个体长期处于高应激的状态下，可能会对其身心健康产生不利影响。家庭可以向家庭成员提供各种资源支持，但同时是大多数人压力的来源。在家庭发展的不同阶段，不可避免地会遇到各种压力的干扰，打破其原有的平衡和稳定，可能会给家庭及其成员带来心理和生活适应方面的挑战。具体来说，压力可以直接或间接地影响家庭系统的夫妻关系、亲子关系、同胞关系、家庭功能模式、家庭目标及家庭平衡等。压力的严重性取决于其对家庭及其成员的整体威胁程度、对家庭功能的破坏程度，以及对家庭资源和能力的需求和损耗程度。

关于家庭压力的定义和界定一直存在诸多争议。事实上，家庭压力并不是单维的语义概念，而是一个包含诸多构成要素的概念体系。家庭压力被认为与家庭的不同发展阶段相关，其会随着家庭生活不同阶段的变化而发生变化。同时，家庭压力也受家庭成员或家庭正在经历的事件的影响。Hill把家庭压力解释为"家庭面临危机时，由于资源匮乏所产生的压力"。根据Boss的说法，家庭系统中的压力或紧张是指当家庭处于低潮、紧张、混乱或不稳定的环境中时，家庭内部的需求或损耗程度超过现有家庭资源时所产生的压力。这些压力包括经济压力、关系压力、工作压力、疾病的应对压力等。由于个人和家庭处于不断发展和改变的过程中，因此，家庭压力是不可避免的。家庭压力是由那些可能造成个人或家庭需要改变的情境或事件所造成的。家庭压力没有好坏，而是家庭对压力的适应状况有好坏。家庭危机被定义为家庭成员或家庭系统方面出现的一种具有破坏性的、混乱的或失能的状态。当家庭出现患病儿童需要求医时，会对患病儿童本身及整个家庭系统的资源和应对带来巨大的挑战；如果家庭内部资源无法完全满足儿童康复的需求，就会导致家庭陷入低潮、紧张、混乱或失能的状态，从而产生家庭压力或家庭危机。

（二）压力的分类

根据以往研究经验，可以将个体或家庭系统经历的压力分为突发的情境压力、人际关系中的压力及个人内在的压力3种类型。

1. 突发的情境压力

突发的情境压力是指任何个体在生命某个时期中可以预期的危机。其原因可能是个体自己或家庭成员生了一场大病、失业、换工作、生育、抚养儿童、搬家、家人死亡等。这些经历都会给个体或家庭系统造成巨大的压力，迫使个体或家庭系统在面对此类压力时学习如何适应突然改变的新环境。相关研究表明，在个体或家庭系统面临上述突发的情境压力时，常常对其身体、精神、心理或社会等方面带来冲击和挑战。

2. 人际关系中的压力

此类压力主要来自原本应该互相支持和合作的个体之间产生的冲突、分歧及不和。很多时候，正在经历压力事件的个体不仅不会处理自己在生活中经历的实际问题或是较小的突发事件，而且会去攻击自己的家人、朋友或同事。这种人际关系中的压力如果处理不当会造成家庭的分裂，从而给个体造成巨大的身心伤害。此外，此类压力的处理模式也会影响家庭的认同感，当处理得当时，会使得家庭的认同感和凝聚力得到提升和巩固。因此，在面对家庭压力或危机时，家庭应有效地调动家庭资源和外部资源，共同应对家庭面临的压力或危机，使家庭系统恢复平衡，并有效地发挥其功能。

3. 个人内在的压力

个人内在的压力是指个人与自己的冲突与不协调。很多时候，人内心的冲突并非源于其本身，而主要是外在压力内化的结果。例如，一个屡遭父母虐待和忽视的儿童，其身心健康会产生不利影响；随着成长，他也会内化，转而攻击自己，如抑郁、辍学或出现越轨行为等，而后将会把自我攻击转移到与他人的关系上。

（三）家庭压力的来源

家庭压力是由家庭压力源引发和导致的。一般来说，压力源的划分标准和种类繁多。本书根据以往的研究经验，将压力源分为家庭生活压力、个人生活压力、工作生活压力及经济生活压力4类。根据压力的程度给予赋分，分值越高，表明压力越大。

首先是家庭生活压力事件，主要包括配偶的死亡（100分）、离婚（73分）、分居（65分）、亲密家属死亡（63分）、结婚（50分）、夫妻和解（45分）、家庭系统的重大变化（44分）、怀孕（40分）、新家庭成员的加入（39分）、与妻子大吵（35分）、子女离家（29分）、姻亲矛盾（29分）、妻子开始或停止外出工作（26分）、家庭团聚的变化（15分）等。其次是个人生活压力事件，主要包括入狱（63分）、较重的伤病（53分）、性功能障碍（39分）、好友死亡（37分）、接触的个人成就（28分）、开始或停止上学（26分）、生活条件的较大变化（25分）、生活习惯的较大变化（24分）、转学（20分）、搬家（20分）、娱乐的较大变化（19分）、宗教活动的较大变化（16分）、睡眠习惯的较大变化（16分）、饮食习惯的较大变化（15分）、放假（13分）、节日（12分）、轻微的违法行为（11分）等。再次是工作生活压力事件，主要包括被开除（47分）、退休（45分）、较大的工作调节（39分）、换职业（36分）、职责的较大变化（29分）、与上司产生矛盾（23分）、工作条件的较大变动（20分）。最后是经济生活压力事件，主要包括经济状况的较大变化（38分）、一定额度以上的抵押贷款（31分）、抵押品赎回权被取消（30分）、一定额度以下的抵押贷款（17分）。

通过上述的内容可以看出，即使是令人高兴或满意的生活事件也可能产生压力。研究发现，如果一年内个体的压力分值超过200分，则发生身心疾病的概率较高；如果压力分值超过300分，来年生病的概率将达到70%。值得注意的是，该赋分标准是基于西方社会文化背景中各种生活事件的压力大小，在其他不同的社会文化背景下，评分标准则可能不同。

二、家庭压力相关理论

（一）家庭压力模型（Family Stress Model）

在20世纪80年代美国农业经济萧条期间，Conger等人对艾奥瓦州农村家庭压力变化进行了研究。他们创建了家庭压力模型，以解释经济困难长期以来是如何影响个体的精神健康和家庭生活品质的。家庭压力模型（图2-5-1）假定如果家庭经历经济困难（如低收入或消极的金融事件、失业等），个体或家庭将具有经济压力，不稳定的经济状况将给家庭带来日常压力和麻烦，包括负债或是不能购买基本的生活必需品。个体或家庭感受到的经济压力将进一步造成父母的心理压力，而父母经历的心理压力会进一步影响夫妻关系或产生婚姻关系问题，同时也会导致一个家庭中父母对儿童养育方式的改变。例如，当经济压力耗尽父母的心理和关系资源时，父母可能会降低对儿童的监督频率，或撤回对儿童的支持和关注，减少与儿童的沟通和交流互动，由此导致儿童和青少年适应问题的出现。具体来说，可能表现为儿童或青少年休学或辍学、越轨行为、游戏或网络成瘾等问题。图2-5-1框6则代表风险因素加剧家庭压力或保护性因素抑制家庭压力过程或风险性和保护性因素两者相互作用，最终作用于家庭。家庭压力模型提供了一个理解因经济困难而产生的压力对家庭成员、夫妻关系、亲子关系、家庭的互动过程，以及对儿童和青少年适应的影响的模型。

家庭压力模型（图2-5-1）的基本观点是，家庭成员主观感受到的经济压力会增加父母的忧虑、紧张或悲伤等负面情绪。这种压力或负面情绪会导致父母关系问题或亲子冲突等问题，从而导致儿童和青少年出现问题行为和其他发展问题。尽管家庭压力模型最初主要的关注点是家庭所面对的经济压力，但家庭在日常生活中感受到的其他压力，包括工作、教养、人际关系等，都可能对家庭成员的生活和发展产生影响，因此，研究者将现有模型又扩展到综合性压力。该模型同样可以用于解释患病儿童家庭。罹患疾病，会给儿童及其家庭带来身体和经济方面的压力，从而加剧儿童父母的心理压力，在此过程中，可能会造成父母关系紧张，进而影响儿童的身体健康和康复，最终对儿童的心理健康和适应产生不良影响。

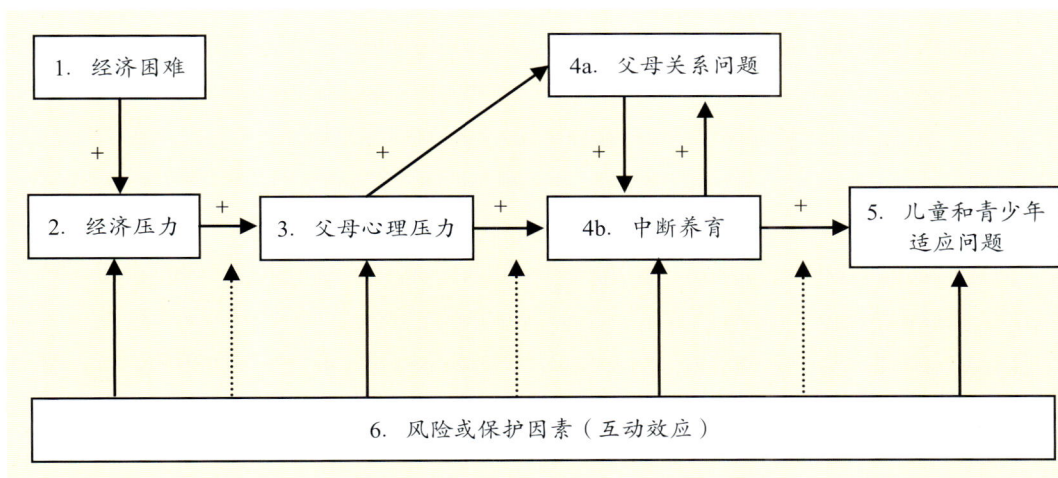

图2-5-1　家庭压力模型

资料来源：MASARIK AS, CONGER RD. Stress and child development: a review of the Family Stress Model[J]. Curr Opin Psychol. 2017, 13: 85-90.

（二）家庭压力因应理论

家庭压力因应理论为分析家庭困境提供了一个重要视角，Hill关于战争引起的家庭分离与重聚的研究是家庭压力因应理论研究的典范。他认为家庭压力是发生在家庭生命周期中严重的、促使家庭系统发生改变的压力事件。他构建了ABC-X家庭危机模型（图2-5-2），认为研究家庭压力时必须考虑4个元素，包括压力事件（A）、家庭现有资源（B）、家庭对压力事件及所拥有资源的认知（C）、压力的程度或危机（X）。该模型认为，压力事件的发生会打破家庭原有的功能平衡，给家庭带来危机，危机严重程度取决于家庭对压力事件的承受能力。该模型清晰地描述了压力事件影响下家庭功能受到阻碍的产生过程，最终造成家庭危机。

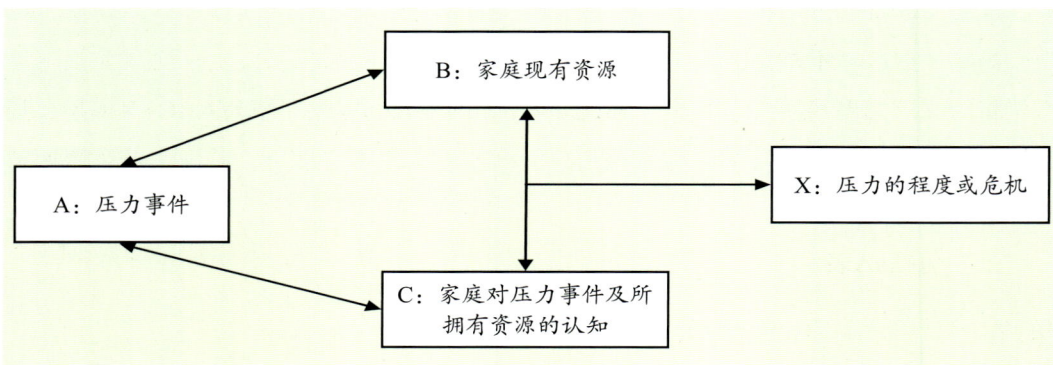

图2-5-2　ABC-X家庭危机模型

资料来源：HILL R. The plastic yielding of notched bars under tension[J]. The Quarterly Journal of Mechanics and Applied Mathematics, 1949, 2(1): 40-52.

在应对压力事件时，家庭生态系统的平衡一旦受到破坏，便自然会对家庭成员形成一种压力。为了有效降低或消除系统的危机以维持家庭系统和功能的平衡，家庭会以原有的家庭成员个人认知与社会资源来应对压力和危机，重新认定家庭成员角色、重构家庭结构、改变家庭原有的互动或交流方式及调整原有的导致压力产生的家庭关系。例如，当家庭中出现患病儿童时，会破坏家庭原有的平衡，使得家庭不得不调动内部的资源来应对压力。在此过程中，家庭或家庭成员会对患病儿童给家庭带来的压力及如何调动家庭内资源来应对压力进行重新认识和定义，此过程最终会影响家庭对所面临压力的感知和评估。

此外，家庭压力事件会推动家庭应对压力策略的产生，主要是家庭成员认知的改变与家庭资源的运用，以期积极应对家庭压力。如果家庭应对压力的策略不当，可能会使家庭功能失去平衡，打破原有的家庭结构，造成关系混乱等，使家庭面临危机。尽管ABC-X家庭危机模型改变了人们对压力必会导致危机的看法，但由于该模型将家庭压力解释为一种静态、结构化的状态，因此仍有待进一步优化。

（三）双重ABC-X模型

McCoubbin和Patterson认为，Hill对家庭压力的静态化分析不适用于家庭系统，因为家庭的发展阶段不同，不同家庭成员对压力的因应过程会相互作用甚至发生变化，需要将时间因素考虑进去。由此，McCubbin和Patterson提出了双重ABC-X模型，通过将累积的压力和新资源的产生添加到分析框架中，发现了家庭面临压力或危机时的因应行为（图2-5-3）。对比ABC-X家庭危机模型可知，双重ABC-X模型增加了4个变量，包括aA表示累积的压力，bB表示现有和新资源，cC表示家庭对危机、累积的压力及新资源的认知，xX表示家庭在各种因素的影响下表现出的适应情况。双重ABC-X模型展示了家庭压力、资源，以及对压力的认知随着时间的变化而变化的过程。该模型更加关注压力的累积和资源的积累。因此，双重ABC-X模型的提出是关于家庭压力的研究由静态化向动态化的转变。双重ABC-X模型可以进一步帮助我们认识有慢性病儿童家庭应对压力的过程。家庭中出现慢性病儿童时，随着时间的变化，家庭面临的压力不断累积。在此过程中，家庭会调动现有的资源来应对慢性病带来的压力，同时，家庭也会累积新的资源来应对压力。家庭成员在应对过程中会对家庭长期面临的压力、现有的资源及不断累积的新资源来应对压力有新的认知和评估。该过程最终会影响有慢性疾病儿童家庭的适应情况。

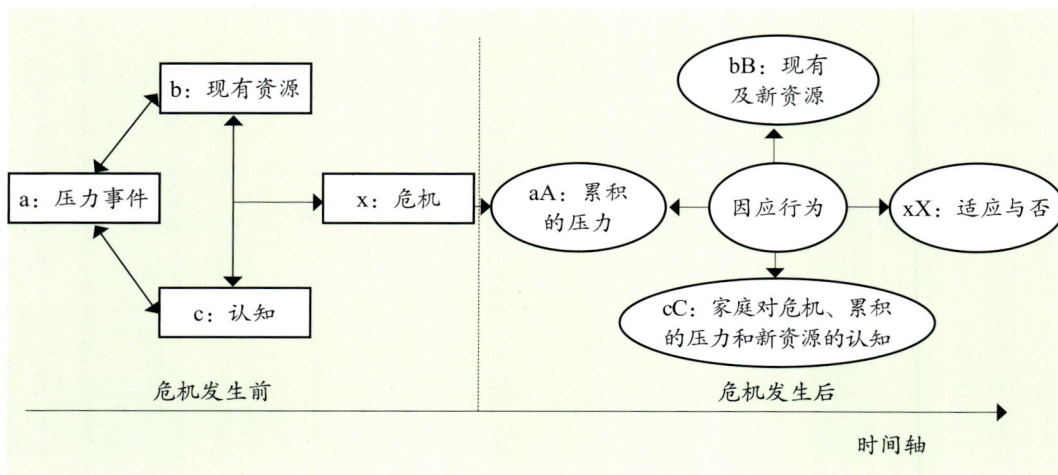

图2-5-3　双重ABC-X模型

资料来源：MCCUBBIN HI, PATTERSON JM. The family stress process: The double ABCX model of adjustment and adaptation. [J]. Marriage & Family Review, 1983, 6(1－2): 7－37.

　　双重ABC-X模型和ABC-X家庭危机模型为我们提供了理解家庭压力应对过程的基础分析，线性地描述了家庭压力的影响过程，将家庭压力研究从静态的结构描述转变为动态的过程描述，强调从家庭内部寻找压力源和应对压力的策略。但这两种模型并未进一步说明导致家庭适应或不适应结果的因素，忽略了外部社会环境是如何影响家庭系统的，未能揭示导致家庭危机产生的影响因素。

（四）家庭压力的脉动理论（The Contextual Model of Family Stress）

　　家庭压力的相关研究除了对压力事件、压力认识及应对策略的线性分析之外，还应该将家庭所处的内外部环境纳入家庭压力的产生和应对上。基于双重ABC-X模型和ABC-X家庭危机模型等未能将家庭之外的因素纳入的问题，家庭压力的脉动理论试图弥补该不足。该理论认为，任何家庭都不是孤立存在的，而是存在于更大的宏观环境中。家庭压力的脉动理论中的"contextual"被译为"脉动"，而非情境、背景等词语，其目的是体现家庭压力的动态性特点。传统的压力应对理论通常以一种静态的视角去看待个体或家庭所面对的压力，忽视了个体与环境互动的动态性和相互作用。基于此，家庭压力的脉动理论提出从内在脉动和外在脉动2个角度去分析家庭压力。家庭不仅仅受外在环境的影响，同时影响内在环境。具体来看，外在脉动指的是家庭无法控制的外部的宏观环境及其变化，包括经济、文化、历史、发展及遗传5个维度，而内在脉动指的是可以控制与改变的家庭或个体的内部环境及其变化，包括家庭结构、个体的心理及信念3个维度。基于此模型，当家庭中出现患病儿童时，家庭对压力的感知受到家庭内部的可支配资源、患病儿童家庭成员的心理适应，以及家庭应对此压力的信念的影响。与此同时，患病家庭对此压力的应对和心理适应及信念同时受到外部环境因素的影响，例如，国家政策对某儿童病症家庭的经济支持会减轻家庭的经济负担，从而减轻家庭的经济压力。另外，医院或相关的医疗研究机构关于病症的药物研发进程和结果，也会影响患病儿童家庭应对压力的心理状态和信念。

分析和考虑外在脉动因素有助于帮助研究者把握家庭压力的变化和发展的过程，但不利于对家庭压力的应对和管理，尤其是在家庭社会工作和家庭治疗等实务领域中的应用。因此，Boss等人强调在实务中集中于对家庭压力内在脉动的干预和服务。家庭压力的脉动理论被认为是对ABC-X家庭危机模型和双重ABC-X模型相关内容的补充及完善。

三、家庭对压力的反应

压力作用于个体或家庭后，会对个体和家庭同时产生影响。压力事件会使家庭和个体感到压力，从而导致调适不良、功能障碍，甚至进入病态。家庭资源的多寡及个体或家庭对压力的认知，决定了家庭对压力事件的调适能力。当家庭资源充足时，家庭通过良好的调适，会恢复到原来的平衡状态或达到一个新的平衡；当家庭内、外资源都不足时，家庭危机便会出现。此时，家庭会先通过一种不良的调适，使其暂时处于一种病态失衡状态，但最终家庭会陷入彻底的失衡状态。（图2-5-4）

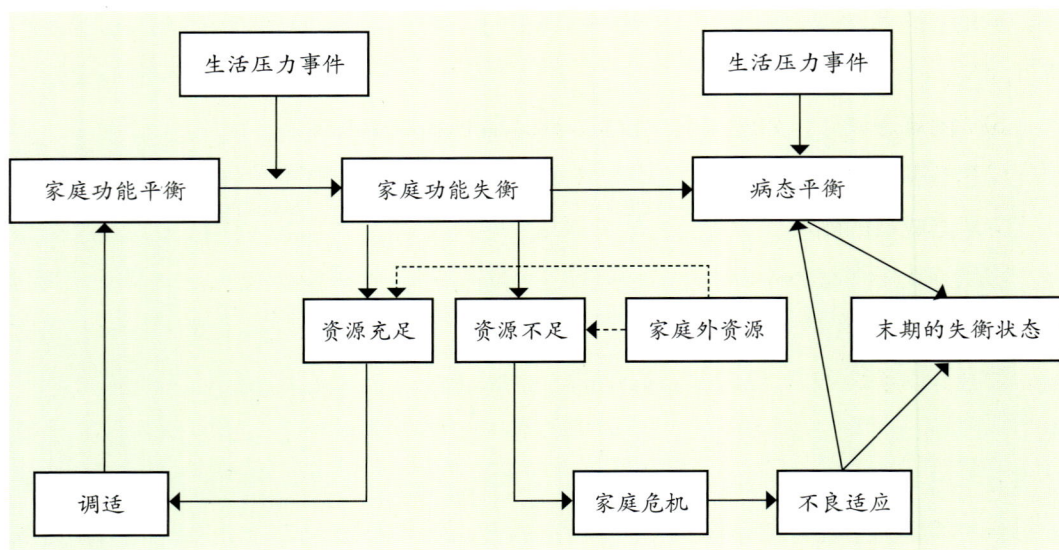

图2-5-4　家庭对压力事件的反应模式

资料来源：HILL R. Generic features of families under stress[J]. Social Casework, 1958, 49(2): 139-150.

（一）家庭功能失衡或解组

当因生活事件发生或改变而造成对家庭资源的需求程度超过家庭的最大负荷时，家庭功能便会出现失衡的状态，进而造成家庭或个人的解组。这也是个体或家庭面对压力的一种反应，如当个体听到家庭中出现患病儿童需要长期照料的消息后，免不了会经历一段时间的慌乱，引发哀伤、难过、慌乱、消极等情绪或行为，甚至导致过度忧虑或暂时性的精神症候，个体会因此变得特别急躁，易动粗或出现消极的应对方式。这些反应代表个体在充分利用其个人或家庭资源之后，却依旧无法缓解内心的紧张和压力，但这也是最易接受外来协助的时期。此时，若紧张或悲伤的程度增高而无法克服，就会造成个体压力增大，从而出现家庭关系冲突等极不愉快的气氛。此外，造成家庭功能失衡的原因还可能有以下几个方面。

①婚姻或性方面的障碍，如分居、离婚、外遇等情况发生。

②某个家庭成员的多重患病，如某个家庭成员反复就医，但无法确诊的现象。

③多个家庭成员的多重患病，即同时有多个家人罹患疾病。

④儿童的异常行为，如突然中断同家人的正常交流、说谎、逃学、离家出走、越轨行为等。

⑤"困难患者"，如遵医嘱性较差、难以管理和照护的患者。

⑥产妇围产期的异常表现。

⑦家庭成员的酗酒、滥用药物或家庭暴力等问题。

⑧配偶或子女有身体虐待或性虐待的迹象。

⑨家庭成员的精神疾病。

⑩家庭成员的焦虑情绪突然增加等。

（二）家庭危机产生

当生活压力事件作用于家庭或个体时，会导致原有的家庭功能失衡，而当家庭应对生活压力事件的资源不足时便会产生家庭危机。一般来说，家庭危机因引发的因素不同、家庭自身情况不同而多种多样，具体可分为以下4种类型。

第一种是意外事件引发的家庭危机。这类危机一般无法预料，是各类危机中最不常发生、最单纯的一种，主要由来自家庭外部的作用而引起，如死亡、地震、破产、车祸等所造成的家庭危机。

第二种是家庭发展过程中所伴随的家庭危机。这类危机具有可预见的特点，主要是由家庭生活周期各阶段特有的变化所导致的。一类是不可避免的，如结婚、生子、儿童入学、退休、家人去世等；另一类是可以预防的，如儿童或青少年子女的性行为、中年时的离婚、出轨等。

第三种是与照护者有关的家庭危机。家庭由于某些原因而单方面地长期依赖于外部力量，造成此类危机，如家庭靠福利机构救济生活、家庭内有慢性疾病患者或生病的儿童长期需要就医和照护等。当家庭想要摆脱依赖，或家庭希望一次性治好患者，或外部力量发生改变而未做出解释时，常会发生此类危机。

第四种是家庭结构本身造成的危机。这类危机的根源埋伏在家庭结构内部，可能造成家庭矛盾突然恶化。该类危机发生时，可能有压力事件的触发，也可能没有。由于起源于内部，这类危机具有反复发作的特点。常见于酗酒家庭、暴力家庭、出轨家庭及反复用离婚、自杀、离家出走等方式来应对压力的家庭。当生活压力事件出现时，家庭对压力事件或危机的应对可能导致2种不同的情况。一种情况是当家庭危机发生时可能会出现家庭适应不良的情况，从而导致家庭处于失衡状态，家庭通过努力维持平衡，短时间内有可能会恢复病态平衡。另外一种情况是，家庭危机发生也可能激发家庭获取家庭外资源的支持，从而有充足的资源应对压力事件，经过调适后，家庭可能恢复功能的平衡。

（三）寻求家庭外资源协助

健康的家庭并不是不会遭遇困难和压力，而是在遇到困境时，不仅能够坦然面对、协调家庭内部资源，而且能够有效利用家庭外资源的支持来克服困境。有效的家庭外资源包括寻求并接受他人的协助或寻求社会支持。当家庭出现压力事件导致家庭危机时，可以通过获得家庭外资源使得家庭获得充足的资源去应对压力事件，进行调适，而最终使家庭功能重新恢复平衡。健康的家庭为"压力管理有效的家庭"，而要成为"压力管理有效的家庭"，首先必须会利用支持系统，有豁达的认知，善用资源。家庭用来适应的资源包括个人资源，即家庭成员自身的特质，如自尊、知识、技能等能用来面对危机的一些特质；家庭系统资源即一系列健康家庭的特质，如家庭的凝聚力、适应能力、沟通模式等；社会支持系统即除家庭成员与家庭系统外，能协助家庭渡过难关或应对困境的朋友或社会网络，如朋友、邻居、同事，以及社会政策或福利等。

（四）家庭整顿

家庭因为生活压力事件发生危机，经过慌乱期后，接踵而至的就是家庭的整顿时期。整顿时期的第一个步骤为个体与家庭成员对压力情境重新认识与定义。例如，失业者也许在失业期间有机会对自己的能力与兴趣重新进行评估，计划另谋高就或再加强谋生技能，以便充分了解自己和就业市场，为重新就业做好准备。另外，失业者还可以利用赋闲在家的时间，花较多时间与家人相处或做家务等，做一些与以前职业无关却能令其感到有意义的活动。再如，家庭中出现生病的儿童，家庭成员在初始阶段可能会处于慌乱或紧张状态，但通过家庭成员重新对压力进行认识和评估，以及寻求外部资源的支持，如积极寻求医师的帮助、朋友及社会的支持，家庭开始积极应对该压力，整个家庭也可能因为共同应对压力的过程而变得更加团结和互相体恤，从而更加具有凝聚力，家庭功能得以重新发挥作用。通过该整顿时期，家庭应对压力的能力提升，家庭功能重新恢复平衡。

四、家庭对压力的回应

家庭应对压力是一个获取资源的动态过程，也是家庭发展一些关键性品质支撑家庭渡过难关的过程。当家庭遇到压力时，他们会采取各种方法来调适。这种调适表现出积极调整和自我修复能力。家庭适应与调适模型（the model of family stress, adjustment and adaptation response）和家庭抗逆力模型（the family resilience model）是家庭面对压力时做出回应的2个著名的解释模型。当家庭面临压力时，他们会做出调整或调适，以便在困境出现后恢复到正常的功能状态。此外，当家庭遇到困难时，他们会表现出强大的抗逆力，如承受力、忍耐力及应对能力，以帮助他们保持平衡并获得幸福。因此，家庭在面对危机和压力时，会通过调整或调适和弹性去应对压力，以维持家庭平衡（视频2-5-1）。

视频2-5-1

（一）家庭调适

当遇到困难时，家庭首先会依靠已经建立好的家庭功能、拥有的资源、评价和评估体系、应对策略，以及问题解决模型做出微调。当微调无效时，家庭会陷入危机，这标志着适应阶段的开始。家庭会调整其角色模式，以便发挥功能，恢复其适应能力。基于此，McCubbin等人提出了调整和适应家庭压力的模式，如图2-5-5所示。

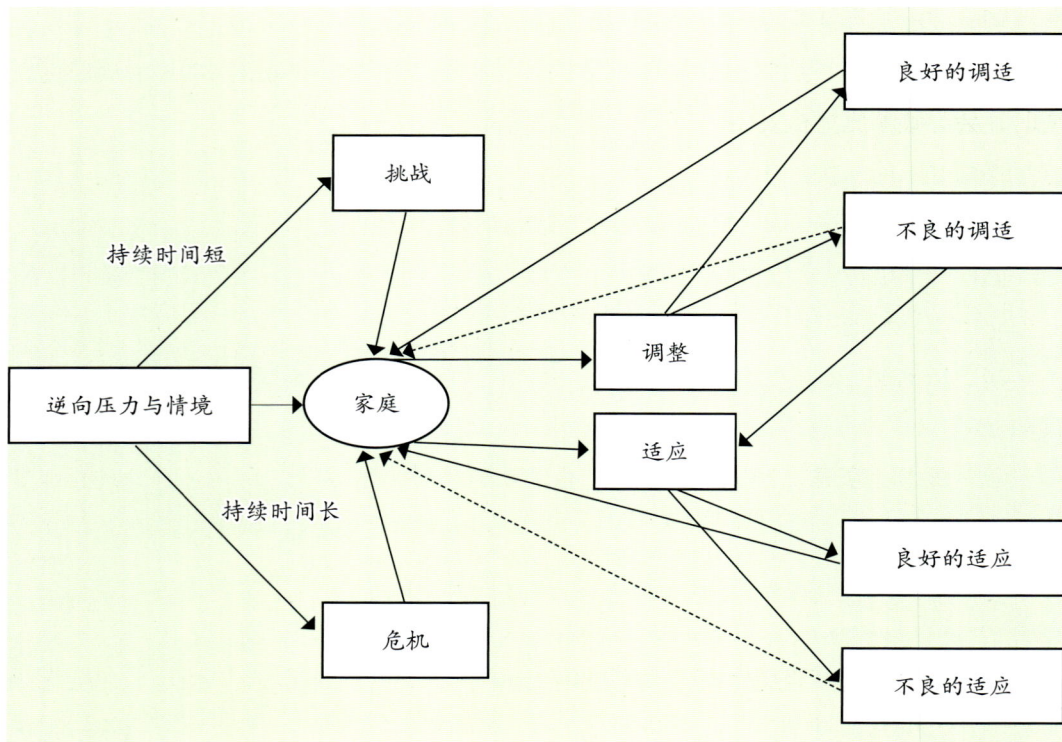

图2-5-5　调适和适应家庭压力的模式

资料来源：McCubbin HI, McCubbin MA, Thompson AI, et al. Resiliency in ethnic families: A conceptual model for predicting family adjustment and adaptation[M]//McCubbin HI, Thompson EA, Thompson AI, Fromer J. Resiliency in ethnic minority families: native and immigrant American families. Madison, WI: University of Wisconsin Press,1995:3－48.

McCubbin等人基于考察家庭面临的压力和逆境现况，压力和逆境持续的时间，以及两者间的关系，将持续时间短的情境与持续时间长的情境分别视作"挑战"与"危机"。基于此，在应对挑战的时候发展出家庭"调整"的程序，以及在应对危机时发展出家庭"适应"的程序。在调整阶段，处在逆境或压力下的家庭可能采取两种应对方式。

①良好的调适，具体是指家庭通过利用积极应对策略满足其成员的需求，并成功

保持家庭功能的平衡和家庭系统的完整性。

②不良的调适，具体是指在当前的环境下，家庭的需求和期望无法达到良好的调适时，会导致家庭危机发生。

当家庭不能从挑战中得到有效的调适便会进入一个危机情境，即进入适应阶段。处于适应阶段的家庭，通常会采取两种方式来适应压力。

①良好的适应，通过良好的适应，家庭的能力、资源及社会支持均得到提高，从而有助于建立新的家庭功能运作模式。

②不良的适应，导致家庭无法有效地解决和处理面临的压力和问题，需要求助和援助。

面对压力，家庭首先的回应是通过调整和适应来使家庭恢复平衡，并继续发挥其功能。

（二）家庭抗逆力

部分研究发现，阻碍家庭成员基本需要的压力事件，如贫困或疾病等，也会激励一些家庭及其成员表现出强大的适应能力，称之为良好的抗逆力/弹性。家庭抗逆力/弹性对于家庭成员在逆境中获得适应和发展有重要的意义。当面对家庭压力和危机时，为了恢复家庭和谐与平衡，家庭功能模式需要做出更多、更大的改变。其中，家庭压力是一种由家庭需求和能力的不平衡而导致的紧张状态；而家庭危机则是一种不平衡、不协调、失序的家庭系统，无法仅仅通过微调实现家庭恢复平衡。为了减轻压力或走出危机，家庭会陷入不断试错的循环中，在该过程中，家庭功能会做出一些改变，并发展出新的功能模式，即家庭抗逆力模式。

家庭抗逆力是指家庭压力持续对家庭功能产生破坏时，多个层次的家庭系统通过相互作用为家庭成员提供保护或维持家庭功能的过程。近年来，关于家庭抗逆力如何形成和发展以帮助家庭回应家庭压力和危机的研究越来越受到学者们的关注。Walsh首先关注家庭抗逆力的特性和特征，并提出家庭抗逆力架构。基于压力、应对及适应等理论，引入了家庭系统视角，强调发展过程、灵活性及生态性，以帮助家庭复原和克服家庭面临的困难。之后，Walsh提出了系统取向家庭抗逆力多元面向动态历程模型框架（图2-5-6），主要包括3个方面内容。一是家庭信念系统，其中包括家庭对逆境的主观定义、积极的展望、超越和灵性信念。二是组织模式，其中包括家庭弹性、成员之间的联系和相互支持，以及社会和经济资源。三是沟通和问题解决系统，其中包括家庭在逆境中保持清醒、鼓励情感表达及提高协同合作解决问题的能力。通过3个方面的相互作用，共同促进家庭抗逆力的形成来应对家庭压力或危机。该理论模型被认为是一种静态视角下的考察抗逆力的作用机制。

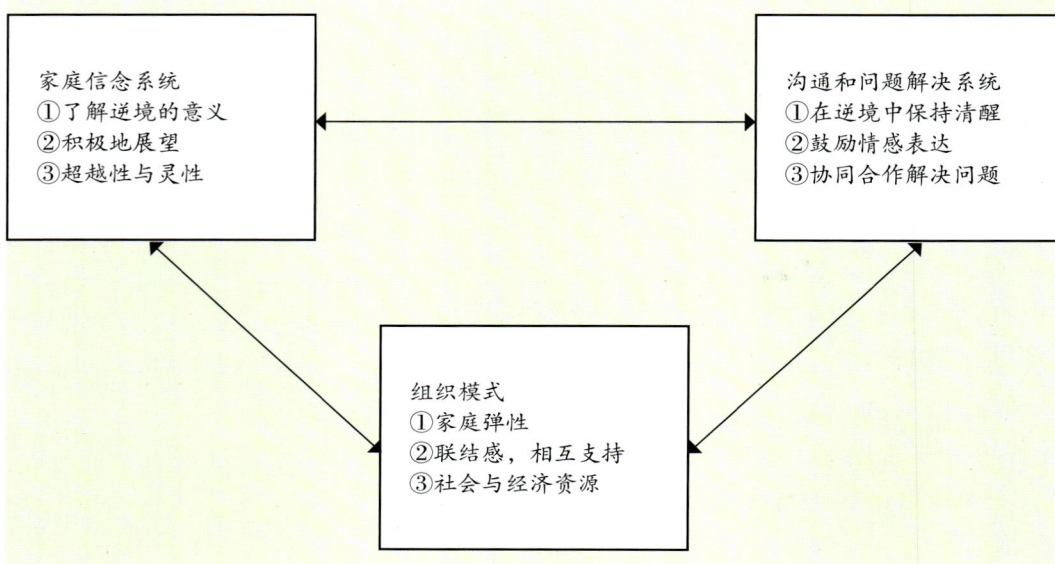

图2-5-6　多元面向动态历程模型

资料来源：WALSH F. Strengthening family resilience[M]. 3rd ed. New York: Guilford Press, 2015:181−205.

　　目前，由于家庭抗逆力模型过度关注横向和静态的特征，而忽略了空间维度和时间维度，相关学者认为，将家庭抗逆力视为一种家庭的特征或家庭积极解决危机的结果不完全准确。当家庭动态遭到严重破坏时，应由多个层次家庭系统相互作用，形成家庭抗逆力，共同为家庭提供保护。同时，家庭的抗逆力还可以通过家庭、社区、国家及全球系统来实现代际传承。基于此，Henry等人提出了"家庭抗逆力理论模型"：当压力源出现时，家庭系统会通过其成员的相互作用构建资源以应对压力，适应性家庭情境意义系统会赋予家庭凝聚力和坚韧不拔等品质来应对压力和挑战，而消极家庭情境意义系统会使家庭在逆境中难以调动力量。Walsh提出了"家庭抗逆力的多层递阶模型"：认为当家庭面临压力时，对家庭组织的需求会成倍增加，如果家庭拥有乐观的信念、更高的认知和价值观体系、灵活的家庭组织模式且能够进行有效的沟通，使用开放的情感表达和协作解决问题的方法，将更有利于家庭成员有效地应对家庭压力；Shevell和Denov整合家庭、社区、国家及全球层面的抗逆力提出了"多维模型"（图2-5-7），提出家庭、社区、国家、全球是培养家庭抗逆力的嵌套环境，也是抗逆力实现代际传递的有效载体，家庭的适应和发展反映了家庭内部与多个系统之间的互动。该模型还包括跨代的时间维度，以解释抗逆力的双向代际传递，使抗逆力能够跨代、跨国家，甚至全球共享或传递，这对于应对当今家庭面临的快速社会变化和不确定性有重要意义。

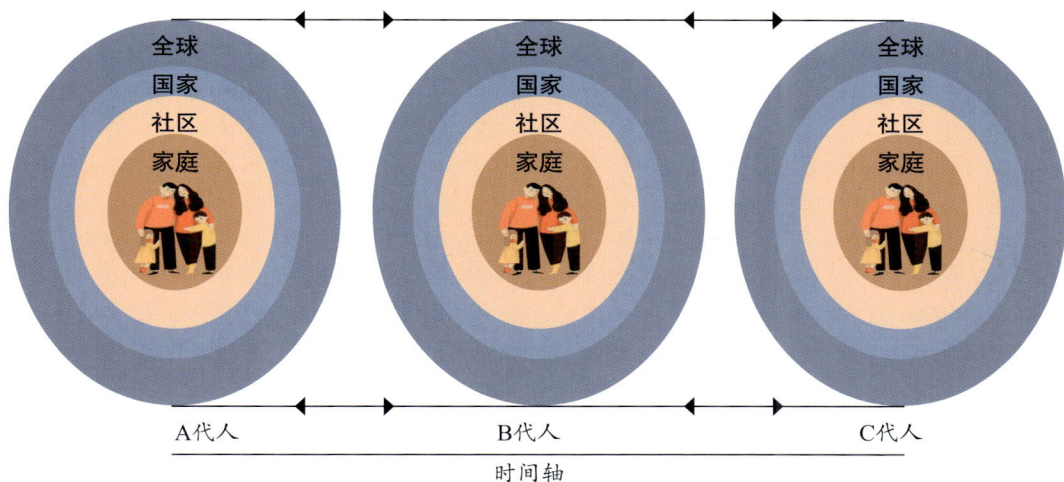

图2-5-7 多维模型

资料来源：刘芳.西方家庭抗逆力的新发展：范式演变与争论[J].国外社会科学，2018，326（2）：43-52.

上述内容展示了家庭在回应压力和危机时，家庭抗逆力的产生过程和理论内涵。基于家庭抗逆力的动态性和发展性，家庭抗逆力被看作促进家庭积极适应的功能系统。应对家庭压力和危机时，可以通过结合生态和发展视角探讨多个层面系统的相互作用，共同促进家庭抗逆力的生成，从而将干预主体从个体扩展至家庭、社区或更广泛的生态系统，这对临床干预工作的开展具有重要的意义。

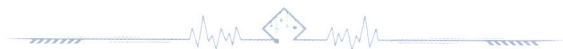

第六节　生态系统理论

儿童所在的家庭实际嵌入在社区、城市等更大的环境之中，布朗芬提出的生态系统理论对个体发展的情境作了详尽的分析，为我们理解儿童发展提供了既深入又全面的视角。在生态系统理论中，发展被定义为人类生物心理特征在个体和群体层面上的连续性和变化现象。这一现象贯穿于人生全程，跨越连续的世代，连接了过去与未来。他提出了个体发展由内至外、从小至大的5种环境系统，分别为微观系统、中间系统、外层系统、宏观系统及历时系统。在布朗芬的理论基础上，扎斯特罗和阿什曼进一步阐述了个体和社会环境之间形成的多重系统，以及两者之间的互动关系，把个体的生存环境看作一个完整的生态系统，人是生态系统的一部分，分为微观系统、中间系统及宏观系统3种基本类型。之后，莫拉莱斯和谢弗进一步修正了生态系统模型，将生态系统分为5个层面，即个人、家庭、文化、环境及历史，每个层面都套叠在下一个层面之中。基于布朗芬对于生态系统理论的论述在实务过程中得到更多的实证支撑，本节将针对布朗芬提出的生态系统中的基本概念，以及学校、社区、医院与儿童发展的关系进行详细介绍。

一、生态系统理论的基本概念

（一）微观系统

微观系统是指个体直接与社会和物理环境之间的互动。微观系统不仅仅局限于家庭，还包括同伴、幼儿园、学校和医院等。所有系统的影响都通过微观系统来实现，微观系统是个体活动和交往的直接环境。在儿童早期，家庭是儿童主要的社会化场所，儿童更多地受到父母的影响；儿童进入学龄期，学校里的教师、同学之间的交往互动开始对儿童产生影响。值得注意的是，互动的本质是双向的，儿童不仅仅被动地被环境中的他人塑造，他们自身的特征（行为）也在影响着父母、同伴对待他们的方式，进而影响自身的发展。例如，一个调皮的幼儿会引发父母更多的过分控制性的行为，这反过来会导致儿童产生更多的攻击性行为。

（二）中间系统

中间系统是多个微观系统之间的联系，如家庭和学校、父母与同伴之间的互动。中间系统基本上构成了个体在不同环境中相互重叠的人际关系网络。不同的微观系统并不是独立运作的，微观系统之间也在彼此影响。例如，家庭中的亲子冲突可以预测儿童在学校与同伴交往时的攻击性行为。布朗芬认为，如果儿童所处的微观系统建立了较强的支持性关系，儿童很有可能实现最优化发展。此外，教师与父母的合作程度也影响着儿童的社会适应能力。当父母和教师合作良好时，儿童在学术技能、社交技能方面往往表现得更好，比家长和教师没有良好合作的儿童表现出更少的负面行为。

（三）外层系统

外层系统涉及更多远端影响，包括个体居住的社区与个体不直接参与的环境。儿童并未直接参与外层系统，但是外层系统却能够对儿童的发展产生影响。父母的工作场景、工作压力、社交网络都属于儿童外层系统的影响因素，但父母的工作环境对儿童的影响可能是间接的。研究发现，父母的工作压力会带来超负荷感和压力感，进而引起父母与子女之间接纳度的降低和冲突增加，最终导致儿童和青少年的积极适应度降低。

（四）宏观系统

宏观系统是一个广阔的意识形态，如政府、经济、媒体等，为儿童发展奠定了社会和历史背景。微观系统、中间系统及外层系统都嵌入进文化、亚文化及社会环境之中。宏观系统规定了如何对待儿童、教给儿童什么、影响着父母的教养行为，以及儿童应该努力的目标。例如，欧洲裔美国母亲在描述自己理想的儿童时支持独立和自信的重要性；而拉丁裔美国母亲则强调对自己的服从和尊重。父母教养行为与儿童发展结果之间的关系受到所处文化背景的影响，与个人主义文化相比，在集体主义文化中，父母的过度控制养育行为似乎对儿童的影响不那么消极，因为父母的干涉在集体主义文化下是符合社会规范的。在不同文化中，这些观念是不同的，但是这些观念均存在于微观系统、中间系统及外层系统中，直接或间接地影响儿童知识和经验的获得。

（五）历时系统

历时系统强调的是时间维度，其更为关注系统中的变化、发展及适应性。布朗芬把时间作为研究个体成长中心理变化的参照体系，强调儿童的变化或发展，将时间和环境结合来考察儿童发展的动态过程。在生态系统理论之中，时间维度调节着环境变化对个体的影响。例如，儿童对父母间冲突的理解影响父母间冲突对他们适应性的影响，而年龄会对此产生影响，因此，儿童在童年期通常将父母冲突视为威胁，而青春期的儿童对这种威胁的评估迅速下降。

（六）生态系统理论的应用

案例：小布是一个被诊断为患有孤独症谱系障碍的6岁男孩，目前就读于普通学校的特殊需求班级，经常表现出退缩和回避的行为，很少参与集体活动。小布对变化和不熟悉的人感到不安，导致小布与同伴之间的交流相对较少。小布在语言沟通、社交互动及情绪调节方面存在困难，对新环境的变化非常敏感。小布父母非常关心小布的身心发展，并积极参与他的治疗和教育中。但小布就医的特殊需求给家庭带来了额外的压力，家庭中存在一定的紧张氛围。

儿童医疗辅导专业人员可以从微观系统层面、中间系统层面、外层系统层面、宏观系统层面及历时系统层面为患病的小布提供支持和帮助。

1. 微观系统层面

与小布建立信任关系，了解小布的兴趣、需求及挑战。通过观察和与小布互动，了解他的喜好、特长及困难。为小布提供情绪支持，聆听小布的情感表达，鼓励小布分享自己的感受，并通过肯定和安慰来缓解他的恐惧与焦虑。同时，与小布的父母密切合作，了解小布父母的期望和目标，并向小布父母提供适应孤独症的知识、技巧及策略。帮助小布父母理解孤独症对小布的影响，并提供家庭支持和指导。

2. 中间系统层面

与小布的学校和教师合作，共同制订适合小布个性和需求的教育计划，并提供支持和培训。例如，制订个性化社交技能培训方案，以帮助小布与同龄人建立联系。促进家庭与社区资源之间的联系，鼓励小布参与自己感兴趣的社交活动、课外班及社群组织，如引导小布参加特殊需求儿童的社交技能培训班或兴趣小组。

3. 外层系统层面

了解并提供关于孤独症的信息，向小布的家人介绍社区中的支持组织和专业机构，以获得更多的资源和帮助，如推荐专业的治疗中心。协助小布的家长与医疗团队沟通和合作，确保小布在治疗过程中得到全面的照护和支持，如提供相关信息和建议，帮助家长理解和应对医疗过程中的各个阶段及变化。

4. 宏观系统层面

考虑小布所处的文化背景和价值观对小布的发展和社交需求的影响，提供文化敏感的辅导和支持。提倡公众教育，增强社会对孤独症儿童的理解与接纳。通过宣传、培训及活动，帮助社区和学校创造一个包容和友善的环境，以支持小布的身心发展和融入。

5. 历时系统层面

根据小布的年龄和发展阶段，可以提供适应性干预。例如，在早期幼儿阶段，重点可能放在基本沟通技巧和情绪调节上；在学龄期，更加注重社交技能和学校适应性。记录小布所经历的重要历史事件，比如重大转变、生活变动或个人损失等，对于理解小布当前的情感状态和特殊需求很重要。可以与家长和医疗辅导团队一起探讨这些事件产生的影响，并提供相应的心理支持和教育。

综合运用布朗芬的生态系统理论，可以从微系统到历时系统层面，全面分析和开展儿童医疗辅导干预。通过与学校和医疗团队的合作，提供情绪支持、专业指导及资源引导，帮助小布减少焦虑，提升社交能力，并提高小布的生活质量和促进适应能力的发展。

二、生态系统下的儿童发展

（一）学校与儿童发展

学校是儿童发展生态系统的主要环境，在学校发生的事情会对儿童造成短期和长期的影响。学校的教学功能会帮助儿童掌握大量知识技能并塑造其未来的社会经济前景，同时，学校也是儿童社会化的重要场所，能够促进儿童社会情感的发展。儿童在学校要学会遵守规章制度、尊重权威，学会如何与教师、同学相处，与他人合作。在学校，儿童与教师的关系、儿童与同学的关系，都会对儿童的学业成绩、社会情感方面产生影响。研究发现，师生关系质量更高时，儿童更少表现出抑郁症状；而当教师与儿童冲突更多时，儿童的攻击性增强，学业成绩则会降低。此外，较好的班级情感氛围可以减弱冲突的师生关系对儿童攻击性行为的消极影响。同学也是儿童社会情感发展中的重要角色，特别是在学生从童年过渡到青少年时期，当同学鼓励并帮助儿童学习时，会使儿童具有更好的自我调节能力，以及更愿意参与与学业相关的活动。

家庭与学校的联系也会影响儿童的发展，家庭与学校的联系通常会有两种形式，其中一种形式为父母对学校教育的参与程度，例如监督作业、在家限制电子产品使用时间及安排儿童的课外活动等。另一种形式为父母参与学校组织的活动，例如参与家长会、做志愿者、参与学校管理等。

（二）社区与儿童发展

社区同样是影响儿童发展的重要环境。在儿童早期，儿童与社区环境的互动可能在很大程度上由父母控制，到青春期前后，儿童获得更多的自主权，以及花费更多时间在家庭之外，他们接触社区的机会也在增加。在考虑社区对儿童发展的影响时，必须注意到儿童与其父母并非随机分配到社区，他们对所居住地在特定范围内有一定程度的选择性。社区环境通常与家庭背景特征（父母收入水平、职业、民族）密切相关，并共同影响儿童发展，途径之一是社区所提供的教育、医疗及娱乐资源，包括托育中心、幼儿园、学校、课外中心、图书馆、医院、公园等。由于儿童通常在居住地附近上学或就医，因此社区所提供资源的数量、质量、多样性以及可用性，都会对儿童产生影响；途径之二是儿童与社区直接的互动过程、社区的集体效能感及犯罪率。社区的集体效能感是指邻里之间的信任，对行为有共同的规范和期望，以及执行这些规范的集体意愿。越来越多的研究证实社区的集体效能感与儿童危险行为、问题行为之间的联系。集体效能感高的社区减少了儿童从事越轨行为的机会，而犯罪率和混乱程度高的社区提供了更多做出此类行为的机会。此外，社区也可以通过影响儿童发展的其他环境因素来影响儿童，例如社区环境特征与成人心理健康之间存在联系，弱势社区的父母可能会经历更多的抑郁、压力，身体健康状况较差，而这些表现又与缺乏温暖和一致的养育行为有关。

（三）医院与儿童发展

当儿童因生病而需要就医时，他们不仅需要应对疾病的挑战，还要面对疾病带来的负面情绪。儿童在就医过程中往往需要应对治疗程序的恐惧，忍受疼痛，这些负面事件都会引发儿童的焦虑、抑郁等负面情绪。除此之外，住院过程中与父母的分离也会对儿童产生显著的影响。儿童住院治疗的压力也会引发父母的消极情绪，在亲子之间创建一个负向反馈系统，导致儿童出院几个月后在进食、睡眠及其他方面出现问题。如果能为住院这一负面事件提前做好准备，比如父母在儿童入院前带一件儿童熟悉的、可安抚儿童的玩偶或毯子，帮助儿童尽快适应，医疗辅导专业人员通过游戏、沟通等方式缓解儿童焦虑、恐惧情绪，由住院分离引起的负面情感，以及对发展的消极影响会显著减少。

值得注意的是，那些患有慢性病的儿童通常面临来自疾病、学业、社会适应等的多重挑战。疾病的症状与日常生活的困难会影响儿童的学业成绩、心理及社会功能。通常，慢性疾病儿童有更多的行为问题和内化问题，如抑郁、躯体抱怨、社交退缩及焦虑症状加剧。同时，其被社会孤立的风险也在增加，其他健康同龄儿童对疾病的误解，会导致慢性病儿童的社会孤立；慢性病儿童对自我健康状况的感知会调节和限制其社会行为，从而形成自我孤立。

参考文献

[1] 刘汶蓉，徐安琪. 城市家庭经济压力：一个社会脉动的视角[J]. 社会科学，2008，330（2）：81-90.

[2] 余瑞萍，任可心. 学习困难流动儿童家庭压力情境与应对策略分析[J]. 青少年研究与实践，2020，35（1）：35-39.

[3] BANDURA A. Social learning theory [M]. Englewood Cliffs: Prentice Hall, 1977: 2-13.

[4] BOSS P, BRYANT C M, MANCINI J A. Family stress management: a contextual approach [M]. 3rd ed. Thousand Oaks: Sage, 2016: 2-3.

[5] COX M J, PALEY B. Understanding families as systems[J]. Current Directions in Psychological Science, 2003, 12(5): 193-196.

[6] HENRY C S, SHEFFIELD M A, HARRIST A W. Family resilience: moving into the third wave[J]. Family Relations, 2015, 64(1): 22-43.

[7] HILL R. Families under stress: adjustment to the crisis of war, separation and reunion[M]. New York: Harper & Row, 1949: 50-97.

[8] HOLMES J. John Bowlby and attachment theory[M]. 2nd ed. London: Routledge, 2014: 47-70.

[9] PIAGET J, INHELDER B. The psychology of the child[M]. New York: Basic Books, 1969: 3-127.

[10] SHAFFER D R, Kipp K. Developmental psychology: childhood and adolescence[M]. 9th ed. Belmont: Wadsworth Cengage Learning, 2013: 173-178.

[11] STILES J, JERNIGAN T L. The basics of brain development[J]. Neuropsychology Review, 2010, 20(4): 327-348.

[12] THOMAS A, CHESS S. Temperament and development[M]. 2nd ed. Oxford: Brunner/Mazel, 1977: 18-26.

[13] VYGOTSKY L S, COLE M. Mind in society: development of higher psychological processes[M]. London: Harvard university press, 1978: 84-91.

[14] WALSH F. Family resilience: a developmental systems framework[J]. European Journal of Developmental Psychology, 2016, 13(3): 313-324.

[15] WILMSHURST L. Abnormal child and adolescent psychology: a developmental perspective[M]. 2nd ed. Routledge/Taylor & Francis Group, 2017:271-272.

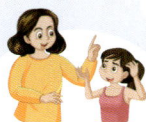

第三章

儿童医疗辅导的实践基础：
基于儿童发展的沟通

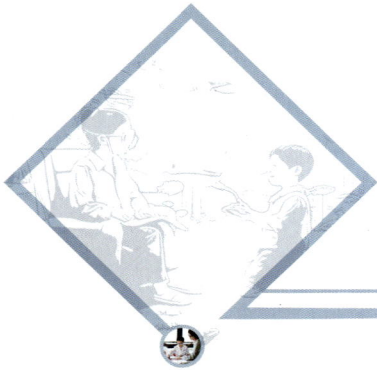

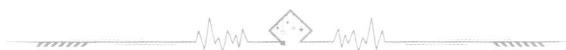

　　儿童的成长是一个复杂而多样的过程，家庭、学校、社区及医疗机构等不同场所共同构成了儿童成长的环境网络。儿童医疗辅导的目标是在了解儿童发育和成长的基础上，采用儿童能够接受的沟通方式，让儿童在医疗过程中感受到关爱与关心，缓解其就医和住院过程中的焦虑与恐惧，使其更好地适应住院生活，促进其全面康复和发展。因此，了解儿童，对儿童发展和成长环境进行评估，以及掌握与儿童进行有效沟通的方法，是儿童医疗辅导开展的基础。第二章中已经介绍儿童发展理论和成长环境系统理论。本章在此基础上，介绍不同年龄阶段儿童的发展特点，从揭示儿童所处成长环境对社交互动的影响入手，通过对一系列方法和工具的讲授，首先使读者掌握儿童发展和成长环境评估的内容和方法，在充分理解儿童面对疾病和治疗过程中产生的情绪反应和行为表达后，学习有效沟通的技巧，为儿童医疗辅导的顺利开展奠定坚实基础。

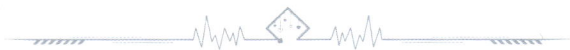

第一节　儿童发展评估

儿童发展评估是儿童医疗辅导的重要组成部分，超越了简单的身体生长范畴，是一个复杂而多维的过程，涵盖儿童身体、认知、情感、社交及行为等多个方面。每个儿童都是独特的，其发展进程由于遗传和环境因素的交织影响而呈现多样性。每个儿童的发展轨迹都是独特的，尤其在疾病诊疗的过程中，儿童面临着生理、心理及社交等多方面的挑战。儿童医疗辅导专业人员在评估儿童发展状况时，必须充分考虑疾病治疗对其生活的影响，适时地与团队中的精神心理科医师、康复医师合作，全面理解儿童的需求，为儿童提供适当的、个体化的儿童医疗辅导，促进儿童全面发展。在本节中，将介绍儿童发展的概述、儿童发展评估的内容、儿童发展评估的方法和工具、儿童发展评估在儿童医疗辅导中的作用，为提供契合儿童发展的医疗辅导提供科学依据。

一、儿童发展概述

（一）儿童发展的定义

儿童发展是指儿童从出生至成年期间，身体、认知、情感及社交等各方面的变化和成长过程，涉及生理、心理及社会等多个方面，是一个动态、连续的过程。儿童在发展过程中，身体和认知能力不断加强，情感和社交能力也在不断提高，以适应社会环境的需求。理解并掌握儿童各阶段的发展特点，对于儿童医疗辅导设计有着重要的指导意义。

（二）儿童发展的阶段特征

在不同的发展阶段，儿童的身体、认知、情感及社会行为等方面都会发生不同变化和发展。在正常情况下，儿童发展可以分为以下几个阶段。

1. 婴幼儿期（出生至3岁）

婴幼儿期是儿童发展中最快速和最关键的阶段之一。在这个阶段，儿童的身高和体重增长将经历第一个生长高峰。同时，婴幼儿期是儿童大脑发育最快的阶段之一，大脑神经元数量和神经突触的形成都在不断增加和增快。运动方面，儿童从趴卧到逐渐学会翻身、爬行、站立及行走。认知能力方面，儿童开始注意和感知周围的事物，逐渐学会区分自己和外界的物体及人物。婴幼儿期还是语言和社交发展的关键阶段，儿童开始学习使用语言和表情来表达自己的需求和情感，开始建立与父母和其他重要人物的紧密联系。

2. 学龄前期（3—6岁）

学龄前期是儿童显著发展的阶段。学龄前期儿童的身高、体质量持续增长，在精细和粗大运动方面进一步发展，能够进行更加精细和复杂的动作，例如用铅笔画出简单的图形、跳过绳子、踢球等。儿童的认知能力也得到快速的发展，开始能够理解和运用更加复杂的概念和语言，如数字、颜色、形状等。在这个阶段，儿童开始独立思考和解决问题，表现出更加好奇和求知欲更强的特点。学龄前期儿童情绪发展的特点是自我意识增强、情绪调节及对他人的同理心增强，他们开始理解和表达自己的情绪，并学会识别和适当地回应他人的情绪。学龄前期儿童开始发展更复杂的社交技能和人际关系，学会参与游戏、交流、分享及协商冲突，逐渐形成认同感和自尊感，并开始理解性别角色。

3. 学龄期（6—12岁）

在学龄期，儿童的身体发育进入一个相对稳定的阶段，身高和体质量的增长速度放缓，但肌肉和骨骼系统仍在不断发育和成熟，儿童的运动能力和协调性进一步提高，能够进行更加复杂和有挑战性的运动。在认知方面，儿童能够更加深入地理解世界和事物，开始能够进行逻辑思考和问题解决。在这一阶段，儿童的记忆力和注意力也得到提高，可以更好地应对学习和生活中的挑战。学龄期儿童开始建立更加深入和稳定的情感关系，能更好地理解和表达自己的情感和需求，开始拥有同理心，并能尊重他人差异。同时，儿童也能够更好地理解和遵守社会规则，理解文化差异，进行更加复杂和多样化的互动和合作，开始构建自己的社会身份认知和价值观。

4. 青春期（12—18岁）

在青春期，青少年身体发育迅速，身高和体质量增长将经历第二个生长高峰，身体比例逐渐接近成人，其性器官、腋毛、阴毛等第二性征也逐渐显现。在这一阶段，青少年的认知能力得到显著提高，其能够进行更加复杂和深入的思考，逐渐形成自己的价值观和世界观。青少年开始更加独立和自主，逐渐形成自己的个性和特点，同时开始面临情感波动和挑战。此外，青少年的社交能力得到进一步发展，他们能够独立思考和决策，并逐渐确定自己的社会身份和圈子，但也需要学会更加理性地应对社会的挑战和压力，建立更加健康和积极的社交关系。

（三）疾病和诊疗过程对儿童发展的影响

除了不同的成长阶段，儿童的发展还会受到其他因素的影响，例如遗传、环境及文化等因素。遗传因素对儿童的身体和智力发展有重要作用；环境因素则包括家庭、社区、学校等方面，会对儿童的认知、情感及社会行为等产生影响；文化因素也会影响儿童的发展，例如不同文化对儿童的教育方式和价值观的影响等。

疾病和诊疗过程对儿童发展的影响复杂而多样，不同的疾病和治疗方法对儿童的发展有不同的影响。疾病会从以下几个方面影响儿童的发展。

1. 疾病对儿童神经系统发育、体格成长、营养状态、精力体力的直接影响

（1）神经系统发育

疾病可能会导致儿童神经系统发育异常。如脑部感染、脑外伤、脑瘤、癫痫等，这些疾病会直接损伤儿童神经系统，延缓发育进程，导致儿童出现智力、情绪、注意力、执行功能、特定学习技能及行为控制方面的问题。

（2）体格成长

疾病可能会影响儿童的体格成长。如慢性病、营养不良、消化系统疾病等，这些疾病可能会导致儿童生长迟缓、体质下降、身材矮小，使得他们与同年龄儿童相比体格瘦弱、体力不足、动作迟缓。

（3）营养状态

疾病可能会影响儿童的营养状态。如消化系统疾病、肝病、肾病等，这些疾病可能会导致儿童出现营养摄入不足、吸收不良、代谢异常等问题。营养与智力和运动技能发育密切相关，营养不良或特定营养素的缺乏都会影响儿童发展，导致不同程度的发育落后。

（4）精力体力

病痛、营养不良、睡眠问题都会影响儿童的精力和体力，使他们在日常活动中精神不济，注意力无法集中，情绪更为消极，克服困难和挑战的兴趣不高。这些都会影响儿童积极主动探索、学习的行为，从而影响儿童的发展。

2. 疾病和诊治过程对儿童情绪状态的影响

疾病会对儿童的情绪状态产生不良影响，如焦虑、恐惧、抑郁等。在诊治过程中，儿童经历的各种医疗检查、治疗过程也可能会对其情绪和心理造成影响，如疼痛、不适、恐惧、焦虑等。在一些不能由家长陪伴的诊治，或是因病情必须离开亲人独自住院的情况下，儿童可能会产生强烈的恐惧心理，或产生被强制禁锢、被抛弃的感觉。这些消极的感受会使儿童变得更加退缩，甚至出现能力上的退行。

3. 诊治过程对儿童成长环境的影响

患病后，尤其是罹患慢性疾病后，儿童需要频繁地到医院或在家接受治疗，这会导致他们无法参加正常的活动和学习，减少了与同龄人社交互动的时间。某些特定疾病也会使得儿童需要长时间回避某一类活动或特定的饮食，或需要长期依赖家人照料生活起居。他们不能像其他同龄儿童那样顺利地学会生活自理，获取独立的能力。这些"与众不同"不但会妨碍儿童的能力发展，也会对儿童的社交、情绪、自信、自尊等造成不同程度的影响。

4. 儿童患病对家长的影响

儿童疾病的诊治和护理需要家长的参与和支持，需要花费大量的时间、精力及金钱。这些变化都会导致家庭必须在经济和时间的分配上做出调整，原本用于亲子陪伴、培养儿童能力的时间和经费都将相应减少。对儿童生命健康的担忧取代了原先对儿童发展的期待，家长将更多的关注投入对儿童疾病的诊治，对儿童能力、情绪、行为的关注和培养相对减少。儿童疾病负担也会对家长的身心健康和家庭关系产生负面影响。对儿童疾病的担忧和长期的操劳，会让家长身心俱疲，容易产生焦虑、抑郁等情绪。这些都会构成不利于儿童成长发展的环境因素。

儿童发展是一个复杂的过程，涉及多个方面的变化和发展，包括身体、认知、情感及社会行为等方面。了解儿童发展状况，有助于父母和儿童医疗辅导专业人士等更好地制订相应的养育和康复计划，促进儿童的全面成长。

二、儿童发展评估的内容

儿童发展评估，是一种系统地测量、记录及分析儿童身体、智力、情感及社会行为等方面发展状况的方法。

（一）儿童自理能力的评估

自理能力是指儿童在日常生活中，独立完成基本生活技能的能力。这些技能包括穿衣、洗脸、刷牙、吃饭和上厕所等。自理能力评估通常包括以下几个方面。

①身体协调能力。包括手眼协调、手脚协调等能力，评估儿童在完成各项自理技能时的协调能力。

②自我照护能力。包括穿衣、洗脸、刷牙、梳头、洗澡等能力，评估儿童在进行个人卫生和日常自理时的能力。

③饮食和营养方面的能力。包括喝水、吃饭、选择食物等能力，评估儿童在膳食和营养方面的认知和能力。

④精细动作能力。包括使用筷子、剪刀、铅笔等工具的能力，评估儿童在完成一些精细动作时的能力。

（二）儿童语言能力的评估

语言能力是指儿童在语言沟通、表达及理解方面的能力。语言能力评估通常包括以下几个方面。

①语音能力。评估儿童在发音、声调等方面的能力。

②词汇能力。评估儿童的词汇量和词汇运用的能力。

③语法能力：评估儿童在语法结构和语言规则方面的能力。

④交流能力：评估儿童在交际和表达方面的能力，包括对话、讲故事等。

⑤理解能力：评估儿童在理解语言和指令方面的能力。

（三）儿童感知思维能力的评估

感知思维是指儿童在感知、认知及思维方面的能力。感知思维能力评估通常包括以下几个方面。

①空间感知能力。评估儿童在空间认知和空间表征中的能力，包括空间定向、空间关系、空间记忆等。

②认知能力。评估儿童在认知和思维方面的能力，包括注意力、记忆力、思维等。

③感觉能力。评估儿童在感觉和感知方面的能力，包括视觉、听觉、触觉、嗅觉、味觉等。

④探索能力。评估儿童在探索和学习方面的能力，包括探索新事物、学习新知识等。

（四）儿童精细和粗大动作能力的评估

精细动作是指儿童在手指、手腕及手臂等小肌肉群的协调运动方面的能力，而粗大动作则是指儿童在大肌肉群的协调运动方面的能力。精细和粗大动作能力评估通常包括以下几个方面。

①精细动作能力。评估儿童在手指、手腕及手臂等小肌肉群的协调运动方面的能力，包括使用工具、握笔、书写等。

②粗大动作能力。评估儿童在大肌肉群协调运动方面的能力，包括跑、跳、爬等。

③手眼协调能力。评估儿童在手眼协调方面的能力，包括抓、扔、接、拍、打等。

④平衡能力。评估儿童在平衡方面的能力，包括单脚站立、跳跃和踢球等。

儿童发展评估是一项综合性工作，需要考虑儿童发展的各个方面。自理能力、语言能力、感知思维能力及精细和粗大动作能力都是儿童发展评估中的重要方面，可以通过多种方法和工具来进行。

三、儿童发展评估的方法和工具

（一）儿童发展评估的方法（视频3-1-1）

1. 观察法

观察法是通过观察儿童的行为、动作、语言及表情等来评估儿童的发展状况。这种方法可以直接观察儿童在不同情境下的行为反应和表现，从而了解儿童的认知能力、情感发展、社交能力和语言能力等方面的发展情况。观察法的优点是可以直接观察儿童的行为反应，具有较高的客观性和准确性，但其缺点是需要有专业的观察员进行观察和记录，且不能完全覆盖所有儿童发展领域。

2. 问卷法

问卷法是通过向家长、老师或儿童本人发放问卷来了解儿童的发展情况。这种方法可以通过问卷的形式收集大量信息，包括儿童的身体、认知、情感、社交、道德等方面的发展情况，同时，可以了解其家庭环境、教育方式、社会文化背景等对儿童发展的影响。问卷法的优点是可以收集大量信息，了解儿童发展的多个方面和多个领域，但其缺点是需要保证被调查者的诚实性和准确性，且需要根据不同年龄段和发展领域设计不同的问卷。

3. 测验法

测验法是通过给儿童进行特定的测验来评估儿童的发展状况。这种方法可以通过专门设计的测验项目来了解儿童的认知能力、语言能力、情感发展和社交能力等方面的发展情况。测验法

的优点是具有较高的客观性和准确性，可以比较直接地了解儿童在特定领域的表现，但其缺点是需要由专业的测验员进行测试，且测试项目需要针对不同的年龄段和发展领域进行设计。

4. 综合评估法

综合评估法是将观察法、问卷法及测验法等多种方法综合运用，通过多个角度和渠道来评估儿童的发展状况。这种方法可以综合评估儿童的发展情况，从不同角度和领域进行评估，更加全面地了解儿童的发展状况和需求。综合评估法的优点是可以综合评估儿童的发展状况，具有更高的科学性和准确性，但其缺点是需要投入更多的时间和人力资源。

儿童发展评估的方法有很多种，每种方法都有其优点和缺点，需要根据具体情况和需要进行选择及运用。

（二）儿童发展评估的工具

儿童发展评估工具是评估儿童发展状况的量化工具，主要包括发育筛查评定量表和发育诊断评定量表。

1. 发育筛查评定量表

发育筛查评定量表是用于快速筛查儿童身体、认知、语言、社交、情感等方面发育是否正常的工具。我国常用的儿童发育筛查评定量表包括：

①儿童心理行为发育预警征象筛查问卷（WSCMBD）简称"预警征"，是为基层儿童保健人员编制的一个简单、易掌握、好操作、高效的儿童发展监测工具，适用于0—6岁儿童。

②新生儿20项行为神经测查方法（NBNA）是吸取美国布雷泽尔顿的新生儿行为评价量表和法国阿米尔-梯桑神经运动测定方法的优点，结合我国经验建立的。NBNA方法只适用于足月新生儿，早产儿需要等矫正胎龄满40周后进行测查。

③年龄与发育进程问卷-第3版（ASQ-3），英文版年龄和发育进程问卷由美国俄勒冈大学Jane Squires及其团队研制，中文版由卞晓燕主任团队在借鉴英文版的基础上开发，目前已更新至第3版，适用于1月龄（矫正龄）至66月龄的儿童。

我国常用的发展筛查量表还有0—6岁儿童智能发育筛查测验（DST）、丹佛发育筛查量表（DDST）、0—6岁儿童发育筛查父母问卷、瑞文智力测验（RIT）、绘人试验及学龄前儿童50项智能筛查量表等。使用这些量表，可以快速地了解儿童的发育状况，及时发现其潜在的发育问题，以便进行及时干预和治疗。需要注意的是，使用这些量表需要有专业的评估员进行操作和解读，以确保评估结果的准确性和可靠性。同时，筛查量表只适用于初步筛查，如有异常表现，需要进行更详细的评估和诊断。

2. 发育诊断评定量表

发育诊断评定量表是用于评估儿童身体、认知、语言、社交和情感等方面发育水平的工具。我国常用的儿童发育诊断评定量表包括：

①格塞尔发育诊断量表（Gesell Developmental Schedule）是评估和诊断0—6岁儿童发育水平的测量工具，目前在临床上被广泛应用，是国内用于评定0—6岁儿童智力残疾的标准化方法之一。

②格里菲斯发育评估量表中文版（GDS-C）是基于2006年格里菲斯发育评估量表Ⅱ版（英文版）修订的，是适用于0—8岁中国儿童的发育评估诊断工具。

③韦氏智力量表是国际公认的最权威、使用范围最广的诊断性智力测验。由美国心理学家David Wechsler编制，包括3套智力量表：幼儿智力量表（WPPSI，适用于4—6岁儿童）、儿童智力量表（WISC，适用于6—16岁儿童）、成人智力量表（WAIS，适用于16岁以上成人）。

此外，常用的发育评估量表还有0—3岁婴幼儿发育量表（CDCC）、贝利婴幼儿发展量表（BSID）、中国儿童发展量表（3—6岁）、麦卡锡儿童智力量表中国修订版（MSCA）及发育异常评定量表（DAS）等。

四、儿童发展评估在儿童医疗辅导中的作用

（一）理解儿童在医疗事件中的应对行为

不同发展阶段的儿童对于医疗事件的理解和应对方式不一样。例如，小于7岁的儿童离开家人独自接受诊疗，可能会引发比较明显的分离焦虑，导致哭闹行为；但如

果此类行为发生在青少年身上，就需要考虑可能存在更严重的焦虑情绪。躯体疾病可能会限制儿童、青少年某些能力的发展，因此不能单单用生理年龄来判断其能力发展水平，而应该进行全面、立体的发展评估。即便儿童生理发展阶段已经到达青少年期，但如果发展评估显示其实际发展年龄小于7岁，那么儿童在诊疗过程中出现的强烈情绪反应，仍然可能意味着其未掌握恰当的应对技巧。此时的儿童医疗辅导应更侧重于应对技能的学习和练习方面。如果儿童发展水平与生理年龄一致，那么，这种强烈的情绪反应可能提示他们存在更严重的情绪行为管理障碍。此时的儿童医疗辅导应侧重于对儿童情绪的理解、表达及管理方面。

（二）选择恰当的沟通方式和辅导工具

婴儿期儿童需要更多的直接与感觉刺激相关的安抚方式，模仿性游戏会给婴儿期儿童更多的安全感，绘本对于幼儿晚期、学龄前期、学龄期的儿童更有意义，艺术表达能给青少年带来更多安全、自由、掌控的感觉。即使在同一发展阶段，儿童和青少年的能力分布也不尽相同，通过发展评估，可以全面了解儿童和青少年的能力特点，从而制订有针对性的干预计划。比如，精细运动受限的儿童，可能不太喜欢写、画、剪等活动；存在身体感觉敏感或迟钝的儿童，可能会无法忍受或痴迷于某些身体刺激活动；对于存在阅读障碍或语言及智力较低的儿童，可以选择不太需要语言或文字的方式进行干预。发展评估能帮助治疗师选择更容易被儿童和青少年接受和理解的方式、工具来开展儿童医疗辅导。

（三）为临床医师提供治疗线索

在治疗中，儿童有时会出现"退行"的表现。例如一名3岁儿童在ICU住院2周后出现语言和独立如厕能力的丧失，对家人的语言无反应，也不会用语言表达自己的需求，需要重新使用尿布。此时对儿童能力发展的评估，可以帮助治疗师分析儿童出现行为问题，是原先就存在的发育障碍，还是躯体疾病所致的症状表现，抑或是疾病诊治中强烈的情绪反应的结果。结合治疗前的能力发展程度，对当下的情绪、行为、社交反应、自理能力进行评估后，发现该儿童的发展水平保持在与其生理年龄一致的水平，则此时的行为问题主要与诊治过程中的创伤相关。因此，将在儿童医疗辅导中采用与该儿童年龄相适应的沟通方式，但允许儿童心理和行为退回到更具安全感、接受更多照料及滋养的婴儿期，秉持接纳和包容的态度，使用恰当、不过度侵入的反馈，帮助儿童在充满安全感的氛围下自行成长。

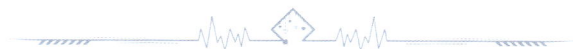

第二节　儿童成长环境评估

　　了解儿童、家庭及环境之间的互动是儿童医疗辅导专业人员工作的核心内容之一。家庭的支持、积极的社交互动及友好的医疗环境，都会对儿童的心理状态和治疗效果产生积极的影响，而文化、社会规范及医疗体系的特点也影响着儿童在医疗保健系统中的表现和态度。利用详细的评估方法，儿童医疗辅导专业人员可以深入地了解每个儿童的情况，发现存在的问题和资源不足的情况，并制订个性化干预计划，以促进儿童的健康成长和全面发展。本节内容将讨论儿童成长环境评估对于促进其全面发展和福祉的重要性，从家庭关系、社交互动、心理健康、教育环境到医疗体系等多个维度进行综合评估，有助于儿童医疗辅导专业人员和医疗服务提供者全面了解儿童医疗辅导面临的挑战和机遇。

一、儿童成长环境概述

（一）儿童成长环境的定义

　　儿童成长环境是指儿童在其成长过程中所处的家庭、社会及文化环境的综合。这个环境不仅包括儿童与家庭成员之间的相互作用和家庭关系，还包括儿童所处的社会和文化背景，以及各种外部系统的影响。

（二）儿童成长环境的阶段特征

　　家庭作为最基本的微观系统，对儿童的发展和福祉起着关键作用。同时，儿童所处的更广泛的社会生态系统，如学校、朋辈群体及社区，也会对儿童的成长产生深远的影响。通过对儿童成长环境的深入理解，了解儿童不同阶段的特点和需求，可以为儿童提供更适宜和更具有支持性的发展环境，促进其健康恢复、全面发展与成长。

1. 婴幼儿期（出生至3岁）

在婴幼儿期，家庭作为儿童最主要的生活和学习场所，是儿童最重要的成长环境。儿童与家庭成员之间的互动和成员间的关系质量，家庭与外部环境之间的互动，家庭的经济状况、文化传统及社会支持网络等都直接影响儿童情感和认知的形成。

2. 学龄前阶段（3—6岁）

在学龄前阶段，儿童的成长环境开始扩展至学校和社区。他们开始经常与同龄人和其他成人接触，从中学习社会规范和形成价值观。此时，家庭系统及学校、社区系统之间的互动也开始影响儿童的认知和社交能力。

3. 学龄期阶段（6—12岁）

在学龄期阶段，儿童的成长环境进一步扩展，学校教育的重要性增加，学校和家庭系统之间形成互动并相互影响。学校教育和同伴关系对儿童认知及社交发展产生重要影响。同时，家庭系统的支持和教育资源对儿童的学习成绩和学习兴趣产生影响。

4. 青春期阶段（12—18岁）

在青春期阶段，儿童的成长环境变得更加复杂多样，他们开始独立思考和自我决策。家庭系统和社区系统继续发挥重要作用，但同伴群体和社会文化环境的影响也逐渐增加。儿童的社交网络不断扩展，开始处理更多的情感和社会关系。

总体而言，家庭系统作为儿童最初的生长环境，对其发展影响深远。随着儿童成长，学校和社区系统的影响日益增加，应当为其提供丰富的学习和社交机会，鼓励积极的家庭互动和社会支持，帮助儿童建立健康的自我认知和人际关系，以促进儿童的全面成长和发展。

（三）儿童成长环境对就医行为的影响

儿童成长环境作为重要的社会化因素，涵盖家庭、学校、社区、医疗体系及更广泛的社会文化背景等多个方面。了解这些环境因素对儿童就医行为产生的影响，对于帮助医疗服务提供者和决策者制定更有效的策略，鼓励儿童主动寻求医疗服务至关重要。

1. 家庭

成长在支持性高、温暖的家庭中的儿童往往表现出积极的情绪和合作态度，在就医时更加配合医师的诊疗过程。相反，如果家庭中存在恐惧、焦虑或对医疗体验的负面预期等情况，可能导致儿童在就医时表现出紧张、抗拒及不配合的行为。

2. 学校和社区

学校的健康教育和社区的积极宣传会增加儿童对医疗保健的理解和接受程度，提高其治疗依从性。社区中提供便捷的医疗资源和支持，可以降低儿童在就医时的不安和恐惧感。

3. 医疗体系

友好、充满关怀的医疗环境和专业医护人员的支持可以增强儿童的信任感，使其积极参与治疗过程。有疏漏、冷漠或不友好的医疗环境可能引发儿童的抵触情绪，影响他们在就医时的配合程度。

4. 文化和社会规范

儿童所处的社会文化背景会影响他们对医疗行为的态度和行为方式。如生活在被教导一定要表现出坚强和勇敢、不表现出痛苦或恐惧的文化环境中，可能会导致儿童在就医时试图隐瞒自己真实的感受，做出违背感受的行为。而当儿童处于鼓励表达真实感受的文化环境中，其会更愿意寻求医疗人员的帮助和支持。

二、儿童成长环境评估的内容

（一）儿童成长环境评估的方法

儿童成长环境评估的目的是通过评估儿童的生活环境、家庭教育、社会关系等方面的状况，以更好地了解儿童的成长状况，为其提供更好的成长环境和发展机会。通过评估，可以发现儿童成长环境中存在的问题和困难，及时采取措施加以解决，促进儿童的身心健康和全面发展。儿童医疗辅导专业人员在对儿童的成长环境进行评估时，通常采用综合性方法，以了解儿童在家庭、学校、社区及医疗体系等不同环境中的经历和互动。以下是详细的评估步骤和方法。

1. 建立关系和收集信息

作为儿童医疗辅导专业人员，首先要与儿童及其家庭成员建立良好的关系，通过友善、温暖的交流，使儿童及其家庭成员感到舒适，愿意讲述其家庭情况和问题。其次，应采用开放式对话，了解儿童所处的家庭环境、学校环境及社区环境，询问有关家庭结构、家庭氛围以及家庭成员之间的相互关系，以及家庭对儿童的支持和教育方式等信息。

2. 观察和记录

在面谈过程中，观察儿童与家长和其他人的互动方式，以及儿童在不同环境下的行为和情绪反应。同时，记录儿童在学校、社区或其他场所中的表现和适应情况。

3. 使用量表和评估工具

借助合适的量表和评估工具，对儿童的家庭环境、社交环境及学习环境进行客观评估。例如，可以使用家庭功能评估量表（FAD）、家庭环境量表中文版（FES-CV）、家庭亲密度和适应性量表中文版（FACES Ⅱ-CV）、父母养育方式评价量表（EMBU）、社会技能评估量表及学校适应性问卷等。

4. 综合分析

将收集到的信息进行综合分析，了解儿童所处环境的优势和挑战，以及可能对其成长和发展产生的影响。关注儿童在不同环境下的适应能力和情绪状态。

5. 与其他专业人员合作

在评估过程中，可能需要与其他专业人员合作，如学校老师、医师、护士或医务社工等，以获取更全面的信息和理解。

6. 制订干预计划

根据评估结果，制订适合儿童成长的干预计划。这可能包括家庭指导、学校辅导和社交技能训练等，以支持儿童的全面发展。

（二）儿童成长环境的评估内容

在儿童发展领域的研究中，早已指出生活环境和养育关系对儿童的健康成长至关重要。儿童在多重环境，包括家庭、同辈群体、学校及社区环境中获得的早期成长经验，都将对他们之后的发展和福祉产生深远的影响。具体来说，在婴幼儿时期，儿童大部分时间都是在父母或家中其他照护人的陪伴下度过的。因此，除了家庭的经济资源，儿童与照护人之间的良好抚育关系和促进认知能力的家庭环境对儿童的社会及认知发展都至关重要。同样，托幼机构和学校也是儿童提升重要的社会情感能力和学习知识的主要场所。社区也是一个重要的提升社会交往能力的场所，社区的社会规范、集体效能、安全性、经济程度及社会服务设施的可获得性，对儿童和照护人的福祉都具有重要影响。

1. 家庭环境的评估

家庭系统是一个由错综复杂的家庭关系组成的组织，具有复杂的角色和规范。家庭是在结婚、生育、养育的基础上由亲属关系建构的社会机体。在现实生活中，每个个体所面临的家庭环境不同。在不同的家庭环境中，父母对子女发挥的影响也不尽相同。完整家庭是指由父亲、母亲及儿童构成的紧密联系、相互影响的系统。父母会影响儿童的言谈举止，同时，儿童也会影响父母和家庭关系。家庭系统中的每个角色都会对整体功能产生影响，因此，如果某些成员之间的关系出现问题，其他成员也会受到影响。家庭是儿童成长和接受教育的基本环境，对儿童各方面的健康成长至关重要。

（1）儿童成长的家庭环境

儿童成长的家庭环境涉及家庭氛围、家庭成员关系、家庭规则及家庭价值观等。依据家庭系统理论，正常的家庭结构就像一个三角形，其中存在着3条边，对应3种主要关系：其一夫妻关系，其是平等互动的关系，是家庭结构的主轴；其二亲子关系，其是上下互动的关系；其三同胞关系，其是平行互动的关系。家庭成员之间的3种关系，构成一个具有结构功能和独特情感的互动、沟通模式。了解家庭中有哪些成员，包括父母、兄弟姐妹、其他亲属及宠物，每个成员在家庭中扮演的角色，例如父母的责任分工、兄弟姐妹的相互关系等信息，可以帮助儿童医疗辅导专业人员了解儿童家庭成员角色互动方式。例如，独生子女往往获得父母更多的投入，也很可能被溺爱，因为父母将所有关爱和资源全部投入在一个儿童身上。尽管尚未达成共识，但独生子女被认为可能更加自我、更具依赖性、社会交往能力更差。了解家庭的安全性、亲子互动及支持系统的情况，是否存在家庭冲突、暴力或其他不利于儿童成长的问题，有利于儿童医疗辅导专业人员为儿童及其家庭提供心理支持。观察家庭成员之间的互动方式和关系，例如亲密度、冲突解决能力等可以为儿童医疗辅导专业人员判断其家庭环境提供参考。

（2）家庭氛围和支持系统

儿童生病会使家庭产生压力，积极地应对压力有利于家庭复原。了解家庭中是否存在积极、温暖的氛围，以及家人之间是否能提供适当的情感支持，有利于干预策略的制定。儿童医疗辅导专业人员应评估家庭中是否存在积极、温暖的氛围，例如是否有鼓励、尊重及支持的态度。研究表明，这类积极的家庭氛围能优化儿童的心理环境，对儿童的身心健康产生积极影响。儿童医疗辅导专业人员还应了解家庭成员之间是否能提供适当的情感支持，例如在困难时给予安慰、理解及鼓励；了解家庭成员之间的角色分工、相互依存关系，以及支持和冲突的情况。

（3）家庭规则和价值观

儿童医疗辅导应最大限度地支持家庭，了解家庭中的规则制定方式，以及对道德、信仰及文化等价值观的教育，这可以促进儿童医疗辅导专业人员与家庭建立良好的治疗性关系。家庭规则是指家庭中的规则制定方式、执行程度及对违规行为的处理方式。不同的管教方式和父母行为对儿童的心理和认知发展有很大影响。价值观传递是指家庭中对道德、信仰、文化等价值观的传递，例如尊重他人、正直诚实等。

2. 社交状况评估

儿童是否具备良好的人际关系，是其社交状况的一个直接表现。儿童社交能力体现在懂得觉察他人的喜怒哀乐，善于察言观色，能感知和体会他人的情感变化，主动与他人合作等，儿童的社会性、个性也是在社会交往过程中形成的。评估儿童的社交状况，包括与同龄人的互动、友谊关系及参与团体活动的情况，可以为儿童医疗辅导专业人员了解儿童是否具有良好的社交技能、自信心及适应能力，是否存在社交恐惧或其他社交问题提供参考。对于儿童社交状况的评估，可以帮助儿童医疗辅导专业人员了解儿童在社交互动中的优势和困难，也有助于儿童医疗辅导专业人员帮助儿童发展健康的社交技能和关系，提高儿童的情绪调节和合作能力，促进他们的社交融入感和心理健康。

（1）同龄人关系

评估儿童与同龄人之间的互动和友谊关系，包括玩伴的数量、质量及支持程度，可以辅助儿童医疗辅导专业人员评估儿童的发展水平。观察儿童与同龄人之间的互动方式和关系，评估是否存在友好、合作的同伴关系，了解儿童是否能够与同龄人建立稳定的友谊，并探索儿童在社交互动中的主动性和参与度，可以为儿童医疗辅导专业人员制订游戏治疗方案提供参考。

（2）团体活动参与或群体互动和合作能力

了解儿童是否有机会参与团体活动，如俱乐部、社团或团队运动，并评估其参与程度和接受程度。观察儿童参与群体活动和团队合作的能力，了解儿童在群体互动中的角色、参与度及领导能力，有利于评估其在集体环境中的人际交往和合作能力。

（3）社交技巧和情绪调节能力

观察儿童在社交互动中的情绪反应和调节能力，评估儿童的社交技能，如沟通、分享、倾听及表达观点的能力，评估儿童处理冲突、解决问题及应对挫折的能力。

（4）社交支持系统

了解儿童的社交支持网络，包括家庭成员、朋友和其他成人。评估这些社交支持系统对儿童的支持程度和质量，以及对其社交发展的影响，进而评估儿童是否有社交焦虑症状或感到孤独，例如回避社交场合、缺乏自信或难以建立亲密关系等。了解这些问题对儿童社交参与和发展的影响，以便提供相关的支持和干预措施。

儿童医疗辅导专业人员可以借用评估工具，采用面谈、问卷调查和观察等方式，来获取与儿童有关的更详细和全面的信息，以制订有针对性的干预计划，促进儿童在适宜的环境中成长和发展。利用上述评估结果，儿童医疗辅导专业人员可以更全面地理解儿童的成长环境，发现其中的潜在问题和资源不足的情况，并据此制定相应的游戏治疗策略和建议，以促进儿童健康、积极地成长及发展。

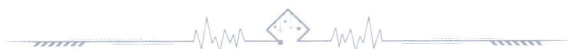

第三节　与儿童进行有效沟通

儿童住院期间的感受与儿童的年龄、住院经历、对疾病的了解程度、亲子关系及家庭支持等多种因素相关。一方面，有效的沟通可使儿童医疗辅导专业人员全面了解儿童及其家庭情况，采用有针对性的治疗性游戏、感觉表达等方式以提高儿童对压力性环境的调适能力，从而缓解其焦虑，促进儿童的身心健康和发育。另一方面，有效的沟通可以与儿童建立良好的信任关系，使其能积极参与医疗辅导，提高儿童舒适度，改善儿童医疗结果。然而，儿童的生长发育是一个连续、渐进的动态过程，相较于成人，在沟通方面更具挑战性，掌握良好的沟通技巧是儿童医疗辅导专业人员必备的技能。因此，沟通能力的培养对于儿童医疗辅导专业人员而言，不可或缺。

一、沟通的概念和沟通过程

沟通是人与人通过全方位信息交流，建立共识、分享利益并发展关系的过程，包括语言沟通和非语言沟通。沟通既不是通常说的"交流"，也不是单纯的"技巧"，其核心内涵是人与人之间相互理解、相互信任。

沟通过程包括：信息源（指具有信息，并且启动沟通的个体）、信息（指文字、声音、表情、姿势、动作等）、通道（指接收信息的渠道，主要是个体的各种感觉器官，其中视听器官为主要通道）、信息接收对象（指接收信息的个体，即对信息进行解码并加以理解的个体）、反馈（指接收信息的个体在接收和理解信息后对发出信息的个体输送信息，使沟通过程变成一个互动的过程）。

（一）语言沟通的概念与类型

1. 语言沟通的概念

语言是以语音为物质外壳，以词汇为建筑材料，以语法为结构规律的一种音义结合的符号系统。就语言的功能而言，一方面，语言具有信息传递和人际互动的社会功能；另一方面，语言是人类思维的工具，思维功能是语言的又一重要功能。

语言沟通是指以语言为交流媒介的信息传递过程。在这个过程中，人们通过口头或书面的形式进行交流和沟通，来表达自己的情感、态度及意图。临床上，儿童医疗辅导专业人员在了解儿童需求、收集儿童资料、实施医疗辅导等方面都离不开语言的沟通。西方医学之父希波克拉底早在公元前400年就说过："医学有两件东西可以治病：一是语言，二是药物。"可见，与儿童的语言沟通在儿童康复治疗过程中发挥着重要的作用。

2. 语言沟通的类型

语言沟通分为口头和书面两种形式，是卫生保健的重要组成部分。

（1）口头语言沟通

口头语言沟通是指人与人之间以口头语言为载体进行的信息传递，包括说话和听话的过程，是人们最常用的语言沟通方式，有交谈、演讲、讨论等方式。与儿童的语言沟通一般为面对面的口头沟通，如介绍医院环境、有关治疗情况、医疗辅导游戏等。儿童也可表达自己的感受和需求。

（2）书面语言沟通

书面语言沟通是指以书面文字、符号为载体进行的信息传递，较口头语言沟通更正式、准确，具有权威性，同时具有保存和备查的功能。书面语言沟通包括报纸、杂志、书籍、信件、合同、协议、通知和布告等方式，而与儿童的书面语言沟通一般为书籍、卡片和卡通画册等。

（二）非语言沟通的概念与类型

1. 非语言沟通的概念

非语言沟通是指不以自然语言为载体，而是以人的仪容仪表、行为举止、空间距离、面部表情等非语言信息作为沟通媒介进行信息传递的沟通方式。非语言沟通所担任的并不是辅助性或支持性角色，正常人生活中60%以上的沟通都是通过非语言沟通的方式完成的。非语言沟通既具有较强的表现力和吸引力，又可跨越语言不通的障碍。

2. 非语言沟通的类型

（1）面部表情

面部表情是人类情绪、情感的生理性表露，能够给人以直观的印象，感染并影响他人，是有效沟通的世界通用语言。面部表情变化有着迅速、敏捷及细微的特点，能够真实、准确地反映个体情感和传递信息。

（2）肢体语言

肢体语言体现在人的举手投足中，站、立、坐、行都能体现儿童医疗辅导专业人员的职业素养，使儿童感到亲切、可信、安心，从而消除儿童内心对儿童医疗辅导专业人员的排斥、畏惧等心理。

（3）仪表修饰

外表可向他人传递身份信息，有立竿见影且持久的影响。虽然内在美的重要性不可否认，但外在美在交流中也起着至关重要的作用，人们倾向于对外表有吸引力的人作出积极的反馈。同时，服饰也具有很强的沟通潜力，穿着不仅代表身份，也会影响儿童对儿童医疗辅导专业人员的看法。

（4）体表接触

体表接触是非语言沟通的特殊形式，包括抚摸、握手、依偎、搀扶和拥抱等。通过体表接触，可以表达关心、理解、体贴等情感，从而减轻儿童心理压力，使之感到舒适。

（5）眼神接触

眼神接触是非语言沟通的主要信息渠道，既可表达和传递情感，也可显示个性中的某些特征，并影响他人。在与儿童交流过程中，儿童医疗辅导专业人员应与儿童保持眼神接触，以表示尊重，愿意听其讲述，从而产生积极的效应。

（6）环境语言

环境语言是指沟通者通过环境这个特殊的客体语言进行交流，是非语言沟通的一种重要形式，具有一定的持久性特点。在非语言沟通中，环境语言不是人们日常居住的地理环境，而是由文化本身所形成的生理和心理环境，主要包括空间、时间、灯光、颜色和标志语符号等。

（7）副语言

副语言是指语言沟通过程中的语调、音量、音幅、语速和节奏等元素，其变化可对语言表达的含义产生巨大的影响。

（三）沟通过程的七要素

沟通过程由以下7种要素组成：信息背景、发送–接收者、信息、反馈、渠道、干扰及环境。

1. 信息背景

信息背景是指引发沟通的理由。海因（Hein）认为，一个信息的产生，常受发出信息者过去的经验、对目前环境的感受及对未来的预期等的影响，这些被称为信息的背景因素。因此，要了解一个信息所代表的意思，就必须考虑其背景因素，不能只接收信息表面的意义，还须深入理解信息背后的含义。

2. 发送–接收者

发出信息、表达思想的人为发送者，而获得其信息的人就是接收者。这种过程也可以逆向进行，即接收者同时将其获得的信息回馈（又为发送者）给对方（又为接收者）。在大多数沟通情景中，人们是发送–接收者，即在同一时间既发送又接收信息。

3. 信息

信息是指沟通者所要传递的观念、思想及情感的具体内容，其中思想和情感只有在表现为符号时，才能得以沟通。所有的沟通信息都是由语言符号和非语言符号两种符号组成的。语言符号是语言中的每一个词所表示的某一个特定的事物或思想。非语言符号是不用词语而进行的沟通方式，即前面所提到的非语言沟通，如面部表情、手势、姿势、语调及体表等。

4. 反馈

反馈是发送–接收者之间的反应过程和结果。例如，发送者发表了一个观点，接收者点头表示赞同，这就是反馈。在医疗辅导中，儿童医疗辅导专业人员向儿童进行某种游戏规则的讲述之后，要求儿童复述或模仿一遍，以更好地判断沟通的效果，这也是反馈。

5. 渠道

渠道也称途径、信道、媒介或通道，是指信息由一个人传递至另一个人所经过的路线，是信息传递的手段。不同的信息内容要求采取不同的渠道进行传递，如在面对面的沟通中，信息传递的渠道主要是五官感觉和声音；在大众传媒中常利用网络、收音机、电视机、报纸及杂志等渠道；一些非语言信息还可以通过体表、接触、表情等渠道进行传递。在人际沟通交流中，信息往往是通过多渠道传递的。一般来说，沟通者使用的渠道越多，对方则越能更好、更多、更快地接收信息。

6. 干扰

干扰也称为"噪声"，指来自参与者自身或外部的所有妨碍理解或准确解释信息传递的障碍。外部干扰来自周围环境，其会影响信息的接收或理解，如过于嘈杂的环境声音，或过冷、过热等不适的环境都有可能干扰沟通的进行。内部干扰指发送–接收者的思想和情感集中在沟通以外的事情上，如父母因考虑工作问题而没有听到儿童在说什么。

7. 环境

环境指沟通发生的地方和周围条件，包括物理的场所、环境，如办公室、病房、医疗辅导游戏室、餐厅等，能对沟通产生重大的影响。正式的环境适合正式的沟通，如涉及隐私问题的沟通最好在单独的谈话室内进行，如果儿童医疗辅导专业人员在人多的病房中问及患者的隐私问题，则很难得到良好的反馈。

二、儿童的沟通特点

（一）不同年龄阶段儿童的语言和语义发展

1. 语言发展

语言发展必须要求听觉、发音器官及大脑功能正常，并经过语音发展、理解语言及表达语言3个阶段。正常儿童天生具备发展语言技能的机制和潜能。同时，语言发展与认知发展及社会行为发展之间是有相互关系的。

（1）语言传入系统

语言传入主要通过2种方式实现：一种是有声语言，主要通过听觉系统传入，当语言以声波的形式传递给听者时，听觉感知过程（图3-3-1）即开始；另一种是图像语言，如文字、符号、标志、图形、色彩等，主要通过视觉系统传入，与声波的传入

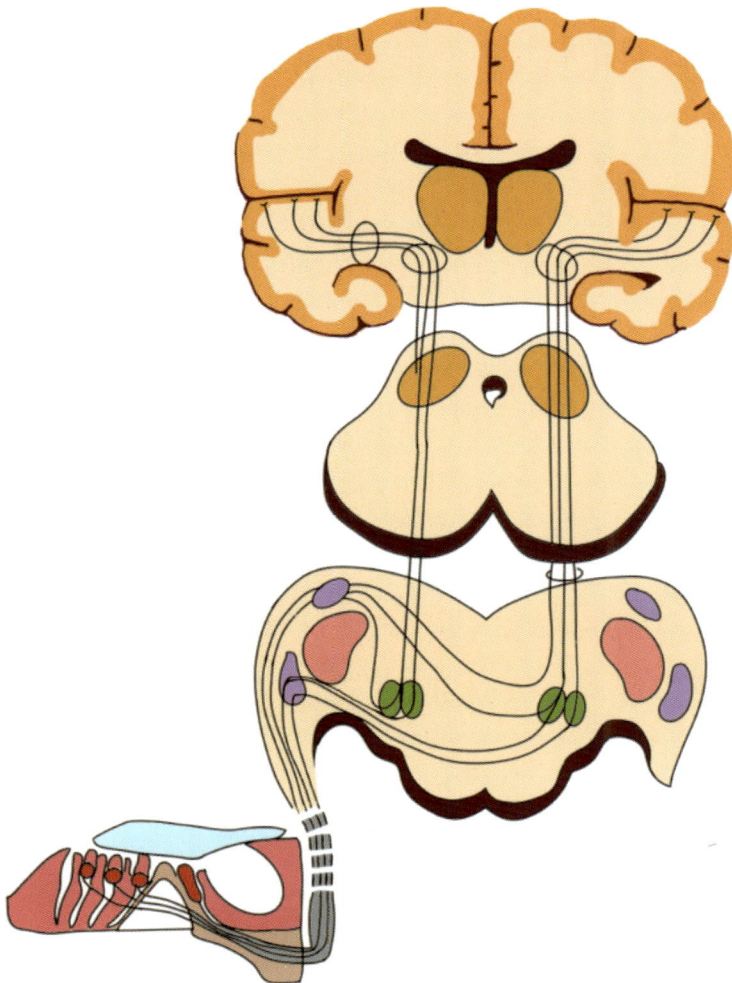

图3-3-1　听觉感知通路

系统相似，视觉图像信号亦有其神经传导途径（图3-3-2）。在语言传入过程中，任何一部分传导通路受损都会影响中枢对语言的感知，导致中枢对信息的接收、分析、比较、整合与处理等受限。

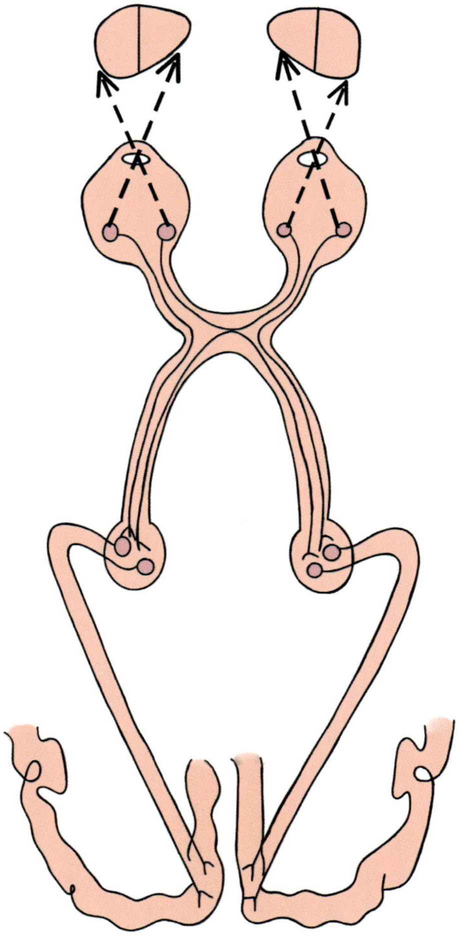

图3-3-2　视觉传导通路

（2）语言传出系统

语言传出主要是通过将语言信息转变为运动冲动方式实现的，经锥体束至运动神经核团，支配构音器官；同时，锥体外系也有纤维支配这些核团，影响控制发音肌肉的肌张力和共济运动，以保证声音的音调和音色。有声语言产生过程涉及三大系统，即呼吸系统、发声系统及共鸣系统；参与发声和构音的器官和组织包括肺、横膈膜、声带、舌、软腭、齿、唇及喉腔、咽腔、口腔、鼻腔等（图3-3-3）。

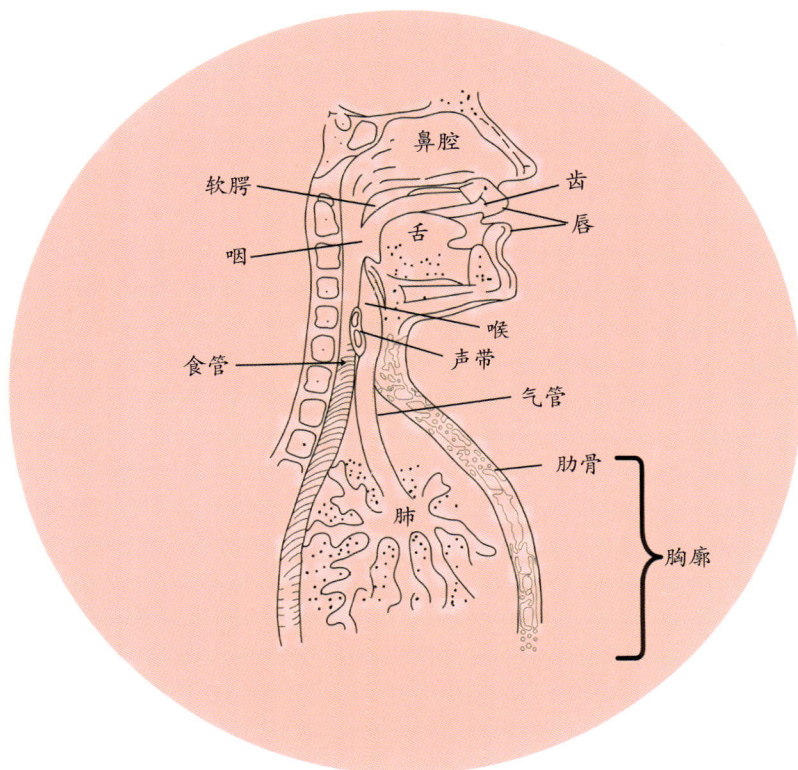

图3-3-3　发声与构音的器官和组织

（3）语言发展的3个阶段

语言发展须经过语音发展、理解语言及表达语言3个阶段。

①语音发展阶段。新生儿哭声的音响度和音调会根据不同的刺激，比如饥饿、疼痛等而不同。3—4个月婴儿开始咿呀学语，如"ha""kou"等；4—10月龄婴幼儿逐渐发出双音节复合音，如"mama""dada"，但无明确意义；11—13月龄婴幼儿能正确模仿成人语音，并能与某些特定事物联系，产生真正的词语。

②理解语言阶段。幼儿以发展语言理解能力为主。7月龄婴幼儿能对成人手势有反应；10月龄婴幼儿能对成人简单指令作出反应，如"再见""抱抱"等；10—14月龄婴幼儿开始说出第一个词是言语表达和交流的开始。

③表达语言阶段。1.5岁前主要使用一两个词，如"妈妈""灯灯"等；一词多义，如"球球"可表示"我要球球""球球掉了"等。1.5岁后幼儿词汇量明显增多，能用15~20个字；3岁时平均可掌握1000个词语，会说短歌谣；4岁时能讲简单的故事情节。

（4）认知发展

语言与认知之间是有相互关系的，皮亚杰认知发展理论可以帮助了解不同发展阶段儿童的思维和行为方式。儿童在语言学习过程中通过环境与他人互动，学习语言并内化，而语言又会协助儿童进行抽象思考。当儿童使用语言来表达和探索环境时，其认知能力又将得到进一步的发展。皮亚杰认知发展理论把儿童心理或思维发展分成4个阶段，即感知运动阶段（0—2岁）、前运算阶段（2—7岁）、具体运算阶段（7—12岁）、形式运算阶段（12—15岁）。

（5）社会行为发展

儿童社会行为是各年龄阶段心理行为发展的综合表现。新生儿虽对周围环境反应较少，但不舒服时会哭闹，抱起来即安静；婴儿2—3个月时能以笑、停止啼哭、发音等行为表示认识父母；3—4个月时开始出现社会反应性的大笑；7—8个月时表现出认生，对发声玩具感兴趣等；9—12个月时是认生的高峰；12—13个月时喜欢玩变戏法和躲猫猫等游戏；18个月时自我控制能力逐渐形成，成人在附近时，儿童可独自玩耍很久；2岁时不再认生，易与父母分开；3岁时人际交往技巧更熟练，能与他人玩游戏。此后，对周围人和环境的反应能力随着接触面的不断扩大而逐渐完善。

2. 语义发展

（1）话语建构中的语义发展

儿童在话语建构早期，常用独词句表达思想，而随着年龄增长，儿童会逐渐开始用词组或句子来表达思想。儿童在话语建构过程中的语义发展主要经历3个阶段（表3-3-1）：话语片段意义的发展、语法意义的发展、词语内部语义关系的发展。

表3-3-1　儿童在话语建构过程中的语义发展

发展阶段	主要内容	问题	意义
话语片段意义	习得话语片段指的是儿童重复成人言语的表达法。儿童习得话语片段，除习得组合关系外，还习得聚合关系，即词语之间的替换关系	产生出不可接受的话语。（例如，儿童有时把"小白兔"之类的表达当作固定片段来学，从而建构出"黑小白兔"之类的话语）	提高了儿童正确切分话语的能力，无论对于儿童建构话语还是理解话语，都有重要意义
语法意义	习得语法意义是指儿童已经对词的组合方式、组合功能、表述功能的抽象意义有了一定的了解，使语义发展在儿童习得话语片段的同时，也在积极地建构完全新颖的话语	比起独词句，语义的外延已经缩减，但是语义仍不明确。例如"妈妈帽帽"既可以表示"妈妈的帽帽"，又可以表示"妈妈帽帽掉在地上了"等	使儿童能够更为清楚地表达自己的思想，儿童话语的语义关系越来越明确
词语内部语义关系	习得词语内部语义关系指的是儿童能够把意义上有一定联系的词语组合成句子，并对词语语义搭配的种种限制条件和词语搭配的规律有一定的了解	/	有助于儿童正确理解语义关系，进而建构正确的话语

（2）话语理解过程中的语义发展

在儿童话语理解过程中，儿童倾向于把不熟悉的话语切分成自己熟悉的语义单位，如儿童理解了"姐姐的杯子"，再听到"姐姐的发卡"时，会把"姐姐的发卡"切分为"姐姐的"和"发卡"。由于儿童已理解"姐姐的"，这时只要理解"发卡"这一语义单位，便可理解该话语。当儿童不理解话语时，会出现2种情况：一是会模糊理解该话语，而非尝试去明白每一句话的意义；二是会借助儿童的话语理解策略（表3-3-2）暂时理解。儿童是言语交际的积极参与者，在此过程中，其语言能力得到进一步发展。

表3-3-2　儿童的话语理解策略

语言策略	主要内容
非语言策略	儿童根据言语行为发生时的周围环境、自己已有的知识经验及成人的态度来理解话语
主观状态策略	儿童根据自己的主观生理状态和仅有的语言水平来理解话语
谐音策略	利用近音、同音来理解话语

（二）儿童对非语言沟通的理解

儿童群体比较特殊，语言表达和接受能力有限。在儿童医疗辅导过程中，单纯语言沟通难以满足沟通所需。儿童非语言沟通指通过面部表情、肢体语言、仪表修饰、体表接触、眼神接触、环境语言及副语言与儿童进行交流，具体如下。

1. 面部表情

儿童医疗辅导专业人员的面部表情会对儿童的情绪产生影响，即使是不会语言表达的婴儿，若看到儿童医疗辅导专业人员表情严肃，也会紧张，甚至啼哭。因此，在医疗辅导过程中，儿童医疗辅导专业人员的面部表情管理尤为重要。开展医疗辅导活动时，儿童医疗辅导专业人员应保持亲切、自然的微笑，如果情况允许，尽量不戴口罩，让儿童看到儿童医疗辅导专业人员的微笑，增加儿童的安全感和亲切感，缩短双方感情上的距离；同时，让儿童感受到被关心、被爱护，有助于儿童消除紧张、恐惧的情绪，增加沟通交流的主动性。

2. 肢体语言

在医疗辅导游戏中，与儿童沟通时，医疗辅导专业人员应采取蹲姿，双目平齐在同一水平线上，使儿童有平等沟通的感觉，减轻压迫感；同时，游戏过程中击掌、竖起大拇指等肢体语言，均可让儿童感受到鼓励与被肯定。

3. 仪表修饰

儿童医疗辅导专业人员应选择整洁、干净的服饰，不宜太正式，并根据不同的游戏情景选择适合的着装。例如，为了消除儿童对游戏室环境的不适应，可选择"玩偶服"拉近与儿童的距离；"角色扮演服"可增强儿童在游戏中的沉浸式体验感等。

4. 体表接触

在婴幼儿啼哭、烦躁时，可采用抚摸、拥抱、轻拍等方式消除其"皮肤饥饿"感，使其安静下来；儿童在游戏过程中遇到困难时可轻拍儿童的肩膀，给予鼓励。与已建立较为亲密关系的儿童再见面时，可给予其一个拥抱，在使儿童感到温暖的同时，赋予儿童战胜疾病的信心和应对压力的力量；若儿童处在术前准备阶段，握住儿童的手，可减轻其恐惧，稳定其情绪。体表接触的表达，也受性别、社会文化背景、体表接触的形式及双方关系等因素的影响，若使用不当，也可产生负面效应。

5. 眼神接触

儿童在认真画画的时候，可默默观察不要打扰，当儿童抬起头时给予一个肯定的眼神，或一个惊喜的眼神（暗示语：你怎么那么厉害，画得太棒了），使儿童感觉被肯定，并拥有继续做好的动力。反之，缺乏眼神接触可能传递漠不关心、厌倦、轻视等情感。比如在医疗辅导过程中，儿童医疗辅导专业人员口头上附和，却与儿童无眼神接触，会给予儿童冷漠、怠慢的不良感觉。

6. 环境语言

儿童医疗辅导游戏室尽量以暖色调为主，将室内调节至最舒适的温度和湿度，即温度为22～26℃、湿度为40%～60%。同时，可在墙上绘制、张贴儿童喜欢的卡通图案等。适当摆放一些儿童熟悉的玩具，使儿童感受到家庭般的温馨，消除其对环境的陌生感，或根据不同游戏主题的需求，设置不同情景的房间。此外，在医疗辅导过程中，也需与儿童保持0.5～1.2 m的舒适距离；如需要保持亲密距离进行辅导，应提前跟儿童及家长沟通，征得同意后，可与儿童保持小于0.5 m的距离。

7. 副语言

儿童直到青春期才能理解和使用副语言，例如，当儿童医疗辅导专业人员放慢语速说"你确定吗"，青春期儿童会认为是一种提醒，会再次思考后作答，而低龄儿童则只会理解字面意思，即刻作答。因此，儿童医疗辅导专业人员在与儿童沟通时应注意副语言的使用，以确保儿童能准确理解儿童医疗辅导专业人员所传递的信息。

（三）与儿童进行有效沟通的影响因素

沟通过程中发送者应完整地传递信息，接收者应全神贯注地接收和感受发送者发出的全部信息（包括语言和非语言沟通），并全面地理解。在与儿童沟通的过程中，沟通效果受环境、年龄、个性、身体、倾听、态度、记忆等因素的影响，具体如下。

1. 环境因素

环境因素包括物理因素和心理因素。物理因素包括光线情况、温度高低、是否有噪声等，比如救护车的鸣笛声、病房内大声讲话声或医疗设备的报警声都会影响沟通者的心情和沟通的效果。心理因素包括沟通双方在信息交换过程中是否存在心理压力，如沟通时缺乏保护隐私的条件，或儿童因疾病、治疗、家庭导致的焦虑、恐惧情绪等都不利于沟通的进行。

2. 年龄因素

年龄也是影响有效沟通的因素之一。不同年龄阶段儿童表达个人需求的方式有所不同，了解各年龄阶段语言发展特征有利于准确接收儿童传递的信息，从而提升与儿童之间的沟通有效性。

3. 个性因素

个性是影响有效沟通的重要变量。热情、直爽、健谈、开朗大方的儿童易与他人沟通；相反，内向、性格孤僻、以自我为中心的儿童则相对难以沟通。因此，应了解儿童个性类型，采取相应的沟通方式与儿童建立良好的沟通渠道。

4. 身体因素

身体因素是指可能会对有效沟通造成影响的身体方面的原因。由于儿童生理缺陷所导致的沟通能力长期受到影响，如感官功能不健全、智力发育不健全；或由疾病导致的暂时性身体不适，包括疼痛、饥饿、疲劳等因素，都会使儿童在沟通中难以集中注意力，影响沟通效果。

5. 倾听因素

倾听过程包括听、注意、理解及记忆4个阶段。听是倾听过程的第一阶段，是一个生理过程，注意、理解、记忆的发生都基于这一生理过程；第二阶段是注意，注意是将听力集中在某一特定的声音而屏蔽其他的声音，例如，倾听某个人说话时，可忽略房间内其他人的交谈；第三个阶段是理解，理解是给听到的声音赋予意义，然而赋予声音意义并不是一件容易的事，由于语境、倾听者经历等不同，同样的词可能会有不同的理解和含义。第四阶段是记忆，倾听者接收和理解信息，并将信息进行存储。在沟通过程中，有效的倾听并不是一种自然发展的行为，而是一种需要学习的技能。

6. 态度因素

态度是指人对其接触客观事物所持的相对稳定的心理倾向，并以各种不同的行为方式表现出来，对人的行为具有指导作用。态度是影响沟通效果的重要因素，因此与儿童沟通过程中，积极、诚恳、热情的态度有助于沟通的顺利进行。

7. 记忆因素

关于记忆的研究显示，人们在听完10 min的演讲后，立刻回忆起来的内容不到50%，而24 h后则不到10%。这项研究结果表明，即便是认真倾听，也并不记得所听到的大部分内容。

三、促进儿童医疗辅导开展的有效沟通方式

儿童语言沟通应根据各年龄阶段语言理解与表达能力的特点进行，尽量使用儿童常用且熟悉的词语。同时，儿童医疗辅导专业人员的语言表达也应简洁、清晰明了、通俗易懂。在医疗辅导过程中，儿童医疗辅导专业人员应结合儿童实际情况灵活运用沟通技巧，进行有效沟通。（视频3-3-1）

（一）儿童医疗辅导开始前的有效沟通方式

在与儿童进行医疗辅导前，儿童医疗辅导专业人员应将各项工作安排妥当，如电话静音、选择安静舒适的环境等，避免医疗辅导过程被突然打断。此外，儿童医疗辅导专业人员应全面了解

视频3-3-1

儿童病情、治疗情况及个人经历、心理感受等。儿童初次来到医疗游戏室时，儿童医疗辅导专业人员应进行简短的自我介绍，并为其介绍环境，采取让儿童瞬间活跃的沟通技巧，如趣味式、提问式、故意说错等技巧，以进一步拉近与儿童之间的距离。（表3-3-3、图3-3-4和视频3-3-2）

表3-3-3　医疗辅导前沟通技巧

步骤	沟通技巧	游戏场景	话术、表情、肢体动作
步骤一	趣味式	自我介绍：初识儿童可称呼儿童小名以增加亲切感	话术："小宇，你好，我是今天和你一起玩游戏的小娜阿姨，我一直等着你呢！" 表情：微笑 肢体动作：蹲姿、目光与儿童平齐
步骤二	趣味式	环境介绍：儿童初次来到医疗游戏室，一般会产生陌生和不安全感	话术："这里是我们要一起玩游戏的地方。你看，这里有很多工具，一会儿，我们在这里做手工。" 表情：微笑 肢体动作：牵手带儿童参观
步骤三	提问式	医疗辅导开始前，为进一步拉近与儿童之间的距离，可采取提问式技巧，封闭式和开放式提问可结合起来使用。首先采用封闭式提问，待得到儿童确定的答复后，可用开放式提问，进一步和儿童展开互动	封闭式话术："听说你最喜欢蓝色，我就挑选了这个蓝色的小房间，你喜欢吗？" 表情：微笑、期待 肢体动作：手指向房间的颜色 开放式话术："你为什么最喜欢蓝色呀？""你猜猜小娜阿姨最喜欢的颜色是什么？" 表情：疑惑、期待 肢体动作：牵手、蹲姿
	故意说错技巧	针对比较内向、不太愿意互动的儿童，可故意说错儿童熟知的事物，这种情况下大多数儿童的反应往往是即刻的，从而拉近彼此距离，展开互动。（例如儿童当天身着印有"泰罗"奥特曼图案的衣服走进游戏室）	话术："小宇，你好！哇，你的衣服上有奥特曼图案，他的名字是叫迪迦吗？" 表情：疑惑 肢体动作：蹲姿、手指向儿童衣服上的奥特曼图案

步骤	沟通技巧	游戏场景	话术、表情、肢体动作
步骤三	趣味式	可根据儿童喜好展开互动，例如携带提前准备好的儿童感兴趣的物品吸引儿童	话术："小宇，这个奥特曼受伤了，我们一起来帮助他，好吗？" 表情：微笑 肢体动作：蹲姿、手持奥特曼玩偶

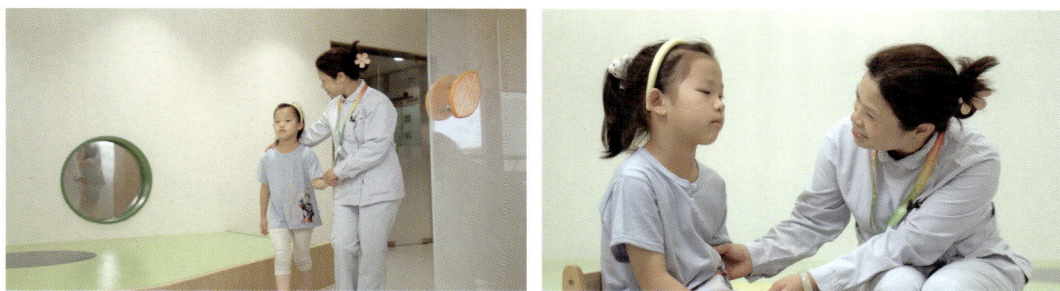

图3-3-4　医疗辅导前的沟通

（二）儿童医疗辅导过程中的有效沟通方式

1. 准确传递信息

儿童医疗辅导专业人员应考虑倾听者是否能够理解其传递的信息，从而对表述的内容或方式进行调整。例如，在医疗沟通过程中，首次诊断为白血病的儿童及其家长可能会认为"腰椎穿刺术"和"骨髓穿刺术"是同一种操作，因此，儿童医疗辅导专业人员可以利用模型或图文对儿童和家长进行相关知识的辅导。此外，也应注意避免发音相似的词语导致的信息传递错误。

2. 良好的倾听行为

儿童医疗辅导专业人员应有意训练自己有效倾听的技能，在倾听过程中应全神贯注，集中注意力，有效地理解儿童所传递的信息内容，并做好相应记录。例如，当儿童表达对某事物的恐惧

视频3-3-2

时，儿童医疗辅导专业人员不能因为大多数儿童都有类似的感受而忽视儿童所表达的内容，应耐心倾听儿童的想法，从而理解儿童恐惧的原因，有针对性地进行辅导以减轻和舒缓儿童的恐惧心理。

3. 平等尊重

在医疗辅导游戏过程中，要充分体现对儿童的尊重，不要随意取笑或敷衍儿童，要以真诚的态度与儿童保持平等的关系。由于儿童的语言能力有限，常会不同程度地影响沟通效果。如儿童在表达过程中，出现言语含糊不清、断断续续等情况，儿童医疗辅导专业人员不能因为着急或预测到儿童想要表达的内容就随意打断，阻止儿童表达。

4. 沟通技巧的运用

在医疗辅导过程中，可采用建议式、引导式、同理心式及适时反馈式等沟通技巧，以提高儿童的参与度。（表3-3-4）其中，适时反馈可采用应答和重述两种形式。应答反馈是在沟通的过程当中，适时地运用一些非语言行为和简单的言语应答进行反馈，如适时地点头示意，或使用"嗯""哦""是的"等语言。重述反馈是通过自己的理解，用反馈式倾听的方式将儿童的想法或感受进行重述并给予反馈。重述可帮助儿童医疗辅导专业人员确认接收信息的准确性，从而进一步理解儿童的感受。同时，为使儿童感受到被倾听和被理解，应尽量避免重复同样的话语来进行确认。

表3-3-4　儿童医疗辅导沟通技巧

步骤	沟通技巧	游戏场景	话术、表情、肢体动作
步骤四	建议式	儿童在输液瓶游戏过程中，由于对输液瓶的恐惧会将输液瓶扔掉。不要直接对儿童讲"不要扔掉输液瓶"，可采取建议式语言沟通方式，使儿童更易接受	话术："你看，输液瓶圆鼓鼓的，像不像小猪的肚子？我们可以一起做一个小猪储钱罐，好不好？" 表情：微笑 肢体动作：蹲姿、手持输液瓶
	引导式	可采用引导式进一步了解儿童的想法，引导儿童表达输液时的感受和对输液瓶感到恐惧的原因	话术："小宇，你为什么将输液瓶扔掉呀？" 表情：疑惑 肢体动作：牵手、坐姿

续表

步骤	沟通技巧		游戏场景	话术、表情、肢体动作
步骤四	同理心式		在医疗辅导游戏中，共情回应也很重要，例如，当儿童表达输液的感受时："打针好痛呀，我好怕呀。"儿童医疗辅导专业人员通过表达自己的感受与儿童共情，建立情感链接，让儿童产生被理解、被肯定的感觉	话术："对啊，针扎在手上肯定很痛呀！阿姨也好怕打针。" 表情：理解、目光看向儿童手背穿刺处 肢体动作：握住儿童的小手
	适时反馈式	应答	在医疗辅导游戏过程中，适时地运用一些非语言行为和简单的言语应答进行反馈	话术："是的。" 表情：肯定 肢体动作：点头
		重述	当儿童说："阿姨，我昨天过了8岁生日，又长大1岁。今天玩游戏就不用爸爸妈妈陪着我了。"	话术："哇，小宇长大啦，是个小小男子汉，可以自己来和阿姨玩游戏了，真棒！" 表情：微笑、惊喜 肢体动作：轻拍儿童肩膀

（三）儿童医疗辅导结束后的有效沟通方式

医疗辅导游戏后，对儿童行为、想法等的改变，可采用夸赞式、肯定式、约定式的语言沟通方式及时作出反馈。如游戏结束，儿童不愿意离开，可采用约定式沟通技巧，约定下一次探望儿童的时间或告知其下一步的辅导计划安排。（表3-3-5）

表3-3-5　儿童医疗辅导结束后的沟通技巧

步骤	沟通技巧	游戏场景	话术/表情/肢体动作
步骤五	夸赞式	儿童完成输液治疗游戏	话术："小宇，你今天做的小猪储钱罐太漂亮了。" 表情：微笑 肢体动作：手持储钱罐

续表

步骤	沟通技巧	游戏场景	话术/表情/肢体动作
步骤五	肯定式	儿童开心地欣赏自己使用输液瓶制作的储钱罐	话术："小宇现在不讨厌输液瓶了，还可以和它做游戏了，好棒！" 表情：微笑 肢体动作：竖起大拇指
	约定式	儿童不愿意离开，还想继续玩游戏	话术："我知道小宇今天玩得很开心，还不想离开这里。我们约定下次再一起玩，好吗？" 表情：微笑 肢体动作：蹲姿、牵手

四、有效沟通在儿童医疗辅导中的作用

（一）获取全面信息

儿童医疗辅导专业人员通过与儿童及家长的有效沟通，可与其建立起信任关系，有利于获取儿童更全面的信息，如儿童病情、治疗情况、心理感受及个人经历等，从而提高儿童治疗依从性、治疗效果及对疾病的适应能力。例如一名诊断为再生障碍性贫血的10岁儿童不配合治疗，儿童医疗辅导专业人员对其进行"一对一"床旁陪伴服务，利用沟通技巧引导儿童表达，对儿童表示理解和共情，如"我理解你的感受""不必担心，我们会一起克服这个问题"等。倾听儿童的讲述，不予打断和评判，同时加入面部表情和肢体语言，如微笑、眼神接触、轻拍肩等来表达安慰，与儿童建立起信任关系；了解到儿童是单亲家庭，感觉很孤独、非常思念妈妈及担心疾病无法痊愈等信息，从而获取儿童不配合治疗的全面原因，有针对性地进行医疗辅导干预。

（二）避免沟通误解

沟通误解，会导致儿童和家长对医疗辅导过程或方案的理解出现偏差，从而影响医疗辅导的效果。通过准确传递信息、认真倾听、适时反馈、排除干扰等有效沟通方式，可避免沟通误解的产生。例如一名新诊断为白血病的8岁儿童，在医疗辅导游戏

过程中看似很专注，但经常答非所问，注意力不集中。经了解，得知儿童无法接受患病的事实，为避免儿童因该事件分心，排除心理干扰，儿童医疗辅导专业人员邀请白血病缓解期的儿童共同参与游戏，使其获得同伴支持，增强战胜疾病的信心。同时，在与儿童互动的过程中，语言尽量由浅入深、简单易懂，重要的信息进行重复阐述或写在卡片上加以补充，以确保儿童接收到准确的信息，避免产生沟通误解。

（三）提高配合度与参与度

有效的沟通可使儿童及家长更好地理解医疗辅导的意义，消除儿童的恐惧和焦虑情绪，提升儿童的配合度和参与度，从而助力医疗辅导的顺利推进。例如CT检查中儿童需要保持静止不动来获取影像，低龄儿童对CT机充满恐惧感，抗拒进行CT检查或难以听从指令保持制动，导致CT检查时间较长或需要通过镇静完成。为提升儿童配合度，可利用非语言沟通中的环境语言，将CT检查环境营造成冒险游戏场景，再利用仪表修饰，将儿童医疗辅导专业人员装扮成太空站站长，将检查过程变成一次探索互动游戏，增加儿童的沉浸式体验感，减轻儿童的焦虑和恐惧心理，协助儿童顺利完成CT检查。

参考文献

[1]　张秀玲，李寄平，秦明镜，等.Gesell发展诊断量表3.5～6岁北京修订本的制定[J].中国临床心理学杂志，1994，（03）：148-150＋191-192.

[2]　周穗赞，张敬旭，王晓莉.农村3岁以下儿童心理行为发育问题预警征象筛查发育偏异及影响因素[J].中国儿童保健杂志，2020，28（09）：967-970.

[3]　喻茜，缪琼，卞晓燕.《年龄与发育进程问卷》中文版实用性研究[J].中国实用儿科杂志，2017，32（04）：304-305.

[4]　朱锡翔，刘芳，SQUIRES J，等.基于《年龄与发育进程问卷　第3版》调查的中国大陆城乡1～66个月儿童发育状况的比较[J].中国循证儿科杂志，2017，12（02）：116-120.

[5]　张厚粲.韦氏儿童智力量表第四版（WISC-Ⅳ）中文版的修订[J].心理科学，2009，32（05）：1177-1179.

[6] 江文庆，李焱，杜亚松，等. 注意缺陷多动障碍韦氏智力测验第四版测量结果分析[J]. 中国临床心理学杂志，2013，21（04）：579−582.

[7] ERTEM I, DOGAN D G, SRINIVASAN R, et al. Addressing early childhood development in healthcare: putting theory into practice[J]. BMJ Paediatrics Open, 2022, 6(1): e001743.

[8] BLOUNT R L, DAVIS N, POWERS S W, et al. The influence of environmental factors and coping style on children's coping and distress[J]. Clinical Psychology Review, 1991, 11(1): 93-116.

[9] 崔炎，仰曙芬. 儿科护理学[M]. 4版. 北京：人民卫生出版社，2018：108−109.

[10] 韩冰，苑秋兰，张玉芳. 护理心理学[M]. 天津：中国协和医科大学出版社，2013：185−187.

[11] 林崇德. 发展心理学[M]. 3版. 北京：人民教育出版社，2018：45−55.

[12] 刘巧云，候梅. 康复治疗师临床工作指南：儿童语言康复治疗技术[M]. 北京：人民卫生出版社，2019：17−104.

[13] 孙洪梅，刘志娟，刑国洁. 护理礼仪与人际沟通[M]. 镇江：江苏大学出版社，2017：102−150.

[14] 王卫平，孙锟，常立文. 儿科学[M]. 9版. 北京：人民卫生出版社，2018：15−18.

[15] 谢红霞. 沟通技巧[M]. 3版. 北京：中国人民大学出版社，2018：64−76.

[16] 姚树桥，孙学礼. 医学心理学[M]. 5版. 北京：人民卫生出版社，2008：178−182.

[17] 张志钢，刘冬梅. 人际沟通[M]. 3版. 北京：人民卫生出版社，2015：46−49.

[18] THOMPSON R H. The handbook of child life: a guide for pediatric psychosocial care[M]. 2nd ed. Springfield, Illinois, U.S.A.: Charles C Thomas Pub Ltd, 2018: 136-157.

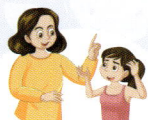

第四章

儿童医疗辅导的工作媒介：
游戏

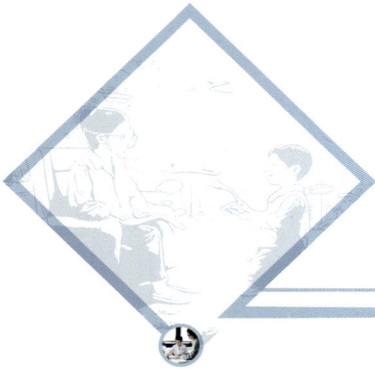

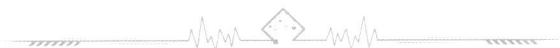

在儿童成长过程中，游戏扮演着不可或缺的角色。对于患病儿童而言，游戏是其应对挫折和痛苦，最自然的释放压力的方式。所以，游戏也是儿童医疗辅导中最常用的工作手段之一。儿童医疗辅导专业人员通过游戏的方式，让儿童能够在医疗环境中表达情感、解决问题及探索自我，不仅能够促进儿童的认知、情感及社交能力发展，还可以帮助儿童应对疾病带来的挑战和焦虑，使其积极参与治疗过程，增强其自信心和解决问题的能力。本章从建立游戏室入手，介绍游戏室的规划与管理；之后阐述儿童医疗辅导专业人员开展较多的游戏类型，包括娱乐性游戏、发育性游戏、治疗性游戏及医疗性游戏，并引入心理治疗领域的游戏治疗和艺术治疗的方法，使读者深入了解游戏背后的治疗价值，为儿童医疗辅导游戏的设计和实施提供知识基础。

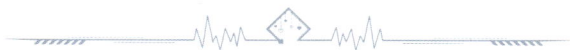

第一节　游戏场地的设置

游戏室是儿童可以相对脱离医院环境，进行欢畅玩乐的主要场所，也是医院环境中，最能体现儿童友好理念的区域。游戏室合理的设计和规划可以为医院内儿童创造一个安全、适合不同年龄儿童的有益环境，进而促进儿童的情感表达、自我探索及个体发展。本节以游戏室的规划和配置、游戏室的管理规则为主要内容，介绍游戏室的设计、配置与管理，帮助读者了解如何为儿童提供放松、快乐、安全的游戏环境。当然，如果住院儿童无法离开病房，也可以由儿童医疗辅导专业人员携带玩具和游戏材料在病床旁开展游戏。

一、游戏室的规划和配置

（一）游戏室的规划

1. 区域设置

理想的游戏室应包含一个适宜的开放区域，室内充满自然光线，选用适合儿童使用的粉刷涂料、玩具材料、家具、常温水龙头及水槽等，设置不同功能、满足儿童发展需求的游戏区，所有的玩具置于儿童触手可及之处，让儿童一进入游戏室，就能感受到自己是被欢迎的。医院环境中的儿童游戏室不仅仅是儿童开展游戏的场地，也是其在医院中可以释放天性、放松心情、体验快乐及感到安全的空间。

基于对环境安全标准、医院管理要求及儿童发展需求等多方面因素的考虑，建议将游戏室主要划分为游戏区、家属等候区及游戏道具储藏区3个部分。（见图4-1-1）

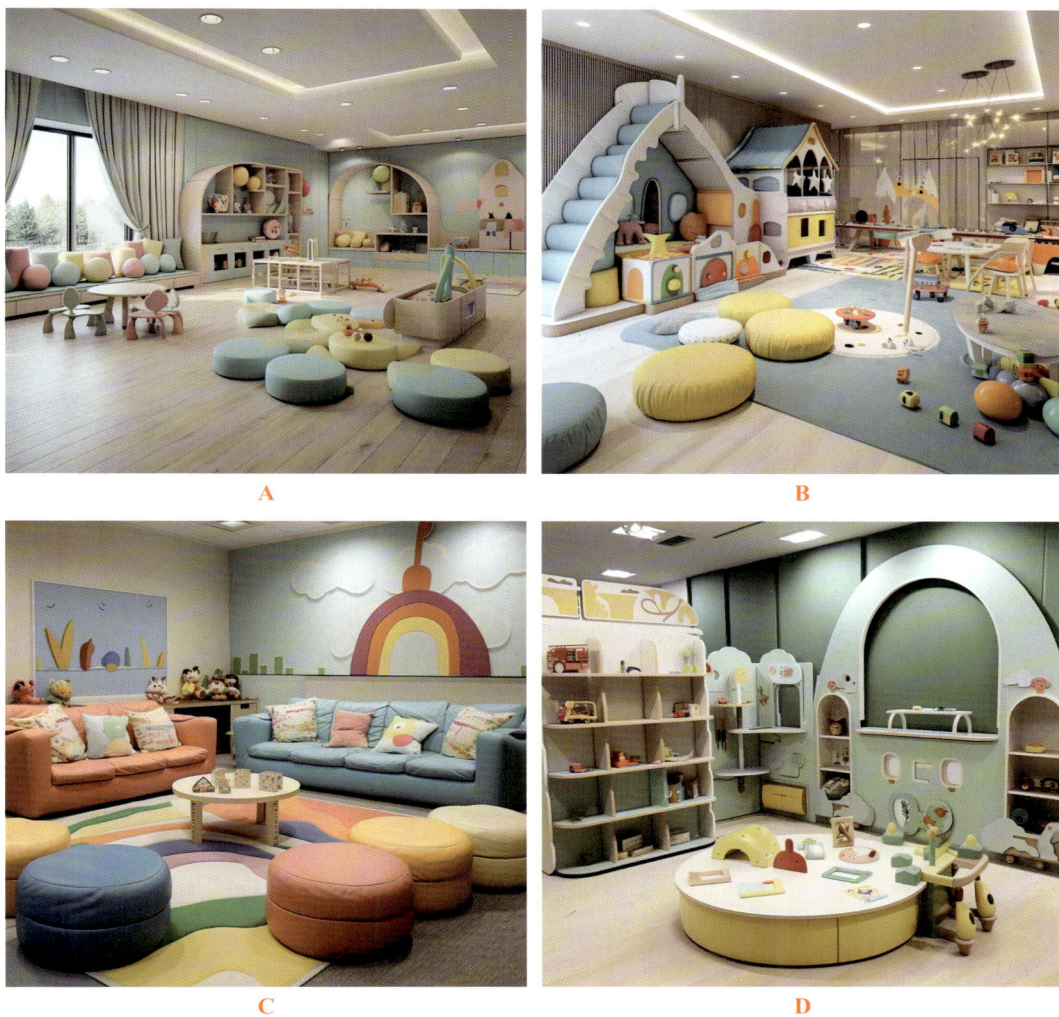

图4-1-1　理想的医院内游戏室设置
A、B. 游戏区；C. 家属等候区；D. 游戏道具储藏区

（1）游戏区

建议对游戏区做好分区管理，打造适合不同年龄儿童的游戏空间。如婴幼儿以独自游戏为主，喜欢运用多种感官探索，与照护者互动，有练习发展技能的需求，因此，可以在婴幼儿活动区配备柔软舒适且方便清洁的垫子，方便婴儿爬、坐、站，所放置的玩具应该无毒、卫生，手感不能太硬，表面光滑且体积适中；学龄前

期儿童喜欢幻想游戏，可以为其提供玩具材料，通过模拟医院游戏、模拟商店游戏或模拟厨房游戏的角色扮演环节，以参与的方式让儿童游戏；学龄期儿童愿意与同伴协作，能遵循一定规则共同完成游戏，游戏时可以为其配备不同高度的小桌椅，提升其游戏过程中的舒适度；青少年更希望拥有独立的空间，设计游戏区时应考虑其隐私保护需求。（图4-1-2）

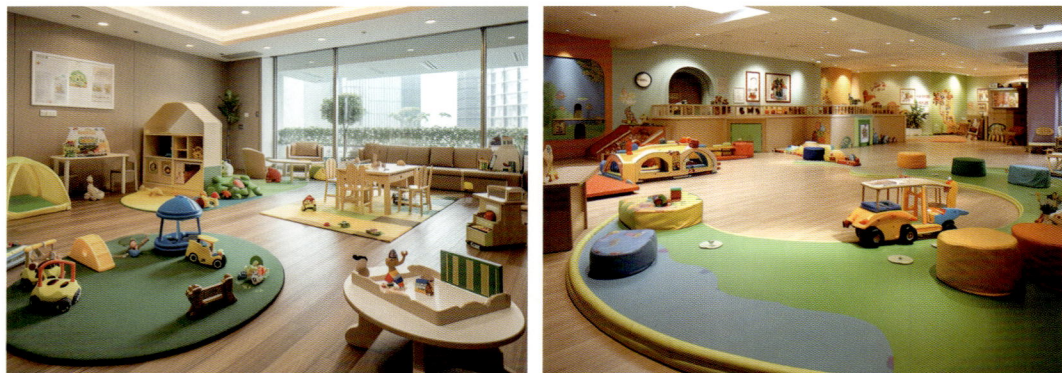

图4-1-2　适合儿童发展需求的游戏区

　　最后，游戏室内还应配备应急医药箱，设置独立的儿童洗手间，在方便儿童尽情玩耍的同时，也为各种突发情况做好应急预案。

　　（2）家属等候区

　　儿童游戏的过程中鼓励家属一同陪伴，既有利于保障儿童安全，也是以家庭为中心的照护理念的体现。家属等候区的设置是为了给家属提供既能放松心情，又可以陪伴儿童的缓冲空间，同时营造支持性氛围，鼓励家属之间的互相交流。等候区内可以配备一些适合成人使用的沙发或舒适的靠垫，预留方便休息的空间，提供适合成人阅读的读物及饮用水设备等。需要注意的是，家属等候区应连通游戏区，方便家属能够无障碍地观察到游戏区中儿童的活动情况。

　　（3）游戏道具储藏区

　　儿童的玩具各式各样，种类丰富，对游戏道具的分类和储存是游戏室管理的重要内容，这对儿童安全、院内感染预防和控制、医疗辅导工作均有影响。首先，游戏道具储藏区应根据游戏道具的类型和功能进行分类，常见的游戏道具分类包括玩具娃娃、游戏卡牌、益智玩具（拼图、积木等）、运动道具（球、跳绳、体操垫等）、阅读材料（绘本、故事书、漫画书等）、医疗设备玩具（医疗玩具、拐杖、口罩等）、文具用品（彩色笔、纸张等）、模拟游戏玩具（厨房玩具、商店玩具、建筑积木等）、电子游戏（平板电脑、电子游戏机等），以及音乐器材（小提琴、吉他、钢琴等）。游戏道具的分类有助于用品排列得井然有序，更重要的是，有利于儿童医疗辅导专业人员快速找到所需道具，快速地进行干预。在具体操作上，重复使用的道具应进行登记编号，登记内容包括道具的编号、名称、分类、规格、适用年龄和购买日期等信息，以便儿童医疗辅导专业人员追踪道具的使用情况、维护情况，并及时更新需求。

2. 感官体验

丰富的色彩有利于激发个体的积极感受，而过于繁杂的色彩则容易使人情绪不稳定，甚至引起不适感。游戏室带给儿童和家长的应是放松、愉悦的感受，建议游戏室背景融入卡通、自然、艺术等主题进行设计，墙面以乳白色系为主，可布置一些简单的装饰品，如儿童画、雕塑艺术等，以刺激儿童的感官感受，增加儿童的兴趣。同时，建议在游戏区配备音视频播放和直播系统，可以用于开展团体游戏项目和线上直播活动。

3. 安全考虑

游戏室的安全包括物理环境安全和人员安全两个部分。物理环境安全要求游戏室通风良好，配备安全设备设施，如安全式插座、烟雾探测器、火灾报警器及灭火器等，并定期进行维护和检查以保障人员和物品的安全。游戏区的家具、设备的高度和尺寸应适合儿童使用，避免出现锋利的边缘或突出的部件，家具应坚固结实。另外，考虑到儿童的好奇天性，缝隙或小孔也是需要特别检查的细节。人员安全要求游戏区内应开辟逃生主通道，在适当位置放置灭火器和张贴紧急出口标志，并定期维护和检查。

（二）游戏材料的配置

1. 游戏材料的配置原则

（1）发展阶段的适应性

根据儿童发展的特点与需求，可以将游戏道具分为象征性游戏道具，如娃娃、动作人物、烹饪或喂食工具等；促进精细运动发展的道具，例如拼图等；艺术游戏道具，例如黏土、粘贴画等；语言发展道具，例如纸牌、玩具字母及棋盘等；促进粗大运动发展的道具，例如大型玩具车、三轮车、推拉玩具等。需要注意的是，高质量的游戏道具并非指高价道具，游戏道具仅仅是促进儿童发展的工具，是儿童与家人、同伴互动的媒介。

医院中的游戏道具需要考虑到各个年龄阶段儿童的发育特点，如灯光效果过度和声音过大的玩具反而会影响婴幼儿的社交，减少其通过观察他人面部表情、手势，以及听声音寻求社会发展的机会。此外，一定要选择适合儿童年龄的玩具，儿童医疗辅导专业人员在参考不同玩具的适用年龄的同时，应对每一个儿童的生理、心理年龄及发展特点有敏锐的洞察能力。对于有特殊需求的儿童，考虑其生理年龄可能与发展水平的不一致性，在与儿童进行游戏的过程中应尽量选择有功能性的玩具，因为有特殊需求的儿童可能很难从象征性游戏中获益。

（2）安全性和易打理

儿童医疗辅导专业人员在评估玩具时，须考虑玩具的特征，以及玩具可能被使用的方式。游戏使用的玩具应符合相应的安全和卫生标准，确保材料无毒、无害，经得起使用且易打理。

（3）多样性

儿童医疗辅导专业人员提供益智玩具、医疗设备玩具、文具用品、阅读材料等多样化的游戏道具，以激发儿童的创造力、想象力及认知发展，使其在游戏中获得乐趣和成长。同时，游戏还应考虑促进儿童之间的合作、沟通及友谊的建立，以鼓励儿童之间的社交互动。此外，一些游戏材料还可以直接支持儿童的康复和教育，如康复训练器材、教育益智道具、模拟医疗设备，可以帮助儿童更好地了解医疗过程，促进其恢复个人功能。

2. 游戏材料的选择类别

儿童医疗辅导专业人员的游戏选择，考虑服务目标与场景，主要分为3种，包括现实生活类玩具、释放攻击类玩具、创造性表达和情绪发泄类玩具。

（1）现实生活类玩具

现实生活类玩具可以给儿童提供机会去玩他们经历过，但是难以表达或不被允许的事件。常见的现实生活类玩具包括娃娃家族、动物家族、医疗玩具、手偶、汽车、船、厨房玩具、商店玩具、黑板等。需要强调的是，考虑到医疗场所的特性，医疗玩具应尽可能选择真实的用品，允许儿童有机会充分接触，一旦儿童感受到安全与被尊重，他们自然会与儿童医疗辅导专业人员建立信任关系，充分表达自己的感受。常见的医疗玩具材料包括小医生装、小护士装、口罩、帽子、手套、胸卡、听诊器、救护车模型、纱布、压舌板、针筒（不含针头）、氧气罩、止血带和空药瓶等。此外，具体可根据干预目标，配备合适的医疗道具，用于帮助儿童更好地体验与理解医疗过程，恢复其控制感，从而减轻其恐惧心理。

（2）释放攻击类玩具

释放攻击类玩具主要用于帮助儿童发泄负面情绪，常见玩具包括不倒翁、玩具兵、武器类玩具、怪兽娃娃、拳击袋、防护盾、猛兽类动物娃娃等。这些玩具可以帮助了解儿童难以表达的负面情绪与经历。但儿童医疗辅导专业人员使用时须关注儿童攻击情绪的强度，并考虑自身是否有处理其情绪的能力，必要时进行转介。

（3）创造性表达和情绪发泄类玩具

创造性表达和情绪发泄类玩具主要用于帮助儿童表达感受，探索各类角色和体验不同行为。如可以提供彩色笔、蜡笔、手指画涂料、画刷、画纸、剪刀、胶带等文具用品，用于绘画和创意活动。此外，常见的此类玩具还有沙、水、黏土、积木等，一些想象类玩具也有助于儿童探索不同经验的可能性，如魔法棒、面具、电话和布偶等。

儿童医疗辅导专业人员在具体选择游戏材料时应考虑儿童的年龄、兴趣和偏好等因素。此外，还需要考虑儿童病情、干预情景及使用场地的限制。

二、游戏室的管理规则

游戏室的管理规则旨在为所有使用者提供一个安全、舒适及有序的环境。游戏室的相关管理条款应在醒目区域进行张贴，以确保所有人员都能遵守规则。

（一）设置开放时间

游戏室应设置固定的开放与关闭时间并对外公布，确保游戏室的使用和维护可以有序地进行。开放时间应在医院工作时间内，并在允许的情况下延长至晚间，以满足儿童和家长的需求。当游戏室需要举办面向特定群体的主题活动，仅能接受招募的儿童进入时，应提前告知暂停对外开放，以确保游戏室资源可以得到最大化利用。

（二）明确使用对象和管理人员

游戏室主要面向在医院内就诊、住院的儿童及其家人开放，包括其照护者、同胞等。为避免交叉感染，应制订允许进入游戏室的人员标准，例如，24 h内无发热者。为确保临床安全，游戏室应设有专门的管理人员，负责对儿童在游戏室内的情况进行观察，同时做好游戏道具的管理，确保游戏室的正常运作和维护。

（三）提倡游戏室行为规范

为营造一个有序、整洁、卫生及安全的游戏室环境，开展游戏活动时，儿童医疗辅导专业人员应教育儿童做到室内不打闹推搡，不大声喧哗，不在游戏室内饮食，不携带危险物品、违禁物品或医院禁止的物品进入游戏室；幼龄儿童在游戏室内应有家长陪同。为确保儿童在游戏室内可以最大限度地放松身心，不建议在游戏室内实施任何形式的诊疗程序，以免儿童在游戏室内感到恐惧、紧张。

（四）应急要求

游戏室内应设有急救设备和应急通信方式，以应对可能的突发状况。游戏室管理人员应参加急救培训，了解急救知识，以便在紧急情况下提供急救服务。

（五）清洁和卫生

1. 玩具清洁和管理总则

游戏室是医院内感染监控的重点区域之一。游戏室内应配备手卫生装置，以满足儿童、家长及专业人员进行手卫生的需求；应每天开窗通风2次，每次不少于15 min，有条件时建议每天空气消毒2次，地面和物体表面的消毒则参考普通儿科病房管理要求实施。医院内感染预防和控制部门应制订游戏室的日常检查计划，包括定期清洁和消毒玩具的制度、医院内感染发生后的应急处理措施等。

2. 玩具清洁和管理细则

①所有小型手持玩具都需要做到每天清洁。

②不宜清洗的玩具不应放在游戏区。

③可能被儿童放进嘴里的玩具，应消毒后用清水冲洗备用。

④被有隔离要求的儿童使用过的玩具，应消毒后再返回储存。

⑤大型固定玩具（如攀爬设备）应至少每周清洁并消毒1次，若玩具出现明显脏污时应立即处理更换。

⑥当玩具需要清洁和消毒时，应立即清洗或存放在指定的贴有标签的容器中。

⑦干净玩具和污染玩具应分开存放。

表4-1-1为某游戏室管理制度示例。

表4-1-1　游戏室管理制度示例

开放时间	每周二 至 周日 9:00am—7:30pm（说明：周一闭馆，进行内部清洁）
管理要求	1. 非本病房的儿童不可进入游戏室，除非已经提前告知主治医师或责任护士。 2. 游戏室主要供儿童使用，为确保感染控制，只有当儿童在游戏室内，方可允许探视人员进入。 3. 游戏室内的玩具可以供儿童带回病房使用，但带出游戏室时需要做好信息登记。 4. 请将使用过的玩具送到污物道具收纳箱，以方便后续集中处理。 5. 幼龄儿童需要在照护者的陪同下进入游戏室。 6. 时刻关注儿童的身体状况，如有不适，请立即告知医护人员进行处理。 7. 游戏室内不允许进食或进饮。 8. 游戏室内必须穿好鞋袜。 9. 游戏室内不允许进行诊疗操作。 10. 不接受隔离儿童进入游戏室，如需借用玩具，可以与工作人员联系并登记信息。 11. 活动前、后需整理好物品并及时收纳，儿童接触过的道具、教具、玩具等物品须完成消毒
注意事项	1. 避免在游戏室内大声喧哗，照护者也应保持文明礼貌。 2. 避免争夺玩具，如遇到冲突，可以请工作人员协助。 3. 请爱护玩具，引导儿童学会分享

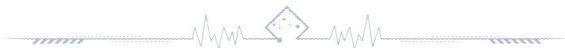

第二节 在医院环境中开展游戏

游戏是儿童医疗辅导专业人员与儿童对话的工具，儿童医疗辅导专业人员擅长采用以儿童发展理论为指导的游戏与儿童互动。儿童医疗辅导中的游戏，根据希望达到的目的，有多种分类方法。按照游戏的指导性，可分为非指导性游戏和指导性游戏；按照儿童年龄和发育程度，可分为独立游戏、观察性游戏、平行游戏、联合性游戏、合作游戏、竞争性游戏、建设性游戏、角色扮演游戏、肢体性游戏及象征性游戏等。本书根据儿童医疗辅导专业人员在临床开展游戏的目的，按功能进行分类，把儿童医疗辅导专业人员陪伴儿童开展的游戏活动分为娱乐性游戏、发育性游戏、治疗性游戏及医疗性游戏。本节将分别阐述这4种游戏类型在临床开展的方法，帮助儿童医疗辅导专业人员根据需求选择适合儿童的游戏项目，以提升儿童在医疗环境中的应对能力。

一、娱乐性游戏

娱乐性游戏是指与诊疗活动无关，不以治疗为目的，而能够为儿童提供愉悦感受的游戏活动。在医院中，娱乐性游戏最常用于排遣儿童的住院时间，促进其生活回归正常。娱乐性游戏可以激发儿童兴奋的情绪，游戏过程中儿童可以不受约束，最大限度地减轻压力，保持轻松、休闲、自在的状态。

娱乐性游戏是儿童医疗辅导专业人员的常用策略，希望通过游戏为儿童营造快乐、放松的氛围，让儿童享受乐趣、表达自我，暂时忘记医疗环境所带来的压力。这一策略有助于帮助儿童缓解焦虑，分散其对医疗程序的注意力，并创造儿童与同辈、家人进行社交互动的机会。娱乐性游戏还可以使儿童发挥自身的创造力，培养其解决问题的能力，并提高其身体素质，在帮助儿童感受积极情绪，促进其健康方面发挥重要作用。娱乐性游戏的选择应考虑不同年龄阶段儿童的特征和时间或空间的限制，如躲猫猫、棋盘游戏、运动项目、唱歌、拼图、电子游戏等涉及或不涉及游戏道具的各种游戏。娱乐性游戏的常用道具如图4-2-1～图4-2-3所示。

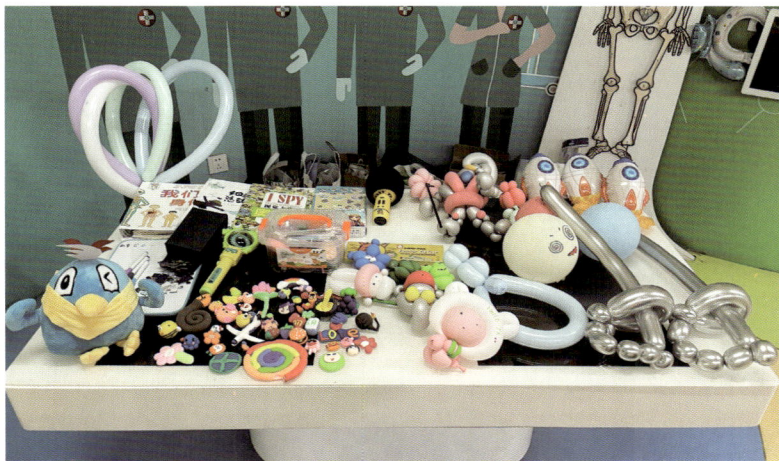

图4-2-1　道具（一）

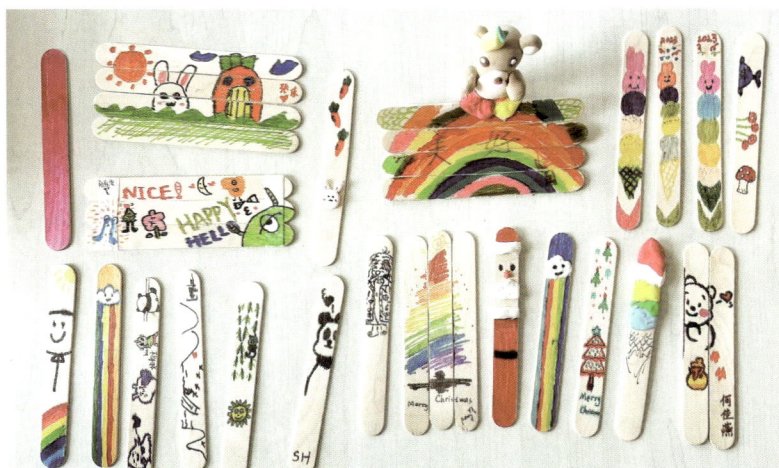

图4-2-2　道具（二）

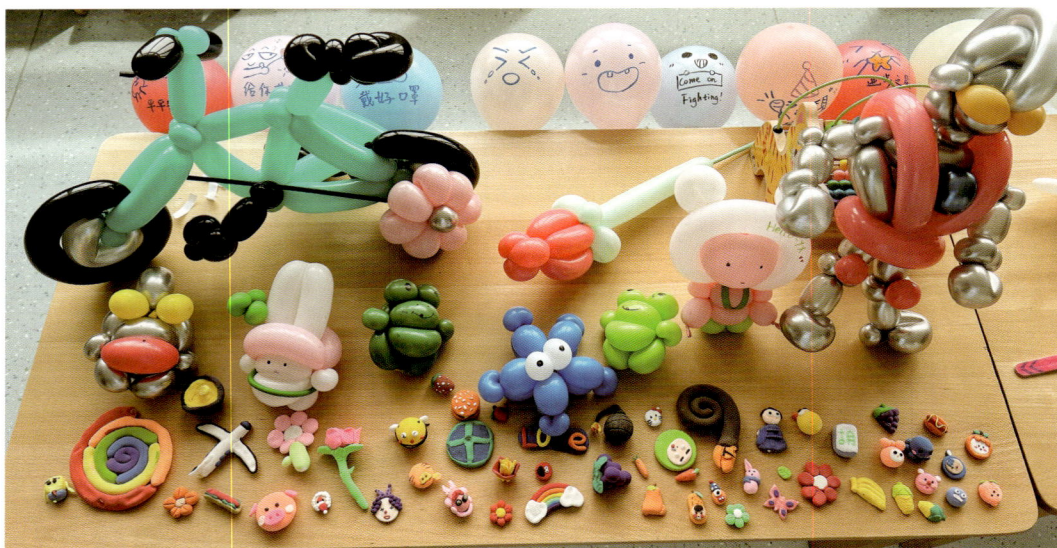

图4-2-3　道具（三）

　　娱乐性游戏的开展有以下几种形式，其中表4-2-1中提供了适合各年龄阶段儿童的娱乐性游戏类目。

1. 游戏室中的娱乐性游戏

　　儿童医疗辅导专业人员引导儿童进入游戏室，让儿童选择自己喜欢的游戏方式，沉浸式地感受游戏过程中的快乐。儿童医疗辅导专业人员的主要工作内容为观察儿童，为儿童提供玩具，并确保儿童安全。儿童既可以独自玩耍，也可以在专业人员的带领下以小组为单位开展游戏活动。游戏过程中，儿童医疗辅导专业人员不要给予评价，为儿童提供自由探索、充分娱乐的空间。对于有特殊需求的儿童，儿童医疗辅导专业人员会帮助其营造安全的游戏空间，鼓励其参与社交活动，促进其自我表达，提升其在游戏过程中的愉快感受。

2. 非游戏室中的娱乐性游戏

　　儿童医疗辅导专业人员可以在病房区举办主题活动，也可以在门诊举办游戏路演活动，如节日庆祝、派对活动、马戏表演、宠物访问、特邀嘉宾问候等。游戏的目的是让儿童在医院中也可以体验到正常的生活，同时为儿童在医疗环境中带来积极愉快的感受，促进其正常发展。

3. 儿童家庭成员参加的娱乐性游戏

儿童医疗辅导专业人员鼓励儿童家庭成员参与儿童诊疗过程，为儿童家庭举办个性化活动，促进儿童及其家庭成员之间的互动与交流，使儿童及其家庭成员在医院中感受到被支持，获得片刻休息的时间，感受到如同家一般的温暖。

4. 床旁娱乐性游戏

当儿童因诊疗或疾病原因无法参与团体活动或去游戏室自由玩耍时，儿童医疗辅导专业人员可以根据儿童喜好选择玩具携带至病床旁，为儿童定制游戏活动，促进儿童的自我表达，与儿童建立良好的信任关系。

表4-2-1 适合各年龄阶段儿童的娱乐性游戏

年龄阶段	游戏活动
婴儿	听音乐，如儿童歌谣； 玩家中熟悉的玩具和物品，如毛绒玩偶、拨浪鼓、毯子； 开展亲子游戏活动，如按摩、捉迷藏
幼儿	玩自己熟悉的玩具和物品，如毛绒玩偶和毯子； 听喜爱的音乐； 观看喜爱的短视频或动画片； 彩笔涂画； 亲子绘本阅读； 玩球类游戏； 玩躲猫猫游戏。

续表

年龄阶段		游戏活动
学龄前儿童		玩过家家游戏； 玩躲猫猫游戏； 摸奇妙的口袋； 玩熟悉的玩具或物品，如毛绒玩偶、毯子、枕头； 听喜爱的音乐； 看喜爱的短视频或动画片； 玩棋盘游戏； 画画； 与成年人一起阅读； 玩球类游戏； 剪纸或手工制作； 团体游戏活动； 玩水、沙
学龄期儿童		玩自己熟悉的玩具和物品； 听喜爱的音乐； 观看喜爱的短视频或动画片； 玩棋盘游戏； 玩纸牌游戏； 阅读； 拼图； 做工艺美术； 练习烹饪； 与同伴一起参加团体活动； 记录日志

续表

年龄阶段	游戏活动
青春期儿童	玩电子游戏； 玩推理游戏； 听喜爱的音乐； 观看喜爱的短视频、电影； 玩棋盘游戏； 玩纸牌游戏； 与同伴一起参加团体活动，如手工、烹饪、游戏锦标赛等； 写日记和制作手账； 写诗和故事； 玩笔记本电脑； 开展团体活动，如户外拓展

儿童医疗辅导中的娱乐性游戏是人文关怀的重要组成部分，其可以促进儿童的正常发展及在医疗中的积极体验。通过提供有趣、愉快及适龄的游戏项目，儿童医疗辅导专业人员可以帮助儿童提升适应能力，减轻其家庭的心理压力，并提升其在医疗体验中的整体感受。

二、发育性游戏

发育性游戏是根据儿童的发展阶段和发展需求设计的游戏。这类游戏旨在促进儿童在各个领域的发展，包括身体、认知、情感及社交等方面。通过游戏和互动，儿童可以学习新的技能，发展协调性，提高认知能力和与他人建立关系。如帮助幼儿学习走路、跑步、跳跃或手眼协调完成拼图等的身体发育游戏；通过形状分类、颜色辨别或数字配对等来促进幼儿认知发展的认知发育游戏；通过角色扮演、情绪表达或故事分享等帮助儿童理解和表达自己情感的情感发育游戏；通过合作、团队活动或角色扮演让儿童学会与他人合作、分享及解决冲突的社交发育游戏等。

儿童医疗辅导专业人员在为儿童提供游戏时，应根据不同年龄阶段的儿童的发育阶段和能力水平提供不同的发育性游戏，根据儿童不同生长发育阶段所达到的动作、知识技能水平来选择适合不同年龄阶段儿童的游戏。具体游戏类型如下。

1. **婴幼儿期**

①感官刺激。提供色彩鲜艳、质地不同、视听丰富的玩具，如视觉瓶子、"百宝箱"（装有不同材质的玩具材料）、水气球、镜子等，激发婴幼儿的感官发展。

②手眼协调。提供易于抓握、双手交换及敲打的玩具，如活动毯、柔软的积木、拨浪鼓、套塔等，以帮助婴幼儿发展手眼协调能力。

③认知发展。使用互动玩具，如婴儿音乐盒、有声图书等，促进婴幼儿的注意力、记忆力及认知发展。

2. **学龄前期**

①想象力和角色扮演。提供角色扮演衣物、儿童家具玩具等，鼓励学龄前期儿童发挥想象力，模仿和创编故事情节。

②益智游戏。提供拼图、积木、图形配对玩具等，促进学龄前期儿童的问题解决、空间认知技能的发展。

③手工艺活动。提供剪纸、涂色、粘贴等手工艺材料，帮助学龄前期儿童发展手眼协调、精细动作及创造能力。

3. **学龄期**

①团队合作游戏。提供多人游戏，如团队拼图、合作棋类游戏等，培养学龄期儿童的协作、沟通及社交技能。

②探索性游戏。提供科学实验套装、模型拼装玩具等，鼓励学龄期儿童进行观察、实验及探索，培养学龄期儿童的好奇心和探索精神。

③创意表达。提供绘画、手工制作、写作材料等，鼓励学龄期儿童表达自己的想法和情感，发展其创造力和表达能力。

4. **青少年期**

①智力挑战。提供谜题、思维游戏、解谜游戏等，促进青少年的逻辑思维、问题解决及批判性思维能力的发展。

②角色扮演和模拟游戏。提供角色扮演游戏、模拟经营游戏等，帮助青少年体验不同角色和情境，培养其社交技能和情感管理能力。

③创造性项目。提供艺术绘画、音乐创作、编程等活动，鼓励青少年发展创造力，展示自己的兴趣和才能。

④运动和团队活动。组织团队运动比赛等，促进青少年的体能发展、团队合作及领导能力。

关键是根据不同年龄阶段的发育特点和能力，为儿童选择适合的游戏类型和玩具。此外，还要根据每个儿童的个体需求和兴趣，灵活调整游戏内容，以满足儿童的发展需求，促进其身心健康和发展。

三、治疗性游戏

治疗性游戏是基于儿童心理-社会发展和心理治疗理论，为了帮助儿童处理情绪和适应性问题而设计的一类游戏，具有评估和治疗作用，有利于儿童的成长发展和情绪健康。治疗性游戏的重点是促进持续的"正常发展"，同时使儿童能够更有效地应对困难情况，如医疗过程。这类游戏为儿童提供了一个安全的环境，让儿童通过游戏来表达自己的感受，应对挑战并发展适应性策略，如通过使用绘画、手偶或表情卡片等工具，帮助儿童识别和表达不同情绪的游戏；通过使用沙盘或故事板等，让儿童通过模拟场景来处理情绪问题或解决挑战的情绪调节游戏；通过角色扮演和情境模拟，让儿童探索不同的角色、情绪及行为选择，以提高自我认知和问题解决能力的角色扮演游戏；通过使用故事书、故事卡片等，帮助儿童分享自己的经历，理解遭遇的问题，并找到适合自己的问题解决方法的叙事游戏等。

儿童医疗辅导专业人员在为儿童提供游戏时，应根据儿童不同的情绪和住院适应性问题提供不同的治疗性游戏，以帮助儿童处理情绪、应对挑战，并促进其心理康复。在治疗性游戏中，鼓励儿童提问以澄清误解，并表达与他们的恐惧和担忧相关的感受。治疗性游戏充当了从儿童那里获取信息的工具，同时也分享了从医疗过程中期望得到和可能体验到的感觉的信息。

1. 缓解分离焦虑

①放松游戏。如呼吸练习、冥想、肌肉放松等，帮助儿童放松身心，缓解焦虑情绪。

②心理教育游戏。通过游戏和绘本导入等方式，帮助儿童梳理焦虑的原因，帮助他们理解和应对焦虑情绪。

③感觉游戏。提供安抚类玩具，如绒布球、柔软的玩具（图4-2-4）等，通过触觉刺激来缓解其焦虑。

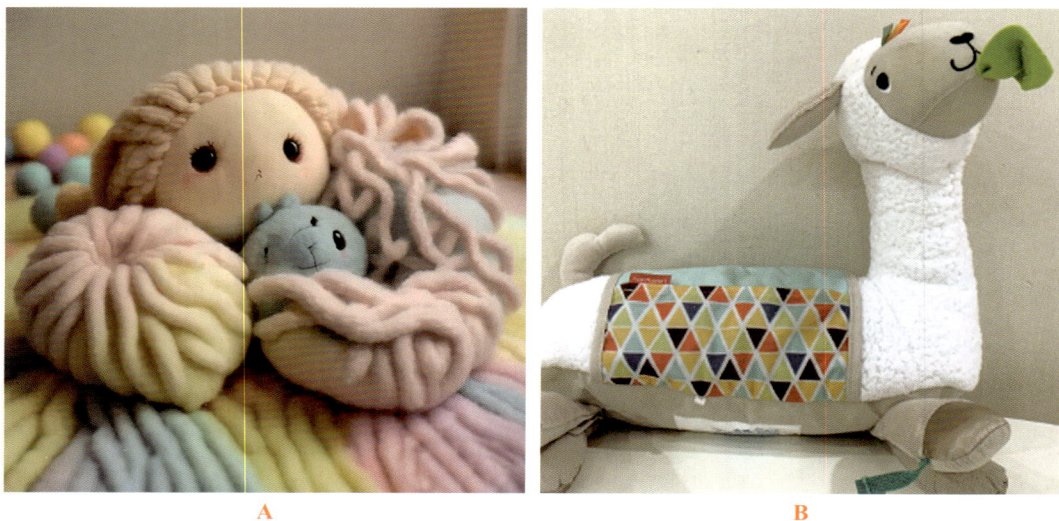

图4-2-4　有安抚感觉的玩具
A. 绒布球；B. 柔软的玩具

④安全感建立游戏。提供角色扮演游戏，让儿童在游戏中扮演父母或其他亲密关系人的角色，以建立安全感和情感连接。

⑤分离训练游戏。通过玩具电话、娃娃医师等游戏，帮助儿童理解分离过程，学习应对分离焦虑的技巧。

2. 缓解抑郁

①心情表达游戏。开展绘画、写作、音乐或舞蹈等创意活动，让儿童通过表达情感来缓解抑郁情绪。图4-2-5～图4-2-8所示为儿童通过绘画表达心情。

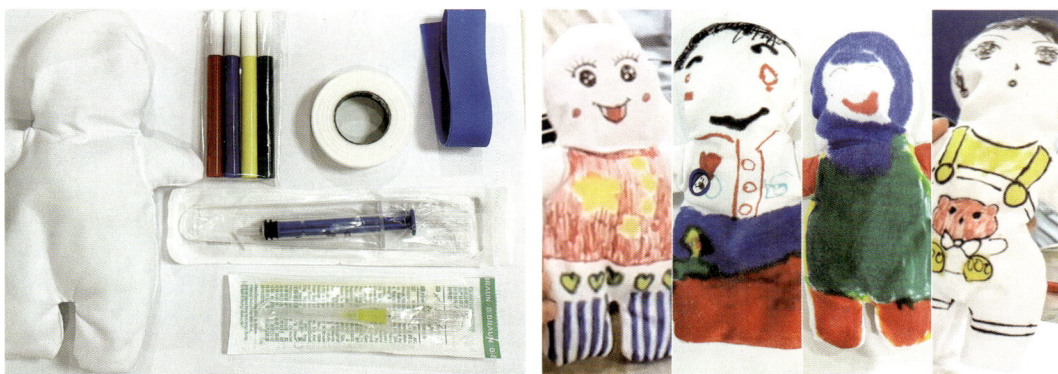

图4-2-5　儿童绘制的小白娃娃（一）

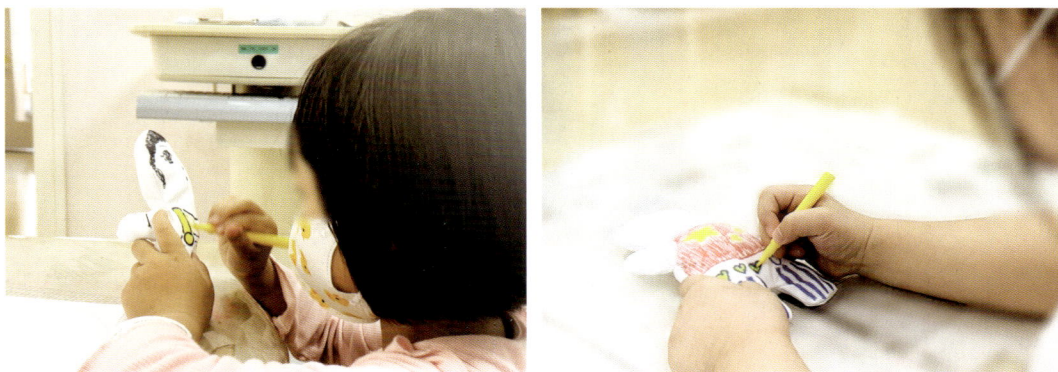

图4-2-6　儿童绘制的小白娃娃（二）

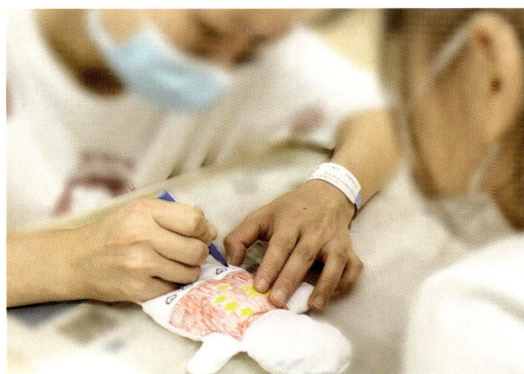

图4-2-7　儿童绘制的小白娃娃（三）

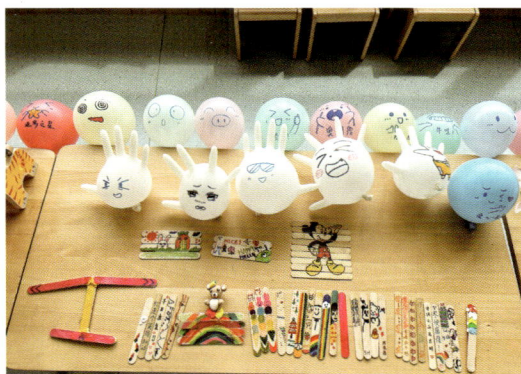

图4-2-8　情绪表达

②积极活动游戏。鼓励儿童参与体育运动、户外活动或志愿服务等，促进其身心健康和积极情绪。

③心情记录游戏。提供心情日记或开展情绪记录活动，让儿童记录自己的情绪变化，并找到情绪波动的原因和解决方法。

④激励游戏。使用激励卡片、目标设定等游戏元素，鼓励儿童制定小目标并逐步实现，培养其积极向上的心态。

3. 缓解悲伤或失落

①悲伤或失落表达游戏。提供悲伤情绪的表达方式，如绘画、手工制作、写作等，帮助儿童释放情绪。

②安全感建立游戏。提供与安全和支持相关的游戏活动，如建立亲密关系的角色扮演游戏、合作游戏等，帮助儿童建立安全感和信任。

③情景重建游戏。通过角色扮演、绘画、制作模型等方式，帮助儿童重建创伤事件的情景，进而处理和调适相关的情绪和记忆。

4. 缓解愤怒或冲动

①愤怒或冲动管理游戏。提供情绪调节游戏，如情绪感知卡片游戏，帮助儿童认识和表达愤怒或冲动情绪，并学习适当的情绪调节技巧。

②创意表达。开展绘画、写作或音乐等创意活动，让儿童将愤怒或冲动情绪转化为创造性的表达方式。

5. 自我调节困难

①情绪认知游戏。提供情绪认知练习游戏，如情绪表情识别、情绪标签匹配等，帮助儿童认识和理解自己的情绪。

②情绪调节游戏。通过角色扮演、故事演绎或角色创作等游戏活动，让儿童尝试不同的情绪调节策略和技巧。

在开展治疗性游戏时，儿童医疗辅导专业人员需要对儿童负面情绪的具体情况进行评估，并结合个体差异和需求，选择适合的游戏活动。其目的是与儿童建立信任和合作关系，通过游戏，帮助他们表达和处理情绪问题，培养适应性技能，促进其心理康复和发展。

四、医疗性游戏

医疗性游戏是专门为儿童在医疗环境中提供心理支持、缓解焦虑及促进治疗合作的游戏。（图4-2-9）这类游戏旨在帮助儿童理解和应对医疗过程，减轻他们对医疗环境的恐惧和焦虑心理，同时促进其与医疗专业人员的合作和沟通。如让儿童通过扮演医生、护士的角色来熟悉医疗过程和设备，增加对医疗环境的理解和信任的医疗角色扮演游戏；通过使用医疗工具模型玩具，让儿童参与医疗过程模拟，如测量血压、听诊、注射等，以减轻其对这些过程的恐惧心理的医疗模拟游戏；通过游戏、绘本或互动媒体等，向儿童解释和展示医疗过程、诊断及治疗方法，以提供医疗信息支持和

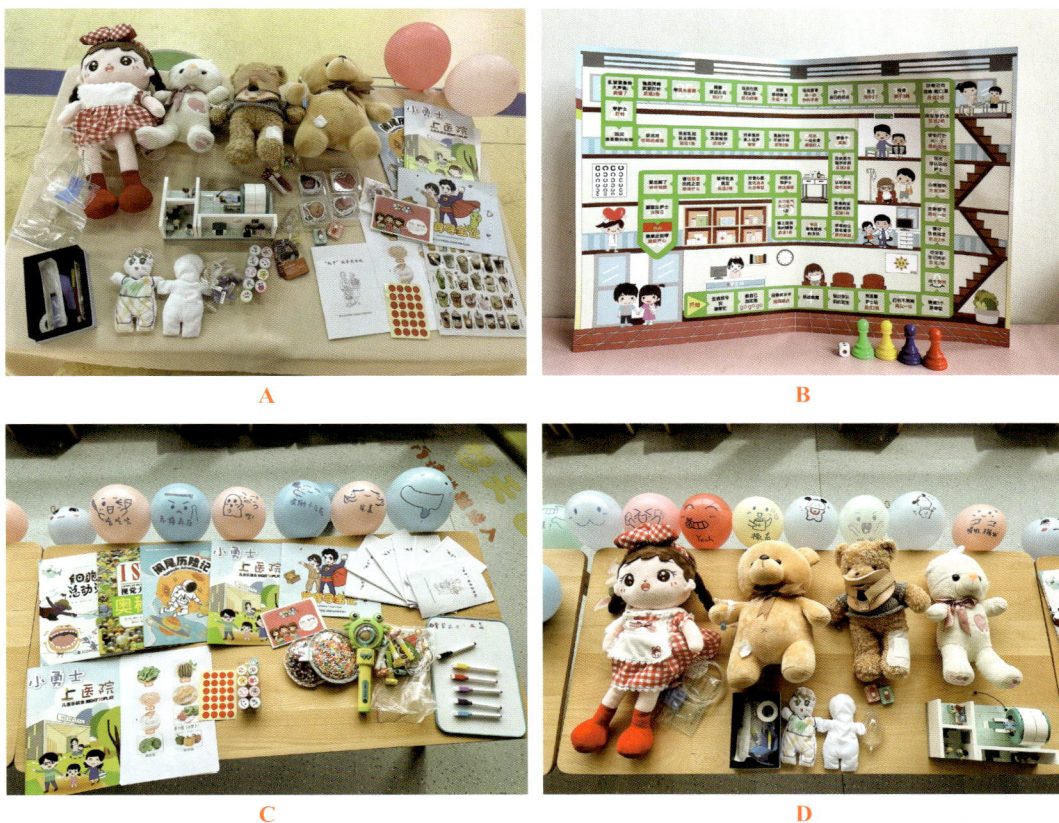

图4-2-9　医疗性游戏道具

科普教育的医疗信息游戏；通过播放音乐、放松练习、呼吸训练或放映令人愉快的影片，帮助儿童在医疗环境中放松和缓解焦虑的医疗环境减压游戏。

儿童医疗辅导专业人员可以根据不同的医疗程序提供相应的医疗性游戏。具体游戏类型如下。

1. 手术准备

游戏建议：通过玩玩偶、讲故事、情景模拟、绘本阅读、PPT演示、短视频展示、图片展示、角色扮演及移动端互动游戏等方式，从儿童视角出发，帮助儿童预先了解手术过程，比如为什么进行这一手术，有哪些手术步骤，儿童需要做哪些事情，有哪些选择，谁会和儿童在一起，治疗中有哪些设备仪器，治疗结束后会有什么反应。通过儿童喜闻乐见的方式，传递有关手术的信息，以降低其对手术的恐惧感。

2. 注射或抽血

游戏建议：通过"注射"模拟游戏、播放音乐等方式缓解儿童的压力与焦虑，提高儿童与护士的配合度。例如播放柔和、欢快的音乐，让儿童在音乐中放松身心；使用医疗工具进行角色扮演；借助虚拟现实技术创建逼真的场景，让儿童在游戏中熟悉操作程序，在认知和心理上做好准备。

3. X射线扫描

游戏建议：通过提供拼图游戏、匹配游戏、激励游戏、角色模拟或X射线相关模拟App游戏，如让儿童拼卡通骨骼图片或匹配正常和异常的图像，帮助他们理解和认识X射线扫描的过程；让儿童进行角色模拟，在体验中预先知晓检查的流程、设备、人物、环境声音及光线等，做好心理准备；通过主题环境改造，将检查变成一次"冒险"游戏，将不同检查环节与要求转化为"通关任务"，营造沉浸式体验，善用勋章激励的方法，提升儿童对检查的依从性。

4. 心电图检查

游戏建议：提供与节奏和音乐相关的游戏，如跟随节拍或音乐节奏进行拍手运动或踏步运动，让儿童体验心电图的节律和过程；创作绘本故事，将电极命名为不同卡通角色并加以装饰，把心电图检查流程编入故事环节中，提升儿童的兴趣，帮助他们在欢快愉悦的氛围中完成检查；对于配合完成任务的行为，予以物质或精神奖励，如奖励贴纸、奖状等。

5. 血压测量

游戏建议：提供角色扮演游戏，让儿童扮演医生或护士的角色，使用玩具血压计为玩具人物测量血压，帮助儿童理解血压测量的过程。

6. 视力检查

游戏建议：提供视力测试游戏，例如寻找和辨认特定形状、颜色或字母的游戏，通过互动和娱乐的方式，帮助儿童参与视力检查。

7. 喉镜检查或听力测试

游戏建议：提供角色扮演游戏，让儿童扮演医生或护士的角色，使用玩具喉镜或听力测试设备进行模拟检查，帮助其了解相关过程；提供假装游戏，将检查室布置成游戏室，以游戏的方式让儿童稳定情绪，保持在平静的状态下配合完成检查，有助于提高结果的准确性。

8. 胃镜检查

游戏建议：提供模拟胃镜检查的游戏，如使用虚拟现实技术创建胃内景象，让儿童在游戏中探索和观察胃部结构，帮助其了解胃镜检查的过程；结合绘本故事，让儿童进行胃镜检查的角色模拟，采用视频等方式介绍如何练习吞咽动作，告知儿童应该怎样应对检查，帮助恢复其控制感与安全感。

9. 医学教育和健康促进

游戏建议：提供有关医学知识和健康促进的游戏，例如具有互动性的食物营养匹配游戏或虚拟医院管理游戏，以帮助儿童学习关于健康的重要知识。

在为儿童选择医疗性游戏时，须考虑他们的年龄、发展阶段及个性化需求，并与医疗团队合作，了解具体检查或操作的特点和步骤，以确保游戏在提供医学教育支持的同时，能够有效帮助儿童应对检查或操作过程。同时要注意考虑以下几个方面。

①游戏的逼真度。选择能够模拟或反映实际检查或操作过程的游戏，以增加儿童对医疗过程的了解和减少儿童对医学检查的恐惧感。

②游戏的互动性。选择需要儿童参与和操作的游戏，以提高其主动性和参与度。

③游戏的教育价值。确保选择的游戏能够向儿童传递相关医学知识和信息，帮助儿童理解检查或操作的目的和意义。

④游戏的安全性考虑。确保选择的游戏不会对儿童的身体或心理造成任何不良影

响，避免过于刺激或引起儿童身心不适的游戏内容。

⑤家长或监护人的参与。鼓励家长或监护人在游戏过程中陪伴儿童，提供支持和安抚，增强游戏的效果和安全性。

医疗性游戏作为帮助儿童理解医疗环境和诊疗操作的工具，与临床护理工作相辅相成。儿童医疗辅导专业人员应定期评估游戏的效果，并根据儿童的反馈和游戏效果调整游戏内容。同时，与儿童及其家庭成员建立良好的沟通和信任关系，提供持续的支持和关怀，以确保医疗性游戏的最佳效果。

在儿童健康照护领域，游戏常常被提及，不同专业背景的医务人员对游戏的认知也会有差异。临床医护人员因游戏可以作为提升儿童对临床诊疗活动依从性的工具而乐意将游戏引入临床；儿童心理治疗师则通过陪伴儿童并观察儿童游戏的过程，为儿童提供针对性心理治疗；儿童医疗辅导专业人员则注重医院内儿童游戏的权利，关注儿童的整体性需求，通过游戏的互动过程对游戏效果予以评估，并将其作为制订治疗计划的基础，运用游戏的方式让儿童可以快乐地度过住院时光。在对游戏活动进行归类时，大家可能会有不同的意见，但这并不矛盾。对游戏分类的目的是希望为儿童医疗辅导专业人员的临床应用提供便捷，开展游戏的初衷始终是促进儿童发展。

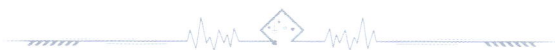

第三节　应用游戏治疗的方法开展游戏

　　游戏作为与儿童沟通和解决儿童问题的手段，受到了精神分析学派的关注。后继研究者根据西格蒙德·弗罗伊德（Sigmund Freud）和卡尔·古斯塔夫·荣格（Carl Gustav Jung）的理论发展出了以精神分析为导向的游戏治疗学派，这一学派后来又发展出以能量发泄为主要目标的主动游戏治疗、释放治疗及结构式游戏治疗。而被动式游戏治疗认为只有儿童自发产生的游戏才能达到释放能量的效果，强调治疗师与儿童的良好关系，因此发展出关系游戏治疗。该主张给予卡尔·罗格斯（Carl Rogers）启发，他提出非指导性治疗（non-directive therapy）的理念，进一步发展为非指导性游戏治疗，并产生十分广泛的影响。随后，认知行为游戏治疗和格式塔等不同的游戏治疗学派兴起。当前游戏治疗的趋势是发展亲子游戏治疗，家庭成员共同参与治疗过程。

　　近年来，游戏治疗呈现出一种融合的趋势，不再受制于某种学派的技巧，而是将其融合在一起，形成一种综合的游戏治疗手段。在运用游戏治疗的理念设计医疗辅导游戏时，应根据服务对象的需求、特点及呈现的问题，选择适当的方法与儿童及其家庭开展游戏。本节将从治疗师角度出发，首先介绍较为经典的儿童为本、认知行为、亲子游戏、精神分析及依恋理论5种学派，然后介绍综合性疗法，即整合性游戏治疗。每一部分将阐述该学派的理论基础，介绍评估和治疗技巧，并说明设计该类游戏时应考虑的因素。在设计游戏时，儿童医疗辅导专业人员应注意游戏是否能够很好地承载其所选学派的方法，以实现相应的儿童辅导目标。

一、儿童为本游戏治疗

（一）定义、起源及发展历程

在儿童为本游戏治疗的发展历程中，儿童在本游戏治疗过程中占据着重要地位。儿童为本游戏治疗又称儿童中心游戏治疗，即对卡尔·罗格斯人本主义理论（即当事人中心治疗理论）的传承和发展。20世纪40年代以来，罗格斯的学生弗吉尼亚·阿克斯莱茵（Virginia Axline）把该理论应用到儿童游戏治疗领域中，发展出非指导性游戏治疗，后续进一步发展为儿童为本游戏治疗。

不同于结构式游戏治疗，一种强调治疗师允许儿童从事没有任何限制的游戏的理论慢慢兴起，即非结构式游戏治疗。20世纪40年代，以奥托·兰克（Otto Rank）为代表的心理学家认为治疗师与儿童之间的关系才是游戏治疗效果的决定性因素，并提出"关系游戏治疗"（relationship play therapy）这一理念。被誉为当代许多游戏治疗学派的主要理论架构者与技术者的克拉克·穆斯塔卡斯（Clark Moustakas），更是强调游戏治疗应以良好的治疗关系为基础。穆斯塔卡斯认为成长是一个互动的过程，治疗师需要在整个过程中保证自己与儿童的共同成长。同时，治疗师必须表现出无条件地接纳，相信儿童有能力自我发展。在此之后，人本主义心理学家阿克斯莱茵结合罗杰斯针对成人的当事人中心的治疗技术和关系游戏治疗的理念，发展出非指导的当事人中心游戏治疗（nondirective client-centered play therapy）。阿克斯莱茵更加重视在游戏过程中儿童与治疗师的关系，认为治疗师只要为儿童提供安全的游戏环境和玩具，并与儿童建立良好的关系，儿童自然会朝着积极的方向成长。阿克斯莱茵认为，游戏治疗效果取决于治疗师与儿童的关系，而不是特定的治疗技术。自阿克斯莱茵开始，人本主义心理学家对游戏治疗展开了更加深入的研究。

（二）原理和理论基础

在人性观方面，儿童为本游戏治疗有以下假设。

①人是理性的，能对自己负责，能促进自我成长并不断迈向自我实现。

②人是建设性的，值得信任，能对别人产生认同感，发展出亲密人际关系。

③人有能力去发现自己心理上的适应不良，也可以通过改变来寻求心理健康。

阿克斯莱茵在此基础上提出了儿童为本游戏治疗的8个原则，这8个原则使儿童为本游戏治疗更具可操作性。

①治疗师必须尽快和儿童建立起友好的关系。

②治疗师应该无条件地接纳儿童。

③治疗师应该营造一种和谐的氛围，使儿童能够充分自由地表达其内心感受。

④治疗师必须迅速识别儿童所表达的情感，并以易懂的方式作出反馈。

⑤治疗师应该始终相信只要给予适当的条件，儿童就有能力、责任及义务解决困难、作出决定及改变。

⑥治疗师不能以任何方式企图指导儿童的行为或对话过程，儿童应该引导治疗的进程。

⑦治疗要循序渐进，不可操之过急。

⑧游戏过程中要建立一些必要的限制，以保证治疗是指向现实生活的。

由于儿童为本游戏治疗适用于建立治疗师与儿童的关系、化解儿童抗拒情绪等目标，也适用于性格内向和适应不良的儿童，因此，可应用于与住院适应困难、治疗配合度较低的儿童进行沟通等。

（三）儿童为本游戏治疗的应用

1. 治疗评估

鉴于儿童为本游戏治疗学派尊重作为个体的儿童本身、相信儿童自身具有能量和改变的动机，其对于儿童治疗前的评估也有不同的看法。相关治疗师认为，每位儿童在成长过程中的生理、心理及情绪经历都与成人不同，他们始终处于学着与他人和周围环境相适应、相联结的过程中。儿童以自身的节奏走向成熟，因此，对于他们"正常"与否的评价不应一概而论。任何对儿童的诊断和评估都应综合考虑多种因素，如其在家、在学校表现如何，与其家人、同辈的相处如何，其年龄、外在如何。

2. 治疗方法

基于儿童为本游戏治疗关注的是儿童本人而非其他问题，治疗师的工作重点是增强儿童自身处理当下和将来问题的能力。在此理念的导向下，治疗师应当明确以下治疗目标，并以此为指导来开展工作。

①儿童培养出更积极的自我成长意识。

②儿童承担起更多自己的责任。

③儿童更有能力进行自我引导。

④儿童更加悦纳自己。

⑤儿童更加独立自主。

⑥儿童能自己做决定。

⑦儿童获得掌控感。

⑧儿童培养出敏锐的问题意识。

⑨儿童发展出自省的内在动力。

⑩儿童更加自信。

20世纪70年代以来，许多学者都对儿童为本游戏治疗的治疗阶段进行过归纳，有研究将儿童为本游戏治疗分为5个阶段。在第一阶段，儿童的特点是焦虑感明显，治疗侧重于进行探索性游戏和建立儿童与治疗师的关系。此阶段，治疗师关注的是儿童本身和儿童的情绪感受，而非儿童的问题或症状。在第二阶段，也就是在治疗师与儿童的第四次到第六次会面，治疗开始加入更有创造性的游戏，巩固专业关系的游戏也会同时进行。在第三阶段，儿童会表达愉悦的情绪，并且透露有关自己和家庭的更多信息。在第四阶段，儿童的情绪表达范围更广，可能是积极的，也可能是消极的。在第五阶段，游戏治疗趋于结束，治疗师开始着重处理儿童的离别情绪。

另有研究提出儿童为本游戏治疗的4个阶段，即热身阶段、表达攻击性阶段、退行阶段及自主性能力增强阶段。在热身阶段，治疗重点关注治疗师与儿童专业关系的建立、儿童和治疗师各自的角色定位和安全感。在表达攻击性阶段，儿童的特点表现为想掌控一切，但也接受治疗师给他们设定的限制。在此阶段，治疗师可运用角色扮演游戏帮助儿童通过其中的角色或行为，来表达带有攻击性的倾向或想法。在退行阶段，儿童表现出依恋行为，并倾向于选择符合其早期发展水平的游戏。在自主性能力增强阶段，儿童通常选择能显示其能力和自主性的游戏，这有助于儿童为本游戏治疗全阶段对儿童人格结构塑造的完成。

儿童为本游戏治疗重点关注治疗师与儿童信任关系的建立与存续，为达成这一目标，治疗师可应用跟随、内容映像、感受映像、设限等策略。跟随是指由治疗师反映儿童的语言或行为，如当面大声描述出儿童的行为、重复儿童的话等，对那些年龄稍小、渴望关注的儿童来说，这种方式能够帮助形成儿童对治疗师的初步信任。内容映像是指在表达对儿童的全情关注后，治疗师通过总结或解释儿童的话语，将信息再反馈给儿童的方式，表达对儿童的接纳和理解。这一策略能够帮助儿童具象化他们的经历，使他们获得更清晰的自我认知。感受映像是指治疗师识别并帮助儿童恰当地表达感受，当儿童感觉到治疗师是接纳自己的，就会愿意更开放地表达自己更多感受。感受映像要求治疗师具备较强的工作能力和敏锐的自我觉察。设限是指当儿童在治疗室中尝试打破某些边界时，治疗师对儿童设定必要的限制、提供可供替代的行为。加里·兰德雷思（Garry Landreth）提出了设限的3个步骤，即ACT：接纳儿童的感受、天性和意愿（acknowledge your child's feeling，A），设定限制（communicate the limit，C）；提供可供选择的替代行为（target the choice，T）。

（四）儿童为本游戏设计的考虑因素

1. 玩具或游戏材料的选择

"玩具是儿童的词汇，游戏是他们的语言。"基于儿童为本游戏治疗"非指导"的重要原则，鼓励儿童自主选择玩具。在此之前，当治疗师挑选和补充玩具和游戏材料时，应考虑玩具的耐用性、多样性、可玩性、儿童自主性等。兰德雷思提出的选择玩具和材料可参考的标准如下：玩具和材料是否有利于发挥儿童的创造性，是否能帮助儿童进行情感表达，是否可引起儿童兴趣，是否可开展表达性和探索性游戏，是否能让儿童不用说话就可以进行表达和探索，是否支持非结构性游戏，是否能被用于无明确意义的游戏，对儿童来说是否耐用等。兰德雷思将玩具大体分为现实生活类玩具（如玩偶娃娃家族、玩具屋、布偶等）、释放攻击类玩具（如充气不倒翁、玩具士兵、鳄鱼布偶等）、创造性表达和情绪发泄类玩具（如沙子和水等）3类。

值得特别注意的是，"非指导"并不意味着治疗师不对儿童设置任何限制。当儿童尝试破坏治疗室内的玩具和材料时，治疗师需要按照ACT步骤说明和实施限制。设限的目的是保护儿童和治疗师的人身及情绪安全。

2. 适用儿童对象的选择

儿童为本游戏治疗旨在增强儿童的自尊心和改善儿童不恰当行为背后的感受。当儿童感到迷茫、气愤，或有行为焦虑、分离焦虑、被抛弃的恐惧、对人身安全的担忧等情况时，都适合参与儿童为本游戏治疗。对于18个月至10岁的儿童，儿童为本游戏治疗能帮助他们培养出符合其发展阶段的感觉模式。

3. 游戏治疗中限制的设置

阿克斯莱茵认为，只有在帮助儿童与现实联结及在必要的情况下让儿童负责，才能对儿童的行为设定限制。格尔尼认为，设限的主要目的是使儿童避免危险，防止其破坏玩具、伤害自己或治疗师。在设定限制时，治疗师应同时采用同理陈述和设限陈述，即先同理地接纳儿童的愿望，再陈述限制，让儿童感到此限制只是针对某特定行为而设计，而非对自己个人的拒绝。此外，格尔尼还认为，在游戏中学习到的自我控制能够在今后应用于真实世界，设限对常以不恰当方式宣泄情绪的儿童来说是一种重要的治疗方法。

二、认知行为游戏治疗

（一）定义、起源及发展历程

认知行为疗法（cognitive behavioral therapy，CBT）通过改变思维和行为的方式来改变不良认知，从而消除不良情绪和行为，是目前最有影响力、被广泛应用的心理治疗方法之一。但由于受所处发展阶段的限制，儿童缺乏认知行为治疗所要求的语言、认知发展水平及处理问题能力，传统的CBT并不适用于儿童。为了发展适用于儿童，特别是2.5—6岁的低龄儿童的CBT，1990年，苏珊·卡纳尔（Susan Knell）和道格拉斯·摩尔（Douglas Moore）将认知行为的概念与传统的游戏治疗模式相结合，建立了认知行为游戏治疗（cognitive-behavioral play therapy，CBPT）模式。卡纳尔提出，有效的CBPT具有以下6个特质。

①结构性、引导性及目标导向性的。

②关注儿童的想法、感受、幻想及环境。

③通过游戏处理儿童的问题。

④发展儿童更具适应性的行为和想法。

⑤使用经实证研究证明有效的各种技术。

⑥允许治疗的实证性检验。

与此同时，卡纳尔还指出与其他游戏治疗模式相比，CBPT模式在以下5个方面有较大不同。

①以预先建立的治疗目标指导治疗方向。

②由儿童和治疗师共同选择游戏材料和活动。

③将游戏视作教导技能和创造其他行为。

④治疗师将冲突和不合理的逻辑口语化，并让儿童知道。

⑤赞美是一个关键的部分，通过赞美，让儿童知道什么行为是恰当的，并强化该行为（社会奖励系统）。

（二）原理和理论基础

认知行为游戏治疗主要建立在认知行为专家阿尔伯特·艾利斯（Albert Ellis）、亚伦·贝克（Aaron Beck）、阿尔伯特·班杜拉（Albert Bandura）等人的理论基础上，在游戏治疗的范式内引进认知和行为干预策略。认知行为游戏治疗基本上是属于结构性、指导性及目标导向性的，主要引导儿童在游戏情景中以新的方式对自己及其人际关系进行思考，协助儿童学习新的应对策略，练习适当的行为。认知行为游戏治疗的实施对象主要是学龄前儿童，强调其在治疗上参与的方法是独特的，考虑儿童的感觉和认知，指导儿童积极、主动地参与活动或指引他人与儿童进行活动，通过各种介入手段来帮助儿童增加对问题的了解，并教导儿童掌握必要的技能。在认知行为游戏中，儿童是活跃的，能够与治疗师分享他们的想法或感觉。

（三）认知行为游戏治疗的应用

1. 治疗评估

认知行为游戏治疗的评估方式与其他理论的评估程序没有太大不同。认知行为游戏治疗评估的重点在于儿童是否处于正常的发展水平，因此，认知行为游戏治疗师必须掌握与人类成长和发展相关的知识。治疗评估过程注重儿童的"自我看法、归因、信念及假设"。资料的搜集途径包括观察、父母和照护者的报告、会谈、游戏评估、标准化的评估工具等。搜集而来的信息用于分析儿童当前问题、做出诊断，并制订治疗计划。一般来说，建议采用多种评估方法，以便获得关于当前问题的全面情况。

认知行为游戏治疗常用的评估方法有以下4个特点。

一是，可以在儿童不在场的情况下与照护者面谈，主要收集有关背景信息，包括儿童的认知、情感、社交及解决问题能力的水平，需要介入和解决的问题，以及问题出现的发展历程。通常作为评估的一部分，照护者会被要求填写儿童行为评定量表和照护者监测表。

二是，使用行为观察和游戏评估作为标准化的补充措施，这通常涉及对幼儿游戏技能的评估。研究表明，该游戏疗法对具有良好假装游戏技能的儿童更有效。评价儿童假装游戏技能可从以下几个层面进行。

①认知层面，如组织、发散性思维及表征能力。

②情绪方面，如情绪表达情况、是否享受游戏，以及情绪调节情况。

③社交层面，如同理心和沟通情况。

④解决问题能力层面，如问题和冲突的解决能力。

三是，评估可以在治疗的任何一个阶段进行，可以在治疗期间，也可以在候诊期间，甚至是治疗结束后。

四是，可以从其他途径对评估内容进行补充，如观察儿童在学校或幼儿园等其他场所的行为，对治疗的评估同样具有价值。

2. 治疗方法

儿童往往存在表达困难。通过游戏，可以帮助儿童把内隐的情绪和认知外显化，治疗师可以据此来评估和介入解决儿童可能存在的问题。治疗师可以使用多种介入方法，在无形之中教导儿童习得新的应对策略。在实施过程中，示范是该疗法最基本的方法。既往已有较多的证据表明，示范是催化、强化及削弱行为的有效方法。治疗师可以通过手偶、毛绒玩具等玩具，将所期望出现的行为表演给儿童看，同时假装对玩具的"行为"进行鼓励和口头奖励。另外，治疗师也可以通过在表演中加入儿童行为问题的故事时，引入行为示范，以这种间接的方式向儿童展示适当的行为范例。儿童通过观察，便可习得适当的行为。

认知行为游戏治疗另一个常用方法是角色扮演，儿童与治疗师一起，通过角色扮演游戏来练习和掌握有关技能。比如治疗师假装是遇到困难、需要寻求帮助的儿童，儿童假装是被求助的对象（如儿童的父母）。在此过程中，治疗师给儿童示范如何用适当的方式寻求帮助。两个人角色互换，治疗师假装是被求助的对象，儿童则扮演回自己，练习寻求帮助的方法。另外，儿童也可以通过纯粹的观察来进行学习。比如，治疗师用两个手偶进行角色扮演，手偶A假装是儿童，手偶B假装是老师，治疗师通过表演手偶A被手偶B误会并公开批评的故事，示范手偶A是如何正确应对（比如某种行为或话语）的，让儿童通过观察进行学习。

此外，认知行为游戏治疗常用的认知技术包括心理教育、认知重建、积极的自我陈述及问题解决，常用的行为技术包括后果管理、塑造、暴露、系统脱敏及放松训练。

（四）认知行为游戏设计的考虑因素

1. 玩具或游戏材料的选择

治疗时，越是直接介入，往往越需要借助特定的媒介，如洋娃娃、布偶或一些艺术治疗的媒介材料。因此，游戏室会为儿童提供各种各样的玩具和材料，如布偶、洋娃娃、艺术治疗的一些媒介（如黏土、画画工具、雕塑材料等），书籍、故事书、作业本，纸盘游戏及其他可以利用的玩具。有时候，治疗室需要购买一些特殊的游戏材料来满足特殊儿童的需求，如强调特定行为问题的图表。此外，认知行为游戏治疗还允许儿童将即兴的材料带进治疗室。

在游戏的选择方面，由于儿童的改变主要是发生在游戏的结构化和非结构化部分，因此，治疗师须考虑结构化和非结构化游戏的选择。在结构化的游戏中，目标导向的游戏为治疗师提供直接解决问题的机会，并教导儿童更多的适应性行为；而在非结构化的游戏过程中，治疗师可以通过观察，了解儿童的想法和感受。在进行认知行为游戏治疗时，平衡结构化游戏和非结构化游戏非常重要。另外，由于每一位儿童都有很大的个体差异性，因此，游戏的挑选和设计通常需要高度个性化。

在游戏设计方面，认知行为游戏治疗常用的游戏类型有以下几种。

（1）玩偶游戏

玩偶以非威胁性的方式帮助儿童表达其想法和感受。儿童可以在玩的过程中，把自己的想法和感受投射到玩偶的形象上，并借此表达自己在现实生活中遇到的问题。玩偶游戏为治疗师提供了观察儿童想法、感受及行为的机会。

（2）木偶游戏

木偶游戏最适用于5—11岁的儿童。在木偶游戏中，儿童可以用木偶（比如各种各样的动物木偶）创造一个独立的形象，通过故事表演来表达他们很难表达、不能直接表达或不能接受的想法和感受，将生气、沮丧、羞怯、恐惧、焦虑及嫉妒等情感，以及攻击、退缩、哭喊或懒惰等行为赋予木偶；同时，该游戏还允许儿童把强烈的情绪发泄到木偶上，从而避免对其他人的伤害，以使儿童自己产生愧疚感，帮助儿童以安全的方式发泄情绪。

（3）讲故事

治疗师先请儿童自编故事并讲述出来，然后进行回应，向儿童介绍能合理解决故事中问题的办法，通过这种方式，帮助儿童探索问题的解决办法。讲故事的过程中可以配合使用玩偶、木偶等，使故事讲述得更加生动。讲故事也可帮助治疗师更好地了解儿童、搜集信息，帮助儿童表达和控制感情。

（4）规则游戏

针对低龄儿童的规则游戏中，规则可比较宽松，儿童可以经常修改甚至违反规则；但随着儿童不断成长，规则应逐渐严格，儿童需要在游戏中学会自律、合作及竞争，并将这些能力运用到日常生活中。一般情况下，不建议安排儿童独自和电脑虚拟人物互动的游戏，因为这类游戏不仅不能帮助儿童学习现实生活中的人际行为规范，还容易导致儿童沉溺于虚拟世界难以自拔。

2. 适用儿童对象的选择

认知行为游戏治疗一开始是被研发用于2.5—6岁的儿童，但随着研究和应用的发展，目前认知行为游戏治疗的适用年龄段为3—8岁，儿童群体包括焦虑症、恐惧症、选择性缄默症、大小便失禁、分离焦虑及面临控制问题（例如如厕）的儿童，以及因为经历创伤性生活事件导致焦虑、抑郁、恐惧的儿童。另外，虽然尚无研究证据显示，但学界普遍认为认知行为游戏治疗适用于有行为问题或情绪障碍的儿童，以及认知、发展、情绪及社交发展延迟或不足的儿童。应特别注意的是，认知行为游戏治疗不适用于儿童的不服从行为是源于父母的不当教养方式所导致的情况，即便采用，也应首先解决父母不当教养方式的问题后，再尝试使用。

3. 游戏治疗中限制的设置

设限是必须的，但应越少越好。认知行为游戏治疗的设限强调使用强化、社会化或其他方式停止儿童有问题的行为，强调儿童认知与情绪的假设，通过活动来示范其他可能的行为。

三、亲子游戏治疗

（一）定义、起源及发展历程

亲子游戏治疗由伯纳德·格尔尼（Bernard Guerney）和他的妻子路易丝·格尔尼（Louise Guerney）在1964年共同创立，是一种结合了家庭治疗和游戏治疗的心理教育模式。亲子游戏治疗是一种运用亲子游戏作为核心改变机制的家庭治疗形式。治疗师训练和督导父母或其他照护者与儿童进行非指导性游戏。

训练父母在儿童活动中发挥治疗效果的做法最早可以追溯至1909年，西格蒙德·弗洛伊德成功地指导了一位5岁男童的父亲在游戏治疗过程中对儿童作出适当的回应；1949年，多萝西·巴鲁克（Dorothy Baruch）提倡在家中进行有计划的游戏活动以促进亲子关系；1957年，娜塔莉·富克斯（Natalie Fuchs）使用阿克斯莱茵创立的游戏治疗模式，发表了一个很成功的家庭游戏治疗的案例；1959年，克拉克·穆斯塔卡斯提出了家庭游戏治疗中父母的重要性。直至20世纪60—70年代，才出现系统的疗法主张训练父母成为儿童辅导的代理人。

亲子游戏治疗依据儿童中心游戏治疗理论，引导父母在家中与有行为偏差和情绪困扰的儿童进行固定的、受督导的家庭游戏活动。最初，亲子游戏治疗是针对10岁以下，具有严重情绪和行为问题的儿童设计的治疗模式。后来，加里·兰德雷思在格尔尼夫妇的创立基础上进一步发展了亲子游戏治疗。父母被教授一些基本的儿童中心游戏治疗的技巧（例如回应性地聆听、发现儿童的情感需求、帮儿童建立自信等），并学习如何创立一种可以促进亲子关系，并且不加评判的、互相理解的、可接受的环境，以促进儿童个体的成长及儿童与父母之间关系的改善。兰德雷斯还将治疗的对象逐渐扩展至健康、正常儿童的父母，幼儿教师、小学教师，以及与儿童培训相关的人员等。

亲子游戏治疗的益处体现在以下几个方面。

①可以通过提供积极的体验来强化家庭关系。

②让感到无助的父母知道如何帮助他们的孩子，并从高强度的治疗和疾病管理中为亲子关系提供一个喘息的机会。

③亲子游戏治疗给儿童提供了一个将情绪表达给最重要的人（父母）的机会，让他们的情绪可以被表达和接纳。

④亲子游戏治疗也可以帮助未患病的子女，给他们一个被听到和被支持的机会，让他们不再生活在疾病的阴影中。

⑤帮助父母给所有儿童提供支持性的氛围。

⑥治疗师帮助父母理解儿童难以被接纳的情绪，如愤怒、焦虑、挫败及沮丧等。

⑦治疗师教给父母应对更多场景的技巧，并为父母提供支持，以处理他们自身的负面情绪。

（二）原理和理论基础

亲子游戏治疗是融合了心理动力学、人本主义、行为、人际、认知、发展、依恋，以及系统理论的综合性疗法，治疗师将这些理论和原则结合在一起。亲子游戏治疗的理论基础是儿童为本游戏治疗，其基本理念与儿童为本游戏治疗是共通的。它相信游戏是与儿童沟通最恰当的方式，儿童可以在游戏中表达自己的想法和感受，处理和整合自己的经验、学习技巧，以及创造新的反应模式。亲子游戏治疗执行的基础是干预和预防的心理教育模式。该疗法认为个人和家庭的问题是源于技巧和经验的缺乏，而非内在的缺陷或弱点，相信父母作为儿童生命中最重要的人，有能力学习知识和技巧来帮助儿童。因此，它致力于帮助父母发展必要的知识、技巧及能力并应用在相关的生活挑战中。

亲子游戏治疗的目标是帮助父母学会如何创建一个安全、接纳的环境，让儿童能够安心、自在地表达自身的感受，学着理解世界、解决问题，以及增强对自己和对父母的信心。父母可以通过亲子游戏治疗学习如何对儿童的感受和问题进行充分的回应，学习如何用更适合儿童的方式来解决问题，使家庭的沟通能力和问题解决能力得到提升，从而发展出健康的依恋关系，以及更强的家庭凝聚力。亲子游戏治疗并非仅仅关注儿童的行为问题或儿童和父母个人，而是把亲子关系作为工作对象，关注更为广泛的与亲子关系相关的问题。通过改善亲子之间的互动，以解决亲子依恋、情绪调节及行为问题。

（三）亲子游戏治疗的应用

1. 治疗评估

（1）需求评估

在开始进行家庭亲子游戏治疗前，治疗师会单独约见家长，仔细地了解家长的需求，表达理解和接纳。治疗师会邀请家长讲述疾病及其治疗是如何影响儿童、父母、同胞、亲戚、朋友、邻里及同学等，哪些经历让他们感到愉悦或挫败，从而评估其所在的生活环境、儿童疼痛的症状对家庭生活的影响程度，以及是否适合亲子游戏治疗。

（2）家庭动力评估

治疗师邀请家庭成员进行20 min的游戏，通过家庭游戏观摩来更好地理解家庭动力。在游戏结束后，治疗师单独与父母进行谈话，了解刚才的游戏片段与在家中互动的异同。治疗师向父母解释推荐亲子游戏治疗的原因，并解答父母的疑问。

2. 治疗方法

（1）倾心聆听

倾心聆听是指父母先把他们的想法和感受"倒空"，真正通过儿童的眼睛来看世界。父母须学着观察儿童的整体，包括语言、面部表情、声音语调及肢体动作，思考儿童正在做的事情和呈现的情绪，接纳儿童原本的样子。

（2）儿童为中心的想象游戏

父母学着在儿童提出要求时与他们玩想象游戏。在游戏中遵照儿童的领导，按照儿童要求的去做，或者扮演儿童可能会希望父母扮演的角色。父母在游戏中应避免主动询问关于角色的问题，学着更好地适应儿童和环境，根据儿童的反应来调整回应，从而符合儿童的意愿。

（3）协调

协调是指父母能够准确地感知和回应儿童的情绪，敏感与协调能够更好地培育儿童的安全依恋；与之相反，不协调是指误解儿童的意图、不准确的归因，或者漠视儿童。不协调与儿童的社会退缩、攻击、注意力缺失等问题相关。

（4）自主支持

自主支持性育儿采用以儿童为中心的视角，鼓励儿童自主行动和自主解决问题。来自父母的自主支持有利于发展儿童的行为控制能力。与之相反，控制性育儿采用的是以父母为中心的视角，强迫儿童达到父母的要求，严格控制儿童如何解决问题。控制性育儿可能使儿童的成长停滞不前。

（5）结构化

结构化是指父母为了促进儿童的学习和发展而做出的改善环境的努力，包括父母提供给儿童清晰一致的期望、指引及限制，使用及时反馈、归纳推理、结果一致等方式，帮助儿童理解他们的决策和结果之间的关系。结构化技巧的核心是提供"脚手架"，即父母提供必要的帮助，就像搭建一个脚手架一样，使儿童稍稍努力就能完成自己能力之外的任务，同时允许儿童尽可能多地承担责任。

（6）反思性功能

反思性功能是感知自己和他人精神状态的能力。这种能力是认识和接纳自我及他人的想法、感受、行为，将其独立分开的能力，并能辨别一个人的想法、感受及行为如何影响其他人，反之亦然。父母的反思性功能体现在理解儿童的成长能力、需求，这是积极养育的基础，儿童也会从父母的反思性行为中习得这项技能，从而获得应对问题的能力。当缺乏这种能力时，父母会对儿童抱有不切实际的幻想，严厉地批评儿童，负面地解读儿童的意图，充满敌意和胁迫地对待儿童，甚至虐待或忽视儿童。

（四）亲子游戏设计的考虑因素

1. 玩具或游戏材料的选择

在治疗室中设置一个观察区域，方便父母观看治疗师的演示，也可用于治疗师观察父母是如何与儿童开展游戏的。亲子游戏治疗与儿童为本游戏治疗是相通的，其玩具的选择也与儿童为本游戏治疗中所使用的玩具相同。唯一的区别在于，亲子游戏治疗最终的实施场景是在家中，父母需要学会如何与儿童开展游戏，因此，玩具的种类和数量无法像在游戏室里那样丰富。有学者建议为儿童配备一个专门的玩具箱，用特殊的袋子或盒子装起来并放置于平时不会被儿童翻到的地方，区别于日常玩耍的玩具，以展示这些玩具的"特殊性"。建议玩具箱里要包括家庭型和养育型玩具、沟通型玩具、攻击型玩具、掌控型玩具、创意表达型玩具5种类型的玩具。这些玩具不必很贵，也不用准备很多，但要尽力确保每种类型的玩具都有。尽量不要选择结构性很强的玩具，因为这种玩具不利于儿童想象力的发挥。

2. 适用儿童对象的选择

特里·科特曼（Terry Kottman）和查尔斯·谢弗（Charles Schaefer）在《游戏治疗实务指南》（*Play Therapy in Action：A Case book for Practitioners*）一书中指出，应用亲子游戏治疗时，治疗师首先要知道哪些儿童适合亲子游戏治疗，并且可以达到治疗师期望的治疗效果。亲子游戏治疗适用于绝大多数儿童，而不仅仅是情绪适应不良的儿童。选择对儿童实施亲子游戏治疗，即选择了以儿童为中心的游戏治疗方向。

适合亲子游戏治疗的儿童一般年龄介于3—12岁，在一些特殊情况下，青少年也可采用。该疗法的适用范围十分广泛，可以用于预防家庭问题、帮助处于风险中的家庭发展应对方法或对有轻度至重度家庭问题的家庭进行干预。亲子游戏治疗常被应用于有收养问题、依恋问题及创伤问题的儿童家庭。同时，亲子游戏治疗对于儿童患慢性疾病的家庭非常有效。慢性疾病对家庭的影响不仅包括疾病本身，还包括疾病的治疗和管理，以及对家庭生活方式的破坏。慢性疾病常伴随疼痛和其他不适，有时会消耗儿童的能量，阻碍儿童的活动或限制其饮食。疾病会影响儿童及其家庭成员的情绪和行为，他们会感到担心、愤怒，以及对日常生活失去控制。治疗可能是疼痛的、可怕的、侵入性的甚至是创伤性的，面对疾病的治疗，如何让儿童配合更是对亲子关系的一个挑战。随之改变的还有家庭的休闲时间被挤占、父母尤其是母亲可能面临辞职、家庭面临经济压力、儿童的学业和社交受到影响、家庭成员关系紧张等。亲子游戏治疗可帮助儿童患慢性疾病的家庭应对这些挑战。

3. 游戏治疗中限制的设置

亲子游戏治疗与儿童为本游戏治疗一致，设限被限定在非常有限的水平内，其安排具有很大的灵活性。游戏治疗中设置限制的主要目的是确保儿童的安全，防止出现严重毁坏玩具或家具的情况。同时，设置限制能帮助儿童感受界限，提供机会让他们进行选择并感受选择的结果，这将有利于发展儿童的行为调控能力。需要注意的是，让儿童感受因果关系时应避免让儿童感到羞愧，也不应让儿童承担过多的责任。

四、精神分析游戏治疗

（一）定义、起源及发展历程

通过游戏将儿童压抑在潜意识里的内容上升到意识层面进行分析，即为精神分析游戏治疗，其中，游戏本身不具备任何治疗功能，只是进行儿童心理分析时的必要媒介。精神分析游戏治疗是最早的一种游戏治疗形式，其发展起源于精神分析学派尝试将精神分析相关理论应用于儿童治疗。其基本观点认为，儿童可以通过游戏补偿日常生活中遇到的焦虑和挫折。最早的儿童游戏治疗源于1909年，弗洛伊德的第1例儿童心理分析案例"小汉斯"（Little Hans），记录了弗洛伊德借助游戏媒介指导其父亲进入5岁小男孩的无意识世界。在这之后，弗洛伊德开始系统整理如何利用游戏进行儿童心理分析治疗，为精神分析理论和游戏相结合奠定了基础。继弗洛伊德之后，精神分析学派的胡格·赫尔穆特（Hug Hellmuth）成为第1位直接使用游戏这一特殊方法来治疗儿童的精神分析学者。她大胆地将游戏和精神分析心理治疗结合在一起，但她并未系统地阐述精神分析游戏治疗的方法。此后，梅兰妮·克莱因（Melanie Klein）和安娜·弗洛伊德（Anna Freud）等精神分析学者都在游戏治疗这一领域不断探索，不仅使儿童精神分析作为一门独立的学科得以创建，而且使精神分析游戏治疗的理论得以系统化地完善和发展。

（二）原理和理论基础

精神分析游戏治疗重视潜意识的作用，克莱因假设儿童游戏的内容类似于成年人的自由联想，是由内在动机决定的，游戏是能接触到儿童潜意识的最佳媒介。游戏过程中能看到儿童的无意识世界，治疗师通过观察儿童的游戏行为来收集信息，从而对儿童进行精神分析。克莱因用游戏的方法鼓励儿童表达幻想、焦虑及防御，然后再进行解读，并把这些解释给儿童听。安娜·弗洛伊德则认为在进行潜意识动机的解释前，应当先与儿童建立情感上的联系，用游戏建立起儿童对治疗师的积极情感依恋。她认为游戏本身不具有治疗性，游戏治疗只是心理分析的必要媒介。

朵拉·卡尔夫（Dora Kalff）在荣格的心理分析理论基础上发展出沙游治疗。沙游治疗鼓励创造性的回归，主要目标是允许自我放弃其虚幻的支配地位，以及在意识与无意识之间重新建立起联系和持续的关系。自由、保护、理解及信任这四重基础是其起效的关键因素。

（三）精神分析游戏治疗的应用

1. 治疗评估

首次评估不只评估儿童，也要对父母进行评估。评估开始于首次与父母的谈话，了解儿童的全部历史信息，如表现的问题、发展历史、精神状态、家庭历史、原生家庭问题及家谱图等。在评估儿童时，包括正式的评估和非正式的评估两部分。正式的评估包括投射测试或绘画等，非正式评估可以让儿童自由玩耍或让儿童完成一个沙盘。治疗师特意寻找儿童潜在的情绪主题，而沙盘往往能提供儿童正在经历的问题和可能的解决方案等有用的信息。评估并非只在治疗开始前，而是持续在整个治疗过程中，在游戏治疗过程中寻找儿童潜意识的线索。

2. 治疗方法和应用策略

（1）表达无意识的幻想

治疗师可以通过讲故事、戏剧角色扮演及绘画的形式，让儿童尽可能地自由表达内心世界，让无意识的冲突呈现在故事或绘画等作品当中。

（2）升华作用

治疗师鼓励儿童将目标放在自己喜爱的事情上，在故事或戏剧中重新体验冲突的过程，使问题得到解决，从而获得成就感。例如，讲述暗喻性故事时，创造与儿童相似的暗喻性角色，在故事中凸显个人的潜意识，治疗师协助角色在故事中解决冲突，最终获得胜利。此外，还可以通过写连续的故事，鼓励儿童写出自己的愿望；通过让儿童创排戏剧，编写和表演戏剧的故事情节，治疗师担任辅助的角色来帮助儿童，并在戏剧表演结束后与儿童进行讨论。

（3）象征性解释

治疗师应倾听和鼓励儿童对自己的创作进行象征性的解释。

（4）放大技术

游戏结束后，治疗师进行反映性的分享，向儿童解说自己对游戏背后意义的理解，从而放大游戏的治疗效果。

（四）精神分析游戏设计的考虑因素

1. 玩具或游戏材料的选择

玩具的种类和材料会对游戏治疗过程产生影响，一般而言，玩具分为3种：一是现实生活类玩具，如玩偶、洋娃娃、过家家的道具等，让儿童可以演绎生活中的场景，并且这些玩具是中性的，可以给儿童一段情绪准备的时间，等儿童信任治疗师和感受到环境安全后，再表达自己的真实感受和情绪。二是释放攻击类玩具，如玩具士兵、玩具枪等，可以允许儿童进行强烈情绪的宣泄。还应该准备一些野生动物形状的玩具，这样儿童可以通过射击、啃咬、冲撞等动作释放出自身的攻击性。三是创造性表达的玩具，如沙子和水，这是儿童最喜欢的媒介。沙子没有固定形状，儿童可以将其与水进行混合，把沙子塑造成任何形状，且不存在玩法的正确和错误之分，能够让儿童取得成就感。玩积木也是同样的道理，儿童可以从建设和推倒破坏中表达自己的感受。

2. 适用儿童对象的选择

经典的精神分析心理治疗主要采用自由访谈和释梦的方法，语言起到重要的作用。在以儿童作为分析对象时，精神分析游戏治疗依旧强调语言的重要性，相较于克莱因，安娜·弗洛伊德更加重视儿童的语言表达能力。一般而言，参与精神分析游戏治疗的儿童年龄在5岁以上，具有一定的表达能力。沙游常常容易被低幼年龄儿童接受，但青少年往往不感兴趣。

3. 游戏治疗中限制的设置

多数治疗师均认可须在游戏治疗中设置限制，设限可以提升儿童的自我控制、自我负责、情绪管理及社会成长能力，提高儿童的内在控制感、效能感等。精神分析游戏治疗学派认为，设限能指引儿童用象征性的行动来表达自己，并协助儿童维持安全的感觉。例如，当儿童在治疗室中毁坏了玩具或破坏了秩序，可能会担心受到治疗师的惩罚，因此，会变得具有攻击性或重现在外界环境中的恐惧。治疗师以理想父母的角色对儿童设定合适限制，并对其破坏性行为给予恰当的回应，能够让儿童的攻击性行为，以及恐惧和焦虑的情绪得以平复，从而获得安全感，并减少问题行为的发生。

五、依恋为基础的游戏治疗

（一）定义、起源及发展历程

依恋被定义为"人类之间持久的心理联系"，并且被认为可以与"情感纽带"和"情绪纽带"等概念互换。一个人的第一段依恋关系通常是在婴儿期与主要照护者之间建立的。然而，依恋关系并非仅限于婴儿与照护者之间的关系，还存在于其他社会关系中。心理学中的依恋理论起源于鲍尔比（Bowlby）的开创性工作，他在治疗情绪紊乱儿童时意识到婴儿及其母亲之间的关系的重要性。鲍尔比的理论表明，早期母婴分离与后来的适应不良相关。依恋理论探讨了依恋行为的发展及其对个体的社会、情感及认知发展的影响。鲍尔比的学生玛丽·安斯沃斯（Mary Ainsworth）从开创的陌生情境实验中发现了3种截然不同的依恋模式，即安全型、回避型及矛盾型，开发出一套探究个体差异的范式，用以研究亲子依恋关系的质量及其发展意义。

依恋为基础的游戏治疗是一种整合了依恋理论和游戏治疗技术的治疗方法，可以帮助经历过依恋关系相关的困难或创伤的儿童。其发展可以追溯到20世纪70年代，玛丽·安斯沃斯的研究对游戏治疗的发展起到了重要作用。基于依恋理论的游戏治疗旨在通过游戏和亲密关系的体验，解决和修复儿童与其照护者之间中断或不安全的关系，促进儿童情感治愈和健康发展。随着时间的推移，这种治疗方法不断演变和发展，结合了依恋理论、儿童发展理论及游戏疗法的原则，其已成为儿童心理健康领域一种常用且有效的治疗方法，为儿童提供了情感支持、修复及成长的机会。

在这种形式的治疗中，治疗师将游戏作为沟通和探索的手段，让儿童以非指导性和非威胁性的方式表达他们的感受、想法及经历。通过游戏，儿童可以重演过去的经历，应对情感挑战，并制定新的应对策略。治疗师应密切关注儿童的游戏主题、模式及行为，深入了解他们的内心世界和依恋动态。

2018年，卡维特（Cavett）博士开发了综合依恋知情认知行为游戏疗法（IAICBPT）。这是一种分层的、规范的、基于依恋的游戏治疗，取决于儿童的依恋风格和关系安全性。该认知行为游戏疗法的特点如下。

①一种处方式的、综合性的、组件性的及基于层级的方法。

②以依恋风格、亲子关系特征，以及儿童的心理症状和诊断为基础。

③基于科学依据。

④将治疗关系作为治疗的基础。

⑤符合儿童发展阶段特征。

⑥以游戏为基础，接受儿童的本性，并对积极变化持有愿景和希望。

⑦针对儿童的个体化定制。

（二）原理和理论基础

依恋理论是由鲍尔比和玛丽·安斯沃斯共同发展形成的心理发展模型，被广泛认可为最全面和最系统的心理发展模型。依恋关系不仅可以帮助儿童形成内在工作模式，还能为儿童提供一个安全的基地进行探索和一个安全的避难所来逃避困境。这些概念涵盖了心理和生理因素，反映了儿童在依恋、恐惧及探索过程中的动态关系。儿童通过依恋行为（如哭泣、接近照护者等）与照护者保持亲密接触，但当内部阈值被激活时，探索系统会受到抑制。如果照护者在儿童附近并且能够满足儿童的需求，依恋系统会保持安静，而探索系统会较活跃（即儿童处于安全基地）。然而，当儿童陷入困境时，恐惧和依恋系统会被激活，探索欲望会下降，因为此时儿童只想寻求与照护者的亲近（即儿童处于安全避难所）。

当代依恋理论的理论基础与神经科学领域密切相关。新的研究提供了一种范式转换，将心理学与生物学相融合，深入阐述了亲子关系对儿童神经发育的影响。实证数据证实，培养良好的亲子关系有助于儿童大脑的最佳发育；情感的同步交流和前语言期的接触，有助于形成健康的依恋关系。

神经科学家布鲁斯·派瑞（Bruce Perry）是脑科学领域的领先研究者，布鲁斯·派瑞研究了早期忽视和创伤对大脑发育的影响，确定了促进情绪健康的六大核心优势，即依恋、自我调节、归属、协调、宽容及尊重。这些优势与大脑的发育相对应，是按顺序发展的，每一种优势都成为下一种优势的基础。依恋是其他核心优势的基础，是"与他人形成并维持健康情感联系的能力"。如果没有这个基础，没有与照护者的强烈情感联系，儿童就无法感受到同理心，难以建立信任或发展健康的关系。

依恋创伤的时间和感觉输入在关键阶段对儿童大脑发育有深远影响。儿童出生时的大脑和神经系统尚未分化，需要外部环境和内部信号（如神经递质、激素等）引导发展。早期经历，尤其是关系经历，会影响儿童神经发育的程序设计。不适宜的感觉输入可能导致神经组织紊乱。不良经历会影响大脑下部区域，损害更高级的大脑功能。关键的单胺神经网络从脑干和间脑传输至复杂区域，高级大脑功能受下部感觉输入的显著影响。依恋创伤时间和相关感觉输入数量与内容对儿童产生重要影响。

聚焦依恋关系的游戏治疗方法认识到游戏在健康依恋关系培养、儿童社交及语言发展中的重要性。通过亲吻、轻拍和唱歌等有趣的交流方式，父母与婴儿共同分享欢乐时光并建立积极情感。这种共享的快乐有助于情感调节和建立安全型依恋关系。游戏作为一种复杂而重要的交流方式，被认为可对儿童大脑进行内在"编程"。游戏适用于活跃儿童的低级脑区，涉及眼神接触、面部表情、音调、节奏、动作和触摸等前语言阶段的感官交流，对形成以依恋关系为基础的干预方式非常有帮助。

（三）依恋为基础的游戏治疗的应用

1. 治疗评估

依恋为基础的游戏治疗注重探索儿童与主要照护者之间的依恋关系，观察儿童的情绪反应和行为表现，并结合量表和问卷工具等客观指标，综合评估儿童的依恋类型和相关因素。这样的评估有助于揭示儿童依恋问题的根源和发展动力，为以依恋为基础的游戏治疗提供指导和制订个性化的干预计划。其主要的评估内容包括以下方面。

（1）依恋历史和经验的探索

通过与儿童和照护者的交流，了解儿童早期的依恋经历、与主要照护者的关系质量，以及其他重要人际关系情况。

（2）分离与团聚过程评估

通过模拟分离和团聚的情境，观察儿童在分离和重聚过程中的情绪反应、依恋行为及安全探索行为，以评估其依恋类型和安全基础。

（3）观察亲子互动

观察儿童与主要照护者之间的互动，包括情感交流、亲密性、相互依赖情况等，以了解他们的依恋关系质量和亲子互动模式。

（4）家庭环境评估

评估儿童在家庭环境中的安全感、受支持度及受关爱程度，了解家庭的依恋氛围和家庭成员之间的互动方式。

（5）依恋量表和问卷

使用依恋量表和问卷工具，如"成人依恋量表"或"儿童依恋访量表"，以客观地评估儿童的依恋类型和相关因素。

（6）家庭系统评估

考虑家庭系统中其他成员的依恋类型和互动模式，了解家庭动力学对儿童依恋行为的影响。

2. 治疗方法

依恋为基础的游戏治疗通过建立安全和信任关系、游戏和创造性表达、调节脑干功能开展主题游戏，以及促进心理和物理安全，帮助儿童处理依恋问题并促进他们的心理健康。治疗师应了解特殊儿童的需求，并据此制订每次的治疗计划。治疗的目标是在儿童和父母之间建立或调整信任的情感关系，这将涉及儿童自身内部工作模式的积极改变，以及其在与父母互动中的期望。用于儿童、青少年及家庭的常见依恋治疗技术包括以下方面。

（1）建立安全和信任关系

治疗师以肢体动作和语言交流的方式传达温暖、接纳、好奇、共情和愉悦的情绪，为儿童和照护者提供心理安全感。

（2）游戏和创造性表达

利用游戏和创造性表达活动，治疗师与儿童共同进入他们的隐喻世界，通过角色扮演、故事表演和情感表达，间接地调整儿童的内隐关系模式。

（3）调节脑干功能

通过特定的游戏活动，如疗愈触摸、婴儿游戏、运动活动和安静活动，治疗师帮助儿童调节脑干的功能，促进神经系统健康发展。

（4）开展主题游戏

治疗师利用与儿童进行主题游戏来了解其依恋历史和发展经验，通过与儿童的隐喻世界共情并回应创造性地影响儿童的内隐模型。

（5）促进心理和物理安全

治疗师必须在治疗过程中维持儿童的物理安全限制，同时最大限度地为儿童提供自由。治疗师在保持温暖和全面接纳儿童的行为和情绪的基础上，同时应避免成为纵容者，确保儿童和照护者在治疗中感受到心理安全。

（四）依恋为基础的游戏设计的考虑因素

1. 玩具或游戏材料的选择

依恋为基础的游戏设计在选择玩具或游戏材料时，应考虑以下方面：触觉玩具，如绒毛玩具和抱枕可提供安慰感；带有表情的面部模型或娃娃，有助于情绪表达；家庭和社交角色扮演玩具，如家具和模型，可模拟家庭经历；绘画材料和手工艺品材料，有助于促进创造性表达；情感认知类玩具，如卡片，可帮助情绪识别；情感调节类玩具，如情绪球，可提升情绪管理能力；模仿和互动玩具，如人偶，可鼓励互动。应选择适合儿童年龄、发展水平及兴趣的游戏材料，并根据具体依恋问题和治疗目标，促进情感表达、亲子互动和依恋关系的发展。

2. 适用儿童对象的选择

依恋为基础的游戏疗法，一般来说，对于所有年龄的儿童（从婴儿期至青春期）都是一种有效的治疗方法，但最常用于18个月至12岁的儿童。该疗法对于那些经历过早期创伤、忽视或照护关系破裂、社交困难、有依恋问题、情绪调节困难、有行为问题、焦虑或抑郁的儿童可能有益。该游戏疗法调动右脑，通过感官交流帮助有依恋问题的儿童。游戏治疗是重要的依恋关系发展工具。主题游戏可以安全地外化创伤、促进康复，帮助儿童处理记忆、信念和情感，而不引发情绪失调。在治疗关系中，儿童可以通过代表性玩具和角色来表达和处理潜在的痛苦经历，帮助儿童恢复并发展健康的依恋模式。通过游戏，儿童能够重建与照护者的情感连接，并填补因依恋困扰而缺失的经历和欢乐时光，从而实现进一步的成长和发展。该疗法的目标是提高儿童的安全感、信任感和情感联系，促进儿童的整体福祉和健康情感的发展。

3. 游戏治疗中限制的设置

不管是哪种类型的治疗模式，限制的设置都是游戏治疗过程中的关键环节。阿克斯莱茵为游戏治疗设定了八项基本准则，其中一条指出，"治疗师仅需设定必要的界限，确保治疗能够与现实世界结合在一起，并使儿童意识到自己在与治疗师的关系中需要承担的责任即可"。在符合依恋理论的游戏治疗中，限制的设置是满足儿童依恋需求和提供安全性的关键。以下是依恋理论要求下的限制设置。

（1）安全边界

确保游戏治疗环境有明确的边界和安全性，让儿童感到安全和安心。这包括设定物理空间边界和规定适当的行为规则，以防止任何可能导致儿童不安全或受伤的情况发生。

（2）情感容纳

治疗师需要以温暖、接纳和富有同理心的方式与儿童互动，给予其情感的容纳和支持。应该让儿童感到自己所有的情感，无论是积极的还是消极的情绪表达，均能够得到理解和接纳。

（3）隐私和保密

建立儿童与治疗师之间的信任关系，必须确保治疗过程中儿童的隐私得到保密。儿童应感到他们可以自由地表达自己的想法和感受，而不必担心隐私被泄露或受到外界的评判。

（4）自主性和选择权

尊重儿童的自主性和选择权，让儿童在治疗过程中有主动参与和决策的权利。治疗师应该提供适当的选择和决策机会，以满足儿童的需求和促进儿童的自我发展。

（5）协作解决问题

尽可能地让儿童参与设定限制的过程。应考虑儿童的需求和偏好，共同讨论和协商界限。随着治疗关系的加强和儿童处理限制能力的提高，治疗师可逐步对游戏治疗中的限制进行增加或修改。这些限制设置有助于创造一个依恋支持的治疗环境，为儿童提供安全、温暖及可靠的体验，促进儿童的依恋发展和心理成长。治疗师应根据每个儿童的个体需求和依恋风格来灵活调整限制设置，以最大限度地满足儿童的依恋需求和治疗目标。

六、整合性游戏治疗

（一）定义、起源及发展历程

施特里克（Stricker）和戈尔德（Gold）在2008年指出，心理治疗整合是每个临床和研究过程的一部分，心理治疗师需要学习并考虑将新的想法或技术融入现有模型中。普罗查斯卡（Prochaska）和诺克罗斯（Norcross）在2010年将心理治疗整合的动机描述为"开放探究的精神和跨理论对话的热情"。整合性心理治疗是一种新的心理治疗形式，综合了多个心理治疗学派的概念和方法。

自20世纪70年代中期以来，整合性心理治疗已发展成为心理治疗研究的重要分支。近年来，整合性心理治疗已经被广泛应用于多元文化心理治疗、夫妻关系修复、家庭关系修复以及儿童心理治疗等领域。从早期的哲学和心理学对话到现代民间治疗师和东方传统中的应用，整合性心理治疗已成为解决个体心理和身体之间紧张关系的一种途径。

心理治疗整合的目标是确定适当的治疗方法、时机和接受者，这导致了不同时期流行的治疗模式不同，同时也激发了保守性和创造性的反应。瓦赫特尔（Wachtel）的《精神分析与行为治疗：迈向整合》的出版被认为是心理治疗整合模型发展的关键点。瓦赫特尔在多个主题领域提出了理论和临床层面的综合模型，通过将最新的人际精神分析观点与具有更多认知成分的行为疗法结合起来，实现了整合性治疗。诺克罗斯则进一步发展了折衷主义，即将各种理论应用于交互和协调的治疗方法。由于心理障碍的复杂性由多种因素决定，采取多方面的治疗方法是必需的。在面对多个问题并存的情况时，传统的单一治疗模式已不再适用于解决儿童的心理障碍问题，如复杂创伤导致的焦虑和注意力问题、恐惧症等。临床医师发现，单一治疗模式无法适应他们在实践中遇到的各种情况。此外，没有明确的研究证据表明单一理论方法（如认知行为主义、荣格理论、罗杰斯理论等）能够在多维心理障碍中创造治疗效果。

诺克罗斯和戈弗雷特（Goldfried）总结了人们对整合性心理治疗感兴趣并能够接纳的原因如下。

①能够使用的治疗方法大幅度增加。

②解决了单一治疗方法的局限性。

③短期治疗方法和聚焦问题的治疗方法日益增多。

④由于针对目标问题采取相应的治疗方法能够产生更好的效果，因此越来越多的治疗开始以事实为依据。

⑤治疗师普遍认识到，治疗的共性对结果会产生重大影响。

由于心理治疗整合领域的多维性，游戏治疗需要治疗师扮演多种不同的角色，并能够在满足儿童及其生活中各类成员的需求时灵活地转换治疗立场。游戏治疗师与儿童一起进行引人深思且常常充满冲突的游戏治疗，同等重视个体功能的各个方面，并将其视为一个混合和统一的整体。这种整合意味着循环性和多重性，即认知、动态、人际和行为之间的多重关系。游戏治疗师不是跳跃式地从一种治疗方式转到另一种治疗方式，而是开发一种整合性的治疗方法，从各种理论观点中扩展治疗师的概念，并提供更广泛的工具开展工作。此外，针对儿童性虐待和创伤的广泛研究已形成倡导整合治疗方法的循证实践。根据吉尔（Gil）的观点，创伤记忆被嵌入在大脑的右半球中，因此那些有助于激活大脑右半球的干预措施可能更适用，而大脑的右半球对非语言策略（如符号语言、创造力和假扮游戏）最具接受性。吉尔提出了一种名为聚焦创伤整合游戏治疗（TFIPT）的方法，这种方法是作者经过30年临床工作逐渐总结发展而来的。TFIPT是一种将指导性与非指导性方法相结合，为儿童及其家庭提供结构化、目标导向治疗的项目。TFIPT关注儿童的发展需求，结合科学文献，以及现有的循证实践，通过直接或间接的方法来促进创伤事件的解决。该模式关注、促进、鼓励和允许非指导性游戏治疗，即儿童自发产生的创伤后游戏。将表达性治疗技术（例如游戏、艺术和沙疗技术）中的治疗因素作为其本身有价值的治疗组成部分也是该模式的一个显著特点。

整合性游戏治疗是一个不断发展的领域，其起源和发展历程与整合性心理治疗密切相关。通过整合不同的理论观点和方法，游戏治疗师能够以更全面的方式应对多层次、复杂和多因素引起的儿童心理障碍，并在治疗过程中灵活地转换角色和运用工具。整合性游戏治疗的实践和研究将继续推动这一领域的发展，为儿童的心理健康提供更有效的支持。

（二）原理和理论基础

创建整合性治疗方法有多种不同的途径。根据诺克罗斯的分类，这些途径包括技术折衷主义、理论整合、共同因素和同化整合。技术折衷主义是一种规定性方法，其根据过去对于具有类似问题和特征的个体的研究结果，选择最适合的治疗方法。理论整合则是将两种或多种治疗方法的优点整合起来，期望整合后的方法效果超过单独使用其中任何一种的效果。这种方法注重将基础理论和治疗技术进行整合，为实践和研究带来新的方向。共同因素方法确定了不同疗法所共有的基本核心成分，目标是在这些共同点的基础上提出最简单和最有效的治疗方法。同化整合结合了从不同取向中抽取出来的各种治疗方法，却依然由一种单一的理论理解来指导。

整合性游戏治疗的基本前提包括各个治疗主要理论中皆含有可实际造成改变且可增加临床工作效益的治愈因素。在治疗师的游戏治疗技术中有越多的"治愈因子"，就可以更加灵活地选择基于循证证据的方式来处理特定的病理障碍。治疗师应选择具有循证研究支持的方法，以多种方式制定有针对性的游戏介入过程，既符合儿童个体的需求和偏好，也符合治疗师的技术和判断。当个体的病理障碍由多重因素引发或长期持续时，拥有多样化治疗方法的治疗师就能够整合其中的某些方法，继而更强化游戏介入的效果。

1. 指导性游戏治疗

指导性游戏治疗是一种综合疗法，结合不同的理论模型以满足儿童的需求。在指导性游戏治疗中，治疗师在开始时会考虑具体的干预措施和目标。指导性游戏治疗允许在治疗师和儿童之间创造强烈的初级关系，以促进交流。事实上，游戏是一种非语言符号活动，是儿童自然语言的组成部分，并在其发展过程中具有适应性和组织性的功能。指导性游戏治疗中，治疗师通常事先选择玩具和活动，并启动特定的游戏情境，有目的地引导儿童讨论问题。指导性游戏治疗师会挑战儿童的防御机制，试图刺激其潜意识领域，积极构建和设置游戏环境。指导性游戏疗法侧重于儿童的特定症状，并通常有时间限制。

指导性游戏治疗涵盖了多种创造性或表现性艺术技巧，包括音乐、戏剧、游戏、阅读、木偶戏等。此外，指导性游戏治疗还包括多种治疗类型，例如家庭治疗和亲子治疗。表4-3-1列出了指导性游戏治疗与非指导性游戏治疗的区别。

表4-3-1　指导性游戏治疗与非指导性游戏治疗的区别

类别	指导性游戏治疗	非指导性游戏治疗
目标和方向	确定治疗目标，实现这些目标的方向是干预措施的基础	指导性是不被接受的，必须接受儿童的本来面目
游戏材料和活动	游戏材料、活动和游戏方向由儿童和治疗师共同选择	游戏材料、活动和游戏方向由儿童选择
发挥教育作用	游戏用于教授替代性和更具适应性的技能和行为	教育是不合适的，因为这是一种指导形式
解释和联系	治疗师对儿童游戏进行解释，将冲突和重要问题带入儿童的口述中	治疗师不解释儿童的游戏，而是传达他们无条件地接受
赞美	赞美是治疗的重要组成部分，赞美向儿童传达哪些行为是适当的，并使儿童强化这些行为	赞美被认为是不合适的，因为它向儿童传达出治疗师不接受他们的现状

琼斯（Jones）等人将对限时游戏治疗和认知行为游戏治疗的理解相结合，创造了指导性游戏治疗模型的3个阶段，即开放、完成和终止。3个阶段从低强度开始，治疗完成阶段的强度达到最高点，然后在接近终止阶段时逐渐降低强度。指导性游戏治疗在每个阶段选择结构化的活动和技术，以确保达到理想的强度，包括唤起焦虑、自我披露、增强意识、关注感受及关注威胁性问题。

游戏治疗师对于指导性（即治疗师主导）与非指导性（即儿童主导）游戏治疗的优劣进行了数十年的讨论。然而，最近的讨论更加强调整合这两种疗法。部分学者，例如吉尔与贾拉索（Gil et al.，2009）等提出了具体的整合方法，用于儿童创伤的治疗。此外，德鲁斯（Drewes，2009）等学者主张将游戏治疗与认知行为疗法（CBT）相结合。尽管对整合性游戏治疗方法的兴趣日益增加，但指导性与非指导性游戏治疗的讨论尚未通过研究得出最终结果，并且在游戏治疗文献中仍有争议。将游戏治疗方法进行整合的努力在概念上遇到困难，例如如何定义游戏治疗（例如，将游戏视为教授CBT技能的工具或变革机制）和确定发展敏感治疗的具体要素（例如，使用简化语言，包含与年龄相关的内容，通过游戏治疗或专门设计用于该年龄阶段的教学方法来实施治疗，或根据儿童的认知能力或发展水平选择治疗方法）。

2. 非指导性游戏治疗

非指导性或以儿童为中心的游戏疗法是一种非结构化和非侵入性的游戏疗法。它提供了一种共享的体验，治疗师通过这种体验鼓励儿童参与游戏，并相信儿童具备治愈、成长和自我实现的能力。这种治疗方法强调接纳、不干涉和理解，以增强儿童治愈自身的信念。非指导性游戏治疗不是基于解释，而是让儿童充当专家角色，儿童在治疗师的支持、指导和关注下努力克服自身的挑战。治疗师不设定对话的框架，也不刻意引导儿童进入预先计划好的对话。相反，当儿童在游戏中展示场景或编织故事时，治疗师会自然而然地跟踪并遵循他们的游戏主题。非指导性游戏治疗的标志是除基本框架外几乎没有限制，因此适用于任何年龄段的儿童。

（三）整合性游戏治疗的应用

1. 治疗评估

整合性游戏治疗的评估过程旨在全面了解儿童的需求、问题和资源，以制订个性化的治疗计划。以下是一些常用的评估技巧。

（1）初步会谈

与儿童及其家长进行初步会谈，了解他们的主要问题、期望及目标。这有助于建立良好的治疗关系，收集背景信息，并确定治疗方向。

（2）观察

观察儿童在游戏环境中的行为和互动方式。通过观察儿童的表达方式、情绪状态，以及与他人的互动情况，可以获取关于其内心体验和关系模式的信息。

（3）游戏评估工具

使用专门设计的游戏评估工具，如绘画、手工制作和角色扮演，以了解儿童的感受、想法和体验。这些工具可以帮助儿童表达难以言说的情绪和体验。

（4）面谈

进行面谈，深入探讨儿童的问题、家庭背景、过去的治疗经历，以及与其他重要人物的关系。面谈可以为治疗师提供更深入的了解，并揭示潜在的治疗重点和挑战。

（5）标准化评估工具

根据需要，使用标准化评估工具，如行为量表、情绪评估工具等，以获得更客观和量化的数据，评估儿童的功能水平和问题严重程度。

（6）家庭评估

了解儿童的家庭环境、家庭关系和家庭功能，包括家庭成员之间的互动、家庭规则和价值观。通过与家长交流、家庭观察和家庭系统评估工具，评估家庭对儿童问题的影响。

（7）多维评估

综合利用不同的评估方法和工具，从多个维度评估儿童的心理、情绪、社交和行为方面的情况。这种综合评估方法有助于获取全面而准确的信息。

2. 治疗方法

根据亚瑟兰（Axline）的观点，成功的治疗始于治疗者自身。治疗师的个人品质包括同理心、真诚和无条件的接受，这些品质有利于建立治疗师与儿童良好的治疗关系。在实施整合性游戏治疗时，一致性、勇气、信心和放松都是至关重要的因素。

整合性游戏治疗基本技巧包括非语言技巧和语言技巧。非语言技巧方面，治疗师可以通过身体前倾来展示包容性；还可表现出对儿童的兴趣、放松及舒适，并以与儿童一致的表情和语气进行交流。与成人相比，儿童治疗所需的语言技能具有不同的认知水平和更有限的词汇量。学者雷（Ray）将基本语言技能描述为以下几种。

①给出言语反应。

②跟踪儿童的行为。

③反映儿童表达的内容。

④反映儿童的感受。

⑤提高儿童的决策能力和创造力。

⑥帮助儿童树立自尊心。

在大多数游戏治疗中，这些技巧都是预先确定的，但其具体应用时的情况还取决于儿童医疗辅导专业人员的理论方向。除了基本技巧外，整合性游戏治疗还涉及一些额外的和特定的技巧。这些技巧可能包括对于治疗的综合思考、明确的治疗目标的设定，使用开放式和封闭式问题的技巧、运用隐喻的能力，以及给予儿童指示或提示以推动儿童朝着既定目标前进。这些技巧在整合性游戏治疗中具有重要作用，有助于实施有效治疗并达到预期的治疗效果。

整合性游戏治疗实施的步骤如下。

（1）建立融洽的关系，创造一个安全的游戏环境

①热情地欢迎儿童，建立信任关系，并确保儿童在治疗空间感到安全和舒适。

②使用积极的倾听、同理心和非评判性的态度来建立融洽的关系，营造一个支持性的氛围。

（2）评估和目标设定

①进行全面评估，了解儿童的创伤史、症状、优势和具体需求。

②与儿童合作，制定明确和可实现的治疗目标，解决儿童自身最关注的问题。

（3）介绍和解释

①用适合儿童年龄的语言介绍整合性游戏治疗的概念，强调其目的和好处。

②清楚地解释治疗将需要参与有指导性的活动，以帮助儿童表达和处理问题。

（4）活动选择和指导

①选择与儿童的治疗目标和创伤相关问题一致的具体指导性活动。

②为每项活动提供简明扼要的指示，确保儿童了解对他们的期待。

（5）为表达和探索提供便利

①鼓励儿童通过游戏、艺术、叙述或其他方式自由表达自己的感受和需求。

②仔细观察儿童的游戏、情绪及叙述，在需要时提供支持、认可和温和的指导。

③使用适当的提示和开放式问题，促进儿童探索与创伤有关的想法、情绪及经历。

（6）处理和建立意义

①帮助儿童在他们的游戏、艺术作品和他们的情绪、想法及经历之间建立联系。

②支持儿童寻找意义，重新构建观点，并制定应对策略，以解决创伤带来的影响。

③确认儿童的情绪，为儿童提供一个安全的空间来表达和处理困难的感受。

（7）结束和反思

①让儿童有时间反思自己的治疗经验，并为治疗提供结束的机会。

②对儿童的参与和努力表示赞赏，强调他们的优点和进步。

③提供支持、保证，以及除治疗外的持续支持资源。

④一起总结这次治疗，讨论主要收获和对未来治疗的计划。

（四）整合性游戏设计的考虑因素

1. 玩具或游戏材料的选择

在整合性游戏治疗中，医疗辅导专业人员的专业判断和了解儿童的个体差异非常重要。根据儿童的实际情况和治疗目标，灵活选择和调整玩具和游戏材料，以支持儿童的治疗过程和促进其发展和变化。

（1）多样性

提供多样化的玩具和游戏材料，包括可塑性玩具、绘画和绘图工具、角色扮演道具、拼图、建筑块、纸牌和益智游戏等。这样可以满足不同儿童的喜好和发展需求，激发他们的创造力和想象力。

（2）非结构性和结构性

提供具有非结构性的自由游戏空间，或结构性的游戏任务和活动。非结构性的游戏可以促进儿童的自主性和自我表达，而结构性的游戏活动可以提供具有目标导向的体验和学习。

（3）年龄和发展适应性

选择与儿童年龄和发展水平相匹配的玩具和游戏材料，确保玩具的复杂度、材质和功能能够适应儿童的认知、运动和感官发展水平。

（4）主题相关性

根据儿童的治疗需求和兴趣，选择与其经历、情感状态或困扰相关的主题玩具和游戏材料。例如，如果儿童经历了创伤，可以选择与情感调节、安全感恢复和自我表达相关的玩具和游戏材料。

（5）情感表达和交流

选择可以促进情感表达和交流的玩具和游戏材料。例如，儿童可以使用绘画和绘图工具来表达情感，使用角色扮演道具来模拟和探索不同情境。

（6）安全和卫生

确保选择的玩具和游戏材料符合安全和卫生要求，确保玩具没有尖锐的边缘、易碎的部分或有害物质，并保持材料的清洁和卫生。

（7）个性化

根据儿童的喜好、兴趣及个人特点，定制个性化的玩具和游戏材料，尊重儿童的个人喜好和需求，为其提供有意义和具有吸引力的游戏体验。

2. 适用儿童对象的选择

整合性游戏治疗适用于多种问题儿童，包括但不限于以下情况。

（1）创伤后应激障碍

对于经历创伤的儿童，整合性游戏治疗可以提供情感表达、创造性解决问题及恢复力的机会，有助于缓解创伤后应激障碍的症状。

（2）情绪问题

儿童面临的情绪问题，如焦虑、忧郁、愤怒等，可以通过整合性游戏治疗来探索和表达情感，提升情绪调节能力，以及建立积极的情绪管理策略。

（3）社交问题

对于有社交困难的儿童，整合性游戏治疗可以提供与他人互动和合作的机会，培养儿童社交技巧、增强人际关系，并促进社交支持和归属感的建立。

（4）自尊问题

儿童的自尊心可能受到挑战，整合性游戏治疗可以通过建立成功体验、增强自我认同及自我接纳的机会来提升儿童的自尊感。

（5）行为问题

儿童的行为问题，如攻击性行为、挑战性行为、注意力困难等，可以通过整合性游戏治疗来教导行为技能、提升自我控制和自我管理的能力，以及促进积极行为的培养。

（6）发展障碍

对于儿童的发展障碍，如学习困难、语言障碍、发育迟缓等，整合性游戏治疗可以结合儿童发展情况和个体需求，提供个性化的干预和支持。

需要注意的是，每个儿童的情况都是独特的。治疗师应根据儿童的具体需求和目标，制订适合儿童的整合性游戏治疗方案。此外，儿童的治疗通常需要家长或监护人的支持和参与，以保证治疗的持续性和效果。

3. 游戏治疗中限制的设置

在整合性游戏治疗中，限制设置是一项重要的技巧，用于确保治疗过程的安全性，保持儿童医疗辅导专业人员和儿童之间良好的关系，并确保治疗的有效性。以下是整合性游戏治疗中的限制设置方面的要点。

（1）清晰明确的规则

儿童医疗辅导专业人员需要在治疗开始时与儿童和家长一起制定清晰明确的规则和边界，包括治疗时间、治疗空间的使用规定，以及参与游戏的行为规范。这些规则有助于建立结构和安全感，并确保儿童医疗辅导专业人员和儿童在治疗过程中共同遵守。

（2）尊重个人空间

儿童医疗辅导专业人员需要尊重儿童的个人空间，并在治疗中设定适当的界限。这样可以使儿童与儿童医疗辅导专业人员之间保持适当的距离，以确保儿童感到舒适和安全。

（3）时间管理

儿童医疗辅导专业人员需要合理安排治疗时间，并在治疗开始和结束时提前告知儿童。在治疗过程中，儿童医疗辅导专业人员需要准时结束治疗，并帮助儿童理解和适应治疗时间的限制。

（4）权限和责任

儿童医疗辅导专业人员需要明确告知儿童在治疗过程中的权限和责任。这可能涉及告知儿童在游戏中的自由度和权利，以及儿童医疗辅导专业人员的角色和责任。

（5）保密性和隐私性

儿童医疗辅导专业人员需要保护儿童的隐私，并在治疗开始时与儿童和家长共享有关保密性的信息。这有助于儿童和儿童医疗辅导专业人员之间建立信任，并确保儿童在治疗过程中感到安全。

（6）边界模糊时的处理

在治疗中，可能会出现一些模糊的边界情况。儿童医疗辅导专业人员需要具备判断力和决策能力，能够适时识别和处理边界模糊的情况，并与儿童和家长进行有效的沟通和解释。

通过限制设置，儿童医疗辅导专业人员能够为整合性游戏治疗提供一个安全、结构化及有效的环境，限制设置有助于建立清晰的治疗框架，并提供一种可预测和有序的治疗体验，从而为儿童提供支持和发展的机会。

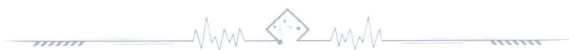

第四节　应用艺术治疗的方法开展游戏

艺术治疗有广义与狭义之分。广义的艺术治疗包括绘画、音乐、舞蹈、戏剧、诗歌等形式，而狭义的艺术治疗是指利用绘画、雕塑、黏土、拼贴等视觉艺术进行心理治疗。美国艺术治疗师协会对艺术治疗的定义是，通过艺术的非语言表达和沟通，使个人与环境内外取得平衡、一致。艺术治疗所探求的是两个目标：一是艺术创作，即治疗过程，可以缓解情绪上的冲突，并有助于自我认识和自我人格的完善；二是通过艺术作品的表达达到个人与环境的统一。近年来，学术界有将狭义的艺术治疗用"美术治疗"或"视觉艺术治疗"等名称进行称呼的趋势。本节中的艺术治疗，如无特殊说明，均指狭义的艺术治疗。此外，游戏治疗与艺术治疗之间经常会被同时提及，这是由于艺术与游戏之间是紧密相连的，可玩性是艺术创作的一部分，好的游戏治疗也会包含大量的艺术技巧。然而，虽然这两种治疗方法在目标上是相同的，但其形式却不相同，一个是艺术，另一个是游戏。艺术材料可能是游戏治疗众多道具中的一种，而在艺术治疗中可能会教导儿童如何有效地使用艺术材料。本节将侧重从视觉艺术治疗、音乐治疗、舞动治疗、戏剧治疗、写作治疗等5种传统的艺术治疗模式来阐述其在儿童群体中的应用。

一、视觉艺术治疗

视觉艺术包含色彩、形状、线条和图像，以不同于文字的方式进行表达。艺术治疗则是用艺术的语言实现个人成长、洞察和蜕变，它将我们的内在，即思想、感情和认识，与外部现实、生活经历联系起来。视觉艺术治疗是指狭义概念上的艺术治疗，主要包括绘画、雕塑、制陶、黏土造型、拼贴等视觉艺术形式，也被称为"美术治疗"。绘画在视觉艺术治疗中占主要地位，其他的视觉艺术方法则很少被独立使用。

（一）定义、起源及发展历程

学术界对艺术治疗的定义各有侧重。1969年，美国艺术治疗协会（American Art Therapy Association，AATA）成立，其认为艺术治疗是指通过积极的艺术创作、创造性的过程、应用心理学的理论、心理治疗关系中的经验来丰富个人、家庭及社区生活的一种精神健康专业。英国艺术治疗师协会（British Association of Art Therapists，BAAT）认为，艺术治疗是一种运用视觉和触觉媒介作为自我表达和交流手段的心理治疗形式。

"艺术治疗"这一概念于20世纪40年代由玛格丽特·纳姆伯格（Margaret Naumburg）提出。当时正是精神分析大为盛行的年代，纳姆伯格开始注意到绘画的"治疗"功能，她鼓励来访者进行"自发性绘画"以表达无意识的心理问题，并利用作品进行进一步诠释和分析，将艺术视为精神分析的媒介。1958年，伊迪斯·克莱默（Edith Kramer）强调艺术本身的治疗力量，提出"艺术创作即治疗"的模式。至此，奠定了艺术治疗至今存在的两种取向，即"艺术心理分析"和"艺术本质论"。爱德华·亚当逊（Edward Adamson）认为集体创作可以带来转变性和康复性的能量，他于1990年创作《作为治疗的艺术》（*Art as Healing*）一书，运用大量图片和说明，描述了作品中的图像是如何发出声音的，以现象学方法对艺术过程和心理变化过程进行研究。同时，纳姆伯格不主张分析或解释来访者的作品，提出的非干预的方法对后世许多艺术治疗师产生了重大影响。继"超个人心理学"兴起后，"疗愈"的概念逐渐兴起并取代"治疗"。艺术治疗不再局限于特定来访者，而是扩展到一般人士用于改变人格或生活方式。20世纪90年代末，正向心理学兴起，鼓励人们无须聚焦于问题，而是关注自己可以应用的资源和联结。

（二）原理和理论基础

艺术治疗并非新概念，人类历史中一直存在利用艺术活动来治疗疾病的做法。有学者指出，意象是治疗身心疾病的疗法，创造性活动可提升脑部活动、活跃脑部组织，使大脑呈现出平静时可见的α波、"处在流畅的状态"，从而减轻压力，恢复身心平衡。大脑左右半球各有分工，左半球负责语言功能及逻辑推理、数学运算等功能，右半球负责不需要语言参与的空间知觉、形象思维等。人们的思维大多是视觉的，可视的绘画更有助于认识和解决问题，而记忆可能是前语言的，无法用语言提取或描述，治疗也就难以触及。人们借助于绘画、雕塑、拼贴等艺术形式可以表达语言难以描述的情绪和情感。而且，绘画是符号和价值中立的，更有利于人们自由表达情绪的阴暗面，而不必受到道德的束缚。通过在艺术表达中察觉和接受那些毁灭性的情感、想法和冲动，最终转化为建设性的能量。

艺术在治疗中可促进建立积极的关系、进行评估诊断、帮助宣泄释放情绪，从而促进发展。艺术治疗的理论基础源于经典精神分析和分析心理学。精神分析之父西格蒙德·弗洛伊德（Sigmund Freud）提出意识、前意识、潜意识的概念，那些无法被社会、法律、道德接受的原始冲动和本能欲望产生的"原始压抑"可以通过梦境和艺术创作表现出来，实现快乐原则和现实原则的"奇特和解"。20世纪20年代开始兴起的投射测验（如罗夏墨迹测验和主题统觉测验）就是通过模棱两可的刺激，让被试人加以解释，在不自觉中反映动机、态度及感情。1914年，卡尔·荣格（Karl Jung）在精神分析的基础上创立分析心理学，他除了重视幻想本身承载的无意识信息外，更加关注心灵的非语言表达和意向的自主性。荣格认为绘画让来访者和问题之间拉开一定距离，通过"积极想象"，让意识与潜意识不断对话，协调意识与潜意识之间的关系达成和谐。

（三）视觉艺术治疗的应用

1. 治疗评估

在视觉艺术治疗中，治疗评估过程主要通过艺术的创造性和表达性来了解儿童的需求、优势及治疗目标。在治疗评估阶段，主要目标是从儿童的角度来理解这个世界。以下是治疗评估过程中常见的步骤和方法。

（1）初始面谈

艺术治疗师与儿童进行初始面谈，收集有关其背景、历史、问题表达及治疗期望的信息。这个面谈有助于双方建立良好的治疗关系，奠定合作性治疗关系的基础。

（2）观察与沟通

艺术治疗师在艺术创作过程中仔细观察儿童的非语言表达、肢体语言和沟通方式，通过细致的观察和共情沟通，治疗师可以了解儿童的情绪状态、喜好及独特的艺术表达方式。

（3）基于艺术的评估

儿童被鼓励在评估过程中进行艺术创作，通过各种艺术材料和技巧自由地表达自己的情感、思维和经历。其所创作的艺术作品成为治疗师评估儿童内心世界、符号表达及潜在需求的重要依据。

（4）评估工具

视觉艺术治疗使用特定的基于艺术的评估工具，进一步评估和衡量儿童的心理健康状况和治疗进展。这些工具包括标准化评估和结构化练习，重点关注艺术作品的解释和分析，例如"屋-树-人（house-tree-person，HTP）"评估。HTP由约翰·巴克（John Buck）于1966年开发，是一个投射性测试，适用于3岁以上的儿童。

（5）整合与分析

艺术治疗师整合和分析收集到的信息，包括口头沟通、艺术表达和评估结果。通过综合这些信息，治疗师全面了解儿童的主要关注点、治疗需求和目标，并与其他专业人士，如心理学家或精神科医师，进行协作，采用多学科的治疗方法以确保疗效。

2. 治疗方法

艺术治疗理论的发展与心理学、心理治疗的发展是一致的，心理治疗的范式也适用于艺术治疗。艺术治疗有心理动力学取向、认知行为取向、人本主义或现象学取向、发展心理学取向四大理论取向。除了以上四大经典取向的艺术治疗之外，随着后现代主义的兴起，还出现了焦点解决短期治疗取向的艺术治疗和叙事取向的艺术治疗。

心理动力学取向的艺术治疗是在精神分析基础上发展起来的，其步骤通常是先发现和揭示被压抑的内容，再根据这些压抑的情感和想法洞察行为的意义，从而进行"宣泄""升华""象征化""洞察"。纳姆博格更进一步将精神分析和艺术创作结合，提倡先帮助儿童投入艺术创作中，让无意识的冲突可以在作品中尽情、自由地表达，再与儿童一起探索并用语言描述这些冲突的意义。

认知行为取向艺术治疗的主要任务是通过提供训练情境来习得新的适应行为。

艾伦·罗斯（Ellen Roth）将行为矫正技术应用于儿童绘画治疗，提出"现实塑造技术"，其具体方法包括以下几个方面。

①从儿童的画中识别和确定症状行为或困惑的概念。

②儿童进行一系列自由绘画，治疗师通过观察绘画过程和作品，评估儿童症状行为发生的频率。

③通过有趣的活动激发儿童兴趣并熟悉艺术材料。

④确定绘画治疗的目标行为。

⑤运用现实塑造技术（如示范、模仿、提示、连续强化、消退、间歇强化等）进行目标行为塑造。

⑥讨论和反馈。

现象学取向的艺术治疗以马拉·比腾斯基（Mala Betensky）为代表，提出"真见"或"意向性观看"的概念，鼓励儿童对作品探索过程和呈现样态进行展开和整合，发现本真自我，并作出符合自身生命本质的决定。其治疗目标是通过鼓励儿童获得更多自我意识、用新的方式看待和评价生活、理解生活和自身及世界的局限性、协助建立新的优先系统。其具体方法包括以下方面。

①通过暖身游戏熟悉艺术材料。

②观察和鼓励儿童创造一个现象或绘画作品，鼓励儿童说出困难和找到自己的解决办法。

③将绘画作品放置在能看到全貌的位置，给予充足时间进行专注的、有意向的观看。

④通过询问"你看到了什么"进行深入研究，让来访者对创作意图、过程、重新审视时的所见进行描述，从而实现现象的联结和整合。

人本主义取向的艺术治疗以娜塔莉·罗杰斯（Natalie Rogers）为代表，创立"来访者中心表现性绘画艺术治疗"。罗杰斯不将来访者看作有精神疾病的患者，而是由于特殊事件导致内部世界与外部环境之间发生不协调。治疗师并不关注如何治愈，而是借助"认同危机"与创造性潜力进行整合，发展出建设性行动。其操作过程包括以下方面。

①进行20 min的身体运动后闭目感受，用身体表达内心的冲动。

②自由地从蜡笔、黏土、油彩等材料中选择一种，把刚才的身体体验表现出来。

③不间断地书写10 min脑海中呈现的任何内容，让潜意识的内容清晰起来。

④团体成员互相交谈自己的感受和发现。治疗师与来访者交流时会用这样的方式："刚才你在绘画时，有什么感觉？""如果画中这个人可以说话，你觉得他会对你说什么？""请你为图像中的他编一个故事，从很久以前开始讲起，好吗？""请试着在这幅画里找到让你烦恼的部分，重新画一幅尝试把问题解决，好吗？"

焦点解决短期治疗取向的艺术治疗并不注重找到问题产生的原因，而是侧重挖掘"做些什么让问题不再继续下去"的正向需求。其流程主要分为3部分。

①建构解决问题的对话（40 min）。包括设定正向目标、寻找例外和假设性解决。

②休息阶段（10 min）。

③正向反馈阶段（10 min）。

治疗的核心在于第一部分的构建，治疗师会这样引导儿童设定正向目标，"请画出他们做得很好的事情""请画出什么动物会让他们感觉舒服或快乐""晚上仙女出现，挥动魔法棒，所有让妈妈烦恼的问题全部消失，是什么样的情境？"治疗师与儿童探索是否有例外经验，如果没有，则用假设的方式提问，如运用水晶球、奇迹、拟人化等方式提问。"假如有一天醒来，你发现今天面临的问题全都解决了，你会有什么变化？""如果你是家里客厅里的一盏灯，能看到你目标达成后的样子，你想象一下，那时你的行为是什么样的？""假如我有一个神奇的水晶球，能带走你所有问题，那么你的生活会是怎样的？"然后请儿童随意挑选材料画出想象中的生活。《儿童青少年焦点解决短期心理咨询》一书中，介绍了漫画应用在焦点解决短期治疗取向中的6个步骤，请儿童在6个格子中作画。第1个格子画困扰儿童的问题；第2个格子画有力量协助的人，比如奥特曼和蝙蝠侠，可以帮助儿童解决问题；第3个格子画解决方式，即创造出的"例外"；第4个格子画"例外"带来的影响；第5个格子画未来"例外"成真的样子；第6个格子画儿童送给治疗师的感谢礼物。

叙事取向的艺术治疗的基础是叙事治疗，其创始人是迈克尔·怀特（Michael White）和大卫·爱普斯顿（David Epston），他们发现症状常常是主观建构的，过往的家庭、学校及童年经历产生的"主流故事"主宰着儿童对自己的看法，让他们相信自己是有问题的。叙事治疗相信，"人不是问题，问题才是问题"，治疗师要做的就是帮助个体将问题外化，找出遗漏的、具有积极意义的故事，并构建出生活的意义，唤起内在力量。叙事取向的绘画治疗在操作时包括以下4个部分。

①通过绘画展现主流故事，确定可以外化的对象，如让儿童画自画像，让故事的焦点清晰地呈现出来。

②让儿童画出外化的问题，与儿童和家人讨论问题本身对生活造成的影响。

③寻找特例事件，并通过绘画将改变呈现出来，在儿童群体中绘画可达成与信件同样的效果。

④用绘画的方式，让儿童在观众面前预演，分享新的故事，界定自己与问题之间的关系。

视频4-4-1展示常见艺术治疗的开展形式。

视频4-4-1

3. 应用策略

在儿童群体中应用艺术治疗，需要根据儿童的年龄和特点进行调适，儿童也会表现出与成人相异的行为。这些艺术治疗的过程和儿童对艺术治疗及对治疗师的反应均传递了一些信息和内在意义。

（1）准备适合儿童艺术治疗的场域

儿童艺术治疗的工作开始前，需要做适当准备，让儿童对接下来的活动感兴趣，并对空间感到舒适，没有紧迫感，有多种艺术材料可供选择。儿童在艺术创作的过程中感到被支持、被认可，这充满愉悦情绪的过程本身就是疗愈的。

（2）观察儿童对绘画材料的反应

不同的儿童面对绘画材料时，可能表现截然不同的反应，如自信、畏缩、谨慎、害羞、抗拒等。儿童绘画的过程也传递着儿童人格方面的信息。儿童会根据治疗师的反应调整自己的行动，

在与治疗师的互动中建立治疗关系。当儿童感觉到轻松、安全的时候，儿童会更容易进行表达。（图4-4-1）

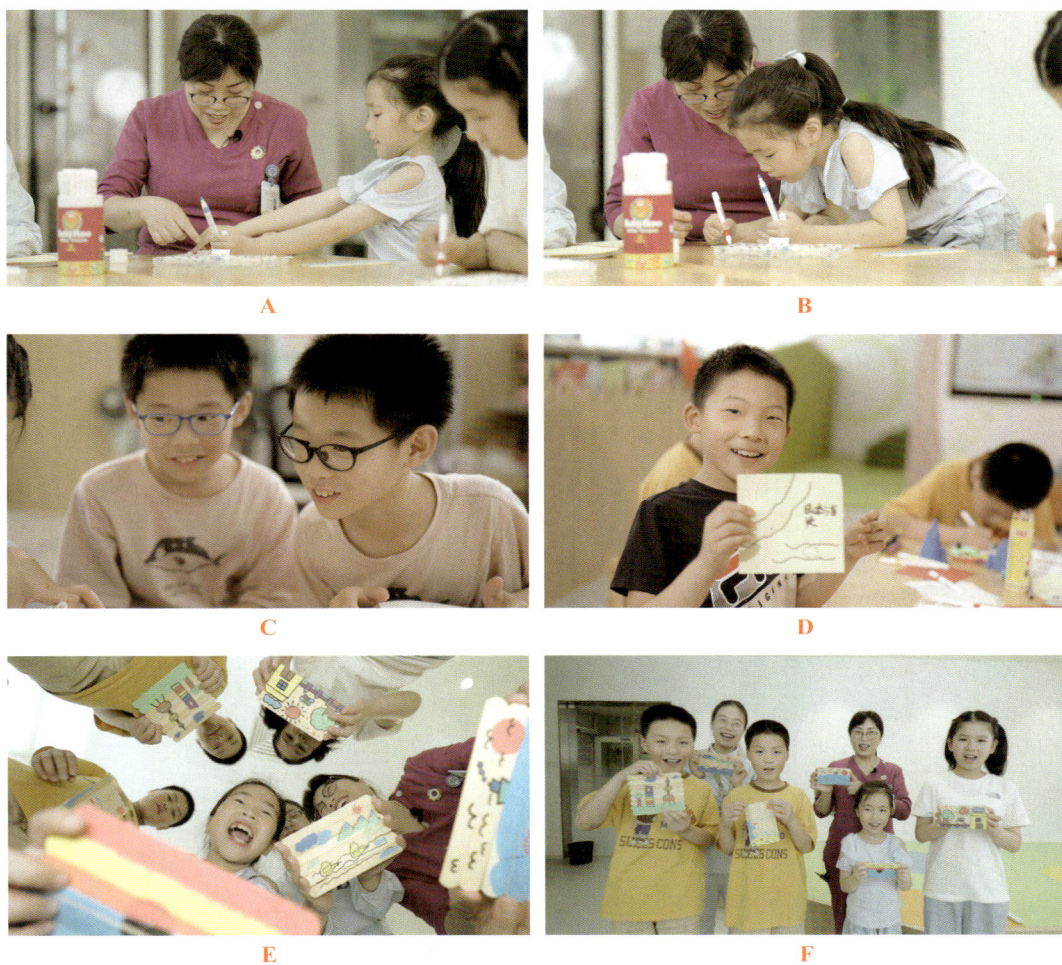

图4-4-1 艺术治疗（以绘画为例）
A、B. 建立治疗关系；C. 触发好奇；D. 通过图画表达；E. 感到轻松、安全；F. 展示作品

（3）观察儿童创作的形式和内容

对作品的分析一般包括两个方面，一是色彩、布局、线条、情绪等整体效果，二是形式和内容两者之间的关系。治疗师可观察作品线条的长短、轻重、方向和质感，

画面的位置和大小，阴影和颜色，绘画的主题，以及画面表达的具体或象征性的内容。常见的主题所传递的信息，如房子的门、窗、烟囱、屋顶、墙壁、台阶，树木的树枝、树冠、树干、树叶、树根、果实、树皮，人像画中的省略、夸张、隐藏、分离、扭曲、僵直，家庭画中的成员大小、位置、分离、省略等。正如对精神分析的态度一样，治疗师对儿童作品的解释可作为参考的探索方向，但不应刻板地套用。

（4）设定各阶段的目标

一般而言，艺术治疗包括了初始、探索和行动3个阶段，这3个阶段可能出现在一次治疗中，也可能需要多次治疗的过程。儿童在艺术治疗中探索自己的问题时可能会出现试探、信任、冒险、交流、面对、理解、接受、应对、分离等不同的过程。治疗师需要设定适合不同阶段的目标，用符合治疗进程的引导语来把控治疗方向。

（5）创造允许的空间

需将艺术治疗与艺术教育区分开来，当儿童开始绘画时，可能会出现泼洒颜料、敲打材料、随意走动、随意扔揉材料等行为。这些行为在艺术课堂上是会被明确禁止的，但是在艺术治疗时不应刻意阻止。艺术治疗过程中儿童的出格行为是在安全环境中的一种情绪宣泄，使其压抑的情绪得到释放。如果儿童因为使用艺术材料而感到挫败、情绪失控时，应为其更换为更容易掌控的材料，如铅笔、水彩笔等。

（6）心理治疗中的原则

心理治疗中的保密、尊重、个别化等原则在儿童群体中一样适用。当治疗师需要将儿童的作品或心事告知给家长时，需要取得儿童的允许。儿童会告诉治疗师哪些内容允许父母知道，哪些内容希望保密，从而获得儿童的信任。治疗师需要认识到每一个儿童是不同的个体，儿童有选择参与或不参与、合作或独处、材料的使用方式、表达主题的自由，应尊重儿童的意愿并给予其选择的空间。

4. 应用领域

艺术治疗在儿童的应用领域较为广泛，常见的应用领域包括经历重大灾难和创伤的儿童、遭受暴力或虐待的儿童、孤独症儿童、抑郁症儿童、学习障碍儿童、行为问题儿童、情绪障碍儿童、有身体疾病或残障儿童等的心理治疗。除了对这些有特殊需求的儿童有效外，艺术治疗还被应用于正常儿童的预防性和发展性心理行为辅导中，能够打消儿童的消极自我意向，提升自尊水平，改善认知能力。

儿童艺术治疗除了治疗的功能外，还可以通过绘画的过程和作品进行心理评估。心理评估主要分为结构性评估和非结构性评估两个方面。结构性评估法明确规定了创作主题和媒介，大量运用投射技术进行测验；非结构性评估法是指儿童用多种艺术媒介进行自发创作。常见的绘画测验包括以下5种。

①绘人测验（DAM），是1926年古德伊娜芙（F. L. Goodenough）编制的，用来综合判断儿童的智力水平。1949年，马考文（Karen Machover）提出"画人测验"（DAP），并详细列举出各身体部分的象征意义。1991年，纳格里里（J. A. Naglieri）编制了DAP，用于筛查6—17岁有情绪问题的儿童。

②房-树-人测验（HTP），由巴克所编制，通过绘画房子、树和人，以及8种颜色来评估儿童的心理发展和儿童的人格特点与人际关系。伯恩斯（Burns）的房-树-人测验（kinetic house tree person，KHTP）在绘画房子、树及人的基础上，再画出这个人在做一件事，从而获得更多人际关系信息。

③动态家庭绘画（KFD），由伯恩斯和考夫曼创制，描绘家庭成员所从事的活动，有助于理解儿童的自我概念和人际关系。

④成套的系列绘画，包括埃莉诺·厄尔曼（Elinor Ulman）编制的厄尔曼人格评定程序（UPAP），通过四幅测验进行评定。白利·寇恩（Barry Cohen）编制了诊断画系列（DDS）并制定了分析标准，将艺术评定与精神疾病诊断标准DSM-Ⅳ联系起来，并取得了不错的信效度。

⑤斯尔文绘画测验，将图像作为认知工具，测量听觉障碍、语言功能丧失等特殊人群的认知水平，并设计出斯尔文认知与情感绘画测验，对儿童的时间顺序认知能力、空间认知能力、分类概括能力进行评估。

常见的艺术治疗活动包括：自由画、闭眼画、续笔画、听音乐画画等无主题绘画；画出情绪、情感面具、让画中人说话、画出某种情绪的人物、创造情绪符号、画安全岛等情绪表达绘画；画自画像、过去和现在的你、理想的你、画作为动物的自己、画出生命图表、画出内心秘密等自我探索绘画；画出问题和感受、画梦境的理想结局、画愿望、画理想生活等问题解决类绘画；画家庭成员动态画、画家庭树、家庭泥塑，剪裁出可移动人物的壁画塑造主题场景、家庭成员连环画等探索家庭相关的绘画。

（四）视觉艺术治疗在儿童医疗辅导中的应用展望

目前越来越多的研究表明，视觉艺术治疗在儿童医疗辅导中具有良好的应用前景。在医院的场景中，绘画、手工艺等视觉艺术形式是比较常见的治疗方式，在儿童医疗辅导中被普遍应用。视觉艺术作为一种非语言表达方式，可以使儿童通过绘画、雕塑、陶土、手工艺等形式自由表达自己的内心感受，从而缓解情绪问题、提高自我认知和社交能力等。视觉艺术治疗活动能够促进儿童发展、带领儿童探索自我。在一个安全、支持性的环境中，儿童得以自由地探索和表达自己的独特观点和情感。丰富多彩的绘画材料、各种各样的色彩都能够刺激儿童的视觉神经，激发儿童的兴趣和好奇心。

儿童医疗辅导专业人员要在关注儿童的个体差异和需求的基础上开展活动。在活动过程中，不需要干预儿童的创作，而是扮演支持者和引导者的角色。视觉艺术治疗在儿童医疗辅导中的应用不仅为儿童提供了一种创造性、积极性的疗愈方式，还为儿童建立了积极的情绪表达渠道。此外，视觉艺术治疗还有助于培养儿童的自我意识和情绪调节能力，促进其与家人、朋友，以及儿童医疗辅导专业人员之间的积极互动。

二、音乐治疗

音乐治疗是一个新兴的、跨越多种学科的边缘学科，是音乐和治疗的结合体，是利用乐音、节奏对患生理疾病或心理疾病的儿童进行治疗的一种方法。根据美国音乐治疗协会（American Music Therapy Association，AMTA）的定义，音乐治疗是由有证照的音乐治疗师以音乐作为工具，根据临床和实证过的音乐疗程为个案设定客制化的目标并协助个案达成目标。新西兰音乐协会曾指出："音乐是一种强大而且有帮助的工具，用来建立沟通的管道，支持儿童和成人心智、肢体、社会行为和情绪的学习与重建。"音乐治疗既是艺术，又是科学，而且是一种人际互动的过程，还是一种治疗的形式。作为一门新兴的学科，它还处于一个不断发展的过程之中。

（一）定义、起源及发展历程

音乐治疗是一个系统的干预过程。在这个过程中，治疗师利用各种形式的音乐体验，以及在治疗过程中发展起来的、作为治疗动力的治疗关系，帮助来访者达到治疗的目的。首先，音乐治疗强调了科学系统性、音乐体验的作用，以及音乐治疗师与来访者之间关系的重要性。其次，音乐治疗运用一切与音乐有关的活动方式作为手段，如听、唱、器乐演奏、音乐创作、歌词创作、即兴演奏、舞蹈和美术的结合、音乐投射和音乐联想等。再者，音乐治疗过程中，音乐、来访者及经过专门训练的音乐治疗师是3个关键因素。

音乐治疗的历史最早可以追溯到古埃及，早在公元前1500年，古埃及人就在古书中提到音乐对治疗灵魂的作用。公元前550年，古希腊人提出音乐可以缓解病痛。而音乐治疗真正迎来大发展的时期，则是在第二次世界大战期间，美国的一所野战医院把音乐用在缓解伤员身体疼痛及心理焦虑上，发现成效显著后，音乐治疗迅速被美国医学界关注。1944年，美国密歇根大学正式将音乐治疗设立为一门独立完整的学科。1950年，美国成立了世界第一个国家级音乐治疗协会。其后，全球200多个国家和地区相继成立音乐治疗协会，并每两年召开一次世界音乐治疗大会。

在中国，早在2000年前的秦汉时期，《黄帝内经》就已经把五音引入医学领域，指出音乐对人体和情志的影响作用。其后，通过各个朝代的历史文献，可发现古人已将音乐运用在养生、治病及调节情绪等领域。欧美音乐治疗学第一次走进中国是在1979年，美国华裔音乐治疗教授刘邦瑞到中央音乐学院讲学，拉开了我国现代音乐治疗事业发展的序幕。自此，音乐界、医学界及心理学界专业人士陆续开始将音乐治疗应用于临床，开始有关音乐治疗的研究和相关经典著作的翻译。1988年，中国音乐学院设立了音乐治疗专业；1989年，中国音乐治疗学会成立，我国音乐治疗事业发展进入新阶段。据不完全统计，目前国内已有近300家医院陆续开展音乐治疗。近年来，儿童音乐治疗领域也随之崛起并迅速发展。

（二）原理和理论基础

音乐之所以能运用在治疗领域并产生疗效，是因为音乐可有效影响人的身心健康。在生理方面，音乐可以引起人的各种生理反应，如减缓呼吸和心跳、降低血压、增加血管容积、升高皮肤温度、降低血液中的肾上腺素及增加去甲肾上腺素含量等，帮助实现镇静、催眠、减压、抗抑郁、缓解疼痛、提高免疫力等目标。在心理方面，音乐可以改变人的心理状态，不同类型的音乐可以引起不同的情绪反应，帮助释放和控制情绪；同时，音乐能够使人产生意象、联想，有助于个体的自我表达。由音乐体验所唤起的情绪，常常会唤起潜意识层面导致来访者心理健康的问题根源。音乐治疗师正是通过改变来访者的情绪，进一步改变其认知而达到心理治疗的目的。

在音乐治疗众多学派中，影响力较大的有诺多夫罗宾斯音乐治疗法、心理动力取向音乐疗法、临床奥尔夫音乐治疗法、应用行为矫正的音乐治疗法等。此外，音乐治疗还有柯达伊概念的临床应用、达尔克罗兹节奏教学的临床应用、完形音乐治疗法、发展音乐治疗法、音乐治疗和沟通分析、引导想象与音乐治疗法等学派。在理论基础方面，目前，与音乐治疗相关的书籍和文献大都集中于临床技术、实验及案例分析方面，很多研究者倾向于用现存的心理治疗或教育学的理论流派来指导或解释音乐治疗，针对音乐治疗本身的基础理论研究还相对薄弱。

（三）音乐治疗的应用

1. 治疗评估

评估应该在治疗开始前完成。评估一般分为2种类型：一种是基于描述性的结构形式，关注点是儿童的问题、障碍或弱点；另一种是基于"满足需要"理念的评估，其将儿童的兴趣、价值观及态度融入治疗的计划中，更关注儿童的需求、优势及潜力方面的评估。评估可以为治疗师提供儿童的背景和目前的状况，并为后面的治疗策略和目标提供依据。

通常，评估需要由一个多学科医疗小组来完成，医疗小组可能包括临床医师、护士、心理学家、职业治疗师、语言治疗师、物理治疗师、医务社工等。评估内容包括：以往病史和现在的健康状态；理解力，注意力集中能力、注意力集中时间，记忆力，解决问题的能力等；自我表达、自我控制，以及人际和社会反应的数量和质量等；运动的幅度、大肌肉和精细肌肉运动协调、力量、承受力等；在各种情境中的正确或适当的情绪或情感反应；语言的表达和理解能力；家庭关系和需求；对自己的娱乐兴趣和需要的意识、参与各种业余活动的意识、对社区业余生活资源的了解程度。

2. 治疗方法

音乐治疗的方法是多种多样的。在20世纪40年代音乐治疗刚刚诞生的时候，在临床进行音乐治疗实践的主要是医师和护士，而主要的治疗方法就是简单的聆听。随着音乐治疗的日益发展，特别是当音乐家们越来越多地介入音乐治疗的临床实践中时，音乐治疗的方法得到了快速的发展，如演奏、歌唱、音乐和歌词创作、与舞蹈及美术的结合等方法陆续出现。

音乐治疗具体方法可分为以下3种：一是接受式音乐治疗，又称聆听式音乐治疗，指通过聆听特定的（可以是现场演奏的，也可以是事先录制好的）音乐来调整儿童的身心健康，具体包括歌曲讨论、音乐放松、音乐想象、音乐同步、音乐回忆、音乐生物反馈、音乐镇痛、音乐无痛分娩、音乐系统脱敏、音乐强化物、音乐感知觉刺激、投射式音乐聆听、音乐镇痛、音乐现实定位等。二是再创造式音乐治疗，强调儿童直接参与音乐演奏的表演和创作，以及音乐技能的学习（但并不要求儿童曾接受过任何音乐训练课程或具备音乐技能）中，包括歌唱、器乐演奏、音乐创作等。该方法要求音乐治疗师通过活动设计，让儿童顺利参与创造式音乐治疗活动中，并最终实现治疗目标。美国的保罗·诺多夫（Paul Nordoff）和克莱夫·罗宾斯（Clive Robbins）创立了"创造性音乐治疗"的方法，并提出"音乐儿童"的概念。保罗·诺多夫和克莱夫·罗宾斯认为，每位儿童都具备一定程度的音乐能力，当一名儿童表现出缺乏某种音乐能力时，就代表着其生理或心理方面出现了问题。治疗师通过训练儿童音乐技能，来帮助解决儿童的身心问题。三是即兴演奏式音乐治疗，即儿童在治疗师的邀请下自发地演唱或演奏，即兴演奏可以完全自由发挥，也可以在治疗师设定的规则、结构、标题、情绪或故事等主题下进行自发的演奏或演唱。其对音乐治疗师的音乐技能和专业水平要求较高，但可以很快与儿童建立治疗关系，并获得更多有效且真实的评估信息。这3种音乐治疗方法中，接受式音乐治疗与即兴演奏式音乐治疗最为常用。特别是在欧美国家，在某些音乐治疗流派中，音乐治疗就等于即兴演奏式音乐治疗。

音乐治疗师对治疗临床中音乐的界定主要基于以下考量。

①治疗优先，即在音乐治疗中，治疗对象的需求和问题始终是最优先考虑的重点。

②无评判地接受。

③多重感官的应用。

④与其他艺术形式的相关联系。

音乐治疗的方法可以分为10类：共情、调整、练习、表达、沟通、反应、探究、影响、动机、肯定。视频4-4-2介绍了1例音乐治疗的临床应用情况。

视频4-4-2

3. 应用策略

根据治疗目的、儿童的身心健康情况及环境条件等因素，音乐治疗师可选择个体音乐治疗或团体音乐治疗的形式。

个体音乐治疗是指音乐治疗师与儿童一对一的治疗形式。个体音乐治疗最重要的基础是治疗关系，它是治疗师与儿童在心理上建立的联结，治疗关系的好坏直接决定着治疗的成败，而其中，动机、沟通、合约、共情、相互尊重、信任是良好治疗关系的6个关键点。治疗师与儿童应建立平等合作的治疗关系，促使儿童积极参与治疗过程。

团体音乐治疗是指音乐治疗师与多位儿童共同参与的治疗形式。团体音乐治疗中，治疗关系包括每个团体成员与治疗师之间的关系，以及每个团体成员之间的关系，强调的是团体成员之间复杂的动力关系。儿童在治疗过程中与其他成员，以及治疗师之间建立了一个多层次的互动治疗关系。在团体里，每个成员的行为和心理都受到其他成员的影响，并同时影响着其他成员。团体音乐治疗打造了一个"小社会"的环境，通过调动团体成员之间的互动，促进儿童个人的自我探索和发展。

4. 应用领域

音乐治疗的应用领域较广泛，世界各地、所有年龄层次、各阶层人士等，均可应用。其中，儿童与青少年领域、精神科领域、老年领域、神经系统疾病、心脑血管疾病、疼痛管理、恶性肿瘤与姑息治疗等领域，音乐治疗所做的实践和研究应用较多。

在儿童与青少年领域，美国音乐治疗师协会提出，音乐治疗可应用于"智力障碍、行为障碍、情绪困扰、肢体障碍、学习障碍、多重障碍、语言障碍、孤独症、视力障碍、神经损伤、听觉障碍、药物滥用、受虐儿童、脑损伤儿童"等群体。其中，音乐治疗应用较多的有孤独症儿童、智力障碍儿童、听力障碍儿童、学习障碍儿童等领域。智力障碍儿童是音乐治疗师首先运用的儿童领域，音乐治疗主要帮助智力障碍儿童发展正确的社会与情绪行为、运动技能、沟通交流能力、学前能力和学习能力，丰富其业余生活。针对听力障碍儿童，音乐治疗可以为儿童提供听觉刺激和训练，发展语音和语言表达能力，发展社会技能。针对孤独症儿童，音乐治疗可以在语言的发展、社会和情感的发展、认知能力的发展及感知觉运动的发展等方面提供帮助。发音练习、歌唱或念白并伴随对身体的拍打、运动、音乐游戏、器乐演奏和音乐聆听等技术常常被音乐治疗师用于孤独症儿童的临床治疗中。针对学习障碍儿童，如针对空间和方向感觉障碍的儿童，可以通过各种音乐游戏或演奏打击乐器的方式进行改善；针对数量感觉障碍儿童，可以通过让儿童唱歌和演奏乐器来训练其协同能力；针对时间感觉障碍儿童，音乐活动也是一种有效的训练手段；另外，音乐活动对于注意力集中能力较弱的儿童也同样有效。

（四）音乐治疗在儿童医疗辅导中的应用展望

国外由于儿童医疗辅导服务项目的广泛建立，音乐治疗师能够在与儿童生活领域相关的儿科医疗保健中发挥作用和作出贡献。音乐治疗实习生和临床医师对寻求儿童医疗辅导专业认证越来越感兴趣，努力增加临床知识并增强市场竞争力。双认证临床医师在实践中整合音乐治疗和儿童医疗辅导领域的程度各不相同，从两者完全无缝地整合到仅专注于一个领域的情况均有，具体取决于其职位。音乐治疗已被证明是一种有效且有价值的方法，其在儿童医疗辅导环境中具有独特的优势，为沟通提供了一种非威胁性和易于接触的媒介，使儿童能够以比传统疗法更为温和的方式表达自己的情感和经历。其中，团体音乐治疗可以促进同龄人的支持，并使参与者直接创造共享体验。新加坡KK妇女儿童医院的一项研究表明，音乐治疗是一种易于使用且有效的干预措施，具有治疗多功能性，可以帮助所有年龄段接受癌症治疗的儿童实现功能和情感目标。此外，音乐治疗通过对大脑疼痛中枢和管理情绪的边缘系统的影响，对慢性疼痛，以及慢性疼痛伴发的焦虑、抑郁等不良情绪有较好的辅助治疗效果。在儿童医疗辅导中使用音乐治疗不局限于特定的疾病或年龄段。它可以根据每个儿童的独特需求进行个性化调整。图4-4-2展示了为病房儿童进行音乐治疗的一组照片。音乐治疗师与儿童医疗辅导专业人员和医疗保健专业人员紧密合作，将音乐治疗融入综合治疗计划中，为儿童提供综合疗法，与其他医疗干预相辅相成，提升儿童的整体照护水平。

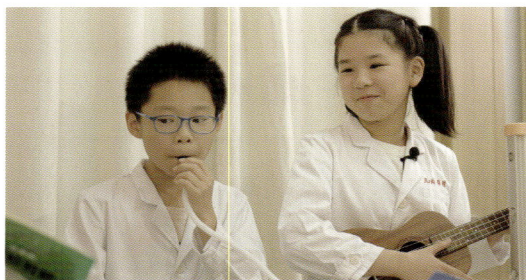
A

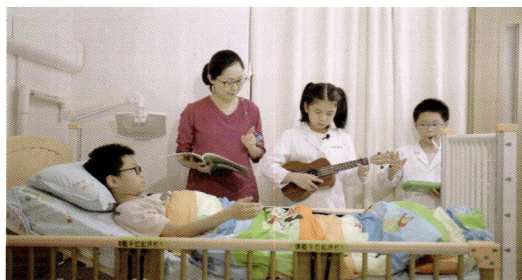
B

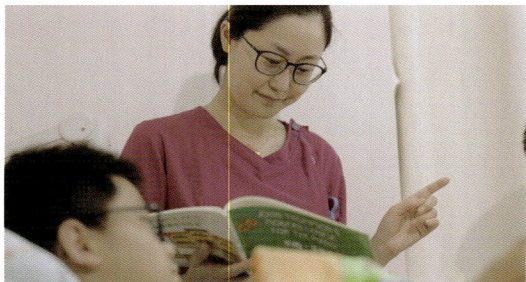
C

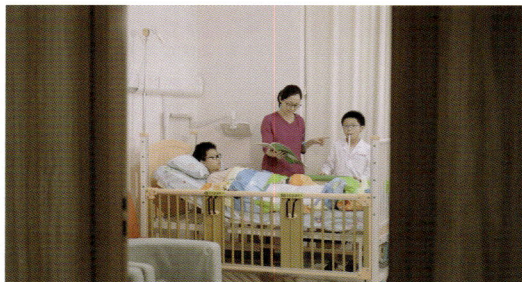
D

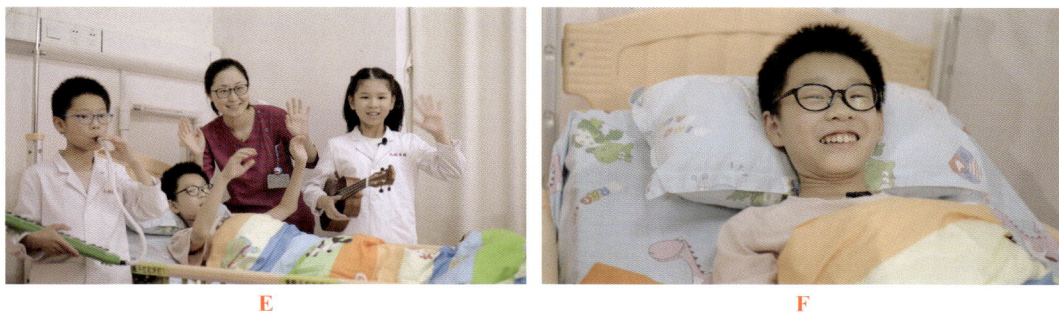

图4-4-2 住院儿童的音乐治疗
A—D. 音乐治疗的过程；E. 轻松的氛围；F. 疗愈的力量

三、舞动治疗

舞动治疗是艺术治疗的一个分支，舞动治疗是以人体表情与动作的心理治疗功能来平衡统一身、心、智及社交功能的现代康复专业与健康学科。美国舞动治疗协会（American Dance Therapy Association，ADTA）将其定义为"通过运动进行心理治疗，促进个体的情感、社交、认知及身体整合，以改善个体的健康和福祉"。在英国，舞动治疗被定义为"通过治疗性地运用动作和舞蹈，使人们创造性地参与治疗过程，以促进其情绪、认知、身体和社会性的整合"。这门专业学科综合人体表情艺术、心理治疗学、身心治疗学和动作分析学，系统地舞动人性里的健康本能，用于治疗心理、情绪、行为及人际沟通等方面的创伤或障碍，进而提高自我意识，改善应事能力，同时促进潜力的发挥。无论是在研究还是临床实践中，舞动治疗作为一种心理治疗方法，越来越引起人们的兴趣。

（一）定义、起源及发展历程

舞动治疗主要通过运动和舞蹈帮助儿童进行个人表达、自我倾诉，达到舒缓儿童压力、促进儿童之间情感交流的目的。

结合舞动治疗相关文献、著作的阐释，可以认为舞动治疗是一种引入了舞蹈、身体和动作的心理疗法，从而促进个体生理、情感、认知和社会因素的整合。

表达情绪是舞蹈最原始、最本质的功能之一。与戏剧相似，早在远古时期，舞蹈作为族群仪式的形式之一就显现出疗愈性质。比如人们为求雨、为感恩丰收、为驱除巫术而跳的舞蹈等，这可以被看作舞动治疗的源头。人们运用身体动作进行自我表达，希望以此宣泄情绪，获得疗愈。

在西方传统中，认为身体与心灵是割裂对立关系的身心二元论一直占据主导地位。随着一代又一代哲学家们的思考和辩论，身心二元论逐渐向身心一元论转向，身体和心灵被视为相互作用的有机整体，这为舞动治疗奠定了思想基础。17世纪，法国宫廷芭蕾兴起，但由于芭蕾将观众和舞者清晰割裂，难以体现舞蹈对舞者自身的疗愈性和身心整合，因此，彼时的舞动治疗还未充分发挥作用。到了19世纪末，现代舞的兴起完成了芭蕾未能实现的对个体自身身心整合的任务，因为现代舞使人们能自由释放被禁锢的身体，也更加关注舞蹈者的自我表达，并且为舞动治疗提供了动作语汇、表达意向及艺术创造思维的提示。舞动治疗紧随现代舞的兴起而产生。第二次世界大战之后，为帮助退伍军人处理战争创伤、增进对日常生活的适应，美国临床心理学家们开始使用舞动治疗的新方法，舞动治疗获得更加广泛的应用。

在我国，舞动治疗于20世纪80年代首先被引入台湾地区；20世纪90年代，我国关于舞动治疗的相关研究开始起步，在面向情绪行为障碍等特殊儿童群体运用舞动治疗方面取得了本土化实证研究的进展；21世纪，美国舞动治疗师陆续开始在我国各地开展交流讲学；2011年起，我国对舞动治疗课程和工作坊的需求显著增加。

（二）原理和理论基础

邦尼·米库姆斯（Bonnie Meekums）认为，舞动治疗的原理包括身心互动、动作体现性格、治疗关系在某种程度上至少受非语言行为的调节、动作有能够反映人的潜意识过程的象征意义、动作编排能使来访者体验全新的自我存在，以及非语言调节和早期客体关系理论；李微笑博士结合舞蹈治疗师们发展出的各种观点并加以总结，提出舞蹈治疗的关键理论架构，即身与心的关系、动作与情感、动作与人格、动作与治疗关系、动作与治疗过程、治疗目标。

舞动治疗在发展过程中受到诸多理论的影响。学者谢晖等认为，神经生物学、现象学、发展心理学、社会心理学、临床心理学、认知科学等理论对舞蹈治疗的发展意义重大。刘斌志则将舞蹈治疗的理论基础细化，指出神经科学的镜像神经元理论、现象学理论、发展心理学的自体感发展理论、社会心理学的社会具身理论、临床心理学的复杂创伤理论、认知科学的动作隐喻理论，以及舞蹈艺术、动作分析理论等具体指导着舞蹈治疗的发展；李微笑的梳理则更为详细，从神经科学的镜像神经元、动作与大脑，到现象学和发展心理学各流派学者的观点，从社会心理学的社会具身、情感/认知与运动/行为的双指向性、趋—避行为，到临床心理学的调频、依恋与脑科学、复杂创伤，以及认知科学的具身心智、隐喻、多元智能等。这些理论都为舞蹈治疗师的实践提供了理论支持。

（三）舞动治疗的应用

1. 治疗评估

舞动治疗的治疗评估是确保治疗能够针对个体需求进行个性化设计的关键步骤。评估是一个积极主动的阶段，需要充分利用意识层面的、逻辑性的"左脑"活动。以下是舞动治疗中常见的治疗评估过程。

（1）初始访谈

治疗师与儿童进行初步访谈，了解儿童的医疗历史、个人情况、目标和需求。在这个阶段，治疗师会与儿童建立信任关系，使儿童感到舒适和安全。

（2）观察和记录

治疗师观察儿童在舞动治疗中的身体表现、情绪状态和行为反应。同时，治疗师会记录相关信息，包括儿童的运动能力、身体感知、表达方式等。

（3）功能评估

治疗师可能会使用特定的评估工具来评估儿童的身体功能、协调性、柔韧性等方面的能力。这些评估可以帮助治疗师了解儿童的身体状况，并根据需要制订相应的治疗计划。

（4）情绪和心理评估

治疗师通过观察和与儿童的交流来评估儿童的情绪状态、心理压力和应对机制。这有助于评估儿童在情绪调节和心理健康方面的需要，并为治疗目标的设定提供依据。

2. 治疗方法

（1）动作隐喻

米库姆斯指出，动作隐喻是一种包裹在动作或姿态里的象征，它是舞动治疗的主要工具。在本书"戏剧治疗"一节中，我们也将介绍到，作为戏剧疗法的原理之一，动作隐喻在戏剧疗法中扮演着重要的角色。同样的，舞动治疗中的动作隐喻作为一种非语言交际形式，可以传达关于儿童的行为模式、人际关系等线索信息，对整个治疗过程都有较大的价值。

（2）6种不同的舞蹈治疗方法

这6种方法分别是玛丽安·切斯创立的切斯技法、楚迪·舒创立的冲突和幻想的演出、玛丽·怀特豪斯创立的真实动作、布兰奇·埃文创立的舞蹈/动作/语言治疗、莉莉安·艾斯本纳克创立的心理动能舞动治疗，以及艾尔玛·霍金斯创立的直觉性动作过程。

以切斯技法为例，其关注儿童身体行动、象征性、由动作建立关系和团体活动的节奏性等技术。

①身体行动：指导儿童通过身体舞动来重新认识和放松自己的身体和肌肉，从而帮助他们更好地表达情绪、达成改变。

②象征性：舞蹈治疗的优势之一就是通过身体动作的非语言沟通方式进行情绪表达，舞蹈治疗师可以通过儿童的象征性动作了解其困境情况，也可以通过为儿童的某个动作导入象征意义以具体化其内在感受，使治疗师能更好地与儿童合作，促进问题的解决。

③由动作建立关系：治疗师运用镜像或反映的技巧感知和回应儿童的动作表达，以及其中包含的情感内容，以此与儿童建立动作共情或动觉共情。

④团体活动的节奏性：由于切斯技法看重节奏蕴含的感染力，因此充分运用节奏将个体组织起来形成团体互动，由团体互动产生动能，达成如极端行为修正之类的改变。

此外，舞动疗法还可分为风格编排、肢体酝酿、动作激发、主题演绎、交流领悟和总结谢幕6个阶段。

①阶段一：风格编排。在此阶段，通过收集资料、初期评估以了解儿童需求或困

境，从而制订计划和编排舞蹈。评估部分可使用拉班动作分析方法，从肢体、努力、造型和空间4个部分分别考量。

②阶段二：肢体酝酿。在此阶段，主要协助儿童完成签到、暖身、建立团体3项工作，即帮助儿童建立对环境和他人的认识和安全感、感知团体节奏，并拉伸身体，从而更好地融入舞动治疗场域。

③阶段三：动作激发。在此阶段，通过动作激发、发现动作隐喻、强化信任关系，与儿童建立起信任共情的专业关系。镜像或反映的技巧可以在此阶段运用以与儿童达成共情。

④阶段四：主题演绎。在此阶段，与儿童一起讨论设计和演绎适当的舞动主题，舞动过程既可以是一对一、团队舞动，也可以是以节奏带动的全组舞动交流。

⑤阶段五：交流领悟。在此阶段，对儿童前一阶段的身体动作进行隐喻揭示，并带领儿童通过更多舞动方式完成情绪表达，并通过安全感联结给予支持。

⑥阶段六：总结谢幕。此阶段主要进行舞动治疗的评估和总结工作。

3. 应用策略

（1）综合手段干预

舞动治疗与其他多种治疗方法结合干预儿童心理困境，能取得更加可观的效果。学者庞佳、雷建洁等都提出，舞蹈、戏剧、音乐、游戏等综合干预手段能够保证干预效果的迁移性和持久性。

（2）控制风险

舞动治疗存在环境安全、动作安全、心理安全和关系安全的风险，因此治疗师在开展舞蹈治疗前须再次厘清自身角色，并且需要谨慎察觉移情和反移情的出现。

（3）应用模式

①独舞模式：对于一些存在语言沟通困难、排斥团体活动的儿童来说，独舞模式是更为适合的治疗方式，可通过编排、准备、孕育、领悟、谢幕这5个过程协助儿童自由地表达、完成身心整合。

②团体舞模式：通过群体舞动，儿童可以在其中与其他成员形成节奏共鸣，在互动产生的能量中习得更恰当的表达情绪的方式和改善人际关系的技能等。

③社区舞模式：此模式适用于某一组织或社区内有共同需求的儿童，可通过整体

测评、舞蹈编排、团体暖身、探索领悟和闭幕总结等过程，增进社区内儿童群体的联结，使儿童更好地融入社区、参与社区建设。

4. 应用领域

（1）舞动治疗与智力障碍儿童

由于智力障碍儿童的智力水平较低，并且通常伴有适应行为障碍，因此其在社交互动、语言、沟通等方面存在缺陷和异常行为，在社会生活融入方面也存在困难。作为物理运动疗法的补充，舞蹈治疗可以帮助智力障碍儿童增进情感表达和社会关系建立，提高其社会适应能力等。在庞佳等学者的研究中，智力障碍儿童群体在接受了动一动、跳一跳、玩一玩的身体动作隐喻的舞蹈和游戏活动的实践机会后，其在日常生活技巧中的适应行为能力，如动觉意识、平衡感等获得改善，其社会化适应能力，如人际关系、社会融入等方面也获得相应增强。

（2）舞动治疗与孤独症儿童

学者曹晓乔指出，根据神经科学理论，由于孤独症谱系障碍儿童大脑严重缺乏镜像神经元，导致其很难与他人形成共情，因此，他们在表达自我、与外部世界建立联系等方面面临挑战。而拉班动作分析导向的舞动治疗，通过对孤独症谱系障碍儿童进行肢体、努力、造型、空间4个部分的评估，制定相应干预手段并提出康复疗愈的基本处方，能够帮助孤独症儿童学习语言和动作交流技能，使其产生被接纳的积极感受和融入团体的兴趣和能力，并改变其进攻性失控行为，最终促进其自发地有效生活。

（四）舞动治疗在儿童医疗辅导中的应用展望

舞动治疗在心理学的领域中，是一门非常年轻的学科。作为一种通过分析肢体语言来协助服务对象释放情绪的表达性艺术治疗方式，舞动治疗与儿童医疗辅导融合发展不仅具有本土文化、专业理论与实证服务的基础，更有学科跨界的创意空间。儿童医疗辅导专业人员可以采用舞动治疗的3种不同模式，进行儿童医疗辅导中运用舞动治疗的创新。

四、戏剧治疗

戏剧治疗属于艺术治疗中的一类。在某种程度上，戏剧治疗和舞动治疗存在相通的地方。二者同为表达治疗的形式，戏剧治疗也强调用运动帮助儿童实现个人表达。

（一）定义、起源及发展历程

戏剧治疗是一种以即兴表演的形式来模拟或重现情境，对求助者进行心理辅导的方法。结合戏剧治疗相关文献、著作的阐释，可以认为戏剧治疗是运用戏剧或剧场的程序、通过戏剧表演开展治疗的方法，它旨在帮助人们宣泄情绪、缓解心理困扰、改善精神疾病或心理障碍状况。对于儿童来说，戏剧治疗则能够通过间接、投射的方式协助他们重整内在世界与外在现实世界间的冲突与困惑。

亨宁格（Hunningher）认为，出于人们想通过隐喻方式表达情感的愿望，戏剧治疗获得了出现和发展的基础。远古时期，戏剧由最初的群体游戏发展为仪式性舞蹈（如巫医仪式），这被认为是戏剧治疗的雏形；而后剧院产生，仪式演变为艺术，即戏剧表演的艺术。在剧院中，人们得以成为能够"置身事外"地审视自身问题的观众，这一过程促进了戏剧疗法功能性的发展。在这一阶段，戏剧在帮助人们自我觉察、情感宣泄、情绪抒发等方面的作用逐渐进入大众视野。

20世纪50年代，乔治·莫拉（George Mora）明确将"治疗"和"戏剧"这两个程序概念联系起来。根据多洛丝·兰格利（Dorothy Langley）的《戏剧疗法》一书的讨论和梳理，早期宗教仪式中的舞蹈、巫术及现在的戏剧疗法在发展脉络上存在关联；18世纪之后，人们逐渐认为戏剧能够对精神性疾病的治疗产生影响；20世纪早期，作为治疗方法的剧场表演得到发展，这也影响了戏剧治疗的发展；19世纪末至20世纪初及第二次世界大战后，治疗性剧场表演和剧场表演本身获得蓬勃发展，这些都为戏剧治疗的发展提供了动力。20世纪30年代，彼得·斯雷德（Peter Slade）首次在英国使用"戏剧治疗"一词，随后戏剧治疗在苏联、英国、美国、荷兰等国家都获得可持续的发展。1979年，美国戏剧治疗学会成立，这标志着戏剧治疗成为一门独立的学科。在我国，张晓华将戏剧治疗引入我国台湾地区，后一系列戏剧治疗项目开始发挥其影响力；香港特别行政区则在2009年成立香港戏剧治疗师协会，推动戏剧治疗的发展；

我国大陆地区从20世纪80年代以来开始使用戏剧治疗干预精神疾病，并完成相关专著的翻译工作。

（二）原理和理论基础

戏剧治疗的原理包括游戏、身体活动、仪式、表演、隐喻、距离保持、情感宣泄、小组参与、演员及观众、自我探索等。戏剧在不断发展，上述构成戏剧基本框架的要素也在不断完善和完备。通常认为心理学是戏剧治疗的首要理论基础。在实践中，戏剧疗法治疗师可能应用到的核心理论包括精神分析理论，格式塔心理学，罗杰斯的人本主义，荣格心理学，心理分析学，人性心理学，埃里克森和克莱因理论，社会学理论与戈夫曼、米德和布贝尔观点的结合，系统理论等。

（三）戏剧治疗的应用

1. 治疗评估

在进行戏剧治疗前，进行综合治疗评估是非常重要的。以下是评估的步骤。

（1）初始评估

与儿童及其家长进行面对面的初步会谈，了解儿童的个人背景、主要问题及治疗目标、需求。在这个阶段，建立良好的沟通和信任关系非常重要。

（2）观察和交流

通过观察儿童的非语言表达和交流方式，获取关于其情感状态、社交技能及自我表达能力的信息。观察应包括儿童在社交环境中的行为、表情及身体语言。

（3）详细评估

与儿童进行单独会谈，以了解其兴趣、喜好、经历及写作或表演的经验。使用开放式问题和合适的评估工具，探索儿童的创造力、想象力、情感表达能力及合作能力。

（4）资料收集

收集相关的背景资料，包括儿童的医疗记录、心理评估结果及相关专业人士的意见。这些资料可以帮助治疗师更全面地了解儿童的问题和需求。

（5）目标设定

与儿童及其家长共同制定具体的治疗目标。这些目标应该是可衡量的、具体的，并与儿童的需求和个人发展目标相关联。

（6）个体评估

根据评估结果，了解儿童在戏剧和表演方面的技能水平、情感表达能力及社交互动能力。这可以通过角色扮演、表演任务、创作作品等方式进行。

（7）团体评估（可选）

如果戏剧治疗是在群体环境中进行，观察儿童在团体中的互动和合作能力。这可以通过观察儿童在戏剧活动中的参与度、表演技巧及团队合作来评估。

（8）治疗计划

根据评估结果和治疗目标，制订个性化治疗计划，该计划应包括戏剧活动的类型、频率、持续时间和评估进展的方法。

2. 治疗方法

（1）技巧方法

①游戏。包括儿童个体游戏、团体游戏等。

②练习。为达成特定目的，如提高技巧、帮助个人或群体建立信任等。

③即兴表演。在未经排练的情况下，对剧本或故事进行即兴发挥。

④排演过的场景或故事。由儿童和治疗师共同创作的场景或故事。

⑤剧本。可以是已有的或已经过排演的表演，也可以是围绕某个主题的即兴表演。

⑥讲故事。先由小组创作故事或理解某个故事，再由小组围绕治疗主题进行即兴表演。

（2）戏剧治疗实践的6个阶段

①暖身。暖身是帮助治疗师与儿童之间建立信任感、加强参与各方情感联结、保证后续治疗能够顺利进行的重要环节。在这一环节，治疗师一方面要完成自身的暖身，即充分了解儿童、为后续治疗建立基础；另一方面要通过订立契约、空椅子、破冰游戏、音乐暖身等技巧方法促成儿童的暖身，帮助儿童建立安全感、对环境和治疗师的信任感及自我表达的基础。

②聚焦。聚焦是将主角的行为和感受集中在一个主要关注点上，能够帮助儿童集中注意力并作好接受戏剧治疗的准备。在戏剧治疗中，治疗师可以引导儿童聚焦于主角、剧本、剧目及问题4个方面。这是一个通过外化问题、表达感受、宣泄情绪获得治疗的过程。

③角色扮演。在戏剧治疗中，角色扮演是指治疗师帮助儿童通过选择主角、挑选和训练辅角、设景、主角独白、替身、角色互换等步骤，达成设定剧本或情节、促进剧情深入、构造安全的表演场景和情境、表达感受、获得理解、自我觉察、换位思考等效果，从而帮助儿童顺利地进行情感表达，并在此过程中转换认知和改变行为。

④闭幕。闭幕环节是戏剧表演活动的结束，也是儿童走出过去、重获希望的象征。治疗师在戏剧治疗的闭幕环节常用的技术包括鼓励和赞扬、雕塑技术、镜观技术、未来投射技术、分享等。治疗师运用这些技术为儿童带去对其所做努力的正向反馈、对未来的积极构想、对自身及周围人事物的重新审视、与周围人事物的更进一步联结等。

⑤去除角色。治疗师在去除角色环节的主要任务是帮助儿童走出角色、回归现实，运用从戏剧治疗中习得的新经验扮演自己的现实角色、处理自己的现实问题。在这一环节，治疗师可以使用相互揭露、语言练习和肢体动作等技巧，帮助儿童避免对戏剧中的角色产生投射、移情或沉迷。

⑥戏剧性仪式。在戏剧性仪式环节，治疗师帮助儿童对戏剧表演进行综合性反思，进而提升其认知和经验。戏剧性仪式包含整合、回顾、评价、庆祝4个阶段，各阶段循序渐进，由儿童总结对上述环节的感受和经验、回顾和评价治疗效果，直到有仪式感地告别过去、走向充满希望的未来，整个戏剧治疗完成其使命。

3. 应用策略

《戏剧疗法》一书中介绍了6种能够增进戏剧治疗效果的策略。

（1）互动

在戏剧治疗小组中，互动是促进儿童间关系和对彼此的信任感、增强小组凝聚力的有效策略，进而使戏剧治疗的各项技巧和结构发挥作用。在互动中，儿童可以使用主动与其他组员打招呼、分享自身经历和故事等方法。

（2）团队凝聚力

互动之后，儿童间开始形成一定的凝聚力。对这种凝聚力的加强能够帮助儿童更快进入戏剧治疗中去。引导儿童以造船团队等形式共同劳动是增强团队凝聚力、培养团队精神和增强认同感的好方法。

（3）沟通

沟通帮助儿童学习妥协和达成有效共识，因此，沟通练习能够帮助儿童通过与扮演不同立场、持有不同观点的儿童就某个主题进行沟通对话和学习反思，进而更好地实现戏剧治疗的效果。

（4）社交技能训练

通过戏剧疗法中能增进社交技能的游戏，儿童可以获得如眼神交流、口头交际、观察和聆听等能力的提升。

（5）提高对周围环境意识的训练

从戏剧疗法的发展进程可以看出，其常见于对精神障碍者的干预。如若精神障碍者长期住院或长期居家，他们在人际关系方面，甚至与周围环境进行简单接触都会面临困难。戏剧疗法可以帮助有此类困难的儿童通过戏剧表演代偿学习，帮助他们增强对周围环境的认识。具体练习内容包括引导儿童调动触觉、嗅觉、视觉等感官接触自己所处环境的事物。

（6）强调感官的练习

在戏剧疗法中，感官练习能够让儿童专注于当下，并且能够帮助团队在游戏中增强凝聚力，看、闻、听、尝、摸是5种可以采用的趣味性感官游戏和练习。

戏剧疗法的应用模式分为3种。

（1）双人剧模式

在此模式中，治疗师通过建立关系、运用叙事技巧、正式进行戏剧治疗、评估等技巧，一对一帮助正遭受疾病或危机困扰的儿童通过表演剧本或即兴表演进行情绪表达和情感宣泄。

（2）团体剧模式

团体剧模式也称心理剧模式，儿童可通过与其他团体成员的共同演绎来重现自己和他人的现实生活，或是构建自己期待的生活。这有利于调动儿童积极构想未来的主动性和创造性，以及增强儿童与其他组员的互动与支持。它强调的是团队儿童间的相互影响和共同成长。

（3）社区剧场模式

在此模式中，治疗师作为组织者、倡导者及行动者，协助社区儿童通过戏剧演绎表达需求，从而促进儿童友好社区的建设。对于从医院场景回归社区的儿童群体来说，社区剧场模式是促进社区满足儿童需求、增进儿童适应社区生活的有效方式之一。

4. 应用领域

（1）医学小丑

2005年，阿塔·席特龙在海法大学戏剧系开设医学小丑训练课程，优秀的毕业生在完成硕士学位学习后被授予戏剧治疗师证书。正如《妙手情真》这部电影所传达的，医学小丑通过戏剧的创新形式，如穿着滑稽的服装、化妆或戴着面具，以夸张或是滑稽的表演和模仿，与正遭受疾病煎熬，深受焦虑、无助、失序等消极感受困扰的儿童及其家人进行喜剧性互动，为他们带去慰藉。根据科学家的研究，医学小丑的介入能使儿童的焦虑情绪明显改善，患病儿童家长的焦虑水平相比之下也明显改善，家长们普遍认为医疗小丑的访问明显改善了儿童的情绪。

（2）戏剧治疗与受虐待儿童

在面对儿童时，戏剧治疗和游戏治疗有着较高的相似性。在戏剧治疗中，使用游戏的必要性和效果远大于使用隐喻。尽管游戏和隐喻都是戏剧治疗的原理，因为游戏可以帮助受虐待儿童以一种熟悉的、有安全感的方式接受痛苦的经历。在游戏之后，治疗师更为关注的实际是儿童心理过程的变化。除此之外，对受虐待儿童的戏剧治疗常常是一对一的，以此为儿童提供私密性保护。在治疗过程中，治疗师常用的工具或方法包括用于设景的沙盘模型、用于进行戏剧表演的木偶或玩具、讲述或创作故事，以及戏剧化的表演等。需要特别注意的是，在与儿童进行戏剧治疗时，治疗师必须与儿童保持安全平等的关系、明确保密契约、倾听儿童的自我表达、按照儿童的进度推进治疗、充分理解与信任儿童等。

（3）戏剧治疗与中重度智力和发展障碍儿童

对于重度智力与发展障碍儿童，戏剧治疗师主要通过感官与身体游戏介入其康复治疗实践，在媒材、同伴观察和个别化支持等工具和技巧的帮助下，儿童出现自发性参与，语言和非语言的表达或回应，这表明他们通过戏剧治疗获得自主性、感觉统合的发展，并初步建立与他人的联系；对于中度智力与发展障碍的儿童，治疗师则以隐喻、投射游戏和角色扮演等形式，探索儿童的内在情绪，发展儿童之间的人际互动关系，增加其语言和非语言理解与表达能力。

（四）戏剧治疗在儿童医疗辅导中的应用展望

任何学科的可持续发展都取决于理论和技术的不断创新。与其他形式的治疗相比，戏剧治疗对儿童有一些独特的好处。

1. 减少社交孤立

戏剧治疗是一项社区建设活动，可以帮助儿童建立同理心并提升社交技能。儿童有机会设身处地为别人着想，可能会发现自己的同龄人不仅能理解他们的忧虑和问题，而且能分担这些问题。

2. 增强自尊

儿童可以体验到学习新技能所带来的自信，无论是在一群同龄人还是在一个观众面前表演。戏剧表演能展现每个人的独特性，可以帮助儿童认识自己的优势。

3. 练习新技能

角色扮演可以让儿童在安全、低风险的环境中尝试新的应对技能和社交技能。角色扮演者可以自由地尝试和犯错误，并发现不同解决问题的方法会产生不同的结果。

4. 创造性地解决问题

戏剧治疗可以提高儿童的创造力和自发性，鼓励儿童相信自己的直觉，并想出新的、打破常规的方法来应对生活的挑战。

5. 改善情绪表达

戏剧治疗是一种很好的方法，可以更深入地探索通过语言治疗无法获得的感受。戏剧治疗师越来越多地受雇于与儿童相关的单位，如学校、早期干预项目、娱乐设施及医院。儿童戏剧治疗有时也可以在专门针对儿童的治疗实践中找到，比如儿童医疗辅导实践。

五、写作治疗

写作治疗是艺术治疗的一个分支，是促进儿童心理健康的有用工具。写作治疗是一种低成本、易于获得且用途广泛的治疗方法。其既可以单独完成，只需要一个人和一支笔，或在心理健康专家的指导下完成；也可以在小组中进行练习，小组讨论的重点是写作；甚至可以作为另一种疗法的补充。

（一）定义、起源及发展历程

写作治疗是以写作行为为工具，对个人思想和感受进行调查的过程，旨在促进自我修复和个人成长。通过文字，对个人心理成长过程中的事件、感受、情绪、思想、态度及洞察进行记录，从而达到内心的整合。写作和图画、音乐、舞蹈等一样，都属于表达方法，只不过其媒介是文字。

写作治疗源于古老的人类实践，在远古神话中便有写作治疗概念，认为可以通过书面文字与神直接取得联系，表达人类对美好愿景的期盼。19世纪中叶是写作治疗的萌芽阶段，通过文学创作首先把"文学"和"治疗"两者放在一起的是1849年克尔凯戈尔的著作《致死的疾病》，犹如他在书中所说："写作是最好的自我治疗方式。"20世纪30年代，加拿大生理医学家塞里提出应激反应学说，提出写作具有化自然情绪为审美情感的功能。20世纪初，弗洛伊德在潜意识论的基础上提出"文艺升华与转移"理论，他认为通过写作的方式可以转移潜意识中的"力比多"（这是一种会给人造成心情压抑的化学成分），从而促进身心愉悦。写作治疗的雏形可以追溯到1942年，心理学家奥尔波特（G. W. Allport）在心理治疗中纳入了个人日记的方法，之后写作治疗在西方逐步得到发展。20世纪50年代，马斯洛在其需求理论基础上提出，写作就是可以让自己感受到"存在感"的行为。20世纪80年代，西方兴起的叙事革命理论将阅读和写作这一日常行为作为心理干预的手段纳入心理咨询领域，写作治疗正式形成。1980年，叙事心理治疗的创始人和代表人物麦克·怀特（Michael White）和新西兰人大卫·爱普斯顿（David Epston）发表的《故事、知识、权力——叙事治疗的力量》一书出版是写作治疗在心理学领域的一次突破。

在我国古代的诗经、楚辞、唐诗、宋词、明清小说中，如苏轼"人有悲欢离合，月有阴晴圆缺"、欧阳修"诗穷而后工"，都彰显着通过文字表达情感，从而达到自我疗愈的效果。1998年，我国人类学者叶舒宪明确提出"文学治疗"的概念，与文学治疗的相关研究陆续增多。目前，国内对写作治疗的实践性研究主要集中在对叙事疗法的实践，以及传统日记、个人案例写作这两方面的经验性分析。

（二）原理和理论基础

写作治疗的基本原理主要来自认知理论和叙事理论，主要概括为以下4个方面：一是通过叙事写作对事件整合，降低压力经验的通达性，减少闯入记忆；二是写作使事件形成叙事连贯，达到因果认识与领悟，构成自我的连续感；三是通过叙事写作对事件进行整合和重构，获得关于事件的新版本，建构另一种生活故事；四是叙事写作把问题外化，有利于对其进行审视与反思。

从构词原则看，"写作治疗"由"写作"和"治疗"两个词语构成，"写作"对应的是文学，"治疗"对应的则是心理学和医学，这便初步揭示了"写作治疗"的跨学科性。写作治疗源于古代，流行于现代。追溯写作治疗的理论基础，生理医学、心理学及人本主义的相关理论为写作治疗的可能性提供了理论参考。

1. 写作治疗与生理医学理论基础

西方的微观生物医学理论为写作治疗提供了生理学学科基础。20世纪30年代，加拿大生理学家塞里提出应激反应学，认为在应激反应激活时，神经系统和周围循环着的激素都会参与应激反应过程中，以应对紧张的情绪，但过度的应激反应则容易对个体造成生理伤害。生理学认为，情感活动与位于大脑皮质下的神经过程有关，情绪的变化状态会引起各种生理反应。写作的过程中，大脑不仅发挥了认识功能，也动用了其所存储的认识成果。这个过程传至大脑皮质下部，引起人体的生理变化，是对身体的一种调适。另外，中医理论和东方医学的中心思想——冥想，也为写作治疗提供了医学生理学学科基础，如我国古代医学著作《黄帝内经》各章节中都贯穿着生理医学与心理反应之间的关系。

2. 写作治疗与心理学理论基础

从"写作治疗"的概念出发，写作治疗的心理学理论主要是弗洛伊德的心理学理论和当代超个人心理学理论。弗洛伊德针对写作治疗提出了两个观点：一是写作可以让我们获得快乐，犹如儿童在游戏中倾注极大的热情，创造一个属于自己的世界。进入写作状态就能用创作的快乐扫除内心的苦闷，享受到游戏般的快乐。二是写作过程则犹如人们对未满足愿望的幻想过程，是对令人不满足的现实的补偿。当代超个人心理学理论对写作治疗则提出两个观点：一是写作是一种精神追求，人类存在的最深层的动机是精神追求，精神处于首要地位，正是精神为自我提供了支撑性的架构，成为当事人生命的中心。因此，写作动力是人类的最深层次的需求，写作可以让人找到自己的精神家园，且对艺术精神的追求是永恒的。二是写作是人类内在智慧的反映。写作有助于人类认识自我，自我反省和再现，写作过程就是对问题的回顾、反思、总结、解决的过程。这不仅仅反映个人智慧，也能反映人类的内在智慧。

3. 写作治疗与社会学的学科基础

哈贝马斯的沟通行动理论为写作治疗提供了社会层面的分析框架。哈贝马斯将社会中的行动分为四大类，即目的性行动、规范性行动、戏剧性行动和沟通性行动。写作治疗主要在于沟通性行动，并且关注其理想沟通情景中的正当宣称和真诚宣称。内容正当是写作治疗的伦理价值，而真诚表达个人想法和情感则是保证写作治疗效果的前提。符号互动论强调个体理解在写作诠释和互动中的重要意义，也为写作治疗提供了理论依据。

（三）写作治疗的应用

1. 治疗评估

写作治疗在开展前需要进行综合的治疗评估，以确保个体的需求和目标得到有效满足。以下是写作疗法的治疗评估过程。

（1）初始评估

在初始评估阶段，治疗师与儿童及其家长进行面对面的初步会谈。治疗师会向家长了解儿童的个人背景、主要问题、症状表现及治疗目标。此时，治疗师还会与家长讨论写作治疗的原理和预期效果，并回答他们可能存在的疑问和担忧。

（2）详细评估

在详细评估阶段，治疗师与儿童进行单独会谈，以了解其内在情感状态、生活经历、个人兴趣及写作经验。治疗师可能会使用问卷调查、自我评估工具、绘画或写作任务等方法来获取更多信息。这些评估工具和任务有助于确定儿童的写作技能、情绪表达能力、自我意识水平和治疗需求。

（3）目标设定

基于初始评估和详细评估的结果，治疗师与儿童及其家长共同确定具体的治疗目标。这些目标应该是可衡量的、具体的及与儿童的需求相关的。治疗师会与儿童和家长讨论目标的重要性和可行性，并确保达成共识。

（4）治疗计划

根据评估结果和治疗目标，治疗师制订个性化治疗计划。该计划包括治疗频率、持续时间、具体的写作活动和任务，以及评估治疗进展和调整治疗的方法。

（5）治疗过程中的评估

在治疗过程中，治疗师会进行定期的评估，以监测儿童的治疗进展和治疗效果。这些评估可以包括书面作业、绘画作品、情绪量表和口头反馈等形式。通过评估，治疗师可以调整治疗策略、提供反馈和指导，并与儿童及其家长共同评估治疗的效果。

2. 治疗方法

写作治疗分类主要是表达性写作、叙事性写作、诗歌性写作，但诗歌性写作缺乏实证经验，效力尚存疑。本节主要分享表达性写作和叙事性写作的技术和方法。

（1）表达性写作

表达性写作治疗重在自由开放地表达情绪和想法，不过多强调写作技巧和文学水平，只需要具备书写能力，有表达的冲动和愿望即可。表达性写作范式类型主要包括自由式写作范式和结构化写作范式。

自由式写作范式又称为标准写作范式，以儿童对自身创伤性事件或应激的认知和情感为主题进行写作，对于写作的结构或视角不作具体规定。写作时无须顾及拼写、文体及语法，只须进行事实性描述，无须谈及自己的想法和感受，连续3～5天，每天写作15～20 min。该范式可应用于住院儿童群体，通过"我的住院生活手账"，鼓励儿童写下在医院的所见所闻，可促进儿童对住院环境和人的认识和反思，提高其住院适应能力。

结构化写作是指根据具体目的，提前设置写作的指导语和书写内容，让写作的人按照固定格式进行写作（类似事件的起因、经过、结果），使儿童更容易把个人的经历脉络用清晰的结构呈现出来。在儿童群体中，结构化写作能够引导儿童明确写作方向，提高其参与和主动分享的积极性。根据原理不同，结构化写作又进一步分为以下3种范式。一是认知加工范式。认知加工范式在自由写作范式的基础上邀请儿童针对事情本身进行深层次的加工。该范式对儿童的认知思维能力要求较高，适合认知能力较强的青少年群体。二是积极写作范式。积极写作范式在操作和写作主题上跟自由式写作范式相同，只是在撰写过程中就思考方向进行了有意识的引导，请儿童就所撰写的主题回答问题。积极写作范式在医院环境下对儿童具有极大的价值，通过提问引导儿童关注住院生活的积极面。如引导问题可包括："住院期间最勇敢的事情是什么？""你是如何让自己变勇敢的？""你做了什么让住院生活更有趣？""住院时，爸爸妈妈和医护人员通过哪种方式来帮助你？""你在医院的收获能给未来的你带来哪些帮助？"三是心理位移范式。心理位移范式是在写作的过程中转换人称角度，即让儿童在用第一人称对写作主题进行阐述之后，让其用第二人称或第三人称再次进行主题描述。例如，"疾病小怪兽我想对你说"游戏，引导儿童以第一人称、第二人称、第三人称描述患病经历，通过不同人称的转换，促进其情感表达和情绪宣泄。

（2）叙事性写作

叙事性写作是通过写作解构个人故事，重新解释故事、建构新的故事和情感的表达。常见的叙事性写作范式有日记写作、信件写作、自传写作、主题写作。

①日记写作。日记写作是对每天发生的事情经历、重要想法进行内心的对话，以及记录对事件的直接反思。日记面谈的对象是自己，可以自由、尽情地表达自我。治疗师操作步骤主要包括倾听、有目的地写作、分析日记、探讨问题、布置作业。日记写作可应用于慢性病儿童，如通过日记让儿童记录下用药、饮食控制、运动等生活细节，以及自我反思，再与儿童进行分析和探讨，促进儿童参与疾病的自我管理，对慢性病儿童的情绪也能及时察觉并予以辅导。

②信件写作。信件写作包括写信和读回信两部分。一方面，个体通过写信，整理并表达自己的故事和情感；另一方面，个体通过阅读回信得到安慰、鼓励和建议。治疗师操作步骤主要包括暴露、集中于生活主题、转向于意志力、强化行为及确认积极

的生活态度。如针对重大疾病和慢性病儿童开发"能量加油包"的游戏，邀请儿童写信，用文字或绘画的形式整理并分享自己患病的故事，儿童在信件写作中得以宣泄情绪。收到信件的志愿者经过培训，给儿童回复信件。在阅读回信的过程中，儿童能感到被安慰和支持。

③自传写作。通过整理书写个人过往故事，从而获得新的人生感悟，主要分为怀旧写作和告白写作两种。自传写作在患重大疾病的儿童的父母群体中应用较多，治疗师多会邀请取得阶段性良好治疗效果或康复出院的儿童父母，用自传的方式记录下自己与疾病斗争的故事，也会邀请儿童用告白感恩医疗团队的形式，撰写感恩卡片。

④主题写作。主题写作是根据需要选择特定的主题进行写作，这是一种综合性的写作方式，包括反省式写作、瞻望式写作、想象式写作3种，可用于任何年龄和群体。瞻望式写作和想象式写作可应用于住院儿童群体，以"我的心愿故事"为主题，引导儿童展望未来，想象自己的心愿达成的样子，从而提升对未来的期盼和信心。

3. 应用策略

写作治疗是通过书写表达情感，达到内心的宁静和安慰，重构新生活，自我疗愈和成长的过程。根据咨询师严文华的心理咨询手记，儿童写作治疗有以下几点应用策略。

（1）作写作准备

治疗师需要在开始写作治疗前收集整理儿童基础信息（如身体状况、兴趣爱好等），评估儿童适合哪种写作治疗方式，并与儿童明确写作治疗的目的是坦诚表达，与文笔无关，给予儿童鼓励和支持。在儿童写作前，可先让儿童练习自由写作，记录真实的想法，待儿童熟悉写作后再进行主题写作。

（2）及时对写作予以澄清

治疗师应向儿童解释，其写作作品将得到隐私的保护，写作内容不会泄露给父母或他人，使儿童有安全信任的写作环境。当发现儿童的写作内容是为了取悦他人或追求华丽的辞藻时，也应及时予以纠正。

（3）定期回顾

治疗师须定期与儿童品味和回顾之前记录的内容，与儿童一起察觉内容、情感等变化，了解自我成长轨迹，对未来提供思考的方向。治疗师还应观察儿童是否有依赖写作、逃避面对面沟通等问题。

（4）使用创意的方法

部分儿童可能对文字记录存在抵触或恐惧心理，或套用作文的模板，并非记录真实的事件或情感，让写作治疗变形。治疗师可辅助一些艺术创意的道具，激发儿童真实记录和分享的欲望。

4. 应用领域

写作治疗常见的应用领域包括患有创伤后应激障碍的儿童和成人、有焦虑情绪的学生、疼痛的肿瘤儿童、饮食失调者、疾病终末期者等。写作治疗也在丧亲者群体中应用，但其效果甚微。

（四）写作治疗在儿童医疗辅导中的应用展望

写作治疗在儿童医疗辅导领域中有着广阔的应用前景。它可以成为儿童面对医疗过程中的情绪困扰、焦虑和应对挑战的有效工具。以下是写作治疗在儿童医疗辅导中的潜在应用方向。

1. 情绪表达与调适

写作治疗为儿童提供了一个安全的环境，让其可以通过文字来表达自己的情绪和感受。儿童可以写下他们的担忧、恐惧或不安，从而促进情绪的调适和自我认知。

2. 疾病理解与教育

通过写作，儿童可以更深入地了解自己的疾病、治疗过程及医疗术语。儿童可以记录自己的体验，了解治疗的目的和效果，并增强对医疗团队的信任感。

3. 康复与自我成长

写作可以成为儿童康复过程中的助力，帮助他们记录自己的进步和成就。通过写作，儿童可以反思自己的成长，树立目标，并记录康复治疗过程中的困难和突破。

4. 社交支持与共享

写作可以促进儿童之间的交流和互动。在写作治疗的小组环境中，儿童可以分享彼此的故事、经历及感受，从而建立情感支持网络和共同体感。

5. 个人表达与创造力发展

写作治疗鼓励儿童发展自己的创造力和想象力。通过写作，儿童可以创作故事、诗歌或绘本，表达自己的想法和情感，从而培养其自信和自我表达能力。

儿童医疗辅导中的写作治疗应当由专业的儿童心理健康专家或写作治疗师进行指导和监督。他们将根据儿童的年龄、发展阶段及特殊需求，设计适合的写作活动和指导方法，确保儿童的安全和心理健康。此外，写作治疗的有效性和最佳实践也需要进一步的研究和探索，以完善其在儿童医疗辅导中的应用。

参考文献

[1] 郭心诚，尚慧芳，王传顺. 基于积极分心理论的儿童医疗环境游戏化设计研究[J]. 工业设计，2020（8）：52-53.

[2] RUBIN L C. Handbook of medical play therapy and child life: Interventions in clinical and medical settings[M]. Routledge: Apex CoVantage, LLC, 2018: 6-38.

[3] THOMPSON R H. The handbook of child life: A guide for pediatric psychosocial care[M]. 2nd ed. Springfield, Illinois, U.S.A.: Charles C Thomas Pub Ltd, 2018: 230-268.

[4] ORTIZ L B, BUTLER D A, VOLKENING L K, et al. Play-based interventions delivered by child life specialists: Teachable moments for youth with type 1 diabetes[J]. J Pediatr Health Care, 2020, 34(4): 356-365.

[5] ROMITO B, JEWELL J, JACKSON M, et al. Child Life Services[J]. Pediatrics, 2021, 147(1): e2020040261.

[6] GJAERDE L K, HYBSCHCMANN J, DYBDAL D, et al. Play interventions for paediatric patients in hospital: A scoping review[J]. BMJ Open, 2021, 11(7): e51957.

[7] O'CONNOR K J, SCHAEFER C E, BRAVERMAN L D. Handbook of play Therapy [M]. 2nd ed. Hoboken, New Jersey: John Wiley & Sons, 2016: 119-133+63-80+135-162.

[8] O'CONNOR K J, SCHAEFER C E, BRAVERMAN L D. Handbook of play therapy[M]. 2nd ed. Hoboken, New Jersey: John Wiley & Sons, 2016:

[9] VANFLEET R. Family-oriented treatment of childhood chronic medical illness: The power of play in filial therapy[M]. Handbook of medical play therapy and child life. New York: Routledge, 2017: 257-276.

[10] 加里·兰德雷思. 游戏治疗[M]. 雷秀雅，葛高飞，译. 重庆：重庆大学出版社，2011：22-34+105.

[11] 兰格丽. 戏剧疗法[M]. 重庆：重庆大学出版社，2016：33.

[12] 王晓萍. 儿童游戏治疗[M]. 南京：江苏教育出版社，2010：77-81.

[13] 何长珠，姚卿腾，陈怡廷，等. 表达性艺术治疗13讲：悲伤咨商之良药[M]. 台北：五南图书出版股份有限公司，2011：45-65.

[14] 李汝佳. 写作疗法理论研究与应用[D]. 温州：温州大学，2017：6-7.

[15] 刘敏娜，黄钢，章小雷. 儿童游戏治疗的研究进展[J]. 中国临床康复，2004：2908.

[16] 施铁如. 写作的心理治疗与辅导：功能、原理及其应用[J]. 华南师范大学学报，2006，1：118-121.

[17] 史琼，樊嘉禄，叶建国，等. 音乐治疗的历史及展望[J]. 中国康复理论与实践，2007（11）：1044-1046.

[18] 陶琳瑾. 儿童艺术治疗[M]. 南京：江苏教育出版社，2010：42-73.

[19] 王索娅. 音乐治疗的技术方法概述[J]. 中国听力语言康复科学杂志，2020，18（5）：4.

[20] LAZARUS R, FOLKMAN S. Stress, appraisal, and coping [M]. New York: Springer. 1984: 22-38.

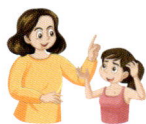

第 五 章

儿童医疗辅导在不同干预情境中的应用

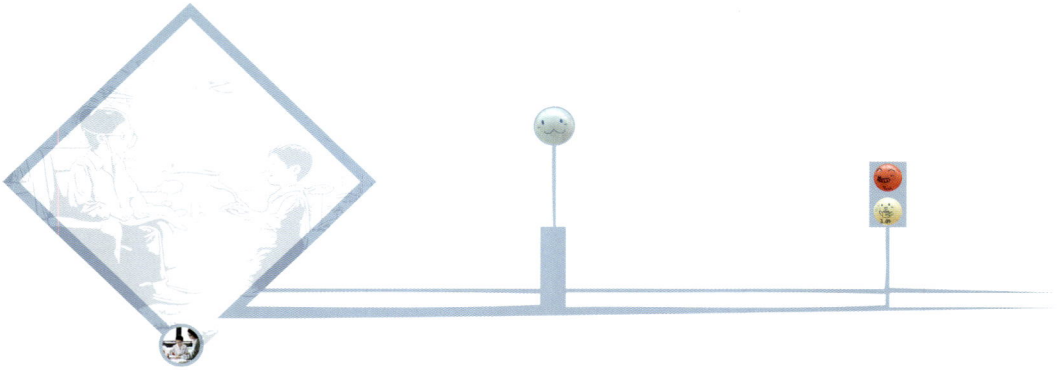

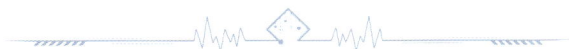

儿童医疗辅导是医院医疗服务的重要组成部分。儿童医疗辅导专业人员通过提高儿童的应对技能，减少其因就医带来的负性情绪和（或）其他潜在的压力，来帮助不同年龄段儿童在就医过程中维持正常的身体发展和心灵愉悦。前述章节已经介绍儿童医疗辅导工作开展的基础与媒介，本章将从儿童医疗辅导提供干预措施的工作情境出发，详细讲述如何将沟通和游戏用于建立治疗性关系，为儿童和家庭做好准备接受医疗程序，教育儿童和家庭了解健康状况，落实对儿童和家庭有用的应对策略和疼痛管理策略，帮助儿童和家庭厘清对过去或即将发生的经历的感受，与整个跨学科团队合作，提高以家庭为中心的儿科医疗体验。

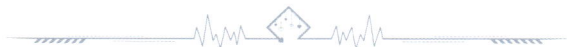

第一节　治疗性关系的建立

　　儿童常常因为疾病、创伤，以及医疗过程本身所带来的不适，而面临着各种各样的挑战和不良情绪体验。在这些特殊时刻，与儿童和家庭建立一个稳定、信任和尊重的治疗性关系，帮助儿童及其家庭树立信心、增强韧性及掌握解决问题的技能，有助于有效应对儿童发展、健康等方面的挑战。本节内容将引导读者深入探讨治疗性关系的概述、分类及建立方法，涵盖从初次接触到长期陪伴的各个方面。此外，本节还将探讨如何在尊重儿童个体差异的基础上，建立起亲近而专业的联系。这些技能将使儿童医疗辅导专业人员更好地与儿童合作，共同制订适合儿童需求的治疗计划。

一、治疗性关系的概述

（一）治疗性关系的概念

　　治疗性关系是医务人员（临床医护、儿童医疗辅导专业人员、医务社工、精神心理科医师及治疗师等）和患者之间的一种关系，专注于治愈疾病或为患者带来积极的改变。这种关系在获得患者同意的前提下由专业人员负责开始和结束，并且具有严格的道德规范和实践标准。高质量的治疗性关系具有尊重、共情、理解、边界清晰、信任、开放、自尊、支持和专业等多个特征。

（二）治疗性关系的分类

　　治疗性关系可以分为临床和非临床两大类，均以提供某种治疗作为目标。临床治疗性关系与生理性疾病有关，包括提供或协助针对已确定的医学问题或风险的治疗。在这类治疗性关系中，儿童医疗辅导专业人员关注的问题或风险通常是明确的、可测量的，以恢复患者生理健康为治愈目标。非临床治疗性关系聚焦于心理健康方面，在这类关系中，预防心理问题或提供支持也可以成为治愈目标的一部分。

任何治疗性关系均可包含一定的心理干预，但非临床治疗性关系将以心理过程的认识和干预作为焦点，通过建立治疗性关系帮助儿童收获信心、增加韧性并积极应对挑战。

（三）治疗性关系的不同阶段

每一段治疗性关系一般在入院或就诊时开始，至出院时终止。通常将治疗性关系建立到终止关系的过程分为不同的阶段，以便动态地确定适当目标和维持关系。儿童医疗辅导中的治疗性关系一般分为以下3个阶段。

第一阶段是起始阶段。本阶段最重要的内容是建立信任。在这个阶段，应当与儿童及其家庭建立融洽的关系以获得信任。这个过程的工作内容包括对于儿童情况的介绍、确定互动的目标，以及共同决定持续互动的计划和组织工作。

第二阶段是工作阶段。本阶段是整个治疗过程中最为重要的部分。在这个阶段，需要努力实现在起始阶段确立的目标。确定儿童及家庭寻求帮助的原因、制订儿童医疗辅导计划，以此帮助儿童及其家庭更好地面对治疗所带来的压力和困难。

第三阶段是终止阶段。本阶段的重点是结束关系。在这个阶段，需要赋予家庭独立解决问题的能力，让儿童认清分离的事实，与其探讨分离的感受。最后，应通过总结工作过程中的交流和成就来评估此次儿童医疗辅导是否达到预期目标。

二、建立可信赖治疗性关系

（一）建立信任和尊重

在初次接触时，向儿童及其家庭成员亲切地进行自我介绍，解释自己的角色和工作职责。在治疗过程中，展现友善和真诚的态度，让儿童及其家庭感到舒适和被欢

视频5-1-1

迎，并感受到自己的声音被听见和被重视。视频5-1-1中，儿童医疗辅导团队的医务社工讲述了如何在医院内开展的儿童小组活动中打破沉默，建立可信赖关系。

（二）使用适当的语言和沟通方式

与儿童及其家庭成员交流时，应使用适合儿童年龄和发展水平的语言，并避免使用过于专业或复杂的医疗术语，以免造成困扰。此外，还应保持面部表情友好，使用亲切的语气等非语言沟通技巧。

（三）提供信息

为儿童和家庭提供有关他们可能面临的情况信息。通过绘本、模型等方式，以亲和力强、易于理解的方式传递关键信息，以减轻其焦虑感和不确定感，帮助他们更好地应对挑战。

（四）创造积极的体验

利用游戏、艺术和其他创意活动，为儿童创造积极的体验，缓解儿童的紧张情绪，促进儿童的情感释放。

（五）考虑家庭的需求

在决策和计划过程中，与其他家庭成员互动。了解家庭的文化、价值观和需求，可以更好地满足他们的期望，以便提供更高质量的支持。

（六）注重灵活性和同理心

由于每个儿童和家庭都是独特的，因此，需要展现灵活性和同理心。理解不同儿童的需求，根据个体情况调整支持方法，以确保每个人都得到最合适的关怀。

（七）持续支持和跟进

　　建立治疗性关系不仅发生在单次互动中，应该提供持续的支持和跟进，并随着时间的推移，建立深层次的信任关系；而且需要不断关注儿童和家庭的需求变化，并相应地调整支持计划。

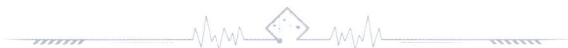

第二节　心理预备

在儿童就医期间，事先与儿童讨论医疗程序和诊疗经历，了解儿童的应对机制，能有效提高其应对能力，缓解其焦虑和恐惧心理。本节从心理预备的概念出发，讲述心理预备的实施内容、方法及过程，帮助读者掌握相关知识。

一、心理预备概述

（一）心理预备的概念

心理预备是指为面临医疗程序的儿童及其家庭提供支持，增加其对疾病和诊疗过程的了解，提高儿童和家庭成员对潜在的难以承受的生活经历的可预测性和控制感，使其能够在各种情况下掌控感知、调整情绪、缓解焦虑、减轻恐惧、促进合作，即培养"准备就绪"的感觉。

（二）心理预备的内容

在理想情况下，心理预备应涵盖儿童及其家庭所面临的挑战事件的所有阶段，包括事件发生之前、发生期间及发生之后，具体安排的重点可能会因儿童的痛苦程度或事件发生之前的准备时间长短等有所不同。心理预备的实施可以在不同时间和背景下启动，若准备时间较长且环境较平静，可选择为相关事件进行充分的规划和排练。例如，对于择期手术的儿童，术前儿童医疗辅导专业人员有足够的时间来评估儿童的心

理状态，并且共同为即将到来的手术制订心理预备计划（见视频
5-2-1）；若事件即将发生或正在发生，准备时间非常有限，应
当对事件的组成部分进行简要解释并在重要的时间点提供简捷、
有效的帮助。例如，对于需要立即静脉输液的儿童，儿童医疗辅
导专业人员没有时间了解儿童的喜好和兴趣，因此，需要在静脉
输液过程中快速教授其应对策略，并在输液结束后提供医疗游戏
帮助儿童缓解不良情绪，并减轻疼痛。

视频5-2-1

二、实施心理预备

（一）综合评估

1. 信息收集

包括了解儿童的病史、疾病的预后及即将接受医疗程序的先
后顺序，既往的诊疗经历，家庭已掌握的信息，家庭支持方式、
家庭期望和照护者目前的情感能力等。信息收集有助于预测潜在
的压力点，并指导儿童医疗辅导工作的开展。

2. 压力点评估

压力点评估是指通过个体化专业评估（表5-2-1），确定儿童
在医疗程序中可能经历的具有威胁性的过程或事件（压力点）。

表5-2-1　压力点评估的内容

评估内容
1. 与熟悉的照护者分离
2. 进入陌生的环境
3. 不熟悉的诊疗护理操作，即使是不会产生疼痛的操作（如测血压、雾化吸入等）
4. 疼痛和侵入性操作

评估内容
5. 需要长时间保持不动
6. 新诊断
7. 危及生命的疾病
8. 慢性病的改变（如患有慢性病的儿童首次入院、需要药效更强的药物、对行动辅助设备的新需求等）
9. 同时或迅速接触许多陌生人
10. 治疗计划或出院日期（如果住院）发生变化
11. 身体外观或功能的改变
12. 暴露身体私密部位
13. 等待时间（如手术等待时间、操作前的等待时间）
14. 处理未知问题
15. 进入新环境（如寄养家庭、住院期间更换科室或康复机构）
16. 关于诊断、预后或护理的信息相互矛盾或不明确
17. 隔离
18. 失去亲人
19. 缺乏隐私和安全感

3. 个体因素分析

在压力性事件中，每个儿童和家庭都有个体化的优势和潜在的脆弱性，儿童和家庭的优势和脆弱性的分析详见表5-2-2。因此，需要考虑情境变量和个体变量如何交叉。在发展、气质等方面，儿童及其家庭有什么能力与情境互动；过去的困难经历是否使儿童及其家庭对当前的医疗程序敏感；诸如此类的问题帮助儿童医疗辅导专业人员预测压力源，以及在忙碌的工作环境中评估工作的优先级。例如，静脉注射时用于静脉注射药物的注射器会引起疼痛，因此，有注射经历的儿童会将注射器和注射联系起来，继而与疼痛联系起来。既往的静脉注射相关的疼痛和恐惧记忆，可能导致儿童对医务人员产生恐惧和不信任。应意识到对这类儿童而言，静脉输液带来的疼痛是其潜在的脆弱性，需要加强关注，并结合儿童的认知能力和焦虑水平进行分析。

表5-2-2　儿童及其家庭的优势和脆弱性

儿童及其家庭的优势和脆弱性示例
1. 儿童和家庭对工作人员的熟悉程度和信任程度
2. 过去处理类似情景的经验
3. 儿童之前应对压力的能力
4. 儿童的认知和发展能力
5. 与性格和复原力有关的问题
6. 自尊
7. 当前身体状况
8. 当前情绪状况
9. 对于痛觉的敏感性
10. 家庭、社会及精神支持
11. 影响当前情况的文化信仰
12. 对医务人员和医院的一般信念（或对法律或福利制度的信念）
13. 与医务人员互动方式的"契合度"
14. 离家的距离，增加旅行和用餐的成本，以及其他相关压力因素
15. 父母应对压力的能力

4. 焦点确定

心理预备的有效性在很大程度上取决于儿童及其家庭的具体需求与儿童医疗辅导模式之间的匹配程度。因此，任务之一是对多个变量进行分类、确定焦点，并解决最紧迫的优先事项，一般需考虑2个问题。第一，可以影响该事件的组成成分是什么；第二，如果只能设定少数目标，那么优先目标包括哪些。如果不能确定焦点，将很难在理想的干预与现实的干预之间取得平衡。

（二）实施方法

1. 提供信息

所提供的信息应注重感官体验，以帮助儿童准确地了解在医疗程序中会发生什么，知道自己将看到、听到、闻到、感觉到或尝到什么。例如骨科石膏去除前，提前熟悉石膏切割器的声音；抽血前，提前熟悉酒精擦拭的气味等。在进行语言交流时，避免使用医学专业术语，例如生命体征、导尿管、麻醉药、X射线等；选择使用不具威胁性且适合儿童年龄的语言，例如，碘伏可称为"棕色肥皂"，X线摄片是一种"无须接触即可拍摄身体内部照片的相机"，导尿管可描述为"帮助你排尿的小管子"等。需要注意的是，由于儿童的认知发展水平受限，很难接收抽象的信息。因此，使用道具、图片，以及与儿童互动、开展游戏来提供信息比单纯的语言描述更有效。另外，信息交流的平衡应该是从儿童及其家庭那里学习，而不是简单地向他们传授知识。在医院环境中进行干预时，交流信息的时间可能有限。最有效的方法是针对评估儿童及其家庭在特定时刻最困难的问题进行回答，以及提供可行的有效策略的信息。

2. 模型展示

行为心理学家提出了"塑模"技术，即向儿童展示面对类似压力情境的模型（通常是影片或视频）。通过模型展示，向儿童解释即将经历的事件，以及如何成功采取有效策略应对即将到来的威胁。这种方法认为，观看成功应对压力情境的模型，会增大目标儿童采取成功方案、更好地处理事件的可能性。这种方法的有效性已经在住院儿童，包括注射和麻醉诱导在内的特定情境中得到证实。在模型建立时，程序和事件应当与儿童将遇到的压力情境非常相似，并且必须让儿童能够识别这种相似性。

3. 使用工具

有形的工具可以帮助传达关于感官体验和事件顺序的信息。照片、玩偶及真实或虚拟的医疗设备可以增强儿童对陌生情境的可预测性。

（1）选择玩偶和木偶

毛绒玩偶具有传播疾病的隐患，加之毛绒玩偶可能被儿童赋予情感意义，在儿童医疗辅导游戏中，毛绒玩偶的外观可能会被影响。因此，毛绒玩偶不是儿童医疗辅导的最佳选择，可选用具有适当解剖特征的塑料（乙烯基）玩偶。塑料玩偶也可以用作木偶，木偶和木偶剧一直用于准备工作，但在木偶剧中，儿童是信息的被动接受者，并且木偶剧不能根据儿童个人经历进行个性化指导，可能不如使用玩偶进行儿童医疗辅导效果好。

（2）使用照片和视频

视觉材料在帮助儿童及其家庭熟悉陌生环境方面具有重要价值。儿童医疗辅导专业人员应通过图像和简单措辞帮助儿童和家庭预测即将发生的医疗经历。儿童医疗辅导专业人员应考虑什么样的演示适合儿童及其家庭，在选择视频时须提供与儿童经历相似的视频。例如，对于需要进行手术的儿童，需要考虑许多个体变量，如面罩或静脉诱导麻醉、术后是否存在切口或引流管，以及术后恢复等。

（3）熟悉医疗设备

让儿童及家庭成员提前熟悉陌生的医疗设备，能减轻他们潜在的压力。对于儿童而言，任何实际的设备都具有威胁性，可以使用玩具设备来帮助其熟悉即将面对的事件。儿童医疗辅导专业人员须寻找能够使事件被预测的工具，并计划和演练应对的策略。例如，对于需要接受CT检查的儿童，可借助玩具讲解CT检查过程。（图5-2-1、视频5-2-2）

视频5-2-2

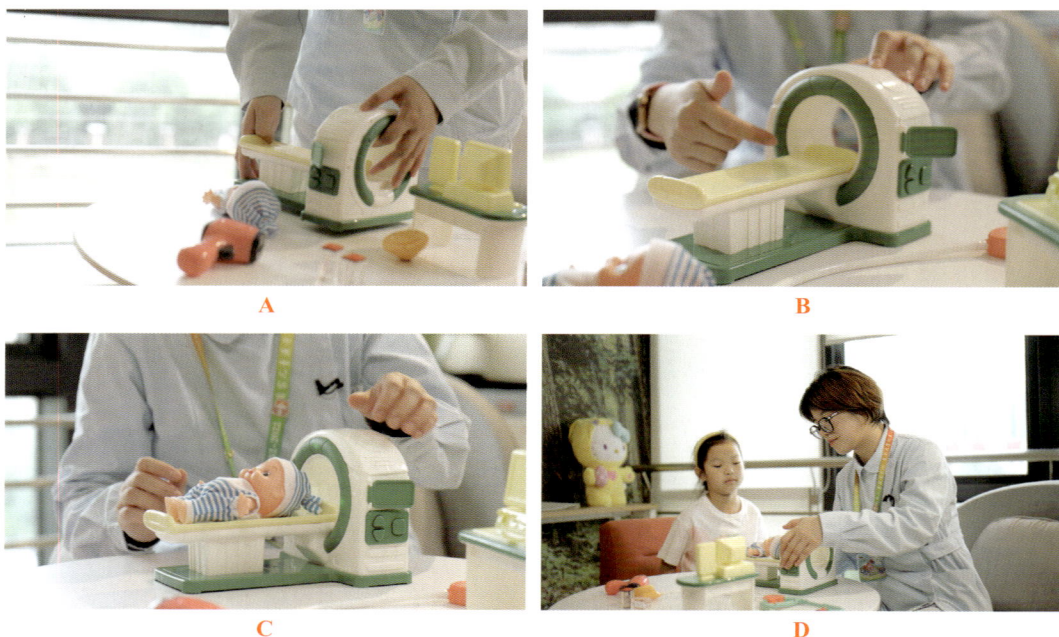

图5-2-1　通过模拟医疗玩具进行心理预备
A. 模拟医疗玩具准备；B. 模拟医疗玩具讲解；C、D. 利用模拟医疗玩具演示医疗检查过程

4. 父母参与

父母是儿童了解环境潜在威胁的重要信息来源之一。尤其是对于年幼的儿童来说，其在面对具有挑战性的事件时高度依赖父母。父母在场与否，以及父母自身对情境的情绪和理解程度，都会影响儿童对情境的评估，父母在关键时刻的缺席可能会向儿童传递更大的威胁信号。因此，父母给予足够的信息和支持，可以有效增强儿童对事件的理解和应对能力。让父母参与子女的心理预备能够加强儿童的信息获取和实践应对能力。例如，在麻醉诱导过程中，为陪伴的父母提供相关心理预备，不仅可以缓解父母自身的焦虑，也会同时减少儿童的焦虑。此外，父母的参与还能增加儿童自身的满意度和自信心。积极地让父母参与心理预备，将有助于减轻因观察到儿童的不适和抵抗而产生的无助感、困扰感和焦虑感。

5. 促进应对能力

（1）提供主动、被动或组合分心技术

主动分心技术鼓励儿童是通过身体运动或互动反馈来参与儿童偏好的刺激，包括分心卡、万花筒、电子设备上的互动应用程序或虚拟现实设备；被动分心技术提供的刺激则不需要儿童主动参与，例如观看动画片、电影，听音乐；组合分心技术即根据儿童需求，将主动分心和被动分心技术结合应用。需要注意的是，当为儿童选择应对技巧、制订应对计划时，注意结合儿童的偏好、年龄及发育水平并适应医疗要求。

（2）引入与成功应对威胁事件相一致的行为

例如，放松技术，控制呼吸，包括深呼吸，可有效提高血氧饱和度，增加外周血流量；肌肉放松，练习自发地收紧然后放松各种肌肉群，可能需要集中注意力然后放松整个身体，或者集中注意特定的身体部位；脱敏作用，以儿童逐步接近实际事物的方式保持适应性应对行为，如核磁共振、放射治疗等项目的预演。

（3）澄清误解

根据皮亚杰的理论，学龄前儿童正处于前运算阶段，在此阶段，儿童在前一阶段所发展的物体持久性概念的基础上发展出符号思维，其能够在脑海中保留并回忆物体和事件的图像。因此，学龄前儿童常通过神奇和想象的思维创造关于医疗和医院经历的可怕幻想。同时，学龄前儿童往往认为在医院接受痛苦的手术是因为自己做错了什么，并通常将住院视为一种惩罚。可以向学龄前儿童推荐的应对策略包括深呼吸、唱歌、玩耍、看"视觉大发现"图书、数数、挤压玩具和吹泡泡等。

学龄儿童处于具体运算阶段，该阶段的特点是儿童的活动性和逻辑思维能力增强。学龄儿童越来越能够通过逻辑思维来解决问题，并理解一系列的行动。此外，学龄儿童通常已经发展出理解规则、公平及与他人合作的概念的能力。学龄儿童专注于获取能力来应对生活中的各种挑战，努力和成功会为学龄儿童带来掌控感和自信感，但遭遇的困难也可能导致其产生失败感和不足感。然而，尽管学龄儿童比学龄前儿童更少依赖想象思维，他们仍然对疾病和医疗存在较大的误解，游戏和交谈有助于澄清这些误解。应向其解释器官、系统如何受到疾病影响，手术和药物如何改善病情。通过提供更复杂的儿童医疗辅导材料，教授他们身体部位和医疗程序的医学术语，鼓励他们展示自己对疾病的知识和技能，同时给予他们提问和回答的时间，还可以让他们通过可视化操作来熟悉医疗程序。

三、心理预备后评价

心理预备不是一个有明确的开始、中间及结束节点的线性过程。重要的是，心理预备实施后要从儿童和其家庭处了解他们的看法。例如，在医院经历的事件中最艰难的记忆，儿童医疗辅导专业人员在哪些方面帮助了他们。儿童过去的经历是为未来做准备，儿童医疗辅导专业人员可给予儿童一份证明，证明儿童在医院内的勇敢事迹和行为，无论这些记忆是痛苦还是愉悦的，都会成为儿童成长中应对生活压力的经验。同样，儿童医疗辅导专业人员在使用应对策略后，应尽可能地评估这些干预措施的预期效果，并在规划未来儿童医疗辅导类似情况时进行调整。

Solnit（1984）指出，儿童的"过去"或经验是为现在和未来做准备的。不管是事先作了精心的准备还是突然面临危机，这些记忆都会在未来成为儿童的个性、身份及应对生活压力的方式。通过为儿童做好心理预备，儿童医疗辅导专业人员不仅能帮助他们应对眼前的挑战，而且能帮助他们在未来的生活中形成一致性个性和自我意识。

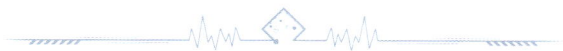

第三节　医疗教育

医疗教育主要通过游戏与儿童及其家长交流，传递医疗护理相关知识。进行医疗健康教育，可以帮助儿童及其家庭成员熟悉医院环境、了解医疗护理的方式、掌握疾病及护理相关知识，让儿童为自己在医疗程序期间可能发生的事件做好预备，帮助他们在医院有较舒适的体验。儿童医疗辅导专业人员通过医疗教育不仅能够减轻儿童在疾病治疗中多数情况下的痛苦，而且可以为处于危机中的家庭提供学习的机会，提高他们的疾病应对能力。

一、医疗教育的概述

（一）医疗教育的概念

本节中所指医疗教育，是指以儿童为中心，通过提供必要的医疗信息和医学知识，帮助儿童和家庭更好地理解医疗程序，掌握应对技能，增强医患沟通能力的教育过程。

（二）医疗教育的内容

在儿童医疗辅导中，提供医疗教育的主要目的是帮助儿童及其家庭适应医院环境和为医疗程序做好心理预备（见本章第二节）。根据儿童须面对医疗程序的不同环节，儿童及其家庭成员在不同就医时段的心理特征及相应的医疗教育需求，教育内容由儿童医疗辅导专业人员发起制定并组织医护人员共同参与，内容确定需要评估儿童的年龄、心理状态、认知能力和健康状态。

二、不同方面的医疗教育内容和形式

（一）不同医院场景中儿童的医疗教育

1. 门、急诊就诊儿童的医疗教育

儿童在门、急诊就诊过程中，需要了解门、急诊环境设置，门、急诊就诊和检验检查等流程。可以通过定期开展相关公益活动，带领儿童及其家庭成员参观医院的门、急诊环境。在门、急诊开辟儿童活动区，设计诊疗流程类宣教游戏，将各类诊疗流程通过儿童语言配合图片进行详细介绍，内容需涵盖诊疗流程各步骤和注意事项，组织儿童及其家庭成员一起玩游戏，在游戏中帮助儿童及其家庭成员了解各类诊疗流程。此外，在等候区和治疗区还可播放流程类的宣教视频动画，准备各类流程的纸质宣教单，帮助就诊的儿童及其家庭成员熟悉医院环境和就诊流程。

2. 等待住院儿童的医疗教育

对于需要入院治疗的儿童，在门诊看诊、预约或等待住院的过程中，可提供入院、治疗、手术、出院等流程及环境相关的教育，缓解儿童及其家庭成员的焦虑。以手术儿童为例，入院时医疗教育包括具体流程、需要的各类资料及预约方法等；术前医疗教育包括饮食注意事项、手术室环境、麻醉实施方法、有效咳痰及深呼吸的方法等；术后医疗教育包括手术后可能出现的不适、产生原因及应对措施，疼痛的表达和应对，有时术后可能会入住重症监护室，会与家人暂时分离，在此阶段可带领儿童参观监护室并鼓励其与监护室患者交谈；出院医疗教育包括用药相关知识、饮食与活动注意事项、访视注意事项、自我照护和家庭照护等相关知识。

针对儿童面对医院陌生环境而产生的压力，制订好医疗教育方案后，在儿童医疗辅导中，通过将游戏和医疗教育相结合，改善儿童的认知和行为，提高儿童的应对能力，从而减少儿童在医院环境中的压力和不适感受，让他们能更好地配合医疗程序。

3. 住院儿童的医疗教育

在儿童住院治疗过程中，儿童医疗辅导专业人员应协助父母参与儿童的护理，

学习照护知识，并着手准备居家照护所需的康复训练、营养支持、感染防控、学业教育等。鼓励父母与儿童交谈，以提供安慰、消除疑虑，并支持家庭成员参与诊疗过程，帮助他们应对儿童住院带来的压力。教育的实施方法可以多种多样。

①充分运用多媒体、互联网，制作动画片、图画或短视频进行相关疾病知识的详细讲解。定期举办线上、线下多形式的公益讲座，组织儿童及其家庭成员学习，也便于同病种儿童家庭沟通交流居家护理经验。

②制作疾病护理手册，指导家庭成员学习疾病相关护理知识。例如，为癫痫儿童制作"癫痫家庭护理手册"，手册中详细介绍癫痫疾病知识、抽搐发作处理措施等，并设计发病和用药记录表格，指导家长将儿童发病的症状、频率、用药方案等记录在册。这样做不仅可以增强儿童及其家庭成员对抗疾病、管理疾病的信心，也便于随访过程中医师对疾病的诊治和用药方案的调整。

③设计医疗教育小游戏，组织儿童及其家庭成员做游戏，在游戏中学习疾病知识和护理方法。例如，设计"问答扑克牌"，将疾病的相关知识制作成知识问答小卡片，在游戏室组织家庭成员和儿童玩桌游卡"问答扑克牌"游戏，帮助家庭成员和儿童掌握疾病知识和护理相关知识。

通过医疗教育，有助于满足儿童及其家庭的心理社会需求。对父母来说，生活最大的变化之一是他们的孩子成为患者的角色，而他们不再是健康儿童的父母，许多人因此感到极度无助。儿童医疗辅导专业人员在支持儿童独立、继续学业和个性发展等正常发展任务的同时，还需要支持家庭和医疗团队的关系，在整个疾病治疗康复过程中促进双方的合作对话和沟通。儿童医疗教育的内容包括但不限于对疾病诊断或专业名词的教育、对治疗流程的教育、应对疾病及康复的策略和技巧的教育，以及对儿童同胞的支持和教育等。

（二）不同医疗程序中儿童的医疗教育

为了让儿童与医护人员建立充满信任的关系，在经历医疗程序前，可以通过组织儿童进行医师护士角色扮演游戏，融入与医疗程序相关的教育内容，借此让儿童熟悉医师、护士角色，熟悉看诊流程，习得配合查体、治疗的能力，进而缓解儿童焦虑。

1. 特殊检查的医疗教育

对于医疗程序中需要面临的特殊检查，如在半封闭环境中保持静止状态并配合完成核磁共振检查，应提前让儿童学习配合的技能，以便检查能够顺利完成。医疗教育方案中应该包含该类特殊检查的流程、检查前准备，儿童在检查中需要具备的技能，包括保持静止不动状态、配合影像医师要求摆出特定姿势等。可以通过设立游戏场景，使儿童表现出在长时间内保持静止的能力，从而适应需要保持静止的检查。在此过程中，还应使儿童感知到因完成检查任务而受到的肯定与尊重。

2. 侵入性操作、特殊治疗的医疗教育

侵入性操作、特殊治疗包括动静脉穿刺抽血、静脉输液、放射治疗、腰椎穿刺、门诊手术等。这类医疗护理操作往往存在一定的创伤性，并伴随疼痛，会给儿童带来恐惧感和压力。医疗教育可以帮助儿童及其家庭成员了解这些对他们相对陌生、可能会产生疼痛的医疗护理操作，让他们熟悉应对措施，增强其配合能力，缓解这些医疗程序带来的疼痛和焦虑。

实施侵入性操作前，儿童医疗辅导专业人员可以为儿童准备相关操作可能接触到的一些医疗操作的用具模型，如静脉留置针、胶布、敷贴、监护仪、压脉带、采血管、玩具手术刀、医用玩具娃娃模型等。通过在医用玩具娃娃模型上模拟侵入性操作的游戏，使儿童及其家庭成员对医护人员真正的治疗操作有初步的感官认识。预演和练习侵入性操作，使儿童有机会练习应对策略，并获得信心、缓解焦虑，也能让儿童及其家庭成员更放松。

以门、急诊接受腰椎穿刺的医疗教育为例，穿刺前须为儿童提供以游戏为基础的程序准备。首先，由儿童医疗辅导专业人员评估儿童的发育方式、学习方式及应对治疗的能力，并为之制订个性化游戏和教育计划。其次，准备、计划、预演及练习都包含在以游戏为基础的准备和支持中，与学习过程相一致，使儿童有机会练习相关应对策略，并获得信心。在腰椎穿刺中，儿童及其家庭成员知晓自己该如何做（如数数、开展分散注意力的游戏），穿刺会持续多久（从20倒数到1，或观看一集动画片的时间）。最后，让儿童通过保持"治疗姿势"（我是木头人，动也不能动）来展示掌握能力，顺利配合完成腰椎穿刺术。

（三）特殊疾病儿童的医疗教育

1. 慢性病儿童的医疗教育

慢性病儿童面临着长期、反复的住院和频繁的专科门诊就诊。慢性病的特点是持续3个月或更长时间，或需要连续住院1个月以上，并且通常会伴随一个人的一生，如哮喘、糖尿病、肾病、癫痫和创伤性脑损伤等，需要长期治疗和康复。慢性病会给儿童及其家庭带来压力，患有慢性病的儿童会出现与自我形象紊乱、依赖性及退缩有关的心理问题，面临与同伴相处困难和社交能力缺陷，进而加重他们的抑郁和焦虑情绪。对慢性病儿童及其家庭成员进行疾病的健康教育，发展他们的应对能力，对于帮助他们应对慢性病是有效的。通过医疗教育，对慢性病儿童及其家庭坚持治疗也产生了积极影响，提高了其治疗的依从性。

当一个儿童被诊断出患有慢性病时，他和家人的生活将受影响。可以从诊断前和诊断后两个阶段来看待慢性病儿童家庭的生活，慢性病的发生迫使家庭逐渐适应，通常会经历震惊、否认、愤怒、内疚和悲伤等情绪变化。正常的日常生活被打乱后，慢性病儿童会感到不安、羞愧和尴尬，其可能会担心接下来会发生什么，包括担心离开医院；患病儿童的父母也可能存在恐惧、担忧或过度保护等不良情绪。儿童医疗辅导专业人员可以通过儿童医疗教育，帮助他们学会应对，并逐渐适应慢性病。

（1）通过医疗教育帮助儿童接受慢性病的治疗

①针对疾病知识的教育。评估儿童和家庭的知识文化背景与理解水平，可以进行"给疾病命名"的小游戏，带领儿童及其家庭成员理解疾病是如何发生的、会造成哪些影响，解释目前的治疗方案，讨论治疗可能产生的不良反应。鼓励儿童或家人描述疾病的病因，帮助他们了解疾病的相关知识和对未来的预期。

②针对治疗的教育。儿童医疗辅导专业人员帮助儿童及其家庭成员了解治疗的必要性，使他们能够与主治医师和主管护士积极沟通，共同制订疾病的治疗方案。在治疗过程中，通过儿童医疗教育，帮助儿童及其家庭成员了解医院日常工作、有效运用应对技巧，从而参与到治疗中，并能够适当地参与自我护理。帮助儿童参与适合其发展水平的医疗决策，给他们提供展示配合治疗技能的平台，让儿童在治疗过程中感受到自己的掌控感与满足感。例如，通过疾病与治疗相关知识的教育，患

有糖尿病的儿童可以通过自主选择合适的食物和适当的运动方案来控制自己的血糖；自己采集指尖血进行血糖检查，来了解自己血糖水平；自己注射胰岛素，来帮助有效地控制自己的血糖等。通过针对性治疗的儿童医疗教育，帮助儿童及其家庭成员参与慢性病的管理，感受到自己是有能力控制疾病的，坚定坚持治疗的信心，达到逐步康复的目的。

③针对慢性病儿童医疗教育须注意的问题。随着儿童的成长和认知能力的成熟，他们能够掌握更多抽象概念，相应的信息需求将会增加，既往对其讲授的概念和知识需要根据儿童的认知能力的成长进行调整。儿童向成年人过渡的过程中应重新进行医疗教育，并建议从12—14岁开始过渡计划，以使他们获得必要的技能，从而成功地过渡到成年阶段。这些技能包括管理他们的药物，了解和解决他们对疾病的不良反应，以及具有与医师、护士积极沟通的能力。

适当的语言选择非常重要。例如，在讨论癌症时，使用"坏细胞"和"好细胞"的比喻可能会强化患病是"坏的"这种误解，使儿童误认为患癌症是因为他们是"坏人"，更好的词汇选择应是"病态细胞/健康细胞"或"异常细胞/正常细胞"。类似的，当讨论血糖水平并使用"好的数字"和"坏的数字"时，儿童可能会对他们的糖尿病或他们当前的血糖值感到内疚或负有责任。在这种情况下，最好选择简单地使用"高"和"低"。

部分慢性病儿童存在认知功能受损，对这类儿童进行医疗教育时，教学方法和内容均须修改，应尽量使用多感官的方法施教。例如，使用亲身体验、参观教育代替流程讲解，使用视频或图片代替文字教育。

实施儿童医疗教育的时机很重要。例如，儿童在情绪激动、严重感到不安的时候，实施疾病相关教育，很难得到配合与回应，导致教育效果较差。在实施儿童医疗教育时，须注意消除环境干扰，保持儿童的注意力，每次应当只准备一项医疗教育内容，授课时间应缩短至尽量不超过10 min，必要时，还可把课程内容细分成更小的部分。使用"规则"的方法进行教育，例如"规则是餐前服药""规则是治疗前不吃东西不喝水"。使用重复、规范的语言，并鼓励父母始终如一地使用该类语言以加强教育效果。

2. 危重症儿童的医疗教育

由于创伤或突发疾病，部分儿童会在没有思想准备的情况下被紧急送往急诊室，儿童因此受到惊吓，在陌生的环境被陌生人包围，会将急诊科视为充满敌意的环境。在这种情况下，父母也会经历急诊室的环境带来的极度恐惧与不适，以及"坏消息"带来的心烦意乱，这让部分父母在情感上无法参与儿童的医疗程序。父母是儿童在陌生环境中的安全基地，此时应当优先考虑向父母提供医疗教育，使他们能够更好地理解和支持儿童，给予儿童安全感，从而减轻儿童的不适感受。

例如，当儿童首次出现高热惊厥时，父母可能因儿童的突发抽搐而受到惊吓，儿童则因为抽搐和高热导致的不适感变得易激惹、爱哭闹，继而加重父母的焦虑。当进入急诊室时，父母因不了解疾病，在对未知感到恐惧和极度担忧的情况下，非常容易情绪失控，也不能很好地应对儿童的疾病。儿童医疗辅导专业人员应当对这类父母实施医疗教育，帮助他们准确地了解所面临的情况和经历，介绍造成抽搐可能的病因，帮助他们理解诊断高热惊厥需要完善的检查和即将实施的医疗计划，例如需要留院观察发热情况和抽搐是否会再次发生，以及完善其他相关检查的必要性。医疗教育帮助父母了解疾病、克服对未知的恐惧，从而稳定其情绪。在接下来的观察和护理过程中，让父母能以稳定的情绪参与儿童的护理，给予儿童安全感，促进康复。

当儿童从普通病房转移到与父母分离的重症监护病房，会有更多的医疗恐惧，学龄期、青春期儿童生理、心理均未发育成熟，有一定认知和学习能力，但对疾病专业知识又难以理解，病情变化后负面心理情绪较为严重，治疗配合度较低，需要个体化、符合当前状况的医疗教育。危重症相关医疗教育实施前，需要通过游戏分散注意力，与儿童建立联系，帮助儿童识别不良情绪，帮助他们理解情绪的来源并接纳陪伴情绪。在医疗教育过程中，应当选择适宜的医疗辅导游戏，例如一起玩解剖玩具模型，找出病变的部位；观看相关治疗书籍、动画视频，帮助儿童了解疾病变化，正确认识医疗程序，从而缓解其紧张、焦虑心理，提高其治疗配合度。通过医疗教育对儿童进行干预和指导，帮助医护人员与儿童建立信任关系，缓解儿童的医疗恐惧，提高其治疗依从性。

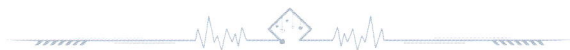

第四节 疼痛管理

疼痛不但会给儿童的身体带来不适，还会对其心理和情感健康产生深远影响。由于儿童受到身心发展的限制，无法准确表达和描述疼痛的位置、强度和性质，给儿童疼痛管理带来极大挑战。疼痛管理的目标是减轻儿童的疼痛感，提供舒适和适宜恢复的环境。儿童医疗辅导专业人员与儿科医师、护士及家长紧密合作，采用非药物的物理行为干预，包括分散注意力、放松技巧等能有效帮助儿童应对疼痛。

本节将深入探讨融入儿童医疗辅导方法的儿童疼痛管理内容，了解不同疼痛管理措施的优势和使用范围，以帮助儿童更好地应对疼痛。

一、疼痛管理的概述

（一）疼痛的概念

疼痛是一种与实际或潜在的组织损伤相关的不愉快的感觉和情绪情感体验，或与此相似的经历。它会因周围环境、机体状态甚至主观愿望等变化而改变。因此，疼痛又是一种复杂的社会、生理、心理现象。

（二）疼痛的形成、传导和调节

当外界伤害性刺激作用于机体后，外周感受器（伤害性感受器）将感受到的疼痛刺激转化为神经冲动（伤害性信息），循相应的感觉传入通路（伤害性传入通路）进入中枢神经系统，最终经脊髓、脑干、间脑，到达大脑边缘系统和大脑皮质而产生疼痛，但单纯的生物学意义上的感觉神经元和神经通路的活动并不代表疼痛。如图5-4-1所示，当儿童经历手指末梢采血时，从皮肤上的外周感觉神经元突触到脊髓中的中间神经元，然后在脊髓节段内传输信息并进入上行通路，以供大脑处理。与此同时，神经元基质内的反应和相互作用继续演变，每个感觉、认知和情感成分都会向大脑提供有关疼痛的信息。正电子发射断层扫描研究证实，感受到的疼痛刺激会激活大脑的体感和边缘皮质，投射到涉及许多最复杂的人类行为（注意力、情绪）的额叶皮层。同时，疼痛刺激也会激活中脑导水管周围灰质（periaqueductal gray matter，PAG），当使用药物镇痛和其他生物行为干预时，PAG就会向延髓前腹侧的中缝大核发出投射，后者再向脊髓后角投射，通过抑制上行通路的进一步激活，以调节

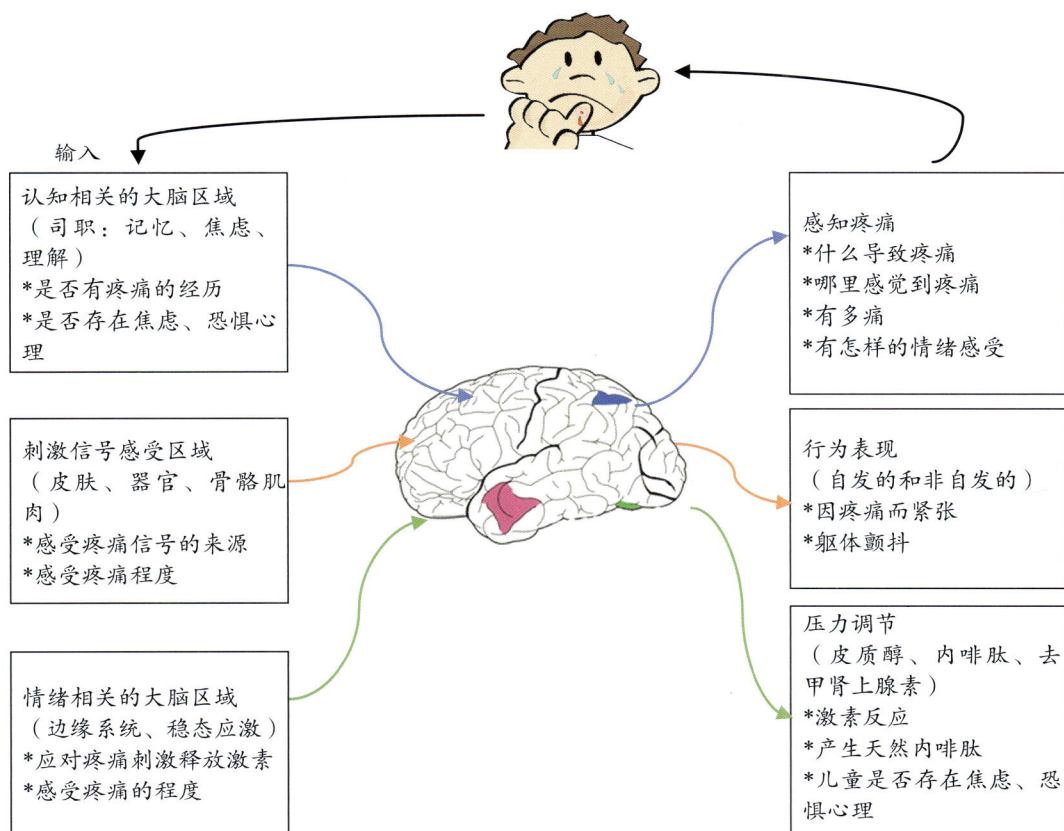

图5-4-1　疼痛的传导和表现

从脊髓向上传递到大脑的疼痛信息量。

（三）疼痛的分类和对儿童身心发展的影响

1. 疼痛的分类

进行疼痛分类的目的是更好地了解疼痛，为经历疼痛的儿童制订个体化治疗方案和提供疼痛管理信息。根据不同的分类依据，疼痛有多种分类方式，不同分类方式间又可能相互重叠，归类如下。

（1）按疼痛持续时间，可将疼痛分为急性疼痛和慢性疼痛

急性疼痛是儿童最常经历的疼痛类型，通常在受到伤害性刺激后即刻发生，在刺激发生期间或刺激结束后的有限时间内持续（＜3个月），结束时间具有可预测性。常见的急性疼痛包括操作性疼痛、术后疼痛和急性发作疾病（如急性阑尾炎）引起的疼痛。持续3个月或更长时间的疼痛被定义为慢性疼痛，慢性疼痛也可能是间歇性的，但至少每3个月会反复发作1次。2018年，WHO在《国际疾病分类》第11版（ICD-11）中首次明确了慢性疼痛性疾病的系统分类，将慢性疼痛又细分为慢性原发性疼痛、慢性癌症相关疼痛、慢性术后或创伤后疼痛、慢性继发性肌肉骨骼疼痛、慢性继发性内脏痛、慢性神经病理性疼痛、慢性继发性头痛或颌面痛共七大类。儿科患者最常见的慢性疼痛是头痛、内脏痛和肌肉骨骼疼痛，其发生率随着年龄增长而增高。目前的专家观点一致认为，急性疼痛是症状，慢性疼痛是疾病。

（2）按疼痛程度，可将疼痛分为不同等级

WHO将疼痛程度划分为：0度为不痛；Ⅰ度为轻度痛，为间歇痛，可不用药；Ⅱ度为中度痛，为持续痛，影响休息，需要用镇痛药；Ⅲ度为重度痛，为持续痛，需用药方能缓解疼痛；Ⅳ度为严重痛，为持续剧痛伴血压、脉搏等变化。此外，还可通过疼痛评估量表的评估得分进行划分，以数字分级量表（NRS）为例，0分为无痛，10分为剧痛，可将疼痛分为轻度疼痛（1~3分）、中度疼痛（4~6分）及重度疼痛（≥7分）。疼痛程度分类是疼痛干预措施分配的重要依据。

（3）按疼痛的病理生理，可将疼痛分为伤害感受性疼痛、炎症性疼痛及神经病理性疼痛

伤害感受性疼痛是由身体损伤引起的疼痛，如运动损伤、术后疼痛等。炎症性疼

痛常发生于身体的骨骼肌软组织受损时，这种类型的疼痛通常发生在局部位置，常表现为钝痛或酸痛，最常见的部位有肩关节、髋关节及手部。神经病理性疼痛是由躯体感觉神经系统损伤或功能障碍所致。当损伤或疾病影响神经系统的任何部位时，就会发生这种疼痛，通常没有明显的躯体表现。这种疼痛常被描述成一种灼烧痛、针刺样痛、电击样麻痛或麻木感。

2. 疼痛对儿童身心发展的影响

疼痛会给儿童带来包括生理、心理、社会生活等一系列身心发展的负面影响，挑战儿童的应对和自我管理能力。

（1）对儿童生理健康的影响

处于急性疼痛中的儿童通常表现为面色苍白或潮红、血氧饱和度下降、心率加速、血压波动、颅内压增高、酸中毒、水钠潴留等；新生儿还可能出现心动过缓或呼吸暂停，早产儿甚至会出现颅内出血。频繁的疼痛刺激会影响儿童食欲、睡眠及活动，使谵妄发生率增高，睡眠质量下降，就医依从性降低，长期处于中重度疼痛中会导致儿童生长缓慢、发育退缩。

（2）对儿童心理健康的影响

从新生儿期开始，个体在经历疼痛刺激时就会表现明显的情绪变化，如哭闹不安、易激惹等。总体来说，急性疼痛会伴随暂时的焦虑、恐惧及情绪波动。长期、频繁的疼痛刺激则使儿童感到痛苦、无助、沮丧和易怒，影响其情绪调节能力，并对其自尊心和自信心造成负面影响。此外，疼痛经历会产生疼痛记忆，尤其不正确的疼痛应对过程将使疼痛刺激带来的痛苦感受被负向放大，进一步影响儿童成长过程的心理发展，导致情感和行为障碍，并使得其成年后患有应激障碍的风险和自杀风险增高。

（3）对社会生活的影响

急性疼痛会分散儿童的注意力，影响课堂学习效果。频繁、长期的疼痛刺激使儿童整体学习进度滞后，无法积极参与学校活动和与他人进行正常的互动和交流，导致儿童在社交场合中出现退缩行为和被孤立。照护慢性疼痛儿童往往给整个家庭带来不同程度的负担，影响主要照护者的正常工作、社交，同时使家中的其他同胞感觉受到冷落，协同影响家庭氛围和家庭功能的稳定性，损害儿童的社会性发展。

（四）儿童疼痛的评估内容

受年龄、健康状态和医疗环境等因素影响，儿童对疼痛的反应表现出个体差异。全面、系统的疼痛评估对采取针对性、科学有效的个体化疼痛干预尤为重要，是实施疼痛管理的关键环节，通常包括以下内容。

①疼痛发生的部位、开始时间、持续时间及发生频率。

②疼痛的性质。可通过引导儿童描述对疼痛的主观感受获得，如钝痛、刺痛、挤压痛、酸痛、绞痛、烧灼痛、胀痛、麻痛、跳痛、刀割样痛等，以帮助分析疼痛的性质。

③疼痛的程度。通常根据儿童的年龄选择不同的疼痛评估量表来量化儿童的疼痛感受。对于婴幼儿，由于其无法准确描述疼痛感受，通常由医务人员、父母或其他监护人通过使用观察性量表代为报告疼痛感受。对于学龄期儿童和青少年，由于其已经可以区分疼痛强度的变化和自我报告疼痛，因此，自我报告是该年龄段主要的疼痛评估方式。对于学龄前期儿童，则倾向于使用观察性和自我报告相结合的多维度疼痛评估工具。其他发育迟缓、需求复杂或重症监护中的儿童还需要将其生理参数与疼痛相关的行为变化（如面部表情、哭泣、身体及四肢运动）结合进行疼痛评估。常用工具和适用年龄见表5-4-1。

④引起疼痛的原因。包括但不限于医疗护理操作（如外周静脉置管、骨髓穿刺、置胃管）、疾病（骨折、关节炎、癌症）、手术创伤、意外伤害等。

⑤疼痛相关的伴随症状。包括生理行为反应，如心率加速、出汗、烦躁不安；心理反应，如焦虑、恐惧；对功能活动及睡眠、休息的影响等。

⑥儿童对于疼痛的自我应对方法（怎样做可以缓解疼痛；怎样做会使疼痛加剧）。

⑦儿童和主要照护者对疼痛的认知和关注程度，以及对疼痛干预的目标。

表5-4-1　常用儿童观察性和自我报告疼痛评估工具

量表名称	量表类型	适用人群	分值
N-PASS	观察性	新生儿	0~10分

续表

量表名称	量表类型	适用人群	分值
PIPP	观察性	新生儿	0~21分
COMFORT	观察性	2月—18岁	8~45分
FLACC	观察性	2月—18岁	0~10分
R-FLACC	观察性	2月—18岁，认知障碍儿童	0~10分
Wong-Baker	自我报告	≥5岁	0~10分
NRS	自我报告	≥10岁	0~10分
PPQ	多维度	≥4岁	0~10分

注：PIPP量表得分1~6分为轻度疼痛，7~12分为中度疼痛，>12分为重度疼痛；COMFORT量表用于镇静镇痛评分，须结合护士观察性疼痛评分对该量表的评分做进一步解释。

（五）儿童疼痛的干预措施

儿童疼痛干预通常需要多个专业领域的医务人员协同合作，包括儿科医师、麻醉师、儿科护士、精神心理科医师、儿童医疗辅导专家和医务社工，并邀请家长参与。多学科团队合作的目标是为儿童提供个体化、有效的疼痛管理，具体干预措施的选择不能仅根据疼痛评分的程度界值，还须考虑疼痛产生的情景因素、疼痛类型、儿童的年龄、发育水平、健康状况和疼痛管理需求。镇痛管理原则是使用生物行为干预和足量药物镇痛的组合方案。轻度和中度疼痛以生物行为干预为主，辅以药物镇痛；重度疼痛以药物镇痛为主，辅以生物行为干预。

1. 药物性干预措施

对于新生儿和儿童患者，首选无创途径给药（口服最佳），采用二阶梯用药。轻度和中度疼痛首先使用非阿片类镇痛药。若疼痛无法缓解并进一步加重时，开始使用阿片类药物。镇痛药物应按时给药，并根据儿童反应进行个体化调整。使用药物前，应确保无用药禁忌证存在。

2. 生物行为干预措施

通常包括给予新生儿甜味剂（如蔗糖水或葡萄糖水）、母乳亲喂，为儿童提供舒适和安全的环境（包括减少刺激和噪声），使用身心技术（如分散注意力、放松技术、意向引导）、物理治疗（如冷敷、热敷）医疗操作准备和疼痛教育来进行疼痛干预。

多项系统评价证据显示，蔗糖水和葡萄糖水可降低接受单次或反复多次致痛性操作的新生儿的疼痛评分和行为反应，且尚无研究报告新生儿甜味剂相关的短期不良反应。但关于蔗糖水和葡萄糖水的最佳镇痛方案在各研究和指南间存在差异，尚无统一的标准。同时，母乳亲喂可以通过味觉、嗅觉、触觉等多感官刺激协同发挥镇痛作用。多项系统研究证据显示，母乳喂养过程和母乳均可有效缓解新生儿操作性疼痛。此外，舒适、安全的环境，也被证明有利于新生儿生命体征的稳定，可以减少疼痛反应，增进舒适感。

另有多项研究探讨了分散注意力的技巧在疼痛干预中的作用，包括听音乐、看视频、与小丑和动物互动、讲故事或谈论另一个话题。结果显示可以减轻儿童和青少年在伤害性刺激过程中经历的焦虑、痛苦及疼痛。此外，给予儿童提供表达疼痛感受和治疗想法的机会，向儿童和家长提供关于疼痛的正确信息和疼痛教育，也可以减少不必要的焦虑和恐惧，从而缓解疼痛。

（六）儿童医疗辅导在疼痛管理中的适用性

在疼痛管理中，儿童医疗辅导的主要目的是通过提供适合儿童身心发育且科学、严谨的生物行为干预措施，帮助儿童、青少年及其家庭适应疾病治疗，减轻疼痛和各种负面情绪。干预方式通常包括提供疼痛相关知识，解释医疗和护理操作程序，帮助儿童做好心理准备；提供娱乐或治疗性游戏，教授儿童应对疼痛的技巧，帮助儿童积极应对疼痛经历；提供情绪支持，帮助儿童处理可能面临的焦虑、恐惧等情绪反应；提供家庭支持，帮助家长理解和应对儿童的疼痛管理需求，维持家庭功能和亲子关系。儿童医疗辅导在不同年龄段、不同疼痛类型和场景中均具有不同的适用性。

1. 不同年龄阶段

（1）婴幼儿期

由于婴幼儿的语言和认知能力有限，无法准确表达自身疼痛感受。因此，儿童医疗辅导主要通过与家长互动来实施治疗，包括向家长提供关于婴幼儿疼痛识别的教育，如通过观察婴幼儿行为、哭声和面部表情变化来理解疼痛表达；教授家长有效的疼痛缓解方法，如使用安慰奶嘴等技术来增加新生儿吸吮动作，刺激口腔触觉感受器提高疼痛阈值，指导家长采用袋鼠式护理提供婴幼儿温暖与安全感，以减轻疼痛的生理和行为反应。

（2）学龄前期

此年龄阶段的儿童，其语言和认知能力逐渐发展。进行医疗辅导时，可以通过简单的语言解释和视觉辅助工具来帮助学龄前期儿童理解疼痛的概念。例如，使用绘本、图片或玩具来描述疼痛，并与儿童互动。同时，还可以教授儿童一些简单的疼痛管理技巧，如想象力和分散注意力的游戏，并继续向父母提供指导和支持，帮助其在家庭环境中有效地管理疼痛。

（3）学龄期

学龄期儿童的语言和认知能力进一步发展，能够更准确地表达疼痛感受，并参与疼痛干预过程。儿童医疗辅导可以提供更详细的疼痛知识，如疼痛的原因、症状及干预方法。此外，可以教授儿童更复杂的疼痛管理技巧，如呼吸练习、肌肉松弛训练及正面自我对话。通过积极参与，让儿童能够更好地掌握应对疼痛的技巧。同时，儿童医疗辅导还可以与家长和学校合作，提供关于儿童疼痛管理的培训和资源，为慢性疼痛儿童提供医院外的支持，以便在家庭和学校环境中更好地延续实施疼痛管理策略。

（4）青少年期

青少年的语言和认知能力已经相对成熟。他们可以更深入地理解疼痛的复杂性，并参与制订个人化的疼痛管理计划。儿童医疗辅导可以更加注重青少年的自主性和自我管理能力，通过与青少年建立合作关系，共同制订个性化的疼痛管理计划，提供有关药物管理、运动和放松技巧的教育。还可以和青少年探讨情绪和心理因素对疼痛的影响，并提供相应的心理支持和应对策略，以提高其对疼痛的控制感。

此外，儿童医疗辅导在不同年龄段应用时，还可以根据性别差异提供个性化的疼痛评估和管理策略，帮助儿童更好地应对疼痛，如女童在头痛、腹痛方面更容易报告和表达疼痛，而男童可能更多表现出内化的疼痛行为（情绪改变、退缩）；女童更倾向于主动寻求帮助和寻找情感支持，而男童可能更倾向于自我处理和隐瞒疼痛。

2. 不同疼痛类型

（1）急性疼痛

急性疼痛通常由创伤、手术或操作引起，是一种短期的疼痛感觉。儿童医疗辅导在其中强调快速的疼痛评估和简单有效的疼痛管理技巧，可以帮助儿童了解引起疼痛的原因和过程，解释药物镇痛策略及相关潜在不良反应的预防。此外，儿童医疗辅导还可以通过情绪支持帮助儿童及其家长减轻对急性疼痛的焦虑和恐惧。

（2）慢性疼痛

慢性疼痛是一种持续存在的疼痛，通常与疾病、损伤或神经性疼痛相关。对于慢性疼痛儿童，儿童医疗辅导可以提供综合的疼痛策略和支持。它可以帮助儿童和家庭理解慢性疼痛的复杂性，掌握有效的自我管理策略，包括通过提供药物管理知识、协助儿童和家庭制订个性化的疼痛管理计划，教授多种疼痛干预技巧。此外，儿童医疗辅导还可以提供心理支持，帮助儿童应对慢性疼痛引起的情绪困扰和负面影响，以积极应对疼痛和提升儿童生活质量水平。

二、儿童医疗辅导在疼痛管理中的应用

（一）概述

疼痛通常与恐惧、焦虑和压力有关。儿童医疗辅导专业人员一方面通过向儿童和家庭提供关于疼痛的相关知识（例如，疼痛的生理机制、影响因素、疼痛与情绪之间的关系），以支持性游戏和非程序性谈话帮助儿童建立积极的疼痛健康素养；另一方面，与多学科团队相互配合，实施身心技术帮助儿童缓解疼痛和其他不愉快的情绪情感体验，以协同增强镇痛药物的有效性或减少镇痛药物的用量，常用的身心技术包括放松技术、分散注意力、皮肤接触、抚触及宠物治疗。

（二）放松技术在儿童疼痛管理中的应用

1. 呼吸练习

（1）呼吸练习的概念和应用原理

呼吸练习是放松技术的一种，主要形式为深呼吸，又称腹式呼吸或横膈呼吸，是一种通过以近水平状态收缩横膈将空气吸入肺部，不上升胸部而膨胀腹部的一种呼吸方法。早期在西方称为呼吸运动，是11世纪时由俄罗斯东正教僧侣高度发展的气功冥想练习。气功和太极中也推崇此种锻炼形式，并认为呼吸练习是身体、情感及精神发展的基础。现在的呼吸练习多使用瑜伽范式，不同的瑜伽流派在强调呼吸、运动及冥想方面各不相同，每种练习都有无数的变化，使儿童产生不同的生理心理效应。

在儿童疼痛干预中，儿童通过遵循儿童医疗辅导专家的指令改变呼吸的频率和方式，以每分钟4.5～6.5次的频率管理呼吸，调节自主神经系统功能、压力反应、心脏迷走神经张力、心率变异性及神经内分泌功能，纠正副交感神经系统和交感神经系统的活动不足，减少同源负荷，从而使症状缓解。

（2）实施前准备

在实施呼吸练习前，应和医护团队一起对儿童年龄、健康状况进行评估，确认其可以开展呼吸练习。同时，准备好脉氧仪和吸氧设备，以应对不良事件和并发症的发生。表5-4-2列出了呼吸练习的辅导准备内容。

表5-4-2　呼吸练习的实施前准备

项目		内容
开展对象	适用对象	≥7岁，处于各种疼痛类型中的儿童
	排除对象	存在呼吸练习禁忌证
	穿着准备	着宽松舒适的衣物，松开紧身的腰带或扣子，以确保呼吸可以自由流畅
实施前评估		儿童疾病诊断、疼痛原因、疼痛程度、心率、呼吸、血氧饱和度
实施场所		床或座椅上，确保环境安全、安静、舒适，无干扰

续表

项目	内容
参与人员	医疗辅导专家、康复治疗师、医师、护士、家长
设备准备	脉氧仪、吸氧设备

视频5-4-1

（3）实施方法

如图5-4-2和视频5-4-1所示，与家长合作，将儿童安置于舒适的位置，可以根据儿童的个人喜好选择坐在椅子上或躺在床上。开始呼吸练习前，护士采用数字评分量表评估儿童的疼痛程度，儿童医疗辅导专业人员将一只手放在儿童腹部，另一只手放在其胸前，以帮助更好地感受儿童在呼吸过程中的胸腹运动，同

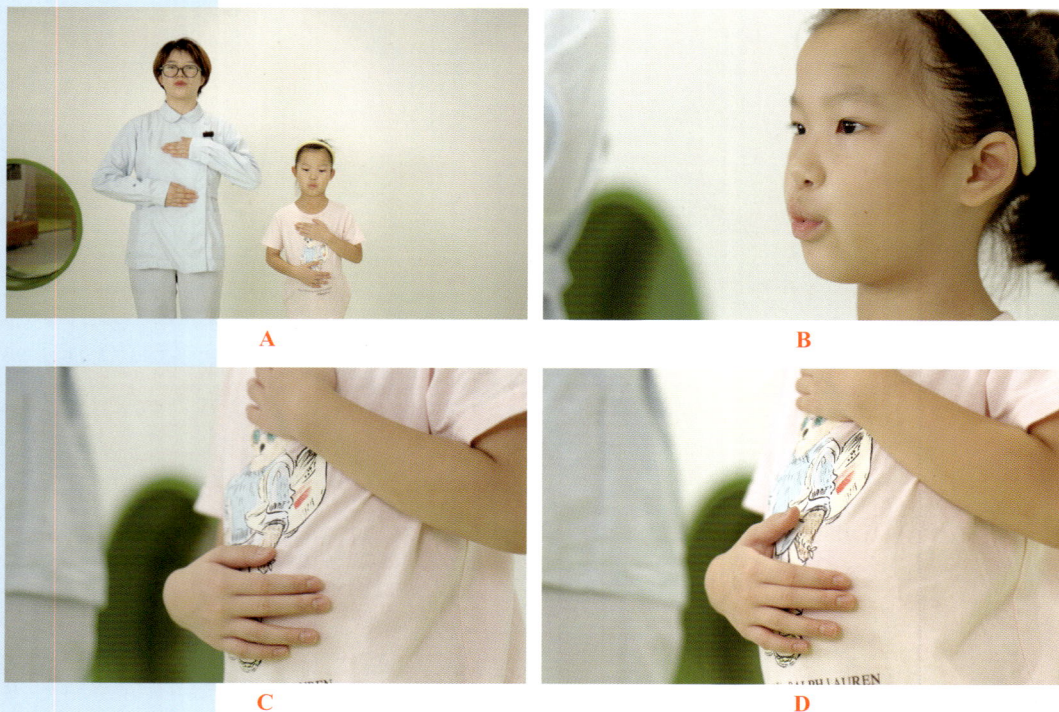

图5-4-2　儿童腹式缩唇呼吸练习
A. 呼吸练习准备；B. 缩唇呼吸；C、D. 腹式呼吸

步观察并体会儿童感受。呼吸练习被接受后，护士再次采用数字评分量表评估儿童的
疼痛程度以评价干预效果，具体实施步骤见表5-4-3。

表5-4-3　儿童呼吸练习的实施步骤

步骤	内容
步骤1	指导儿童闭上眼睛，放松身体，尽量使自己保持舒适和安静
步骤2	指导儿童通过鼻子缓慢深吸一口气，同时感受腹部的扩张。尽量让吸气变得平稳和自然。在吸气末端稍作停顿，感受气息在身体中流动的感觉。缓慢地通过嘴巴呼气，让腹部逐渐收缩，将空气从身体中推出。在呼气结束时稍作停顿，感受身体的放松和呼气后的空灵感
步骤3	评估儿童耐受情况，指导儿童继续上述呼吸节奏，慢慢地吸气，稍作停顿（4 s），缓慢地呼气，稍作停顿（4 s）。尽量使呼吸变得平稳、有节奏及舒适

续表

步骤	内容
步骤4	观察儿童对呼吸练习的感受，指导儿童将注意力集中在空气进入和离开身体的感受，以及腹部的运动上
步骤5	持续深度腹式呼吸，至少10个循环，直到儿童感到疼痛感有所减轻或感到放松和平静
步骤6	指导儿童缓慢地恢复正常呼吸，睁开眼睛，逐渐回到其所在的环境中

（4）注意事项

虽然呼吸运动在临床实践中被广泛使用，在患哮喘和其他慢性肺部疾病的儿童中也有应用报道，但有关运动相关不良反应的证据仍较少，许多研究并没有对儿童呼吸运动是否存在不良反应作详细的报道。根据现有经验，缓慢、温和的呼吸练习对所有儿童都是安全的。如果没有急性症状，大多数哮喘儿童都能从呼吸练习中受益。然而，在不稳定的哮喘儿童中，呼吸缓慢，可能使得气道变窄，从而加剧呼吸系统问题。

应控制呼吸练习的速度和用力呼吸的程度，否则会导致低碳酸血症、二氧化碳分压下降，从而导致手脚刺痛或痉挛、过度兴奋或精神状态改变。患有焦虑症、急性应激障碍、恐慌症的儿童，采用呼吸练习可能会增加其惊恐发作。

2. 舒适姿势

（1）舒适姿势的概念和应用原理

舒适姿势泛指所有能让儿童在接受医疗操作时保持安静、镇定，感到安全的拥抱姿势。在医院里，儿童将面临许多可能让自己倍感压力的事件，包括测量血压、体温，置胃管，静脉采血，静脉置管，进行腰椎穿刺或骨髓抽吸，甚至包括护士查验手圈的动作。这些压力事件会使儿童感到恐惧、紧张、无措，甚至挣扎或变得具有攻击性。当其以舒适的姿势被照护者拥抱入怀，儿童与照护者密切接触后，其会随着照护者的呼吸、心跳及舒缓的声音放松下来，从而使其获得安全感，并对即将经历的事件有自我控制感，带来积极的体验。儿童的家长或医护人员都可以使用舒适姿势，通常包括被环抱于胸前，前胸相贴式拥抱，前胸贴后背式拥抱，侧面拥抱，侧坐于怀中拥抱。舒适姿势通常不单独使用，常与分散注意力联合使用。

（2）实施前准备

在使用舒适姿势前，应和医护团队一起对儿童年龄、喜好、健康状况及即将接受的医疗操作类型进行评估，选择适合儿童的且最安全的舒适姿势。表5-4-4列出了舒适姿势的辅导准备内容。

表5-4-4　舒适姿势的实施前准备

项目		内容
开展对象	适用对象	0—18岁，即将接受医疗操作的儿童
	排除对象	无
实施前评估		儿童疾病诊断，即将接受的操作类型、心率、呼吸、血氧饱和度、喜好
实施者准备		放松身体，减慢呼吸，练习用轻柔的语调说话并降低语速，准备唱一首儿童喜爱的歌曲，或讲一个有趣的故事，或告诉儿童他是安全的、被爱的，不是一个人在面对医疗操作
实施场所		床或治疗座椅上，确保环境安全、安静、舒适，无干扰
参与人员		儿童医疗辅导专家、家长、医师和护士

（3）实施方法

由儿童最依赖的家长实施为最佳，也可由儿童最喜爱的医护人员实施。根据实施操作的类型、儿童年龄及个人喜好，选择适合的舒适姿势。使用舒适姿势前，护士采用数字评分量表评估儿童的疼痛程度。操作结束后，护士再次采用数字评分量表评估儿童的疼痛程度以评价干预效果。实施方法见表5-4-5。

表5-4-5　舒适姿势的实施方法

名称	内容	适用场景	适用年龄
环抱于胸前	实施者以哺喂的姿势将婴幼儿环抱于胸前（小婴儿可以用襁褓包裹后环抱或直接使用袋鼠式照护），可同时匀速地轻轻摇晃婴幼儿	置入导管 足跟采血 打预防针 静脉采血 外周静脉置管 静脉输液 置鼻胃管 测量体温	婴幼儿
前胸相贴式拥抱	实施者前胸紧贴儿童前胸，用胳膊紧紧抱住儿童，也可酌情用前臂和腋窝夹住儿童的胳膊；指导儿童两腿分开，环绕实施者的腰部	打预防针 上臂肌内注射 静脉采血 静脉输液 置鼻胃管	学龄前和学龄期儿童不希望目视医疗或护理操作过程
前胸贴后背式拥抱	儿童坐在实施者的腿上或治疗床上，背向实施者，实施者用两只胳膊环绕着儿童，酌情用实施者的双腿夹紧儿童的双腿	拔除引流管 静脉采血 更换敷贴 输液港插针 外周静脉置管 预防接种 上臂肌内注射 置鼻胃管	学龄期儿童 青春期儿童

续表

名称	内容	适用场景	适用年龄
侧面拥抱	儿童卧于床上，实施者将手臂放在儿童腰部以上，俯身拥抱儿童，保持身体对儿童有轻微但舒适的压力	置导尿管 腿部注射 口腔检查 头面部检查	全年龄段儿童
侧坐于怀中拥抱	儿童侧坐在实施者的腿上，保持两条腿在实施者的同一侧，实施者用两只胳膊环绕着儿童	脓肿引流 拔除引流管 更换敷贴 静脉注射 静脉采血 置鼻胃管	不能跨坐于实施者腿上的全年龄段儿童

（4）注意事项

在采用舒适姿势前应与儿童进行有效的沟通，询问其疼痛程度、疼痛位置及伴随感受，尽可能引导他们描述清楚，这有助于更好地帮助他们找到适合的舒适姿势。

应确保选取的姿势是安全的，以避免任何可能的伤害。特别是当实施对象为婴幼儿时，需要考虑其是否需要额外的支撑，可使用柔软的垫子、枕头或毯子等支撑物（确保支撑物不会给儿童带来不必要的压迫或过度扭曲），以减轻儿童在舒适姿势中的压力和不适感。

实施舒适姿势时，应考虑儿童的身体特点和舒适度，避免让其处于过度扭曲或不自然的姿势。儿童通常具有较高的活动性，所以在舒适姿势中要考虑其要求。操作时间较长时，可适当安排一些小范围的肢体活动，以防止其肌肉僵硬和疼痛加剧。

3. 引导意象在儿童疼痛管理中的应用

（1）引导意象的概念和应用原理

引导意象，又称可视化，是一种用于帮助儿童应对包括疼痛在内的医疗问题的技术。该方法能够教导儿童将注意力集中于愉快的经历和记忆，并创造新的和想象的情境。该技术涉及使用心理图像和可视化图像来唤起儿童特定的感官体验，促进放松、专注和治疗。引导意象的过程旨在使交感神经系统平静下来，减缓身体进入"战斗或逃跑"模式的倾向。在引导意象中，个体被引导想象自己处于特定的环境或情境中，通常伴随着平静的背景音乐或舒缓的语音指导。意象可涉及视觉、听觉、触觉、嗅觉和味觉等所有感官元素。通过调动想象力和感官知觉，引导意象旨在探索身心联系并影响心理和生理状态。通过在脑海中构建图像，可以减轻疼痛和其他与疾病相关的症状。引导意象的效果可能会随着视觉化的内容越具体而越有效。

引导意象对于愈合和疼痛过程的影响的理论基础包括（但不限于）心理神经学理论和闸门控制理论（图5-4-3）。心理神经学理论由Vines提出，认为个体创造一个图像时，大脑皮质被激活，随着图像的保持，边缘系统被激活，随后下丘脑被激活以产生自主神经系统的变化。而根据闸门控制理论，引导意象如何控制疼痛的基础在于感觉刺激和意象刺激到达大脑皮质时，其可能与疼痛刺激竞争，进而有助于关闭"疼痛之门"。随后，神经递质如5-羟色胺被释放，进一步抑制疼痛传递，并允许抑制性神经元分泌内源性阿片类物质。

几个世纪以来，引导意象一直被用于疼痛管理。在现代科学史上，该技术再次受到关注。引导意象对减轻疼痛和促进健康方面具有益处。引导意象在心理学、心理治疗、运动心理学、疼痛管理及整体健康等领域均得到应用。（图5-4-4）引导意象通过生动地想象理想的状态或结果，可以促进情绪、行为及身体健康的积极变化。参与引导意象可以减轻压力、促进放松、减轻疼痛、提高表现、增强自信心并支持整体健康。引导意象可以单独使用录音或脚本进行练习，也可以由训练有素的专业人员在治疗环境中协助进行。不同的方法如录音引导的意象治疗、渐进式肌肉放松的意象引导等在儿童疼痛管理中都具有潜在的有效性。这些方法不仅可以减轻疼痛程度和频率，

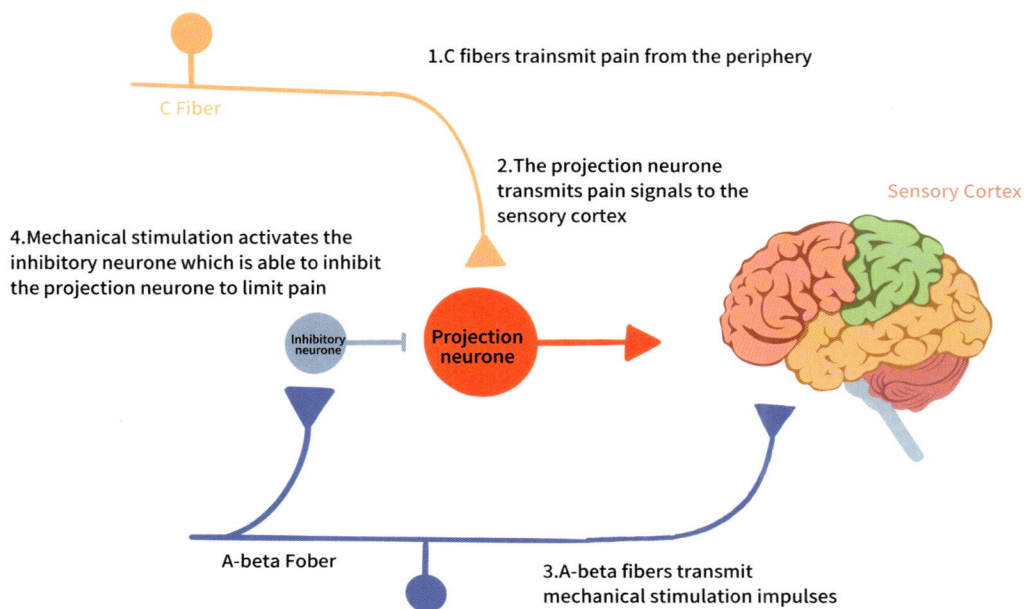

1.C fibers trainsmit pain from the periphery

C Fiber

2.The projection neurone transmits pain signals to the sensory cortex

Sensory Cortex

4.Mechanical stimulation activates the inhibitory neurone which is able to inhibit the projection neurone to limit pain

Inhibitory neurone

Projection neurone

A-beta Fober

3.A-beta fibers transmit mechanical stimulation impulses

图5-4-3　闸门控制理论

资料来源：KALER S, CHAHAR R, KUMAR M, et al. Pain management through marma chikitsa [J]. World J Pharm Res, 2023, 595−608.

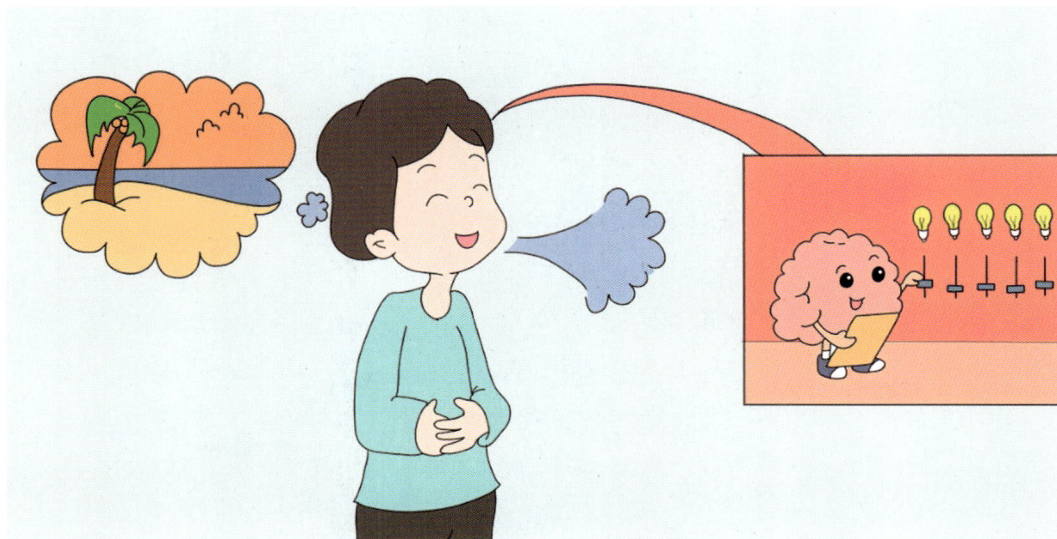

图5-4-4　引导意象示例图

资料来源：https://kids.frontiersin.org/articles/10.3389/frym.2021.682687

还可以改善生活质量，并且在儿童中易于被理解和使用。

此外，引导意象治疗的优势在于其不是侵入性的，并且可以灵活地用于不同年龄范围（从学龄前儿童、青少年到成人）和各种环境（门诊、住院及急症护理）。

（2）实施前准备

儿童医疗辅导专业人员应与医疗团队紧密合作，评估儿童的年龄、发育阶段及具体需求，以相应地进行引导意象的具体实施。儿童医疗辅导专业人员确保有一个安全、舒适且不受干扰的环境，可以在那里进行治疗。准备必要的材料，如录音或视觉辅助工具，以促进引导想象的过程。表5-4-6列出了实施引导意象的辅导准备内容。

表5-4-6　引导意象的实施前准备

准备事项	步骤	描述
评估儿童的准备情况	评估发展水平	评估儿童的发展阶段，以确定其理解和参与引导意象的能力。考虑到儿童的年龄、认知能力及语言技能
	认知评估	评估儿童是否有认知能力来遵循指示、想象场景，并积极参与引导意象过程
	情绪上的准备	评估儿童的情绪状态和参与干预的准备情况，确保儿童没有被疼痛、焦虑或其他可能阻碍其从引导意象中获益的情绪困扰压倒
教育儿童和家庭	提供信息	向儿童及其家庭成员解释什么是引导意象，以及如何能够帮助儿童缓解疼痛。如果有必要的话，使用与年龄相适应的语言和视觉辅助工具来加强理解
	讨论好处	强调引导意象的好处，如促进放松、减少焦虑及缓解疼痛的感觉。强调其是一种安全和非侵入性的干预方式
	消除顾虑	解决儿童或家庭对引导意象可能有的任何担忧或误解。提供保证和准确的信息以建立儿童及家庭对干预的信任和信心
创造一个合适的环境	安静和舒适的空间	建立一个专门的空间，让儿童可以在没有干扰的情况下放松。确保该区域没有噪声、干扰，以及可能扰乱其注意力的视觉刺激
	照明	调暗灯光或使用柔和的灯光，以营造平静的气氛。根据儿童的喜好和舒适程度来调整照明
	温度控制	在环境中保持舒适的温度，以加强放松的感觉，确保环境温度适宜

准备事项	步骤	描述
选择适当的意象脚本	考虑年龄和兴趣	选择符合儿童年龄、兴趣及发展水平的引导意象脚本。对于年幼的儿童，使用简单和具体的语言；年龄较大的儿童可能会从更复杂和富有想象力的场景中受益
	个体化	根据儿童的喜好定制想象脚本，纳入其认为平静或愉快的元素。这种个性化可以增强参与性和有效性
	多样性	准备一系列不同的意象脚本，包括平静的自然场景、愉快的回忆或想象的旅程。多样性可以灵活地满足儿童不断变化的需求和喜好

（3）实施方法

引导意象主要步骤包括评估问题、建立放松的身体姿势、使用专注的呼吸模式、建立积极的意象环境及开始"旅程"。详细的实施步骤见表5-4-7。

表5-4-7　儿童引导意向的实施步骤

过程	描述
第1步：练习放松技巧	①教授儿童深呼吸（建议用鼻吸气、嘴巴呼气，吸气时数到3 s，呼气时数到5 s）、渐进性肌肉放松（逐渐放松从头到脚的肌肉）或正念练习等放松技巧。 ②演示每种技巧并引导儿童逐步掌握，确保儿童理解并感到舒适。 ③一起练习这些技巧，让儿童亲身体验放松的好处
第2步：引入引导意象	①向儿童解释引导意象涉及使用其想象力创造宁静的心理图像。 ②强调儿童在整个过程中的控制能力，可以根据需要修改或停止过程。 ③提供引导意象如何帮助儿童放松、减少焦虑及管理疼痛的病例
第3步：引导儿童进行想象	①以缓慢和平静的语调开始引导意象过程，营造轻松的氛围。 ②使用描述性语言引导儿童在选择的情景中想象，让其参与感官体验。 ③允许暂停，给儿童足够时间完全沉浸在想象中，体验其带来的平静效果
第4步：提供支持和安抚	①在整个过程中提供持续的口头支持和安抚，验证儿童的感受和努力。 ②承认在过程中出现的任何情绪，并向儿童说明这是正常的。 ③提醒儿童随时可以回到这种平静的想象中，以获得缓解疼痛或焦虑的帮助。 ④鼓励开放沟通，解决儿童可能有的任何不适或担忧，确保儿童在过程中感到舒适和信任

续表

过程	描述
第5步：评估效果	①在引导性想象过程后评估儿童的反应，观察疼痛程度、焦虑程度及整体放松程度的变化。 ②使用疼痛评估工具、自我报告或讨论等方式获取儿童对体验的反馈。 ③记录儿童的反应和观察结果，以跟踪进展并根据需要进行调整

以下提供1例针对儿童疼痛的引导意象技术实施的示例脚本。

[场景：一个儿童友好型房间，墙上挂着五颜六色的画，背景音乐轻柔播放]

旁白：欢迎来到神奇颜料世界，一种特殊方法帮助你感觉更舒适，减轻疼痛；准备好开始一场消除痛苦的神奇之旅吧。现在开始!

[儿童舒适地坐在椅子上，或躺在柔软的垫子上]

旁白：（温暖而安心的语气）闭上眼睛，深呼吸。想象一道美丽的彩虹，或一组带有你最喜欢颜色的调色板。现在，选择你最喜欢的颜色。这个颜色将成为你的神奇颜料。

[播放柔和的器乐声]

旁白：（温柔而舒缓的语气）想象自己置身于一个充满颜料桶的特别房间里。房间里有一张桌子，上面放着一支等待着你的画笔。在你脑海中看到它——画笔大小适中，刷毛柔软温和。

[儿童想象房间和画笔]

旁白：（柔和而鼓励的语气）现在，将画笔浸入装有你最喜欢的颜色的颜料桶中。取出时，轻轻敲掉多余的颜料。

[儿童想象将画笔浸入桶中，轻轻敲掉多余的颜料]

旁白：（平静而安慰的语气）找到一个身体不疼痛的部位，可以是手臂、腿或任何你感觉舒适的地方。拿起画笔，用你的神奇颜料，在那个不疼痛的区域画上一个小点。

[儿童想象在不疼痛的部位画上一个小点]

旁白：（柔和而舒缓的语气）缓慢而平稳地来回移动画笔，涂抹颜料。感受神奇颜料给那个区域带来的舒适和美好。留意它在你皮肤上的感觉是温暖的还是凉爽的是缓慢的还是快速的？

［儿童想象在不疼痛的部位轻柔地涂抹颜料，体会感觉］

旁白：（温柔而安心的语气）深呼吸，想象颜料渗入你的皮肤，带来平静和放松的感觉。每一次画笔触碰，神奇的颜料都会让那个部位感觉更好。

［儿童深呼吸，想象颜料渗入自己的皮肤，带来平静和放松］

旁白：（鼓励的语气）再次将画笔浸入颜料桶中，然后轻轻敲掉多余的颜料。现在，用画笔轻轻触碰身体疼痛的部位。想象颜料渗入你的皮肤，想象疼痛慢慢地消失。

［儿童想象用画笔触碰疼痛的部位，想象颜料渗入自己的皮肤并减轻疼痛］

旁白：（柔和而平静的语气）一边继续来回涂抹，一边以平静和放松的方式深吸气和呼气。想象神奇颜料发挥作用，传播令人欣慰的力量在它触及的任何地方。你也可以想象将神奇的彩色药物涂抹在身体上其他疼痛的部位，因为它会变得更加平静和舒适。

［儿童继续来回涂抹，慢慢呼吸，想象颜料扩散和抚平疼痛部位］

旁白：（柔和的语气）让我们花点时间慢慢感受颜料渗入皮肤时的感觉。是温暖的还是凉爽的？是缓慢的还是快速的？感受它带来的舒缓感和放松感。

［儿童反思想象中颜料带来的感觉和放松］

旁白：（安慰的语气）想象颜料深深渗入你的身体，让你充满美丽的色彩。随着每一次呼吸，舒缓的颜料都会扩散开来，让你身体的每一个微小部位都得到放松。感受舒适感和放松感在全身传递。

［儿童想象颜料深深渗入自己的身体，感到舒适和放松］

旁白：（鼓励的语气）你运用舒适的颜色技巧来消除疼痛，做得很好。请记住，你随时可以使用这种技巧。闭上眼睛，想象你的神奇画笔在身体任何疼痛的部位上作画。神奇的颜料和画笔时刻准备着，随时为你带来舒适和放松。

［柔和的器乐声渐渐变轻］

旁白：（温暖和支持的语气）深呼吸，睁开眼睛，知道你有能力用想象中的舒适色彩来缓解疼痛，你做得很好！

（4）注意事项

在为缓解儿童疼痛进行意象引导时，治疗师应确保准备就绪，使用适合儿童年龄的技术、个性化过程，优先考虑安全性和舒适性，保持沟通并评估有效性。治疗师首先必须考虑儿童的发展水平，以及儿童的医疗和社会心理需求。了解儿童的发育水平，将更有助于儿童医疗辅导专业人员识别儿童疼痛经历的独特方面，并根据儿童的年龄和发展水平来调整用语和意象，进而有效地吸引儿童的注意力，提高其参与度。

建立安全、舒适的环境对于引导意象的成功实施至关重要，包括调暗灯光、运用柔和的音乐或自然声音，以及提供适当的物理支持，如枕头或毯子。个性化的方法是引导意象的核心，必须重视每个儿童的独特性，将其个人兴趣、活动及爱好融入引导意象中，以提高其吸引力和可关联性。

儿童医疗辅导专业人员可以通过以下话语强调儿童在引导意象的旅程中是能够自己控制自己的：如果在任何时候你想停止，只要睁开你的眼睛，那么脑海中的画面就会停止。在结束引导意象的过程中，逐渐引导儿童回到当前状态，并运用温和支持的语言，为他们提供重新定位的时间，以确保引导意象过程平稳结束，给予积极而宁静的印象。

评估意象引导的有效性对于确定其对疼痛管理的影响至关重要。监测疼痛程度、焦虑和整体放松的变化可为调整和改进未来的干预提供宝贵的见解。此外，应与医疗团队保持开放的沟通，分享有关引导意象的实施及其对疼痛管理的影响的信息。多团队协作，以确保对儿童疼痛管理有一个全面有效的方法。

（三）分散注意力在儿童疼痛管理中的应用

1. 概念和应用原理

分散注意力是一种常用的非药物疼痛管理技术，是通过将儿童的注意力从疼痛或伴有的恶劣情绪转移到其他刺激上，来转移儿童对于疼痛刺激的注意，从而减轻疼痛、焦虑及紧张的方法。该技术被认为是减轻儿童在医疗过程中的疼痛最成功的方法之一。

通过分散注意力可以改变疼痛的感知和产生。神经成像技术已经证明了在皮质水平上注意力和疼痛之间存在联系的客观证据，当受试者被要求从痛苦的刺激中集中注意力或转移注意力时，大脑皮质的激活会发生变化。具体而言，在注意力分散阶段，中脑导水管周围灰质区域和前扣带回皮质情感区的活动增加，这与受试者报告的疼痛减轻相一致。同时，通常与疼痛相关的区域（如丘脑、脑岛、前扣带回认知区）显示活动减少。

Eccleston教授和Crombez教授于1999年提出的疼痛中断功能的认知—情感模型，清晰地诠释了疼痛的阻断功能取决于疼痛的相关特征（如疼痛的威胁值）和环境需求特征（如情绪唤起）之间的关系。该模型由环境、来自环境的多种需求、感觉系统、行动计划、焦点任务、威胁调解、调节因素等相互关联的部分组成。

图5-4-5说明了疼痛中断前的注意系统，图5-4-6说明了疼痛中断时的注意系统。这些是本质上为动态系统的静态图示。第一，注意力是一种选择行动的机制。第二，在多种需求的自然环境中，疼痛在个体发生和进化上倾向于引起高度关注。反过来，被疼痛打断的行动也通过恢复或修复最初的行动来促使完成。第三，一些变量延缓了疼痛进入意识的过程。

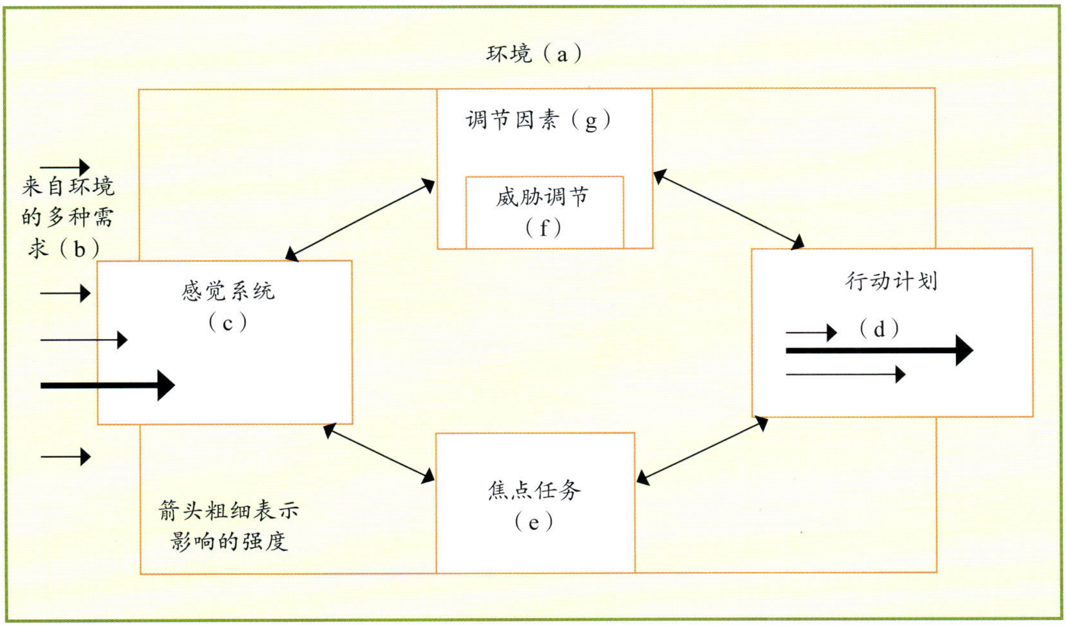

图5-4-5　疼痛中断前的注意系统

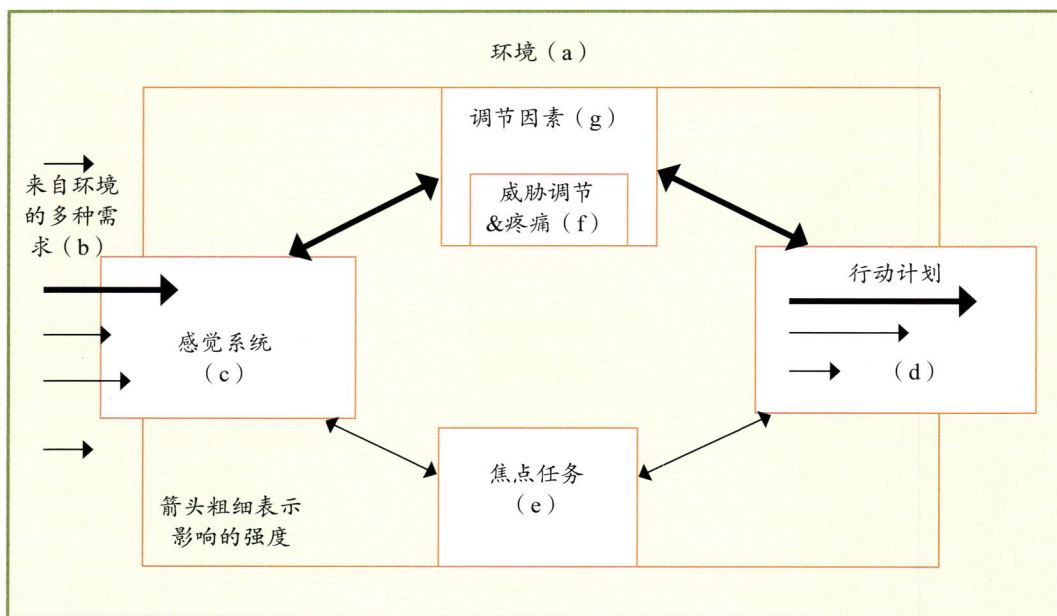

图5-4-6　疼痛中断时的注意系统

　　疼痛中断前的注意系统。环境（a）包含多种需求（b），其中许多需求会影响感觉系统（c）。在需求中，例如听一个有趣的故事是吸引当前注意力的焦点任务。双向箭头表示控制和反馈在感官单元和行动计划之间的影响路径。影响的强度由箭头的粗细来表示。在没有有害刺激的地方，威胁的影响是无声的。

　　疼痛中断时的注意系统。环境包含多种需求。这些需求中的一些是有害的，并且是可被感知的。这种痛苦的刺激具有威胁性，并干扰了焦点任务。敦促逃生并启动行动计划。疼痛逃避选择的效率和一致性取决于调节因素。双向箭头表示感觉单位和行动程序之间控制和反馈的影响路径。影响的强度由箭头的粗细来表示。当疼痛消失时，当前专注于焦点任务的状态就会恢复。转换是焦点任务和疼痛经历在短时间内快速交替输入或输出权重的过程。

　　分散注意力就是将注意力资源分配给其他过程，从而减少分配给疼痛，是最受欢迎且最常用的缓解疼痛的策略之一。分散注意力通常可分为主动分散注意力和被动分散注意力两类。主动分散注意力指在医疗操作时，儿童通过主动参与某项活动来分散注意力，起到减轻操作性疼痛作用的方法。临床上最常采用的方法包括互动玩具、情景游戏、虚拟现实、艺术表达等。被动分散注意力适用于儿童在操作时必须保持平静和安静的情况，通过吸引儿童参与其他活动而分散其注意力。新生儿和婴儿的分心技术大多属于被动的，通常是视觉或听觉工具，如镜子、图片、卡通、摇篮曲或音乐。

2. 实施前准备

在实施分散注意力措施前，实施人员应共同对儿童的年龄、健康状况、认知、配合度、气质、疾病治疗方案、家属的接受程度进行评估，确认可以实施分散注意力措施。表5-4-8列出了实施分散注意力技术的准备内容。

表5-4-8　分散注意力措施的实施前准备

项目		内容
开展对象	适用对象	清醒的全年龄段儿童在维持注意力和专注力方面遇到困难
	排除对象	严重认知障碍或可能妨碍参与咨询的医疗状况的儿童，以及儿童和父母不愿意参与者
穿着准备		着宽松、舒适的衣物
实施前评估		儿童年龄、健康状况、认知、配合度、气质、疾病治疗方案、家属的接受程度 儿童注意力评估，包括注意力广度和分心能力 儿童疾病诊断、疼痛原因、疼痛程度、心率、呼吸、血氧饱和度
实施场所		安静舒适的环境，不受干扰，如咨询室或个人办公室
参与人员		医疗辅导专家、医师、护士、家长
材料/设备准备		有助于分散注意力的材料或用品，如视觉辅助工具、听觉辅助工具或互动玩具等

3. 实施方法

具体实施方法应依据儿童年龄、健康状况、认知、配合度、气质、疾病治疗方案、家属的接受程度，以及儿童注意力评估来确定实施分散注意力措施的物品和方法。具体步骤见表5-4-9。图5-4-7和视频5-4-2展示了主动分散注意力的方法。

视频5-4-2

表5-4-9　分散注意力实施的具体步骤

名称	内容描述	适用场景	适用年龄
互动玩具	实施者依据儿童年龄和喜好选择合适的互动玩具（这些玩具在儿童按下按钮后会发出命令或提出问题，并对回复给予相应的反馈。如玩具对正确的回答回复"干得好"，对错误的回答回复"对不起，再试一次"）；实施前，提供机会，先让儿童有时间接触玩具，并指导其如何使用玩具；操作过程中，鼓励儿童进行玩具互动	手术前 接受化学治疗 静脉穿刺	学龄前儿童和青少年
情景游戏	实施者提前向儿童进行内容、角色的简单介绍，让儿童在游戏中熟悉和理解治疗或检查的作用；实施过程中对儿童的参与式体验加以鼓励	医疗操作前 检查前 麻醉诱导期间 手术前 静脉穿刺前	学龄期儿童和青少年
跟踪图像和着色的儿童书籍（TICK-B）	实施者根据儿科医师和儿童学校专业绘画老师的建议制定TICK-B；提前为儿童提供画画的工具包括画纸、彩色笔及剪贴板；由儿童选择喜欢的图片，并按照自己的意愿给它上色；操作实施前2~3 min儿童开始进行涂色；操作过程中鼓励儿童完成涂色，直至操作过程结束 	手术后 静脉穿刺	6岁以上儿童

续表

名称	内容描述	适用场景	适用年龄
虚拟现实	通过电脑软件为儿童营造身临其境的三维互动虚拟环境，促进受试者的沉浸感和参与感，达到缓解疼痛的目的。以烧伤儿童治疗为例，在伤口护理过程中，佩戴VR眼镜可以阻断视觉线索，从而减少儿童因与伤口护理过程相关的负面视觉引起的焦虑，继而提高镇痛效果。基于儿童的年龄、疾病，以及他们的精神运动发展能力设计，构建了冰激凌工厂的听觉和视觉虚拟游戏（寒冷的感觉可能会给被烧伤患者带来疼痛缓解的暗示），其主要内容为：在冰激凌工厂，一只狐狸闯入，它在破坏工厂里的物品；你作为工厂巡逻员，为了维护秩序，需要使用冰激凌射击来吓跑狐狸，但在游戏过程中必须小心，不能误射无辜的群众。在换药操作前$5\sim15\,min$，向儿童告知游戏的内容和佩戴VR眼镜，以及鼠标或手柄的操作方法，并让其提前进入游戏，直至操作结束	接受肿瘤治疗 接受烧伤治疗 留置静脉导管	学龄儿童和青少年（因涉及手部操作，手部有伤、不便操作的儿童不适用）
音乐疗法	音乐疗法是一种非药物方法，可帮助儿童应对疼痛和压力，该疗法用于刺激垂体，低音调和低节奏的音乐会影响大脑的边缘系统（情绪和兴奋的中心），并降低了神经通道调节烦恼情绪的能力，促进了内啡肽和脑啡肽的释放，因而，产生人体的天然疼痛缓解剂和精神状况调节剂，激活副交感神经系统并减少生理改变（如血压、脉搏和呼吸），导致疼痛和焦虑水平降低。根据儿童的偏好选择音乐，以缓慢、平稳的古典音乐为宜；设置音乐音量；开始操作前播放音乐，直至操作结束	肌肉骨骼疼痛 静脉穿刺 过敏试验 注射 烧伤治疗 换药 清创 关节活动度锻炼 术前准备 冷疗护理 针灸治疗 麻醉	新生儿、婴幼儿、学龄前儿童和青少年

续表

名称	内容描述	适用场景	适用年龄
视听分心（AVD）	视听分心是一种有效的分散注意力的行为引导技术，儿童在操作过程中观看和听视频或电影，增加其对设备的关注，可以减少儿童在操作过程中的不适并鼓励其配合。以牙科治疗为例，根据儿童的喜好选择视听材料，如动画片、电影等，使用专利支架"Molar Media Mount"播放。在牙科手术开始前，嘱咐儿童躺在治疗椅上，调整至舒适体位；实施者向儿童介绍Wong-Baker面部表情疼痛量表，并指出他们的表情范围为0（无伤害）至10（伤害最大）作为初步评估；继而根据儿童的喜好，选择合适的视听材料；然后匹配每个儿童的焦点和瞳孔间距离，调整设备垂直和水平方向的位置及音频音量；与儿童确认适宜开始播放视听材料；最后，实施者再次使用Wong-Baker面部表情疼痛量表评估	牙科治疗 静脉穿刺 烧伤治疗 肿瘤治疗 生殖器检查 膀胱尿道造影	幼儿、学龄前儿童、青少年
小丑治疗	小丑治疗是一种跨学科的艺术，涉及幽默、戏剧、音乐及舞蹈等多种技能，其主要产生四种积极的影响：①认知效应（分散医疗程序的注意力）；②生理作用（释放内啡肽刺激免疫系统，降低心率和血压，减轻疼痛）；③社会效应（改善小丑与儿童之间的社交互动）；④情绪效应（诱导积极情绪或减少焦虑）。每位小丑扮演者都经过特定的培训，除了戏剧和艺术/小丑能力外，培训课程还为学员提供了社交、心理和教学技能。在操作前10 min，实施者与儿童之间先进行初步的认识；开始小丑治疗后，由实施者表演一系列有趣的动作，如给滑稽的气球充气、动物幽默的声音、演奏手风琴、唱有趣的歌曲，待完成操作后离开	手术后 静脉穿刺 烧伤治疗 伤口包扎或缝合 肢体固定	学龄前儿童和青少年

续表

名称	内容描述	适用场景	适用年龄
非营养性吸吮（NNS）	非营养性吸吮能刺激儿童口腔触觉受体，从而提高疼痛阈值。直接或间接地调节5-羟色胺的释放，产生镇痛效果。在实施非营养性吸吮前，选择合适大小的硅胶材质的新生儿安抚奶嘴，将安抚奶嘴放在婴儿的嘴里，鼓励其试吮吸，直至操作结束	足底采血	新生儿
味觉刺激	味觉分散注意力是通过甜味刺激大脑愉快中枢、激活内源性阿片类物质、促进5-羟色胺和多巴胺的释放，从而起到分散注意力的作用。目前，临床上常用的味觉刺激物为母乳、蔗糖和葡萄糖。在操作前2 min，使用注射器或奶嘴抽取蔗糖、葡萄糖等，在操作过程中使用注射器或奶嘴对儿童进行喂服，直至操作结束	静脉注射 足跟采血 静脉采血 眼科检查	新生儿、早产儿

4. 注意事项

分散注意力技术实施前，应充分评估儿童的年龄、健康状况、认知水平、配合度、气质、疾病治疗方案和家属的接受程度。选择适合儿童认知水平的方法才有可能吸引儿童，达到分散其注意力的目的。同时，在使用一些辅助物品时，注意使用安全，如电子产品使用时距离、音量等方面均应以儿童的舒适度和喜好作为主要参考依据。

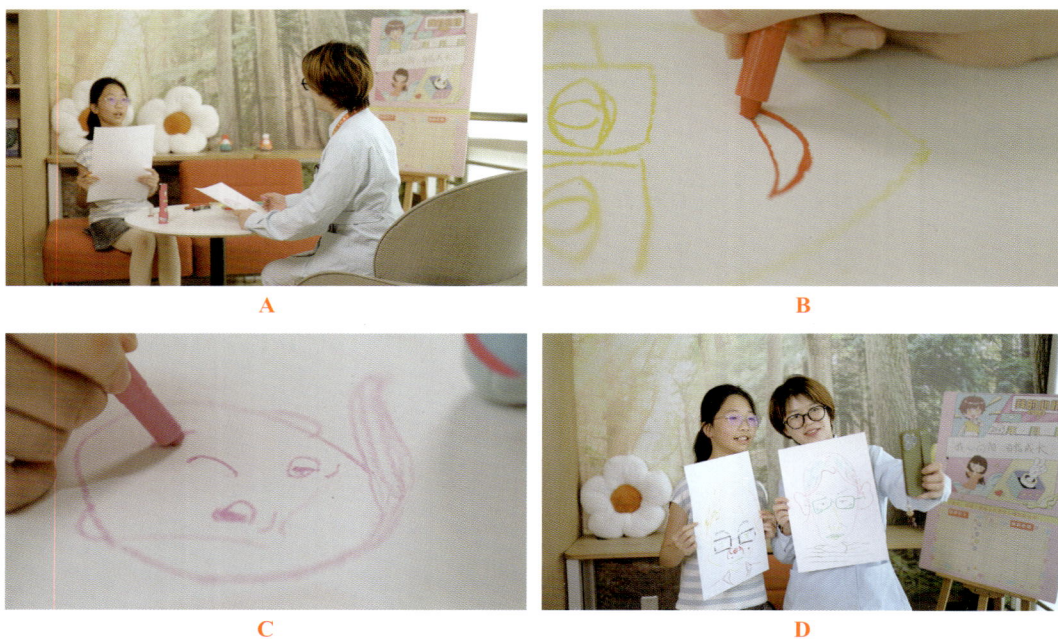

图5-4-7　儿童医疗辅导专业人员与儿童进行绘画互动
A. 绘画前沟通；B、C. 进行人像绘制；D. 绘画结果展示

（四）皮肤接触和抚触在儿童疼痛管理中的应用

1. 皮肤接触

（1）皮肤接触的概念和应用原理

皮肤接触（skin-to-skin contact，SSC）是指将穿着尿布的婴儿直立抱于父亲或母亲的胸部，以约60°的角度让婴儿和父母之间有最大面积的皮肤接触，并使用毛毯包裹保暖，通常被称为袋鼠式护理（kangaroo care，KC），即新生儿母（父）亲类似袋鼠等有袋动物照护婴幼儿的方式。（图5-4-8）通过皮肤接触，刺激婴幼儿和父母的触觉、听觉及嗅觉，促进催产素的活化释放、血液皮质醇水平的改变与肠道微生物环境改善，增加新生儿免疫力和缓解母亲心理压力，从而减轻疼痛。

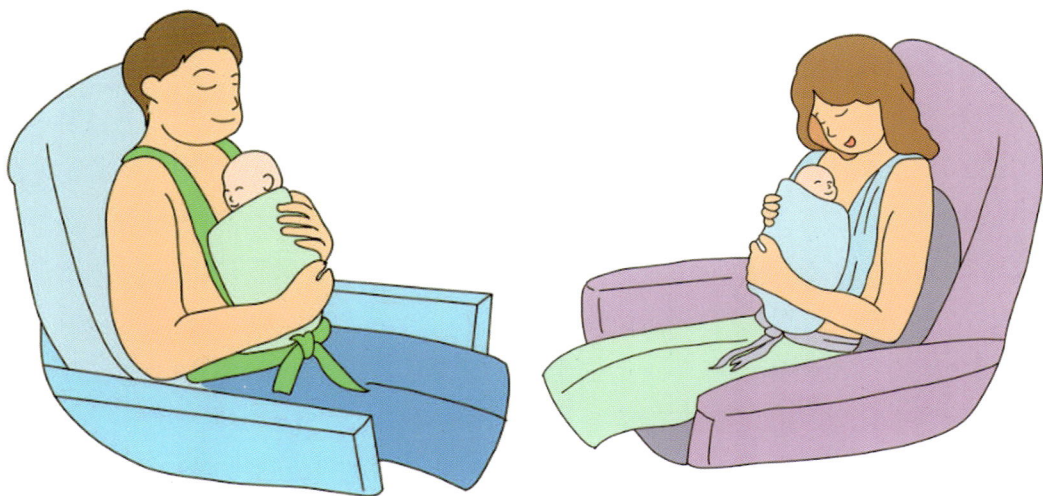

图5-4-8　袋鼠式护理

皮肤接触可以刺激传入纤维，兴奋大脑边缘系统而产生愉快的感觉，愉快的感觉可能会抑制疼痛的传导，进而减轻疼痛。实施袋鼠式护理过程中，母亲身体、母乳气味及拥抱动作可以减轻新生儿足跟针刺后的行为反应，抑制血浆皮质醇水平的升高；母亲的心率升高，可使新生儿意识到自己正躺在母亲的胸前，这样可降低新生儿经历疼痛性操作时的血浆皮质醇和唾液皮质醇的水平；母亲胸部的呼吸运动可通过刺激新生儿的前庭感受器，在其经历疼痛性刺激时提供安慰进而获得止痛效应等。

（2）实施前准备

实施皮肤接触前，专科护士应从新生儿、父亲或母亲及医疗机构3个方面展开评估。针对新生儿，实施前须评估其生命体征，包括心率、呼吸和体温等是否在正常范围内。另外，还要评估其疾病及其用药情况。针对其父母，实施前要评估其父亲或母亲胸前皮肤有无破损、皮疹等，并且须评估其父亲或母亲对实施皮肤接触的意愿，为其提供个性化指导提供参考；最后，还要评估医疗机构的环境和人力情况。开展皮肤接触需要有相对隐秘的空间，且环境温度、湿度、光线、噪声适宜，配备躺椅、屏风、长袍、洗手池、沐浴间等设施或物品，还需要配备有经验丰富的护士。表5-4-10列出了皮肤接触的辅导准备内容。

表5-4-10　皮肤接触的实施前准备

项目		内容
开展对象	适用对象	新生儿
	排除对象	存在袋鼠式护理禁忌证
	穿着准备	新生儿更换尿布，尽可能裸露更多的皮肤，可穿戴小帽子或袜子；父（母）穿前开式、宽松、透气、吸汗的衣物，勿穿内衣
实施前评估	新生儿	疾病和用药情况，心率、呼吸、体温
	父母	胸前皮肤，实施皮肤接触的意愿
	医疗机构	环境和人力情况
实施场所		床单位或躺椅，提供相对隐秘的空间，环境温度、湿度、光线、噪声适宜
参与人员		医疗辅导专家、医师、护士、家长
设备准备		心电监护仪或脉氧仪，吸氧设备

（3）实施方法

以足跟采血为例，足跟采血前20 min，护士到新生儿父亲或母亲床旁协助其做好实施皮肤接触的准备工作（3～5 min），然后指导其实施皮肤接触护理15 min后，护士为新生儿足跟采血。在足跟采血过程中和足跟采血结束后1 min，新生儿父亲或母亲持续实施皮肤接触，具体实施步骤见表5-4-11。

表5-4-11　新生儿皮肤接触的实施步骤

步骤	内容
步骤1	实施者暴露胸部取斜向支撑屈曲位呈30°～45°，后背可垫3～4个靠枕
步骤2	指导者将裸露的新生儿放置在实施者前胸，新生儿胸部与实施者胸部相对，皮肤对皮肤的接触面积应达到最大化
步骤3	新生儿的头轻微转向一侧，保持气道通畅，尽量使实施者能看到新生儿的面部表情，但应避免头部过度屈曲和伸展

续表

步骤	内容
步骤4	新生儿膝关节自然屈曲，呈"青蛙"体位，俯卧于实施者胸部
步骤5	新生儿手臂屈曲放置在身体两侧，或放置在实施者前胸，或新生儿嘴旁
步骤6	新生儿腹部应处于实施者的胸腹水平
步骤7	使用弹性织物包裹支撑新生儿，避免滑落
步骤8	将毛毯覆盖于新生儿后背，以利于保暖

（4）注意事项

虽然实施皮肤接触对母婴来说是一项很好的干预方法，但在我国开展的普及率并不高，对于医护人员及新手父母的操作要求比较高。也有研究表明，袋鼠式护理可能是发生婴儿猝死综合征的危险因素之一，所以在实施袋鼠式护理期间应严密监测，并确认婴儿的口、鼻未被遮住，以减少猝死风险。医护人员在密切观察和监测的同时，还要教会实施者在护理期间如何观察婴儿状况，如何测量体温、观察呼吸、识别呼吸暂停、呼吸困难及皮肤发绀等，如感觉不适或观察到儿童有不适反应要及时通知医护人员。另外，在实施袋鼠式护理的过程中，不要阻拦父亲或母亲与新生儿交流，如与新生儿轻声说话，低声呼唤小儿，用镜子观察新生儿，触摸小儿的皮肤或抚摸小儿头部，亲吻小儿等。

2. 抚触

（1）抚触的概念和应用原理

抚触，来源于英语"touch"，是一种有效缓解疼痛的非语言性交流方式（图5-4-9），是指经科学指导，对新生儿进行有序的、有技巧的按摩，让大量温和良好的刺激通过皮肤感受器传导至中枢神经系统，产生生理效应的操作方法，进而缓解操作所致的疼痛感，有助于稳定操作过程中儿童的心率和血氧饱和度。目前，针对新生儿抚触疗法已形成3种系统规范。国际标准法（COT）（全身按摩法）：新生儿全身裸露，室温28～30℃，在安静、舒适和温馨的环境中按操作标准顺序从头面部、胸部、腹部、四肢、手足、背部抚触，力量由轻到重，并揉搓大肌肉群。国内改

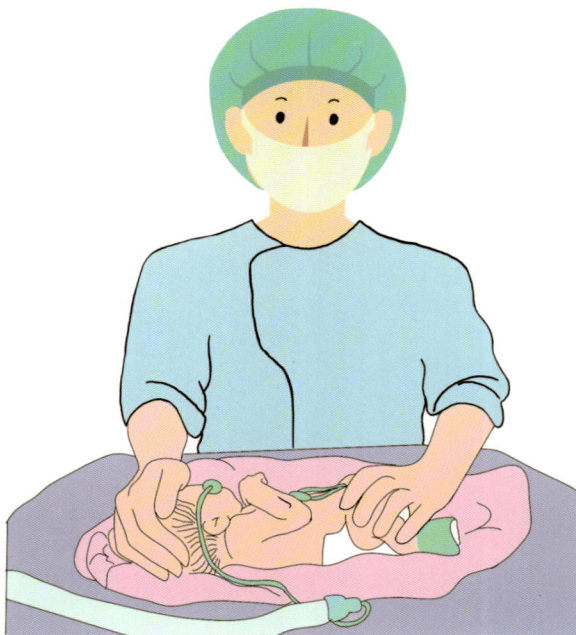

图5-4-9　抚触

良简易法（MDST）：在COT的基础上对婴儿头部、腹部、背部、手腕与踝部进行改良按摩。国内改良简易加经络按摩法（MDSTAC）：在MDST的基础上增加了中医经络中的脾经和肾经按摩。

抚触带来的温和刺激可通过β–内啡肽释放、迷走神经张力改变及5-羟色胺的作用，满足新生儿情感上的需求，使其身心感到安慰，减轻或消除孤独、焦虑、恐惧等不良情绪，减少对穿刺的应激反应，从而使疼痛减轻。另外，自我抚摸可以使大脑中的"身体图像"复位，进而有助于减轻或消除疼痛。

（2）实施前准备

在实施抚触前，应和医护团队一起对儿童年龄、健康状况、全身皮肤状况等进行评估，确认可以开展抚触。同时，准备好脉氧仪和吸氧设备，以应对不良事件和并发症的发生。表5-4-12列出了抚触的辅导准备内容。

表5-4-12　抚触的实施前准备

项目		内容
开展对象	适用对象	新生儿、婴幼儿
	排除对象	全身长皮疹或脓疱疹的儿童
	穿着准备	臀部包尿布，尽可能裸露更多的皮肤
实施前评估		新生儿全身皮肤完整性、脐部情况、健康状况和行为反应
实施场所		抚触台，环境安静、清洁，适宜的温度、湿度、光线柔和，可适当放一些轻柔的音乐
参与人员		儿童医疗辅导专业人员、医师、护士、家长
设备准备		心电监护仪或脉氧仪、吸氧设备

（3）实施方法

与家长合作，将儿童安置于抚触台，在条件允许的情况下，可指导家长进行抚触。以静脉穿刺为例，穿刺前15 min，开始对儿童进行抚触按摩，直至穿刺结束后5 min，避开穿刺部位的抚触，以免影响穿刺效果。具体实施步骤见表5-4-13。

表5-4-13　新生儿抚触的实施步骤

步骤	内容
步骤1	抚触的步骤：头面部—胸部—腹部—上肢—下肢—背部，也可根据实际场景选择某一部位进行抚触
步骤2	脸部：取适量抚触油，从前额中心处用双手拇指往外推压，划出一个微笑状。眉头、眼窝、人中、下颌，同样用双手拇指往外推压，划出一个微笑状
步骤3	胸部：双手放在两侧肋缘，右手向上滑向婴儿右肩，复原；左手以同样方法进行
步骤4	腹部：按顺时针方向按摩腹部，用手指指尖在婴儿腹部从操作者的左方向向右按摩，操作者可能会感觉气泡在指下移动
步骤5	手部：两手交替，从上臂至腕部轻轻地挤捏新生儿的手臂；双手夹着手臂，上下轻轻搓滚肌肉群至手腕；从近端至远端抚触手掌，逐指抚触，捏拿婴儿手指；用同样方法抚触另一上肢

步骤	内容
步骤6	腿部：双手夹着下肢，上下轻轻搓滚肌肉群至脚踝；从近端至远端抚触脚掌，逐指抚触，捏拿婴儿脚趾；用同样方法抚触另一下肢
步骤7	背部：双手与脊椎呈直角，往相反方向移动双手，从背部上端开始移向臀部；用食指和中指从尾骨部分沿脊椎向上抚触到颈椎部位；双手在两侧臀部做环形抚触

（4）注意事项

抚触可使新生儿出现生理变化或行为紊乱，如心率或呼吸减慢或加速、呼吸暂停、激惹、血氧饱和度下降等，故抚触时须遵循以下原则：干预时观察儿童反应，根据儿童的行为反应作出相应调整；鼓励父母参与。抚触前操作者注意洗净双手、剪短指甲、温暖双手，避免在儿童吃太饱或太饿的时候进行抚触，抚触动作要轻柔，避免接触到乳头和肚脐。

（五）宠物治疗在儿童疼痛管理中的应用

1. 宠物治疗的基本概念和应用原理

住院对儿童及其家庭来说是一件压力性事件，而动物辅助干预（animal assisted interventions，AAIs）作为促进住院儿童身心健康的一种手段，在儿科护理环境中越来越普遍。动物辅助干预是指以目标为导向的结构化干预措施，将家养宠物纳入健康、教育及娱乐活动，旨在促进人类身体、社会、情感和（或）认知功能的改善。AAIs可以分为动物辅助治疗（animal-assisted therapy，AAT）、动物辅助教育（animal-assisted education，AAE）及动物辅助活动（animal-assisted activity，AAA）。本节将主要阐述动物辅助治疗，也可以称之为宠物疗法或宠物治疗。宠物治疗是为每个参与者单独定制的，每次治疗都有特定的目标，可被视为需要克服身体、社会或情感问题的患者治疗计划的一部分。（见图5-4-10）早在1995年，宠物治疗（见图5-4-11）就被认为是一种有益的方式，既可用于个人，也可用于团体，建议在患者经历焦虑、疼痛和高血压的情况下进行。

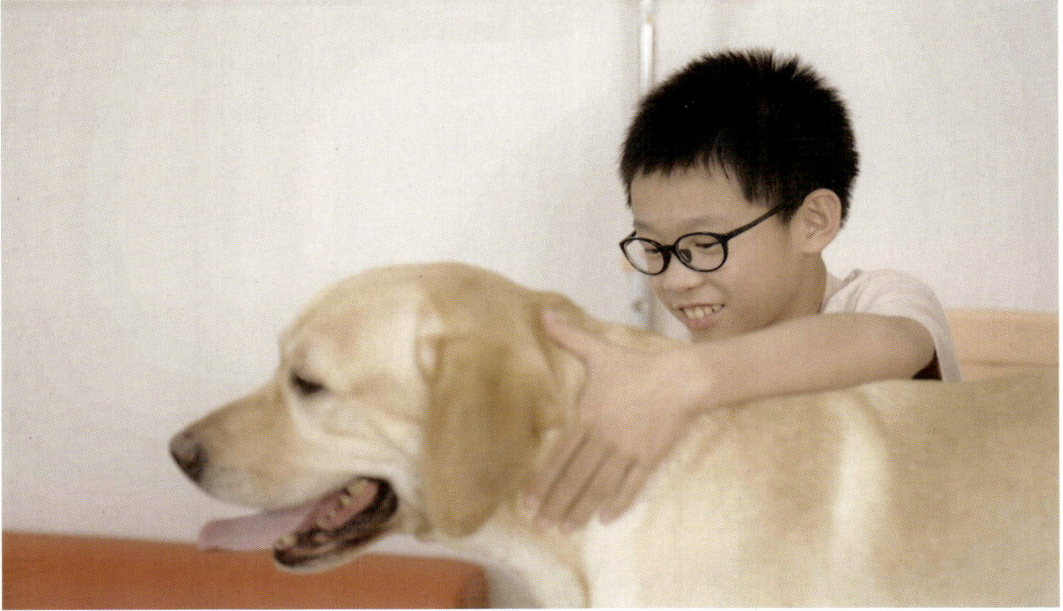

图5-4-10　拉布拉多巡回犬与儿童进行互动

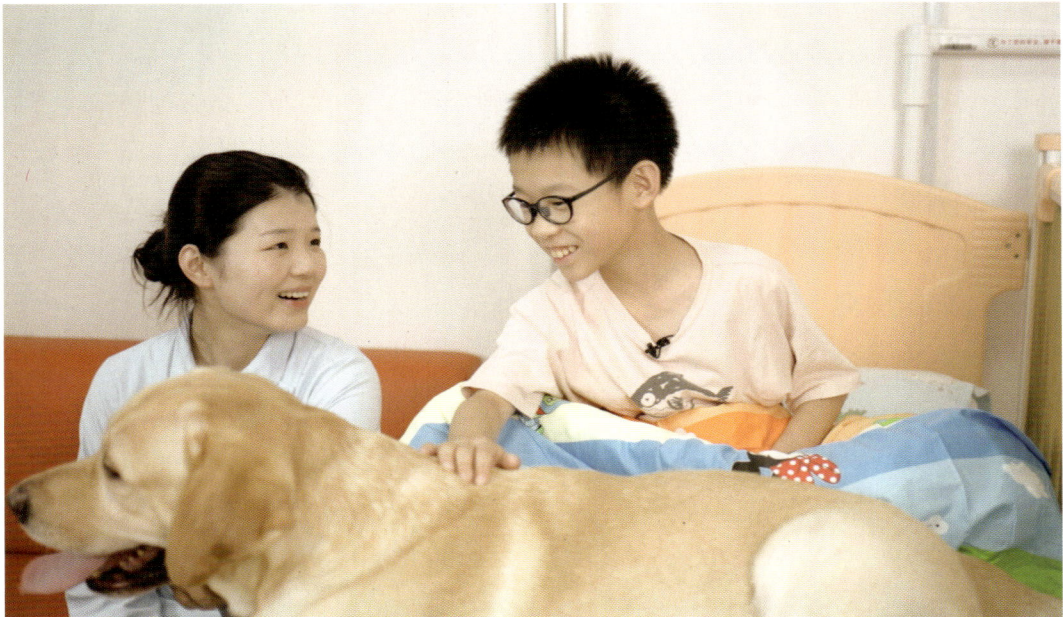

图5-4-11　拉布拉多巡回犬陪伴即将接受治疗的儿童

疼痛既是一种情感体验，是一种感官体验，也是一种不愉快的、个体化的体验。在医院，特别是在儿科，多数儿童因疾病产生的疼痛、治疗时的疼痛性刺激而感到恐惧和痛苦。宠物治疗则是通过与接受过专业训练的宠物互动、抚触，以改善情绪和心理状态来缓解疼痛。与宠物互动的方式主要有给宠物喂食、与宠物散步、面对宠物进行语言交流、给宠物画肖像画、与宠物玩球类游戏等；抚触则包括抚摸宠物、拥抱宠物、为宠物梳毛等，也可以让宠物陪伴疼痛感强烈的儿童。

根据心理学中的感情—情感机制假说，当与宠物互动时，放松的情绪能促使神经传导化学物质，刺激激素的分泌降低压力，并同时达到稳定患者情绪的目的。根据研究，患者在与宠物互动时会分泌大量神经传导物质，包括苯乙胺、脑内吗啡、多巴胺等，以及激素，如催产素、泌乳激素等，还会减少肾上腺皮质激素的分泌，前5项分泌的增加会带来愉悦、安心、幸福的感觉，而肾上腺皮质激素的减少，能缓解紧张感、焦虑感。这些神经传导物浓度的改变，使患者与宠物相处时产生了幸福感。宠物治疗能减轻儿童疼痛，是由于与宠物的互动可以分散儿童对症状的注意力，并影响对疼痛强度的感知，从而缓解疼痛，而不是解决了疼痛来源。更直接地说，这是通过相互作用对与疼痛相对应的某些生物标志物（如皮质醇）及压力的心脏指标（如血压和心率）产生影响而发生的。当抚摸宠物时，有益激素和神经化学物质（如催产素）的释放，以及应激激素（如皮质醇）水平的降低，可能会减轻儿童对疼痛的感知。而中枢神经系统机制可能激活内源性疼痛抑制过程，并释放缓解疼痛的化学物质，如催产素和内源性阿片样肽（如内啡肽）。

AAIs是适合儿科病房的干预措施，宠物治疗使得儿科患者的压力水平显著降低，疼痛得到缓解，比如宠物治疗可以通过分散注意力、减少恐惧、增加社会化程度、增加快感及减少情绪困扰，改善住院癌症儿童治疗后的疼痛。再比如，通过将治疗犬放在日常疼痛发作频率很高的严重智力残疾和身体残疾的儿童身边，在专业人员的引导下，由治疗犬舔舐儿童脚部皮肤，贴近儿童，任由儿童抚摸、拥抱，他们皱眉、龇牙咧嘴、呻吟和哭泣的疼痛表现得到明显缓解。还有在静脉穿刺时引入治疗犬的陪伴，儿童持续与治疗犬进行互动，他们穿刺期间的主观疼痛报告评分（视觉模拟量表疼痛评分、Wong-Baker面部表情疼痛量表）都显著降低，且生理指标血清皮质醇水平也明显降低。

2. 宠物治疗的实施前准备（表5-4-14）

表5-4-14　宠物治疗的实施前准备

项目	内容
服务对象准备	评估服务对象的暴力倾向与动物虐待倾向
	评估服务对象与治疗动物接触的反应
	评估服务对象与治疗动物的亲近等级
治疗环境准备	安静、宽敞、整洁、无强烈声光刺激的场所
治疗动物准备	基于儿童现实需求筛选合适的治疗动物
	依据服务时长，简要或详细地向儿童介绍治疗动物

宠物治疗主要由服务对象（儿童）、实施者、治疗动物组成，通常由实施者带领治疗动物，为服务对象提供支持。实施者可能是一名动物学家，或是经过专业训练的饲主。

（1）实施者评估治疗对象

由于服务对象和治疗动物的行为都难以预估，为避免意外发生，在进行宠物治疗前，需要根据服务对象的特点进行评估和测试，主要包括以下几个方面的内容。一是评估服务对象暴力倾向与动物虐待倾向，对有暴力倾向和虐待动物历史的服务对象进行排除。二是评估接触反应，实施者安排服务对象与不同动物进行短暂接触，根据双方的反应来判断是否采用宠物治疗，如出现过敏反应、患有特定动物恐惧症的人群则不适合开展宠物治疗。三是进行亲近等级测试，实施者衡量服务对象所能接受宠物治疗的程度，包括以何种方式参与、允许亲近的最大限度、对动物的偏好等。

（2）实施者筛选治疗环境

医院病房、监护室、长期照护机构、儿童心智发展中心、精神病房、复健病房，甚至监狱等场所均有宠物治疗应用案例。任何场所均须考量其环境是否对服务对象和治疗动物安全，以及是否有助于建立人与动物的治疗关系。实施者筛选包括但不限于例如安静、宽敞、整洁的环境，无强烈声光刺激的场所等。

（3）实施者筛选治疗动物

选择一种合适的动物，并根据服务对象的需求和现有资源的有效结合设计出最佳的实施方案，是成功运用宠物治疗达到服务目标的关键。治疗动物区别于其他动物，大多数需要拥有与人类相近的情感，因此，将动物的某些特征与其要服务的对象相匹配是十分重要的。统计显示，狗和马是使用最多的治疗动物，其次是猫，但这并不代表它们适用于所有治疗个案。有时候乌龟、兔子、鸟类可能才是最适合的治疗媒介。无论是提供安慰和陪伴，还是协助康复和愈合，实施者都需要根据服务对象的现实需求来选择治疗动物。

实施者挑选宠物时，可参考下列几点：服务对象喜欢这只宠物吗；该宠物有无健康上的隐患；该宠物是否温驯且无攻击性；该宠物符合服务对象所在的环境需求吗。

（4）实施者介绍治疗动物

实施者需要在治疗动物参与具体服务前对服务对象进行简单的培训和指导，包括简单介绍治疗动物的性格特征和注意事项等。如果治疗动物只是短暂陪伴，无需接触与互动，可仅简单告知治疗动物的基本信息和相关注意事项。如果治疗动物需要长时间介入及进行抚触、互动等，还须详细告知治疗动物的喜好、特点，传达一些指令和互动技巧。若需要治疗动物长期介入，除注意上述要点外，还须对服务对象开展脱敏训练，如开展相关的知识讲座，用于预防服务对象因治疗动物的撤离或离世而带来的心理创伤。

3. 实施方法（图5-4-12和视频5-4-3）

此处以犬为例，基于缓解儿童短时、急性疼痛（如进行静脉穿刺、伤口换药等有创操作产生的疼痛）和缓解儿童长期、慢性疼痛（如术后疼痛、癌症疼痛）2个场景，分别描述具体实施方法。共分5个步骤（表5-4-15）：治疗犬与服务对象互相认识、

视频5-4-3

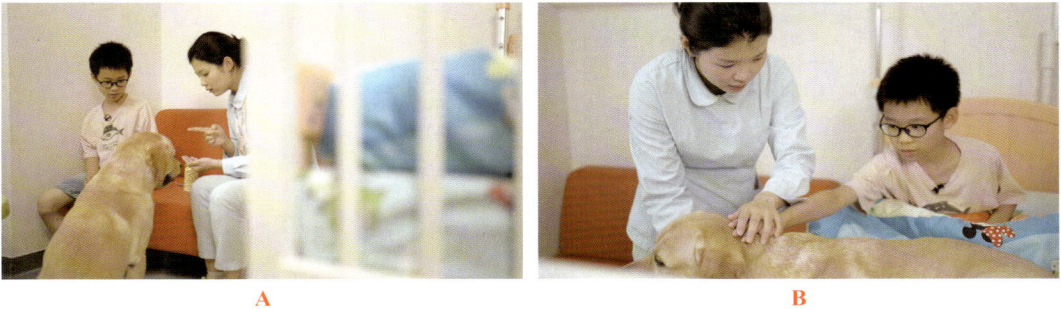

图5-4-12　宠物治疗
A. 医疗辅导专业人员向儿童介绍治疗犬；B. 医疗辅导专业人员辅助儿童与治疗犬互动

治疗犬与服务对象互动、实施者与服务对象交流、治疗犬与服务对象独处、实施者评估服务对象及治疗过程。

表5-4-15　宠物治疗的实施步骤（以犬为例）

	步骤	内容
1	治疗犬与服务对象互相认识	实施者介绍治疗犬的基本信息，与服务对象分享治疗犬的故事
2	治疗犬与服务对象互动	对处于急性疼痛期的儿童以陪伴模式为主
		对处于慢性疼痛期的儿童以互动模式为主
3	实施者与服务对象交流	提问、讨论，引导儿童表达自己的真实需求
4	治疗犬与服务对象独处	儿童可延续第二步的互动模式，与治疗犬单独互动
5	实施者评估服务对象及治疗过程	评估儿童
		评估治疗过程

（1）步骤一：治疗犬与服务对象互相认识

在宠物治疗过程中，首先由实施者引导治疗犬与服务对象互相认识，包括向服务对象介绍治疗犬的姓名、性别、年龄和喜好等，并与服务对象分享治疗犬的故事（如其成长故事、如何成为治疗犬等），以拉近服务对象与治疗犬的关系。此时的治疗犬可以听从指令坐或卧于服务对象身边，眼神注视服务对象，也可引导服务对象向治疗犬介绍自己，与治疗犬眼神平视进行沟通。

（2）步骤二：治疗犬与服务对象互动

场景一，当儿童发生短时、急性疼痛时，如儿童进行静脉穿刺、伤口换药等有创操作时，多采用治疗犬陪伴模式。例如，治疗犬坐或卧于儿童身边，贴近儿童，或将头放于儿童腿上，眼神注视儿童，主要起到陪伴、安抚作用，且不会干扰正在进行的操作。

场景二，当儿童处于长期、慢性疼痛时，如儿童正经历术后疼痛、癌症疼痛，多采用与治疗犬互动模式，包括但不限于抚触、梳毛、喂食、与治疗犬散步、陪治疗犬玩球类游戏，可由实施者根据儿童肢体可活动程度采取不同互动方式。

（3）步骤三：实施者与服务对象交流

这一步骤贯穿于整个治疗过程，实施者可随时提问或与儿童讨论，比如现在感觉如何、希望治疗犬做什么、喜欢这样的接触吗，以此引导儿童表达自己真实的需求，不断调整互动方式。

（4）步骤四：治疗犬与服务对象独处

在治疗犬与服务对象完全熟悉的基础上，实施者可暂时退出，通过治疗犬与服务对象的单独相处来帮助他们建立信任。与治疗犬适当时间的独处可以使儿童加深沉浸感，转移儿童对疼痛的感知和注意力。这一过程也使得儿童可以卸下防御，自我释放，积极地表达情感，缓解其痛苦、不安的情绪。

（5）步骤五：实施者评估服务对象及治疗过程

实施者可以先通过问卷、访谈等方式，对儿童行为、感知的改变进行判断和评估。接着对通过某一互动产生的有益改变进行强化，如通过重复体验、回忆及复述等方法来加深这一阶段的印象。治疗结束后，实施者还须对治疗进行疗效评估。这不仅能使宠物参与的治疗更具影响力和说服力，还能为建立更加完善的宠物治疗体系提供依据。评估的信息应包括：服务对象的信息、治疗过程中参与者的信息、服务背景、需求分析、相关诊断与护理问题、干预目标与计划、治疗类型、治疗动物相关信息、实施的方式、过程处理、服务对象阶段性状态记录、服务者的回应、干预后的结果、后续服务的建议等。

4. 注意事项

（1）应激识别与处理

实施者在宠物治疗过程中需要掌握应激状况的识别与处理技术，对可能发生的不良反应作出识别和预防，并对已经发生的危急情况进行处理和干预。

识别儿童应激状态和处理方式，熟悉儿童可能出现的行为，实时观察儿童表现，如儿童出现坐立不安、神态紧张、拳头紧握等表现时，应及时询问儿童感受，并评估是否需要立即中止服务，必要时隔开儿童与治疗动物。

识别治疗动物应激状态和处理方式，熟悉治疗动物可能出现的行为，实时观察治疗动物表现，如治疗动物出现摇动身体、眼神闪烁、试图离开等行为时，使用坐、卧、定等口令，及时套上牵引绳或嘴套等保护器具，并评估是否需要立即带离治疗动物。

（2）治疗动物的安全性保障

进行宠物治疗，须保障治疗动物是安全的。这包括治疗动物须接受过专业训练，会听指令，性情温顺，无攻击性；还须保证治疗动物无疫病、未处在感染或疾病状态、不携带致病菌，以免造成儿童的二次感染。所有参与宠物治疗的动物均应定期接种如狂犬病疫苗等保护性疫苗，且须定期接受身体检查和兽医护理。

三、儿童医疗辅导在疼痛管理中作用的展望

儿童医疗辅导通过团队合作和多学科协作，将医护人员与其他专业人员（如心理学家、物理治疗师、医务社工等）和家长紧密结合，在医疗程序开始前、进行时及结束后为儿童提供指导，实施符合儿童生长发育特征的干预措施。目前，抚触、皮肤接触、分散注意力、放松技巧及意象引导等策略的单独应用已被证明可以有效缓解新生儿、儿童及青少年在侵入性医疗操作程序中的疼痛体验，且可获得较高的成本效益。未来，可继续探索其他未被验证的儿童医疗辅导技术的效果评价，并考虑将已验证的干预措施进行不同组合，以发挥最优的协同作用。同时，要关注实施疼痛相关儿童医疗辅导干预过程中，其他不良情绪与情感间的交互作用。此外，还可以考虑将服务对象范围从儿童及其家庭扩展到医疗团队、医学生、护士及其他为

儿童及其家庭服务的团队成员，为其提供有价值的人文医学教育和培训，支持团队成员提升自身能力，以为儿童提供更好的适合身心发展和社会心理健康照护的疼痛干预措施。最后，人工智能的发展推动了虚拟现实（virtual reality，VR）和增强现实（augmented reality，AR）技术在临床场景的应用范围，实现了为儿童提供沉浸式就医体验，为儿童医疗辅导在疼痛干预中的应用提供了新的前景（此部分内容将在后续章节进行更深入和具体的阐述）。

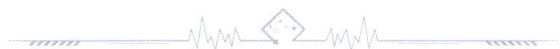

第五节　家庭支持

家庭不仅是个体成长和发展的基础，而且在疾病治疗和康复过程中提供着重要支持力量。儿童患病时，如果家庭可以发挥积极作用，将有效提高个体的心理适应水平，缓解儿童及其家庭成员的压力。因此，如何为家庭赋权，为家庭成员提供支持，促进家庭成员之间的良好沟通与情绪调节，帮助家庭成员更好地理解与参与儿童医疗方案的制订与决策，以及为临终儿童及其家庭成员提供哀伤辅导与关怀，都是儿童医疗辅导工作中十分重要的内容。

一、家庭支持的概述

（一）家庭支持的概念

1. 基本概念

家庭是社会关系的基本构成要素。关于家庭的定义及构成，美国医院评审联合委员会（The Joint Commission，TJC）将家庭的定义扩大到，不仅包括父母、祖父母、兄弟姐妹和其他血亲，还包括与儿童没有法律关系，但共同生活的人等。家庭支持（family support）是以患者家庭为中心（patient and family centered care，PFCC）的支持模式，指个体获得的来自家庭的物质、精神、信息等方面的帮助。家庭支持作为社会支持的重要组成部分，最早见于儿童社会性发展的相关研究，如今广泛应用于社会学、临床医学、教育学及心理学等领域。

随着PFCC理念的日趋发展，家庭支持服务逐渐成为儿童医疗辅导工作的基本内容。它强调尊重每位家庭成员的个性、价值观、种族、潜能和需求，鼓励儿童及其家庭成员在治疗过程中发挥主观能动性，目的在于减轻儿童及其家庭成员在医疗过程中产生的压力和焦虑，增强其应对能力和自我效能感，帮助他们应对住院、疾病、创伤或残疾等情况并尽可能地减轻痛苦，促进儿童身心健康和改善儿童及其家庭成员的生活质量。

儿童医疗辅导专业人员作为家庭支持的实施主体，其职责是为儿童及其家庭成员提供身心支持，畅通儿童及其家庭成员参与医疗的渠道，赋权儿童及其家庭成员参与疾病治疗与康复过程。其工作内容包括积极提问与讨论、制订方案与决策等，以协助儿童、家庭成员、医疗团队之间建立支持性关系，通过沟通及游戏缓解儿童和其家庭成员产生的与医疗处置相关的负面情绪，建立正向的医疗体验。

2. 核心概念

随着生物医学模式向生物–心理–社会医学模式的转变，PFCC模式日益受到关注。家庭在个体的疾病治疗及康复过程中的作用与参与方式愈加受到重视。2012年，以患者和家庭为中心的医疗研究所（The Institute for Patient and Family Centered Care's，IPFCC）提出了PFCC模式的4个核心概念，包括尊严和尊重、信息共享、参与及合作。2014年，美国儿科学会（American Academy of Pediatrics，AAP）在报告中指出，家庭的在场与参与是PFCC模式的基本元素，儿童医疗辅导专业人员是家庭支持的重要角色，可以帮助儿童及其家庭适应与参与医疗的过程，推动良好的治疗关系的建立。在此基础上，进一步提出了以下原则。

①倾听与尊重每一个儿童及其家庭成员的意见。

②确保根据儿童及其家庭的独特需求制订方案与实践。

③开诚布公地分享信息。

④提供正式及非正式支持。

⑤合作。

⑥认识与发掘每个儿童及家庭的优势。

基于以上原则，结合PFCC的核心理念，家庭支持的4个核心概念内容如下。

（1）尊严和尊重

在诊疗过程中，应倾听并尊重儿童及其家庭成员的观点和选择，重视儿童及其家庭成员自身对"家庭成员"的定义，并确定他们参与医疗护理的方式。在后续服务计划和实施过程中，必须尊重与接纳不同家庭的特性，将每一位家庭成员的个人历史、价值观、信仰和文化背景纳入其中考虑。在与儿童及其家庭互动时，儿童医疗辅导专业人员须时刻警惕，不可产生偏见，应积极协助儿童及其家庭成员发掘家庭的优势、资源以及支持系统，并在需要的情况下，邀请专业人士及链接社区资源进行支持。

（2）信息共享

在与儿童或其家庭成员交流、分享信息时，应注意使用明确、有效的沟通方式，让儿童及其家庭成员能获得及时、完整、准确的信息，以便他们有效地参与医疗过程和治疗决策。信息共享的方式包括家庭会议、提供资料等。

（3）参与

鼓励和支持儿童及其家庭成员尽可能地参与医疗过程，如邀请儿童或家长确定支持性照护的优先事项，以及对医疗计划和支持性照护的需求。协助父母或兄弟姐妹回顾儿童的诊疗经历与体验，并参与制定支持性的干预措施。

（4）合作

儿童医疗辅导专业人员、儿童及其家庭成员、医生、护士、医务社工、心理医生和医院管理者等在计划制订、实施评估、专业教育及研究方面进行合作，具体可通过口头交流、焦点小组、专家咨询等形式开展，为儿童及其家庭成员提供多种参与渠道，以实现共同的医疗决策。

（二）家庭支持的需求

家庭支持需求（family support needs）是指儿童及其家庭成员在儿童患病和治疗期间，为了有效应对诊疗经历、舒缓不良情绪和降低疾病治疗带来的痛苦而需要获得的帮助和支持。

1. 儿童及其家庭成员面对的困难及挑战

（1）儿童方面

因为疾病或伤害，儿童可能经历生理痛苦、能力丧失或发展延迟等困难，必须面对环境不适应、日常生活和学习的中断，以及同伴和社交活动的缺失等问题，还会产生恐惧、焦虑、悲伤等负面情绪。这些影响和反应可能导致儿童在情绪、认知、行为等方面出现问题，影响儿童的身心健康。

（2）父母方面

这些困难和挑战不但会影响儿童本身，而且会影响包括儿童父母在内的家庭成员。父母可能因为儿童的疾病或伤害而产生震惊、悲伤、愧疚、无助或失控等负面情绪。同时，家庭的正常生活也会受到冲击与影响，儿童的家庭可能会面临经济紧张、住房问题和失业等问题。这些变故可能会对儿童父母的心理、生理和社会等方面造成负面影响，直接影响父母对儿童的支持和照护能力。

（3）同胞方面

儿童的兄弟姐妹作为家庭中的重要成员，其社会心理状况常常得不到重视与及时的评估干预。他们会因为同胞的疾病或痛苦而产生担忧、恐惧、愤怒等情感，也会存在关注缺失、角色紊乱，以及学习、社交方面的困扰。一方面，这些变化可能会对儿童产生负面影响；另一方面，也导致父母需要分出更多精力来关注儿童的兄弟姐妹，削弱了对儿童的支持。

2. 儿童及其家庭成员对家庭支持的需求

儿童及其家庭成员需要多个层面的支持来改善身心状况，从而应对在医疗过程中出现的各种困难及挑战。根据不同的疾病类型、治疗阶段和年龄阶段，儿童及其家庭成员对家庭支持的需求也有所不同。从直接支持到间接支持，从物质支持到非物质支持，儿童及其家庭成员对家庭支持的需求概括起来有以下几种。

（1）了解疾病信息和治疗方案的需求

儿童及其家庭成员需要获得关于疾病特点、治疗方案、预后可能性等方面清晰和准确的信息，以便作出合理的决策。同时，他们也需要了解医院环境、医疗程序、医护人员角色等方面的信息，以减轻对未知事物的恐惧和不安。

（2）调节情绪的需求

儿童及其家庭成员需要获得关于如何应对压力、焦虑、抑郁、愤怒等负性情绪的指导和帮助，以保持良好的心态和情绪。同时，他们也需要获得关于如何表达感受、寻求帮助、建立信任等方面的技巧和建议，以增强自我效能感和自信心。

（3）适应生活的需求

儿童及其家庭成员需要获得关于如何适应医院生活、保持家庭稳定、平衡工作学习和治疗、维持正常生活节奏的指导。尤其是对于罹患慢性病的儿童，如何帮助其本人及其家庭成员带着疾病生活、解决经济压力、减缓照护压力、恢复家庭功能及提高社会适应能力，也是儿童医疗辅导专业人员与多学科团队需要共同努力的重点。

儿童医疗辅导专业人员应认识到，随着时间的推移，家庭支持的需求也会发生改变，应将有效的资源和干预措施相结合，发掘家庭的优势资源，提供最合适的支持和帮助，来解决未满足的家庭支持需求。

（三）家庭支持的实施现状

在发达国家，儿童医疗辅导有近百年的历史，家庭支持服务内容也愈加广泛和多样。2014年，美国儿科学会在报告中指出，家庭支持的核心服务包括：帮助家庭成员了解儿童对治疗的反应，并通过亲子游戏与沟通策略对家庭成员予以支持；重视儿童同胞的社会心理需求，结合治疗性游戏与教育，帮助其更好地理解儿童的疾病状况，包括重症监护与临终的情况，提供情绪支持与临终关怀。在2021年的报告中，美国儿科学会补充强调了儿童医疗辅导专业人员在鼓励与促进家庭参与医疗过程，以及促进家庭、服务提供者与跨学科团队之间的沟通等方面发挥着关键作用。另外，该报告进一步详细提出了对儿童同胞的家庭支持服务内容，包括探视准备、情感支持、哀伤辅导、临终关怀等。儿童医疗辅导专业人员也需要通过与跨学科团队合作，帮助家庭了解如何更好地为临终之际的儿童提供支持。

在中国，随着PFCC理念的发展，家庭在患者治疗与康复过程中的重要作用也受到广泛认可与关注。但由于儿童医疗辅导工作起步相对较晚，仍处于探索和发展阶段，缺乏专业人才、制度保障、资金支持等。目前，家庭支持服务还不够普及和规范，难以满足不同类型家庭的需求。因此，培养专业人才，探索适宜本土实际情况的家庭支持服务，是目前儿童医疗辅导家庭支持的关键问题。

（四）家庭支持的主要内容

1. 提供心理预备

许多儿童常在手术和住院前表现出明显的压力，表现为害怕、紧张、焦虑，以及对很多信息理解错误，不知如何应对等。这种体验与年龄、性格、诊疗经历及父母的焦虑水平有关，并对其术后的康复和预后具有一定影响。因此，为儿童及其家庭进行心理预备是儿童医疗辅导的一项重要工作内容。儿童医疗辅导专业人员可以通过信息支持、情绪支持、榜样示范、鼓励等，与儿童建立信任关系，帮助儿童及其家庭成员进行心理预备，提高他们对医疗程序及操作的可预测性和控制力，使其更好地应对挑战，并尽可能降低痛苦程度。需要注意的是，儿童医疗辅导专业人员所提供的服务和信息须根据儿童的发展水平、性格、家庭等情况进行综合考虑。具体方式包括设计心理预备游戏、观看操作视频或图像、参观手术室、应用模拟器械等进行相关术前教育，以及帮助儿童学习各种适应技巧及教会家长如何在治疗和手术中给予支持。例如，有研究发现，做脑磁共振成像（magnetic resonance imaging，MRI）检查前进行心理预备游戏可以有效提升学龄前儿童的一次性通过率，降低镇静药物或麻醉药物的使用率。儿童医疗辅导专业人员可以通过"小布门诊就医"的故事，结合宣教视频与行为演练，提升儿童对MRI室环境、设备和声音的熟悉度，降低陌生感和不确定感。在此过程中，告知检查注意事项，以及提供适合的应对技巧，让儿童和父母知道如何配合医务人员完成治疗与检查，加以演练和模拟，缓解儿童的焦虑情绪，能提升其对即将发生的医疗操作的控制感，最终保证医疗检查的顺利进行。

2. 提供治疗性游戏

治疗性游戏是儿童医疗辅导专业人员常采用的方法。游戏类型包括准备性游戏、教育性游戏、转移注意力游戏、康复类游戏、发展类游戏及亲子与家庭游戏等。游戏是儿童在发展阶段最恰当的语言，也是儿童应对挫折、失败和痛苦时释放压力最自然的方式。对焦虑且难以应对压力的儿童来说，治疗性游戏具有明显降低焦虑水平和提升适应能力的作用。通过开展治疗性游戏，对建立良好的医患关系，增加儿童及其家庭成员对医疗操作的了解，以及在治疗后更好地为儿童提供整体性的照护也大有裨益。

3. 提供情绪支持

情绪的好坏会影响人的身心健康，对儿童而言尤其如此。6个月至5岁的婴幼儿及学龄前期儿童是就医频率最高的人群。他们在就医前后会经历一定程度的情绪困扰，甚至感到痛苦，表现包括攻击性增加、态度和情感变化以及睡眠或饮食障碍。儿童情绪的影响因素有很多，如父母的焦虑、过往住院诊疗经历和行为问题等，都有可能成为影响儿童情绪的关键因素。针对这一问题，儿童医疗辅导专业人员会运用专业理论与方法进行评估，通过倾听、同理、鼓励等方式，帮助儿童表达在医疗过程中出现的各种负面情绪，如恐惧、焦虑、愤怒或悲伤等，为儿童、家长提供及时的情绪支持，对促进儿童疾病康复及身心健康发展均有帮助。

4. 提供应对策略

儿童生病会给家庭成员带来心理压力。尤其是儿童的父母，会产生一系列的应激反应。他们担忧儿童的病情状况，也会对儿童未来的生活、学业、就业、婚姻等方面充满担忧，需要承受疾病所带来的经济、心理、生活及社会压力。特别是随着疾病的恶化，父母的照护负担增加，负面影响将会进一步加剧。这既不利于家庭成员对儿童的支持，也不利于儿童的治疗。"应对"是心理应激的重要中介变量，应对策略是指采取积极的应对方式以缓解个体压力。（视频5-5-1）大量研究表明，个体积极的应对方式有利于促进疾病康复并改善生活质量。儿童医疗辅导专业人员应当关注儿童及其家庭在应对疾病过程中出现的冲突与困惑，及时评估其压力并给予支持。信息呈现、父母参与、提供游戏、建模技术、应对策略指导，以及这些方法的组合应用，能够支持儿童及其家庭应对压力，并最终减轻所经历的痛苦。这种综合准备干预措施被称为"压力点准备"。这种基于"压力点"的应对方法可以有效减轻儿童及其父母的焦虑。此方法具体内容有以下几个方面。

（1）信息呈现

儿童在住院期间或出院后产生情绪变化，多是由于他们在医院遇到了意外或不熟悉的事件。如果能提前向儿童提供相关信息，这些意外或不熟悉事件对儿童情绪的影响也会减少。如通过解释和演示他们将看到、感觉到、听到、闻到或尝到的东西来提

视频5-5-1

供感官信息。对于幼儿，使用道具来向他们描述即将发生的事件并邀请儿童参与互动，或者从操作视角展示事件的发生过程，比口头宣讲更有效。

（2）父母参与

父母的情绪会影响儿童在诊疗过程中的情绪。父母的存在可以减轻其本身和儿童的焦虑。父母对医疗程序的不确定性和焦虑可能会传递给儿童。因此，让父母参与心理预备活动被视为一种帮助他们直接解决自己所关切的问题和潜在痛苦的手段，能够间接且积极地影响其子女的情绪。

（3）提供游戏

在医疗环境中提供游戏也是情绪支持非常重要的部分。在游戏过程中，能促进儿童的发展和情感表达，并增加儿童对医疗事件的理解，帮助儿童建立正确的认知及行为。

（4）建模技术

建模技术作为心理预备过程的一部分，直到现在还在广泛应用，包括在心理预备视频、纸质材料和数字材料中设计儿童模型。通过建模，儿童能看到遭遇相同压力环境的模型的应对方式。通过观察模型，可以帮助儿童找到应对压力的方式，采取与模型相同的行为，从而更好地配合完成就医。这种方法的价值在使用注射和麻醉诱导的特定程序中得到了有效证明，也可以推广到其他医疗程序中。

（5）应对策略指导

多种应对策略的选择能为儿童提供有效的情绪支持，如转移注意力、深呼吸、肌肉放松、应用着陆技术等。着陆技术是指把注意力从内在思考转回到外部世界，使大脑、身体和现实世界形成连接，帮助我们回到"此时此地"，与负性情绪保持一种合适的距离。不管哪一种方式，都可以单独应用，也可以多种综合应用。应对策略的正确使用有助于儿童调节情绪，建立正确的认知，形成正确的行为。

5. 提供家庭整体评估，平衡儿童及其家庭成员的需求

家庭整体评估是一个复杂的过程，儿童医疗辅导专业人员面临的挑战是在了解家庭困难的同时，不要忽视对儿童的关注，帮助家庭中的每一个人摆脱无助感，并意识到该如何合作，准备好采取行动。在家庭评估中，儿童医疗辅导专业人员首先要明确求助的"问题"到底是什么，将问题思维转变为互动思维。例如，一个患有红斑狼疮的儿童的父亲由于"儿童性格出了问题，不愿意配合治疗"而求助于儿童医疗辅导专业人员。面对这一主诉，首先要了解具体情况，探索关于症状的更多细节，打破家庭对问题认定的偏见与误解。其次，要营造良好的沟通氛围，尊重每一个人的表达，进行有益的提问。在实际工作中，前来求助的父母往往对问题的发生带有自己的主张。对此，儿童医疗辅导专业人员的态度应该是保持价值中立，对该家庭保有积极的关注，积极倾听每一位成员的表达，考虑儿童及家庭不同主体的需求，给予求助者温暖、被接纳的感受。在开展整体评估的过程中，为了全面评估需求，精准满足服务需求，儿童医疗辅导专业人员可依据一般性评估计划框架（表5-5-1），实施评估并进一步制订服务计划。

表5-5-1　一般性评估计划

步骤	评估内容
1. 实施初始评估	①探索主诉问题 ②评估尝试过的解决方案 ③评估危机事件和应激性生活事件
2. 排除潜在危险因素	①评估是否存在自杀风险 ②评估是否存在家庭暴力和虐待 ③评估是否存在性虐待 ④评估是否有举报责任的问题
3. 排除可能的药物滥用	/
4. 排除可能的生理问题	/
5. 实施一般性社会心理评估	①评估情景、行为和认知 ②评估生活意义系统 ③评估精神信仰 ④评估夫妻和家庭系统 ⑤评估家庭外的社会系统 ⑥在更大的社会背景下评估家庭

6. 提供门急诊区域的家庭支持

门急诊候诊空间的家庭支持服务对儿童医疗辅导专业人员来说既是独特的挑战，也是机遇。每天，医院都会有大量不同年龄阶段的儿童及其家属在门急诊等待就医。

如果可以利用好儿童及其家庭等待的时间，在门诊、急诊的空间内进行健康教育，并提供预防保健、儿童发展与养育的相关信息，则往往能取得非常好的效果。基于此，儿童医疗辅导专业人员应当评估儿童及其家庭对医疗的反应及需求，鼓励儿童及其家庭成员为医疗程序做好心理预备，与医疗团队的其他成员及时沟通，为儿童及其家庭成员创造一个友好、安全的就医环境，尽量减轻儿童的压力和焦虑，有利于安抚儿童及其家庭成员情绪。

具体支持的形式包括通过壁挂式玩具和娱乐设施，让儿童在就诊等待期间参与游戏，帮助儿童表达情绪与舒缓压力，也能缓解父母带儿童就诊时的焦虑。此外，也可以在急诊室内放置鱼缸，以便儿童及家长在候诊时段内，通过观察鱼缸来平复情绪，使其不再充满焦灼与不安。通过创建儿童友好的环境，向儿童及其家庭传达急诊室对他们来说是一个温暖而安全的地方。

二、普适性家庭支持的实施方法

普适性家庭支持适用于大多数儿童及其家庭，包括赋权家属参与儿童治疗的选择与决策，确保医疗权益；为同胞提供支持；为儿童及其同胞、父母提供具有针对性的娱乐活动；提供宣传教育，让家长及公众了解儿童身心反应与需求等内容。普适性家庭支持的实施方法主要包括父母参与、信息共享和同胞支持。

（一）父母参与

父母在儿童医疗过程中发挥的积极作用，包括参与决策、提供照护、陪伴治疗和教育监督等。父母参与可以增强其对儿童医疗过程的掌控感和信任感，减少其感受到的无助感和焦虑感。同时，这也可以增强儿童对父母的依赖感和安全感，缓解其孤独感和恐惧感。为促进父母参与，儿童医疗辅导专业人员可以采取以下措施。

1. 尊重父母的意愿和选择，鼓励父母参与

每个儿童和家庭都是独一无二的。PFCC的护理理念强调关注每个个体和家庭的特性，为每个患者和家庭量身定制家庭支持计划，理解并尊重差异，挖掘每个家庭的优势，并帮助家庭获得补充这些优势所需的资源。儿童医疗辅导专业人员鼓励父母根据自身能力和情况参与儿童医疗过程，包括医疗程序的心理预备及护理计划、治疗方案的制订等。例如，一名7岁儿童因车祸受伤住院，医生给出2种不同的治疗方案。在治疗方案的选择中，儿童医疗辅导专业人员通过简洁明了、易于理解的语言对2种方案的治疗过程、风险和优缺点进行讲解，让父母在充分知悉治疗护理方案的情况下做出选择，并尊重其选择的权利，邀请父母参与医疗处置与护理的过程。这不仅稳定了儿童的情绪，让治疗顺利完成，也让父母在参与的过程中了解更多照护技巧与知识。值得注意的是，不是所有家长的参与都有益于儿童的治疗，需要儿童医疗辅导专业人员在开展治疗前进行严谨、全面的评估。

2. 提升父母照护的基本知识和技能

儿童医疗辅导专业人员作为多学科合作团队的重要成员，在各种操作前通过与家长的沟通来缓解家长的焦虑，鼓励家长提问与参与讨论，可以及时得到家长对各种治疗和操作的反馈。例如，在纤维支气管镜检查前，儿童医疗辅导专业人员通过电话咨询，根据对儿童过往诊疗经历、先天性疾病以及不同压力源等评估，为家庭提供个体化指导意见，做出最优的家庭支持方案并邀请父母参与和配合。通过事先沟通的方式，可以让家长更加清楚儿童所要面对的医疗程序，对可能需要注意的事项进行提前思考。例如，如何向儿童解释疾病和治疗，如何帮助儿童进行放松和呼吸练习；如何观察和报告儿童的身体和心理反应等。

3. 建立合作关系，运用同伴支持

目前，医患之间如何建立合作信任关系，仍是国内外普遍关注的议题。以PFCC理念为指导的护理强调应促进家庭、服务提供者以及跨学科团队之间的沟通。儿童医疗辅导专业人员通过沟通，可以与儿童及其父母建立良好的沟通和信任关系，评估其需求与问题，为他们提供必要的支持，并鼓励其积极向其他专业人员或组织寻求支持以获得更多资源和帮助。同时，儿童医疗辅导专业人员也应同步将信息反馈给多学科合作团队，增进医疗团队对儿童家庭情况的了解，有助于制订个性化的家庭支持方案。儿童医疗辅导专业人员的工作进一步畅通了沟通渠道，协助儿童及其家庭成员与医生、护士、儿童医疗辅导专业人员、医务社工等人员之间建立紧密的合作伙伴关系，就疾病诊治、护理与管理方案达成一致的信任关系。

除此之外，儿童医疗辅导专业人员也会采取同伴支持，帮助儿童及其父母建

立社会支持系统，以从容面对疾病所带来的挑战。同伴支持指具有相同或类似经验或体验的，并有相似人口学特征的个体通过互动和交流，分享经验和感受，提供互相支持。支持内容包括信息支持、情感支持、评价支持等方面。提供同伴支持的方法，包括一对一、一对多以及社区服务，比如开展家长支持小组，以及组建病友俱乐部等。

同伴之间的互相支持，可通过分享个人经验、情感来开展，能够帮助儿童及其家长正确认知疾病并积极配合治疗，有效应对疾病带来的压力，提升心理与社会适应能力，重建生活信心。例如，1型糖尿病儿童起病急，且一经确诊，患病儿童终生将与胰岛素相伴，病程长、控制差的"小糖人"可伴有各种并发症或伴随症。因此，新发病儿童及其家长的焦虑情绪较为突出。针对这种情况，可组织病友俱乐部，开展初发病同伴之间的经验分享与互相鼓励，获得心理、情感及信息方面的支持，学会自我管理的技巧，使儿童及其家长提升对未来的信心，学会与病"共舞"。同伴支持还可以用于支持儿童的家庭。如今，早产儿已经成为新生儿专业的重要问题。早产儿出生后，婴儿需要进入新生儿重症监护室进行治疗护理，会导致母婴分离，使产妇的身心与生活均受到一定程度的冲击。对此，儿童医疗辅导专业人员可组织母婴分离线上微信小组，在早产儿产妇间开展同伴支持，为早产儿产妇提供情感与信息支持，使其能获得有关疾病治疗、母乳喂养、婴幼儿照护、产后康复、情绪调适和医疗保险报销等信息，减轻其因为母婴分离带来的孤独、无助、排斥、焦虑等负面情绪，继而对小组产生认同感，激发凝聚力与抗逆力，保持良好状态以应对困难与挑战。

（二）信息共享

信息共享是指向儿童及其家庭成员分享关于病情信息、情绪应对、出院准备，以及日常健康管理等方面的信息，旨在让个体可以更好地应对疾病，改善治疗依从性，有助于病情控制及促进转归。信息共享强调赋权儿童及其家长，通过达成信息共享，减少医疗沟通中信息不对称的问题，增加儿童及其家长对医疗过程的理解，保障其医疗权益，增强对自己的掌控感和自信心，激发积极性和主动性，促进共同决策，从而制订最有利于儿童的医疗方案。为了促进信息共享，儿童医疗辅导专业人员可以采取以下4点措施。

①在考虑儿童及其家长生理、心理、社会等因素的情况下，医务人员应使用恰当、简明、亲和的沟通方式提供信息。如疾病的基本状况、方案选择的利弊等，可辅助使用图片、模型、故事和视频等。在此过程中需要秉持同理、尊重、真诚等理念来服务儿童及其家长，以建立良好的医患关系。

②尊重儿童及其家长的知情权和选择权，根据其需求和偏好提供信息，不可对其有隐瞒或欺骗的行为。

③应考虑儿童及其家长的文化背景、信念价值、教育水平等因素，与父母协商确定信息提供的内容和方式，避免造成信息过载或信息缺失。

④积极与其他专业人员或机构进行充分沟通和协作，确保信息的一致性和准确性，避免造成信息冲突或混乱。

（三）同胞支持

家庭系统理论认为，个体行为受到重要他人的影响。同胞是个体一生中最为持久的关系之一，会对个体的早期身心发展产生重要影响。同胞支持是指向儿童的兄弟姐妹提供心理、社会、物质等方面的帮助，减少他们在医疗过程中可能遇到的困难和压力。以儿童家庭为中心的护理理念重视对儿童同胞的支持，支持性的同胞关系有助于解决个体所遇到的困难，降低个体抑郁、孤独及失落的风险，表现更多的亲社会性行为。

因此，在儿童医疗辅导工作中，除了应关注患病儿童的父母，还应加强对儿童的同胞的支持。具体策略如下。

①向儿童的同胞提供关于儿童疾病和治疗的适当信息，消除他们的疑惑和担心。

②如果儿童的同胞不在场，鼓励通过打电话、写信或视频会议等形式，提供关于如何应对情绪、如何与儿童沟通、如何寻求帮助等方面的指导和建议，以增强他们的应对能力和沟通能力。

③向儿童的同胞提供支持信息，比如如何适应学习生活和家庭责任，如何维持正常的社交活动，如何发展个人兴趣，如何应对压力与自我调适，如何面对同胞的逝去等，以及提醒与指导家长关心与照护好儿童的同胞，以保证他们的生活质量和个人成长。

④尽可能将儿童的同胞纳入医疗照护与支持的方案中。

⑤为重症疾病和慢性病儿童的同胞提供小组工作。

⑥支持父母满足其健康子女的合理需求。

儿童医疗辅导专业人员在工作过程中，可以通过照片、道具、设备和游戏等易于儿童的同胞理解的方式，安抚他们的情绪，告知其患病儿童的治疗进展，提供信息支持与情感支持。还可以在病房设置儿童友好空间，采用卡通主题装饰，设计游戏活动以供儿童及其同胞参与，在满足儿童与其家长、同胞团聚的情感需求的同时，减轻治疗期间儿童及其同胞的压力与焦虑，帮助其更好地适应医疗环境，在游戏过程中逐渐恢复对生活的控制感。

三、临终儿童家庭支持的实施方法

（一）家庭接纳

儿童的临终对包括其父母、兄弟姐妹、祖父母等在内的家庭成员来说，是一个极具冲击性的事件。由于大众普遍缺乏生命教育，家庭成员在儿童临终前，普遍存在死亡焦虑，可能会采取逃避、否认的态度应对，错失给予儿童高质量陪伴的时机。因此，儿童医疗辅导专业人员需要通过个性化、多渠道的疾病告知和宣教培训，帮助家庭成员提高对疾病事实的接纳度，使其主动参与医疗决策，共同制订合乎其文化风俗习惯、符合儿童主观意愿的个性化安宁疗护计划。

考虑到各地风俗不同及个体对死亡的认知与接纳程度不同，儿童医疗辅导专业人员在与家庭成员的沟通中，应在考虑不同文化与风俗习惯的基础上，尊重和接纳不同家庭的选择，采用适当工具对儿童及其家庭给予充分评估，完成信息的收集，内容包括儿童及其家属的发展水平、文化、精神价值、信仰、家庭结构、发展脉络、家庭优势资源和家庭支持网络等，从而明确儿童及其家属的重要事项的优先顺序，给予提供应对策略、治疗性游戏、心理调适等多方面的支持。在首次评估和过程评估中，应该始终关注临终儿童及其家属的期待与想法。

（二）家庭会议

召开家庭会议有利于家庭内部的充分沟通，确保每个家庭成员平等地表达意见，并提高家庭事务的参与度，减少家庭因沟通不充分所带来的误解和矛盾。特别是涉及家庭成员的患病与生死问题，更需要通过家庭会议的形式，使家庭成员充分了解情况，参与表达感受和意见。召开此类家庭会议前，须完成3个步骤。

①会前准备：召集人负责预约时间、策划议程和讨论事项。

②会中讨论：召集人介绍会议目的、发言规则，提出议题并引导关注解决策略，充分讨论协商，评估决策方案的可行性，选择方案并总结后续安排。

③会后跟进：关注家庭成员关于临终安排是否达成共识，跟进家庭会议决策的分工落实和执行反馈。医务社工、儿童医疗辅导专业人员及医护人员可视家庭能动性来判断是否需要推动和参与家庭会议，专业人员在此过程中扮演推动者、咨询者、协调者、建议者、观察者和赋权者等角色。

（三）家庭分工

在家庭成员患病和临终照护这件事情上，家庭内部的分工显得尤为重要。为了明确彼此间的分工，需要考虑诸多议题。如由谁在床旁照护；照护是否专业可靠；人手是否充足；是否需要排班轮换；谁来负责与医生的沟通与参与医疗决策；谁来负责筹措费用；谁来负责医疗相关手续的办理和费用的缴纳；谁来负责家庭外部的沟通；谁来负责后勤保障，如物资采购运输、做饭洗衣送饭、照护老人等事务。

有序的家庭分工既有利于为临终儿童提供充足、及时的物质保障和精神支持，也有利于提升家庭凝聚力和抗逆力。同时，家庭分工中，每个家庭成员都有机会为临终儿童提供服务和支持，在儿童去世后，也有利于家庭成员平稳度过哀伤反应阶段。

（四）资源整合

儿童安宁疗护不仅是儿童家庭及医务人员的职责，也是全社会的责任，需要整合社会资源共同关注儿童家庭的需求。如支持社区和居家临终关怀服务的发展，充分使用社区安宁机构的医疗资源以支持制订家庭方案。同时，部分临终儿童的圆梦行动也需要通过联合多家企业、公益组织等共同完成。另外，部分贫困家庭儿童的后续丧葬支持需要得到基金会、爱心企业、爱心个人的支持和帮助。最后，希望公众能用更加开放的态度来面对死亡，特别是儿童的死亡。我们希望重病儿童带着爱意和关怀离开，更希望丧子家庭获得更多社会支持，接受丧子事实，重返正常的工作和生活。

（五）告知坏消息

当临终家庭已充分接纳病情，准备好接受任何消息甚至是最坏的消息时，由医务社工、儿童医疗辅导专业人员、医护人员、精神心理科医师组成的临终关怀团队应及时、准确地分享信息。分享的信息应以一种能够被家庭各成员理解和接受的语言、方式进行。及时评估家庭成员对信息的理解程度和反应，了解他们是否需要额外的信息。充分尊重家庭成员的隐私和家庭成员所作出的决策，基于家庭支持的需要仅在团队成员中分享。在临终儿童及其家庭选择治疗方案时，应不带压迫性、偏见性地为其提供协助。

在告知坏消息时，需要医务人员有策略、有方法地沟通，减少不确定性，提供行动支持与真诚理解，建立信任关系。具体步骤及注意事项包括以下几点。

（1）为谈话做准备

准备谈话内容并预设可能发生的情景，思考应对策略；注重谈话环境的安全与隐私保护；邀请至少2名家属参加；准备纸巾和温水等；评估家属的态度与看法。

（2）了解家属对疾病的认知

告知前，须确认家属是否了解病情以及严重程度。例如，"到目前为止，你清楚儿童的疾病状况吗""你清楚这两天儿童的各项指标吗"。应在确认家属对病情危重性的了解程度后，再继续沟通。

（3）获得家属的邀请

家属开始就此次谈话内容展开询问，获得家属邀请后，可以询问家属"你现在希望了解所有的资料，花些时间讨论接下来的方案吗"，协助家属做好心理预备。

（4）给予家属知识和信息

如果家属做好心理预备，也更容易接受坏消息，有利于缓解焦虑情绪；可以给予其开场白，例如"我有一个坏消息要告诉你，可能留给我们的时间不多了""很抱歉，我要告诉你儿童身体状况很差，情况随时可能会不好"。

（5）用同理心回应家属的情绪

在沟通中提高对家属情绪的敏感度，善用同理心方式予以回应。例如，"听起来儿童疾病的复发（这件事情）让你感觉内疚（情绪描述），对吗"。

（6）共同寻找策略并总结

对未来计划有清晰的了解，有助于缓解焦虑和不适；通过探索家属对治疗的期待和希望，并了解对他们来说最重要的目标，探讨形成最终的治疗方案，能够保证他们的需要和期望最大限度地得到满足。

以上沟通方法同样适用于儿童初发病诊断结果、重大治疗操作的注意事项、治疗副作用、病情危重或复发情况等信息的告知。

（六）让临终儿童知悉病情

临终儿童有权获知自身身体及疾病状况、可供选择的治疗方案、临床试验方案，以及潜在的风险和负担；有权利依据治疗方案、支持性方案等信息做出抉择，确立照护目标，确定现在及未来的干预重点。如果临终儿童有能力作出决定，应尊重其选择。即使儿童无法作出决策，也应尽可能地鼓励其参与照护计划的制订和操作过程中。家属可以在临终关怀团队的建议和指导下，选择合适的方式与儿童分享相关的信息，与临终儿童及其家庭成员建立有效的沟通机制。

当家属和临终关怀团队就分享信息无法达成一致时，应沟通协商达成共识。如果仍不能够达成一致，应建议家属咨询其他专业人士。当临终儿童及其家属要求放弃治疗时，团队应与他们进行开放性的探讨，进一步讨论照护方案。当团队、家属和儿童相互间发生冲突或矛盾时，应及时进行开放式沟通、调解，以达成一致，处理原则应以保障儿童的权益为中心。

（七）同胞支持

人们倾向于回避关于"丧失"和"死亡"的讨论。但实际上，生者需要更多地谈论这件事，这是帮助自己更好地理解"丧失"、感受哀伤、走向治愈的第一步。这对儿童的同胞来说尤为重要。受过训练的医生、护士、精神心理科医师、医务社工、儿童医疗辅导专业人员等专业工作者，都可以为受"丧失"困扰的儿童同胞提供帮助。常见形式有个体辅导和团体辅导。核心步骤包括表达同理心、确认情绪、评估风险、引导接纳哀伤、情感支持、整合资源和关怀跟进。在此过程中，可以通过主题绘本（表5-5-2）来开展对儿童的同胞的评估和干预支持。

表5-5-2　生命教育推荐绘本清单

类别	绘本名称
有关祖父母过世的绘本	《猪奶奶说再见》《爷爷有没有穿西装》《马提与祖父》《地球的祷告》《汤姆的外公去世了》《想念外公》《好好哭吧！》《Where is Grandpa》《让灯亮着好不好——奶奶在天上》《爷爷变成了幽灵》《爷爷的新工作》《楼上的外婆和楼下的外婆》《精彩过一生》《外公》《长大做个好爷爷》
有关父母亲过世的绘本	《桥的儿童》《跳舞》《想念》《记忆的项链》《黎明破晓时分》《艾美的世界》《像母亲一样的河》《儿童的冬天》《妈妈最后的礼物》
有关子女过世的绘本	《曼先生的旅行》《伤心书》《Tear Soap》《On the Wings of a Butterfly》《云端的哈利》
其他	《再见！毛弟》《我永远爱你》《再见了，麦奇》《想念巴尼》《獾的礼物》《栗子树下的秘密》《谢谢你 陪伴我们这么久》《象老爹》《在花园里》《小鸡球球和向日葵》《一颗莲子的生命旅程》《一片叶子落下来》《彩虹色的花》《小老鼠的拼布被》《夏日温柔的故事》《别了，我的朋友》《小鲁的池塘》《祝你生日快乐》《活了100万次的猫》《一千只纸鹤的故事》《化为千风》《最好的朋友》《阿让的气球》《夏之庭》《寄给天国的信》《微笑看人生》《葬礼之后》《1000把大提琴的合奏》《世界上最棒的礼物》《也许死亡就像毛毛虫变成蝴蝶》《小熊焦糖的环球之旅》《艾沃与埃尔斯沃思》《奶奶总忘事儿》《奶奶脸上的皱纹》《修理工》《记忆盒子》

1. 同胞知悉并告知真相

　　根据儿童的同胞的年龄和认知水平来与他们讨论死亡的概念，通过其可理解的方式向他们分享真实的情况，帮助其理解和体验死亡，认识到"丧失"的事实，并理解逝去的人已经不会再回来。最有效的方法是帮助生者开口谈论"丧失"：他或她是在哪里去世的，如何去世的，谁告诉你的，葬礼是怎样的。此类问题可以更好地帮助儿童的同胞认识到"丧失"的现实感。儿童同胞因听闻死亡过程而有迷茫、困惑、失落、担心、焦虑的情绪，可以使用"问题解决"技巧，即找出儿童的具体问题，并一一解决。

2. 解释死亡并评估反应

对学龄前和学龄阶段的儿童同胞，应主动关心与询问："他（她）生病了，病得很厉害，可能会离开我们，你还好吗""我看你的眼睛一直在转来转去，是有些担心害怕吗"。当儿童开始询问"他（她）要去哪里"时，为避免令人惊恐、冲击过大的死亡经验影响儿童死亡概念的发展，儿童医疗辅导专业人员可对其进行死亡教育，告知"他（她）病得很严重，虽然他（她）很勇敢地对抗疾病，但他（她）太累了，不得不去休息了"。询问同胞的担心、害怕等情绪背后的原因，也许是"我怕见不到他（她）了"，鼓励同胞表达其感受，并通过制订行动计划来对其进一步进行生命教育。

评估家庭成员是否有自伤或他伤的安全风险。若有情绪激动、哭泣、昏厥、陷入想象、脱离现实等情况，应使用创伤干预中的"软着陆"技巧，即用感官刺激的方式让其与现实进行连接。协助同胞完成告别，如"他（她）要走了，但我们还有最后的告别机会，请不要错过，以免有遗憾"。同时，进行丧亲的意义重构，"他（她）很小，很多事情没有体会、经历过，所以今后我们要带着对他（她）的爱和思念替他（她）好好生活"。鼓励同胞接受事实，并将哀思转化为动力。

3. 陪伴告别与哀伤辅导

为儿童提供真诚一致的陪伴，表达对儿童的理解和关心，提供安全空间与机会让他们表达哀伤，诉说他们的心声，而非社交性安慰。儿童医疗辅导专业人员应了解儿童的具体需求，特别是非语言背后的信息；允许儿童按照自己的方式表达哀伤；鼓励儿童用音乐、绘画、沙盘、游戏等方式表达情绪，通过写信、画画、讲故事来表达自己的内疚感；通过保存逝者的照片和物品保留有关的记忆；通过让儿童选择自己的方式来表达对同胞的爱。儿童医疗辅导专业人员应当允许哀伤、尊重哀伤、整合哀伤，并可以通过建立联结，指导儿童的同胞应对悲伤情绪。一方面，要告诉他们悲伤有一定的时长；另外一方面，也要告诉他们，这个时长会因人而异。更重要的是，由于他人无法24小时陪伴在身边，因此，需要向儿童的同胞传授一些有效的工具或方法，帮助其应对悲伤的情绪。

通过提供支持团体，鼓励儿童的同胞在有相似经验的个体或群体内获得支持。同时，帮助其学会适应同胞去世后的家庭结构变化和互动，形成新的家庭互动方式，帮助他们继续生活下去。例如，鼓励他们在自己的生命中为去世的同胞找到一个新的位置，并以开放的态度去接受一段新的关系，让其意识到同胞永远无法被替代，以及自己完全有自由和权利继续生活下去，而不必因此有负罪感。

4. 赋权优势，协助恢复生活掌控感

帮助儿童从失去同胞的悲伤中寻找到这件事对于自己的意义。寻找意义的过程不仅包括要弄清"为什么会发生这件事"，同时还有"为什么这件事会发生在我的兄弟姐妹身上""会不会也发生在我身上""我因为这件事有了怎样的改变"。当经历失去同胞时，儿童可能会同时丧失自我效能感和自尊。解决这些问题最好的方式之一，就是帮助他们通过自控练习，重新建立控制感，建立新的替代依恋关系的对象，接纳一段时间内他们的退行行为，降低期待值，调整学习节奏，主动关心并支持他们。同时，专业人员可帮助其家人更好地理解他们所面临的困境，使他们给予儿童更多、更长时间的支持，帮助其恢复和建立生活秩序，支持其发展适合年龄的行为和创造性的艺术活动，在艺术中感受愉悦的精神体验，增加其对生活的兴趣和动力。

5. 观察—评估—转介—干预

在同胞去世后3个月至6个月内，由于外界关于逝者的慰问与讨论渐渐停止，家庭成员往往会在这个时候产生一些复杂的情绪反应。

学龄期以下及学龄期儿童常见反应包括：焦虑、哭泣、自卑、自责、内疚、抑郁、愤怒、被遗弃感、社交功能退缩、注意力不集中或好动、睡眠不佳、多梦、免疫力下降、学习成绩下降、行为退行（黏人、尿床、大哭大闹等）、胆小、头痛、死亡焦虑或反复生病等。

初高中阶段的青春期少年常见反应包括：沮丧、焦虑、愤怒、空虚、害怕、孤独、被遗弃感、自责与内疚、睡眠障碍、饮食障碍、否认哀伤、失去兴趣、身心反应症状和短暂的情绪爆发等。

若儿童存在较为严重的症状和病理性表现，应及时采取相应策略，并尽快带儿童接受专业心理医生的咨询和干预，防止病态哀伤或延长性哀伤对儿童的身心造成伤害。

四、家庭支持的展望

在我国，患者满意度提升是公立医院高质量发展的一项考核指标。随着PFCC理念影响的不断扩大，大众对医疗机构家庭支持服务的需求日益多元化并持续增长，以儿童医疗辅导专业人员为主导的家庭支持服务，在一定程度上解决了我国医疗人力资源紧缺、医患关系紧张的问题，有利于提升儿童就医体验与满意度。未来，我国儿童医疗辅导中家庭支持服务的发展将呈现以下趋势。

（一）实施主体的多元化

目前，在医疗机构中，大多家庭支持服务是由医务社工、护士、医生、心理医生、志愿者、儿童医疗辅导专业人员或公益组织实施。其中，医务社工的作用相对突出。随着PFCC理念的普及，家庭支持服务的实施主体将持续朝多元化方向发展。因此，如何构建多元合作模式下的家庭支持服务体系，促进多方主体之间的沟通协作、资源整合、专业互补与分工合作，是未来家庭支持服务发展的现实需要与关键所在，也是发展趋势之一。

（二）服务内容的专业化与规范化

随着儿童医疗辅导服务的广泛开展，在医疗机构及社会组织的大力支持下，大量护士、医务社工等专业人才加入儿童医疗辅导队伍，为儿童及其家庭提供家庭支持服务。这在一定程度上促进了家庭支持工作的专业化与规范化发展。但由于起步晚、基础弱，我国儿童医疗辅导工作目前仍存在较多问题，如自我角色认知模糊、专业能力不足、缺乏学术科研能力和临终关怀服务技巧等。同时，也存在项目成效评价缺失等情况。这要求我们需要在未来进一步加快儿童医疗辅导实践基地建设，推进儿童医疗辅导队伍建设，推动人才培养、教育培训与研究等重点项目的开发，注重对项目干预成效的专业评估，从而促进医疗机构家庭支持服务的专业化与规范化发展，惠及更多儿童和家庭。

参考文献

[1] BOLES J, Fraser C, Bennett K, et al. The value of certified child life specialists: Direct and downstream optimization of pediatric patient and family outcome [EB/OL]. (2020-01-01) [2023-08-26].

[2] THOMPSON R H. The handbook of child life: A guide for pediatric psychosocial care[M]. 2nd ed. Springfield, Illinois: Charles C Thomas Pub Ltd, 2018: 104-106+161-195+285+492-526.

[3] 李雪，杨立利，沈怡，等.儿童医疗辅导在住院患儿中的应用效果[J]. 护理实践与研究，2022，19（9）：1373-1377.

[4] 夏娟.健康教育对先心病介入治疗学龄期患儿医疗恐惧的影响[J].当代护士：上旬刊，2016（12）：129-130.

[5] 王荔，卢有琼.健康教育在儿童医疗中的作用及实施[J].中国健康教育，2000，16（4）：211-212.

[6] 张莹，夏爱梅，谢安慰.临床护士＋医疗游戏辅导员二位一体角色临床工作体验的质性研究[J].全科护理，2020，18（26）：3556-3559.

[7] CELESTE J, MARSHA C, TIMOTHY D, et al. Skin-to-skin care for procedural pain in neonates[J]. Cochrane Database Syst Rev, 2017, 2(2): CD008435.

[8] 曾欣，李丽玲，胡晓静.国外早产儿父亲实施袋鼠式护理的研究进展及启示[J].中华护理杂志，2022，57（15）：1898-1903.

[9] 张玉侠.实用新生儿护理学[M].北京：人民卫生出版社，2015：648-649.

[10] HOCKENBERRY M J, WILSON D, RODGERS C C. Wong's nursing care of infants and children[M]. 11th ed. Saint Louis: Elsevier, 2019: 137-150.

[11] 刘斌志，王李源.动物辅助疗法：基于人与动物关系的社会工作机制[J].西南石油大学学报（社会科学版），2019，21（02）：33-42.

[12] GENTILE S, VIGEVANO F, CAPPELLETTI S, et al. Improving the emotional distress and the experience of hospitalization in children and adolescent patients through animal assisted interventions: A systematic review[J]. Front Psychol. 2022, 13: 840107.

[13] ECCLESTON C, CROMBEZ G. Pain demands attention: A cognitive-affective model of the

interruptive function of pain[J]. Psychol Bull, 1999,125(3): 356-366.

[14] MCCABE C, LEWIS J, SHENKER N, et al. Don't look now! Pain and attention[J]. Clin Med (Lond), 2005, 5(5): 482-486.

[15] PANCEKAUSKAITĖ G, JANKAUSKAITĖ L. Paediatric pain medicine: Pain differences, recognition and coping acute procedural pain in paediatric emergency room[J]. Medicina (Kaunas), 2018, 54(6): 94.

[16] ZIELIŃSKI J, MORAWSKA-KOCHMAN M, ZATOŃSKI T. Pain assessment and management in children in the postoperative period: A review of the most commonly used postoperative pain assessment tools, new diagnostic methods and the latest guidelines for postoperative pain therapy in children[J]. Adv Clin Exp Med, 2020, 29(3): 365-374.

[17] BERK L E. Exploring Child and Adolescent Development[M]. 1st ed. London: Pearson. 2019: 101-145.

[18] 黛安娜·帕帕拉，萨莉·奥尔兹，露丝·费尔德曼，等. 发展心理学[M]. 第十版. 李西营，译. 北京：人民邮电出版社. 2020：396-415.

[19] SWEENEY D S. 儿童游戏治疗[M]. 王晓波，译. 北京：中国轻工业出版社. 2022：137-150.

[20] 林兰. 儿童同伴文化[M]. 上海：复旦大学出版社. 2021：83-99.

[21] 张嘉欣，郑乔木，周菁鑫，等. 同伴支持在早产儿父母中的研究进展[J]. 中华护理杂志.2022：57（2）：245-250.

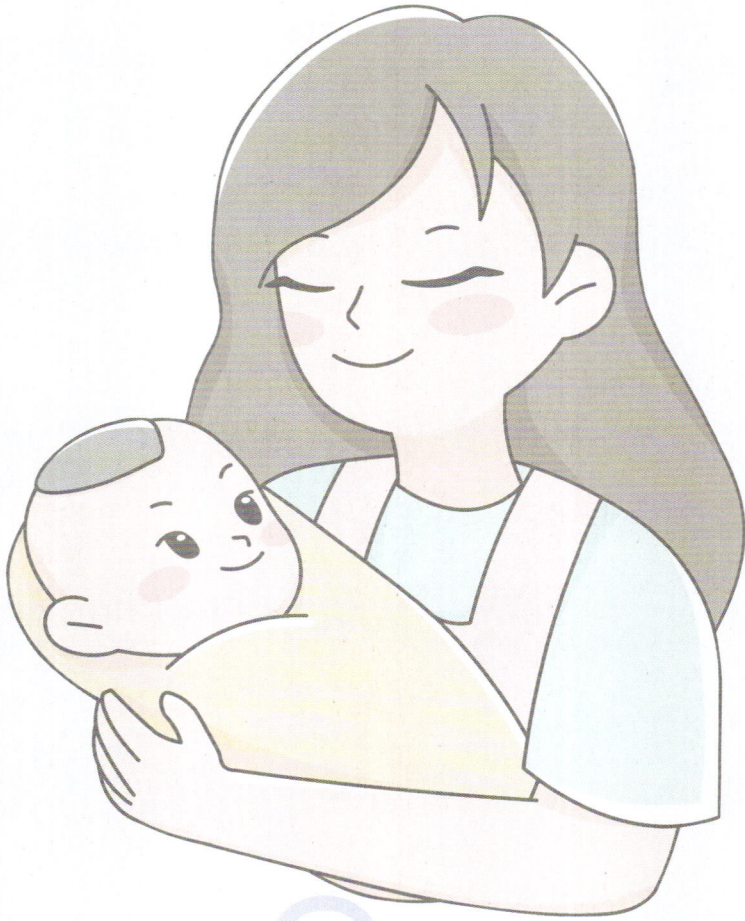

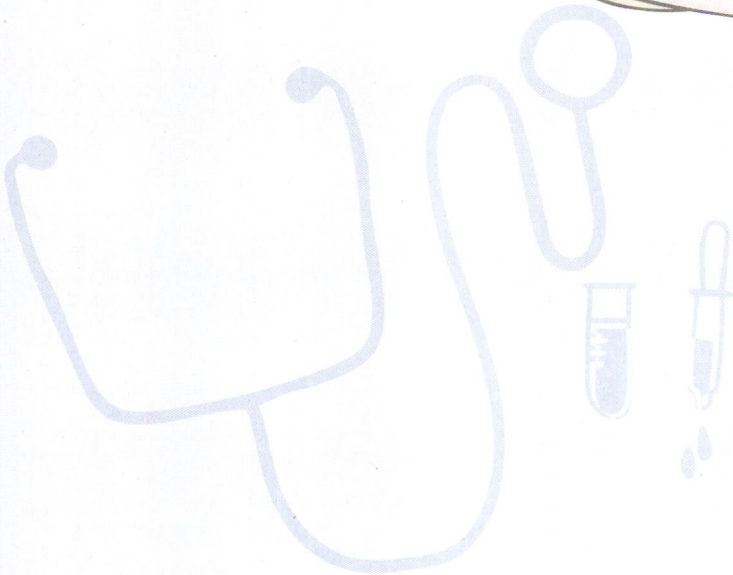

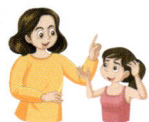

第六章

儿童医疗辅导在不同疾病人群中的应用

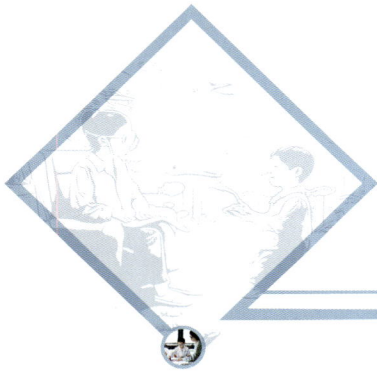

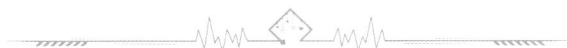

儿童是世界上最宝贵的资源，无论他们的健康状况如何，都应受到全面的关爱和支持。本章节将探讨如何为各种不同健康挑战下的儿童提供儿童医疗辅导，涵盖急性创伤儿童、危重症儿童、癌症儿童、慢性病儿童、感染HIV的青少年、孤独症谱系障碍儿童，以及处于濒死状态的儿童的医疗辅导。通过详细讲述不同疾病人群的特征和儿童的需求来探讨如何与急救医疗团队协作，以最大限度地减轻急性创伤儿童的恐惧和焦虑；如何在癌症治疗过程中提供情感支持，帮助儿童及其家属在困难时刻保持乐观和希望；为患有慢性病的儿童，以及感染HIV的青少年，提供其需要的持续支持和教育，并帮助他们管理自身的健康状况；为孤独症谱系障碍儿童提供特殊支持来帮助其适应社交环境和建立与世界的联系。最后，本章节中还探讨了如何为临终儿童和家庭提供支持，以确保他们在生命的最后时刻感到被尊重和爱。

在这些充满挑战的情况下，儿童医疗辅导工作能够帮助儿童赢得健康挑战，为他们种下爱和希望的种子，为他们的未来铺平道路。无论所面对的挑战有多艰巨，从事儿童医疗辅导工作的专业人员都致力于为他们创造一个充满关爱和支持的环境，帮助他们茁壮成长。

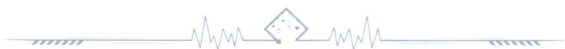

第一节　急性创伤儿童的医疗辅导

　　儿童急性创伤通常指机体受到的外伤性损伤，包括车祸伤、坠落伤、跌伤、切割伤、扭伤、烧伤和虐待所致的损伤等。这些损伤大多数在无准备的情况下发生。急性创伤发生后，儿童不仅会遭受身体上的损伤，还会在复杂而陌生的急诊环境中接受各种不确定操作，导致心理创伤。因此，创伤事件对儿童来说是一种震惊、可怕或危险的经历，可以影响其个人情感和身体健康。在儿童医疗辅导领域，儿童医疗辅导专业人员可以为急性创伤儿童提供即时服务，包括建立安全环境、情绪支持、评估和干预疼痛、进行医疗程序前的心理预备、指导应对策略，以及提供家庭支持等，旨在降低急性创伤儿童的恐惧和焦虑水平，并提高他们及其家人的满意度。

一、急性创伤儿童

（一）急性创伤的定义

　　急性创伤（trauma）通常指机体外伤性损伤，包括车祸伤、坠落伤、跌伤、切割伤、扭伤、烧伤和虐待所致的损伤等。这些损伤大多数是在无准备的情况下发生的，因此常被归为儿童意外受伤的范畴。

　　一项儿童创伤中心对某地区的大样本数据进行了统计分析，发现在儿童急性创伤中，儿童的平均受伤年龄为5.5岁，男孩比女孩更容易遭受损伤和重复受伤。造成这些创伤的原因包括机动车碰撞、行人和自行车事故、跌倒坠落、暴力以及烧伤等。最常见的儿童创伤类型是脱臼、扭伤、浅表损害、挫伤和需要外科手术进行皮肉缺损修补

（如裂口缝合）的创伤等。

1. 儿童创伤的常见类型

（1）交通伤

现代创伤中交通伤以高能创伤（高速行驶所发生的交通伤）为特点，常造成多发伤、多发骨折、脊柱脊髓损伤、脏器损伤和开放伤等严重损伤。儿童发生交通伤时往往与成人一起，最常见的受伤原因是自行车、摩托车与汽车之间的交通事故。

（2）坠落伤

随着高层建筑数量的增多，儿童坠落伤的比例逐渐加大。坠落伤通过着地部位直接摔伤和力的传导致伤，以脊柱、脊髓损伤和骨盆骨折为主，也可造成多发骨折、颅脑损伤和肝脾破裂。导致坠落伤的原因有很多，幼儿多因看护过程中的忽视导致，青少年则以冲动行为为主要原因。其中肢体骨折和头部损伤最易发生。坠落伤若损伤脑部，导致颅内出血，将危及生命。

（3）机械伤

机械伤以绞伤和挤压伤为主，常导致单侧肢体开放性损伤，断肢、断指，组织挫伤，血管、神经、肌腱损伤和骨折。儿童常见的机械伤为门夹伤、自行车轮绞伤或挤压伤等。

（4）跌伤

在儿童中最易发生，常见类型包括骨折、扭伤、开放性创伤、擦伤或浅表性伤、脑震荡、器官系统损伤等。儿童是最容易发生跌倒的人群，这主要与其身体发育特点有关。

不同年龄段的儿童遭受创伤的原因存在差异：1—5岁儿童创伤最常见的致伤原因是从高处坠落，例如从家具上或楼梯上掉下来；而6—10岁的儿童则更容易遭受交通事故和高处坠落等意外。

2. 儿童急性创伤的致病机制

儿童的生理结构特点决定了创伤的部位和性质。由于儿童头部相对身体较大，且重量较重，其平衡、协调、步态和判断力尚未完全发育成熟，因此容易遭受头部外伤。幼儿的颈部肌肉薄弱，头大而重，其脊柱韧带和肌肉比成人更具有弹性，尽管颈部活动度较大，但由于脊髓是无弹性结构，松弛的连接组织难以保护其免受外力打击，容易导致脊髓损伤。儿童的肋骨不足以提供胸腔器官所需的充分保护，即使在没有明显骨折的情况下，创伤也可能会导致肺组织挫伤或气胸等严重后果。腹部脏器损伤中，脾是最常受伤的器官，其次是肝脏。但幸运的是，儿童很少需要手术治疗受伤的腹部实质器官。儿童的骨骼主要由软骨构成，易于弯曲，而肌肉组织相对较少。因此，其肌肉骨骼系统对内脏器官的保护作用较为有限，且长骨更容易发生弯曲或裂纹。

（二）急性创伤儿童的特征

不同年龄的儿童在经历急性创伤后，会出现不同的特征。认识不同年龄的急性创伤儿童的特点，施予适合不同年龄特点的关怀策略，是儿童医疗辅导专业人员必须掌握的基本知识。

1. 婴幼儿

婴幼儿经历创伤后常常出现睡眠问题，如入睡困难、频繁醒来、需要睡在父母床上、夜惊或反复做噩梦等。他们会暂时丧失先前掌握的发展技能，表现出退化状态。例如，更希望被喂食而不是自己主动进食，在接受如厕训练后重新使用尿布，语言能力的下降，更多地吮吸拇指。如果他们失去亲人，可能会询问这位亲人什么时候可以"回家"，并表达与失去有关的愤怒、悲伤或失望，这种与失去相关的情绪往往表现在行为上，而非口头上。

对于这些症状或表现，家长或陪护者可通过拥抱、摇摆、哼唱、口头上的安慰等行为及语言表达爱和情感，使其感受到更多的安全感和舒适感。此外，婴儿，包括新生儿都能感知到照护者的压力，他们尤其对照护者的语气、面部表情和肢体语言非常敏感，可以通过观察和倾听照护者在日常生活中的反应来调节自己的压力反应。作为父母或监护人，让自己的声音、表情和肢体语言保持平静有助于令婴幼儿感到安全。与婴幼儿谈论发生的创伤事件之后，应接续一个给予婴幼儿支持的活动。比如依偎在一起，一起阅读绘本，或者玩一个能让其以安全、适当的方式释放情绪的游戏。父母暂时离开时，应告知婴幼儿父母的去向和何时回来，给予其过渡性的物品，如毛绒动物玩偶、小毯子或特殊的玩具等，这些都可以在分离期间和之后成为婴幼儿的安慰来源。

2. 学龄前期和学龄期儿童

此年龄段的儿童在经历急性创伤事件后，常常不确定事故是否真的结束，或者担心事故会再次发生，因而担心自己和亲人的安全。他们会表现出高度的恐惧、敏感、惊吓、脾气暴躁、易怒等情绪，以及破坏性行为的增加。尤其当被提醒到曾发生过的事故时，他们会在身体和精神上感受到痛苦。有些儿童可能会反复谈论事故或创伤，或者在想象游戏中反复重现相关场景。他们的睡眠及饮食习惯也可能发生改变，例如害怕入睡、反复做噩梦、需要睡在父母床上，或者食欲不振。其发展性技能也可能出现倒退，例如，如厕训练的倒退，出现遗尿问题，以及过度依赖照护者等。

照护者需要向儿童保证他们是安全的，如果需要，可以反复强调并让儿童感受到父母和照护者的爱。此外，创造安全的依恋关系也至关重要。比如在儿童睡觉前多陪伴其几分钟，或者在上班前与其互动玩耍；多与儿童进行交流，用诚实的态度谈论事故，以消除其对事故的错误理解及对死亡的恐惧；支持儿童的情绪，鼓励其表达自己的感受，告知他们这些感受是正常的，让他们感到自己并不孤单。儿童通常更容易在游戏中交流，而不是通过直接对话的方式交流。因此，可以通过游戏的方式去解决儿童在此次创伤中可能出现的错误认知。

3. 青少年

经历严重创伤后，青少年可能会经历更长时间的恐惧和高度兴奋状态，通常症状会持续数周或几个月。有的儿童可能会发展为创伤后应激障碍（post-traumatic stress disorder，PTSD），创伤后很长一段时间内仍然会表现出强烈的印象和记忆，反复做噩梦，以及持续感到压力。他们还通常会经历复杂的情绪，包括悲伤、焦虑、愤怒或易怒等。

最佳的辅导方式是以诚实和直接的态度与此年龄段的儿童进行交流，促使他们寻求同伴的支持，鼓励青少年与同龄人分享事故中的细节，从而获得情绪上的支持，产生共鸣。

（三）急性创伤对儿童身心发展的影响

儿童经历急性创伤后，无论是生理上还是心理上，都会出现应激反应的症状，这属于正常的生理和心理过程。发生急性创伤时，儿童需要接受治疗，但同时可能再次面临与医学相关的创伤事件。儿童在经历创伤事件后可能出现许多反应（表6-1-1）。急性应激障碍（acute stress disorder，ASD）通常在经历创伤性事件后立即开始，持续3天到1个月。创伤后应激障碍（PTSD）可能是急性应激障碍的延续，也可能在创伤事件发生后6个月才出现。创伤后应激症状（post-traumatic stress symptame，PTSS）是各种创伤后应激障碍（PTSD）可能表现的症状。创伤儿童可能还会经历另一种创伤，被称为儿科患者医疗相关创伤压力（pediatric medical traumatic stress，PMTS），它是由负面的医疗经历引发的创伤，可能会对儿童及其家庭产生破坏性影响，并影响未来的医院就诊体验。创伤后应激障碍（PTSD）、创伤后应激症状（PTSS）、急性应激障碍（ASD）和儿科患者医疗性创伤压力（PMTS）之间的症状有相似之处，但也存在明显区别。（表6-1-1、图6-1-1）

表6-1-1　儿童经历创伤事件后的常见反应

创伤事件后的应激症状	医院内相关创伤压力
容易出现沮丧或生气的情绪 感到焦虑、紧张或困惑 不合作 感觉空虚或麻木	看到自己的身体受伤 感到孤独一人 承受侵入性医疗操作 接触到看起来或听起来很吓人的医疗设备 认为到医院治疗是一种惩罚 在医疗环境中看到其他受伤或生病的儿童 害怕死亡

儿童在遭受严重身体伤害或经历创伤性事件后，通常会再次回想起那些重大的创伤事件，同时，可能会感到情感麻木、极度紧张及战战兢兢。然而，并不是所有经历过严重创伤性事件的儿童都会出现应激障碍。

急诊室通常是灾害（自然的或人为的）或创伤（无意的或有意的）中儿童受害者最早接触的医疗救治场所。多项研究表明，经历创伤性事件后，儿童幸存者中，很多都可能出现抑郁症和创伤后应激障碍。这些导致心理状况的改变可能会对儿童造成终身的影响，包括学习成绩差、抑郁、有自杀意念或企图、有攻击性和冒险行为。

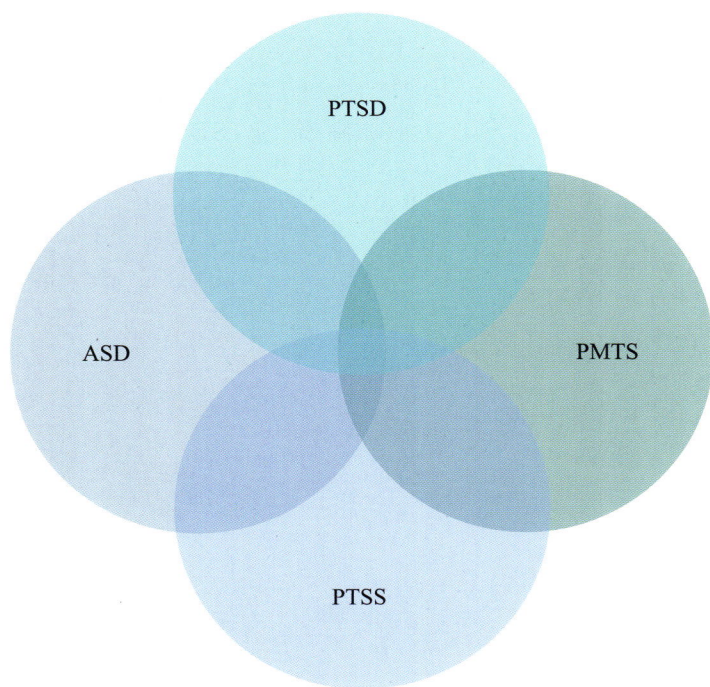

图6-1-1　不同创伤后应激的交互

二、儿童医疗辅导在急性创伤儿童中的应用

（一）急性创伤儿童的心理-社会问题评估（视频6-1-1）

急性创伤儿童在身体遭受损害后，须紧急送往医院就诊。身体上的伤害通常会导致心理上的应激。在医院急诊环境中，儿童常感到焦虑和恐惧，使接下来的医疗过程更具挑战性。急诊儿童心理-社会评估包括儿童的发展水平、曾经的医疗经历、儿童自身的性格特征、照护者的压力水平、急性创伤的心理应激等因素，用于评估儿童在医院环境中可能面临的心理社会风险。对于高风险水平的急性创伤儿童，应及时进行辅导和干预，并协同多团队合作来帮助儿童满足心理及社会需求。

视频6-1-1

（二）急性创伤儿童的疾病和医疗程序教育

大多数急性创伤儿童经历创伤事件后，需要到急诊室接受治疗与护理。在急诊环境中，儿童需要面对陌生的环境及医护人员，同时，可能要接受一些有创性的医疗操作。这会导致儿童的焦虑水平提高，增加儿童的痛苦感受。儿童来到急诊室后，儿童医疗辅导专业人员可以使用各种形式的信息向儿童介绍急性创伤处理的流程及常见的急性创伤医疗程序。（图6-1-2）

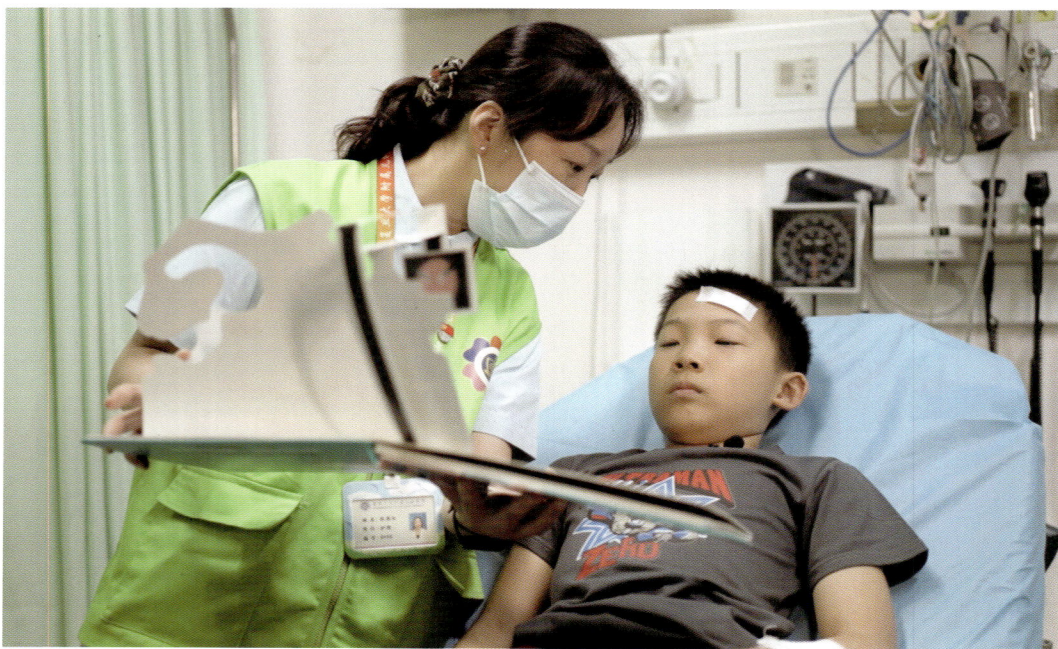

图6-1-2　儿童医疗辅导专业人员使用书籍向儿童介绍急性创伤处理流程及医疗程序

1. 创伤评估

创伤快速评估是指急诊医护人员在接诊急性创伤病人后进行的初始评估。急性创伤儿童到达急诊室后，首先应对其进行生命体征评估。对于轻度创伤儿童，可测量体温、脉搏和呼吸后在候诊区等候急诊医生的诊疗；如为严重创伤的儿童，则会被直接送入急诊抢救室，进行持续心电监护及吸氧等治疗，医生应迅速进行全面、系统的伤情检查。呼吸系统检查包括呼吸频率、节律、口腔内分泌物等评估，胸部检查有无浊音或过清音，听诊有无异常呼吸音（包括吸气相和呼气相），以及双侧呼吸音是否对称。循环系统评估包括血压、心率、脉搏是否有力，以及毛细血管再充盈时间，同时须检查是否存在外伤开放性出血。神经系统评估包括检查儿童是否存在颅脑损伤、颅脑受损的轻重程度等。儿童创伤后，早期即可出现不同程度的疼痛，不但给创伤儿童带来痛苦并影响其康复，而且一旦儿童疼痛治疗不充分，可能会导致日后疼痛反应加剧。因此，疼痛评估成为急性创伤儿童治疗的重要内容之一。在评估过程中，儿童将接触医疗仪器设备和不同的医疗角色对其实施的评估。医疗仪器设备包括心电监护仪、听诊器、电极片、血压袖带、血氧饱和度监测探头、床旁超声等。不同的医疗角色包括急诊护士、医生、儿童医疗辅导专业人员、医护、医务社工等。

2. 辅助检查

急性创伤儿童辅助检查包括紧急抽血化验、急诊X线摄片检查及急诊CT等辅助检查、超声检查等，以快速评估伤情的严重程度。

3. 止血包扎

对于创伤性出血，最常见的方法是加压包扎法。操作程序相对简单，儿童需要抬高患肢，操作者将纱布或干净透气、无黏性、吸水性好的敷料直接覆盖在伤口上，按压数分钟。止血后，用绷带或布条包扎伤口。

4. 固定及搬运

开放性或闭合性长骨骨折也可引发严重出血，须使用适当的夹板将其固定在解剖位置以防止二次损伤（包括引发出血）。任何车祸伤及跌落伤儿童均须佩戴颈托固定以保护颈椎，防止在搬运过程中造成二次损伤。为了保护儿童脊椎，在搬运过程中，儿童将平卧于坚硬的转运板上，如转移床位时由专业人员进行颈部和肩部固定后采用"平移法"过床。在儿童脊椎状态不明确的情况下，任何体位的改变均应采用轴线翻身法。

5. 清创缝合

对于多发性创伤儿童，外部出血可通过直接压迫创口止血，之后再予以快速清创缝合处理。外部出血包括头面部、四肢及躯干的伤口出血，一般以撕裂伤为主。清创缝合程序包括清洁伤口、局部麻醉、伤口缝合及敷料覆盖。通常情况下，外伤伤口会有不同程度的污染，需要使用生理盐水将伤口清洗干净，以免伤口感染。清洁伤口后，采用含碘消毒液进行伤口消毒，由医生在伤口周围皮肤上进行局部麻醉，麻醉完成后进行伤口缝合。缝合的针数视伤口大小及深度而定。缝合完成后，伤口外部使用敷料覆盖。

6. 急诊手术

创伤儿童发生危及生命的现象时，须尽快进行急诊手术。如出现气胸加重而影响呼吸氧合，须尽快在床旁进行胸腔穿刺术，并放置胸腔引流管，进行床旁气管插管等手术；如儿童出现内脏大量出血，须紧急备血进行急诊手术止血；如儿童出现骨折明显移位、出血等情况，须紧急安排手术。

（三）急性创伤儿童的疾病应对策略（视频6-1-2）

对急性创伤儿童实施医疗辅导干预时，时间是至关重要的因素。分诊级别高的危重创伤儿童需要在有限的准备时间后，立即给予医疗程序的干预，比如紧急清创缝合、紧急止血及骨折复位手术。儿童医疗辅导专业人员在有限的时间内，须根据儿童的伤情做好评估，与医疗团队其他成员如医生、护士及医务社工等保持有效沟通，快速评估后，给予儿童支持，包括即将经历的医疗程序、医疗程序中的应对、疼痛管理等。对于整个家庭来说，发生急性创伤事件时，家庭成员经常会措手不及，感到悲伤及无助，因此，在此期间须为家庭成员提供必要的信息，给予其社会心理方面的支持。在急性创伤儿童的医疗辅导中，须注重对家庭成员的支持和教育。

1. 实施快速评估并提出干预计划

急性创伤儿童往往需要紧急处理，尤其是严重创伤的儿童，须紧急清创缝合或者快速实施有创性操作，留给儿童医疗辅导专业人员做医疗辅导的时间有限。一旦儿童未做好心理预备，医疗

视频6-1-2

程序相关性创伤易使儿童失去应对感及掌控感，会导致急性应激症状的出现，乃至发生创伤后应激障碍。急性创伤儿童进入急诊室后，儿童医疗辅导专业人员应立即进行服务，与儿童及其家庭建立良好的信任关系。通过亲切交谈的方式来获取儿童伤病信息，评估社会心理风险等级，获得儿童是否拥有就医经验和顾虑所在等信息。

经过快速评估后，应针对儿童的创伤特点和即将经历的医疗程序提出适合其年龄的干预计划。不同年龄的儿童认知水平不同，对医疗程序的理解也不同。干预计划的目的是减轻儿童焦虑与恐惧，使其掌握医疗程序的内容及应对技巧，减轻儿童的疼痛，提高其依从性和配合度。

2. 情绪支持

情绪支持（emotional support）指对一个人的关怀、关心、喜爱和兴趣的表达，尤指在一个人面临压力或沮丧时提供的支持行为。情绪支持可通过各种方式来实现，包括直接表达情感和关心，邀请他们讨论痛苦的感觉和相关问题的状态，鼓励和传递希望的言辞，努力协助分析问题、提供信息和建议，以及采用其他语言和非语言的方式。（图6-1-3）

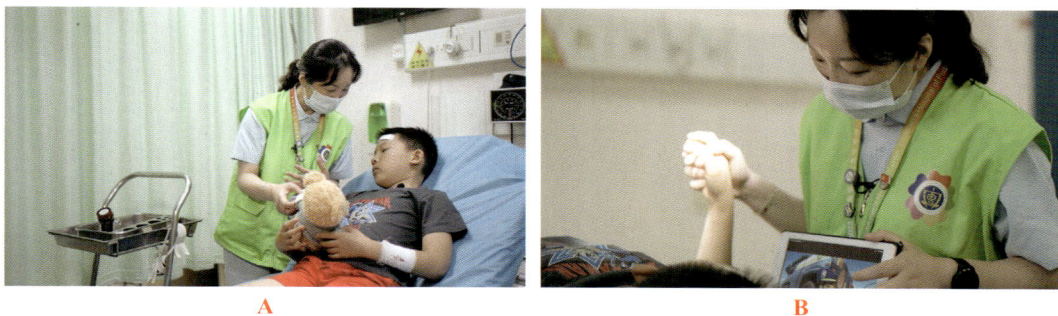

图6-1-3　儿童医疗辅导专业人员为儿童提供情绪支持
A. 使用毛绒玩具为儿童提供情绪支持；B. 通过握手为儿童提供情绪支持

急诊室一直以来被儿童视为一个充满敌意的环境。因为它通常与创伤、急症，以及紧急治疗相关。当父母和儿童听到"坏消息"时，他们会变得心烦意乱或情绪不稳定。例如，儿童需要立即住院治疗，他们会在急诊室停留一段时间等待住院；或医生告诉儿童及家长需要立刻进行急诊清创缝合，且缝合的伤口长度很长。这些"坏消息"都会导致儿童及其家长出现情绪问题。此时，儿童医疗辅导专业人员须理解儿童及其家长的情绪，并协助他们与医疗团队保持积极、开放的交流。

儿童医疗辅导专业人员在与儿童及其家长建立良好的信任关系后，应该接纳儿童的情绪，包括愤怒、恐惧、焦虑、悲伤、羞耻和感觉自己受到伤害等。在急诊创伤儿童表达情绪时，应耐心倾听、有效沟通，帮助儿童安静下来，让儿童选择适合自己的应对方式（图6-1-4），并指导父母支持儿童的方法等。

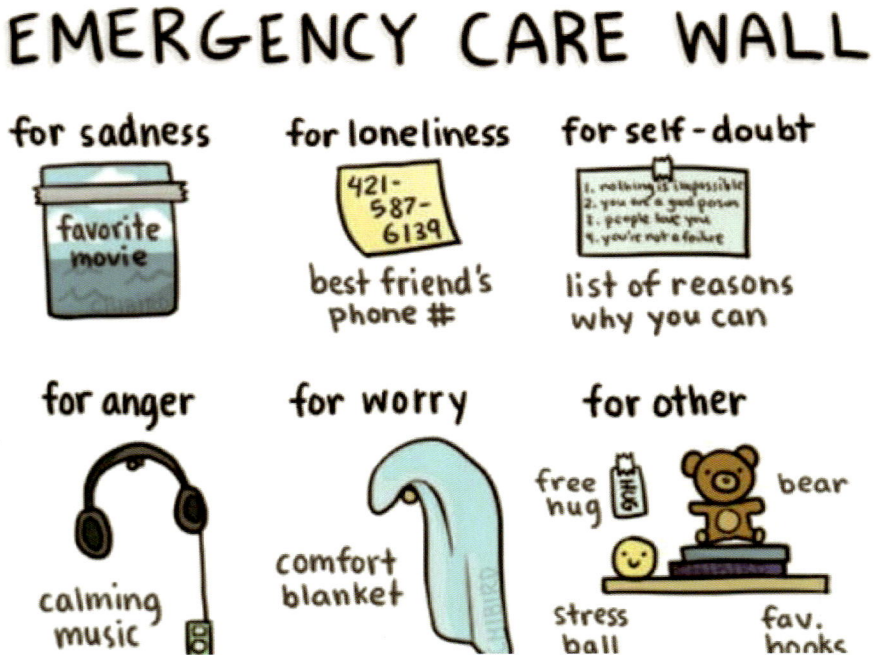

图6-1-4 情绪应对方式

资料来源：https://respectyourself.org.uk/more-ideas-for-your-emergency-care-list/

3. 医疗程序的心理预备及应对

据估计，50%～75%的儿童在手术前会产生严重的恐惧和焦虑。风险因素包括年龄、个性、基础焦虑水平、过去的医疗经历，以及父母的焦虑水平等。儿童医疗辅导在急诊创伤儿童的治疗中，最重要的工作之一就是对儿童进行心理预备，主要包括以下3个方面。

①提供适合年龄的信息共享。

②鼓励儿童提出问题及表达情感。

③帮助儿童与医护人员建立良好的信任关系。

值得注意的是，心理预备所提供的材料和沟通的语言必须符合儿童各年龄发展阶段，以确保儿童完全理解。对于学龄前期儿童来说，适合采用绘本类读物，如《手术室之旅》，或者进行角色扮演类医疗游戏来帮助儿童理解疾病及医疗程序，使用玩具式医疗设备作为工具，帮助儿童在游戏中表达应对策略。对于学龄期儿童来说，术前视频讲解能帮助他们了解医疗程序和实际的医疗设备，也可以通过各种模型（如玩偶、木偶）帮助儿童了解医疗程序，提前介绍手术室的环境，谈论手术过程、持续时间以及如何应对疼痛等。对于青少年群体来说，心理预备方面类似于学龄期儿童，但需要更加关注他们的特定心理需求。

此外，疼痛管理也是应对的另一个重要部分，主要为儿童提供基于非药物的疼痛干预策略，以减轻疼痛。非药物性疼痛策略包括婴幼儿抚触、呼吸技巧、分心和引导意象、舒适体位等。（见第五章第四节）

4. 医疗程序中支持策略

（1）多个方案的准备

医疗程序中的支持需要准备多个方案，以应对儿童在不同操作场景中的需求，尤其需要考虑儿童对一个程序支持方法的注意力集中的时间不会很长。比如静脉穿刺留置针操作时，用吹泡泡作为最初的分心技术和应对策略。在穿刺操作的前2 min内，儿童可能会对吹泡泡产生兴趣，但随后可能会变得焦躁不安。这时，就可以启动计划B，可以为其提供一本有趣的绘本书籍或一个适合年龄的能互动的平板电子游戏。然而，儿童看了两眼后就失去了兴趣。这时计划C就可以派上用场，可以提供一个压力球，让儿童捏在手里挤压以分散注意力。如果护士很难找到静脉，此项操作的时间比平时长，那么可以采用计划D，比如提供3D眼镜观看视频来消除儿童的疼痛或恐惧。最后，可以用数数或者唱歌等方法作为计划E。

（2）分心技术在医疗程序中的应用

应用分心技术，能降低儿童的焦虑程度，减轻儿童疼痛感。急性创伤儿童经历各种有创操作的机会多，如静脉导管穿刺置入术、急诊清创缝合术、骨折后夹板固定等，可在医疗程序中采用分散注意力的方式来帮助其缓解疼痛，减轻焦虑。（图6-1-5、表6-1-2）可将适合不同年龄儿童的分散注意力的工具，如气泡、弹出式玩具、有声读物、发光玩具和其他视觉或听觉工具，整理成"舒适包"（comfort kit）备用。

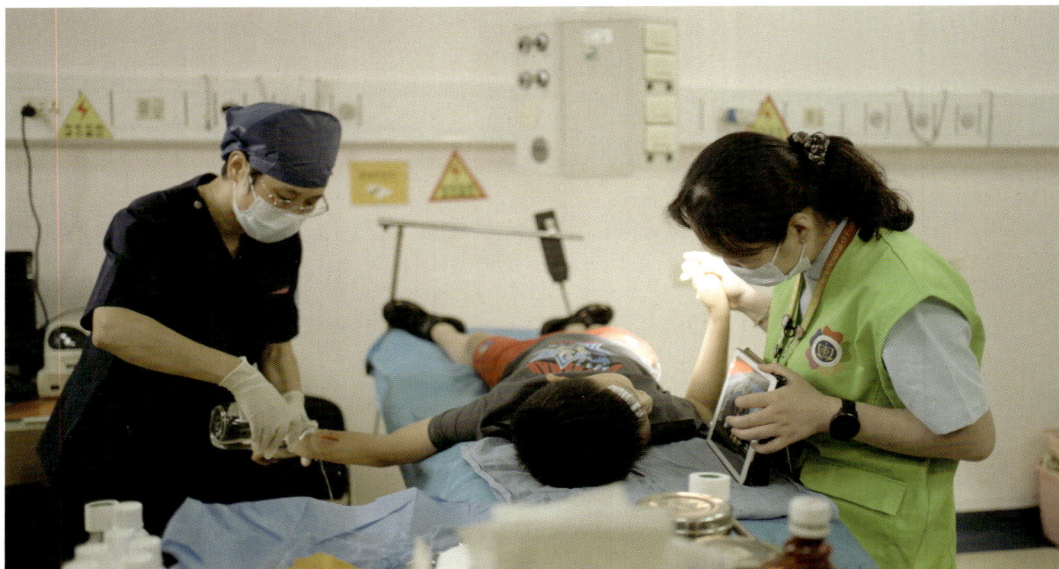

图6-1-5　清创中分散儿童注意力

表6-1-2　不同年龄段儿童分散注意力的方法

年龄段	方法
0—2岁	安全地触摸、抚摸、轻拍、摇晃，或音乐、手机及其他视觉道具
3—4岁	玩游戏、讲故事、阅读、呼吸和吹气
5—6岁	同上一个年龄段，增加交谈次数和分享兴趣爱好
7—11岁	同上一个年龄段，增加数数、背诵诗歌、唱歌和讲笑话
>11岁	同上一个年龄段，并增加多感官意象和渐进性放松

（四）急性创伤儿童的游戏开展策略

1. 医疗程序前游戏辅导

游戏可缓解儿童在急诊环境中的焦虑和恐惧。通过游戏，儿童能更好地了解即将进行的医疗程序，获得掌控感，并消除自己的错误观念或幻想。作为一种治疗方式，医疗游戏已被证明可以缓解儿童的痛苦情绪，并帮助他们积极应对医疗程序。

陌生的医疗程序会增加儿童的焦虑，使他们失去掌控感。针对急性创伤儿童，设计适合操作程序的医疗游戏，并和创伤儿童一起在游戏中互动，能增加其熟悉感，让其为即将到来的医疗程序做好准备。以清创缝合为例，准备的游戏材料包括玩偶、画册和医疗设备实物（应去除针头等尖锐物品），根据儿童的年龄选择适合儿童理解的语言，以经历的医疗程序为主线讲解整个清创缝合的过程。通过与儿童的游戏互动，能了解儿童是否能掌握清创缝合术的过程，并在游戏中纠正儿童的错误观念，达到理想的教育效果。

2. 医疗程序后游戏

医疗辅导干预的最佳时间是在创伤后的最初几周。如果儿童能够及时接受关键的干预，他们对创伤的诊断、治疗和创伤反应的理解力就会有所提高，有利于改善认知偏见，改变创伤结局。在创伤事件发生后，一种被称为"程序后游戏"（post-procedural play）的复盘，是已经处于危急状态儿童的唯一选择。对儿童来说，那些可能挑战他们应对能力的事件，会唤起他们的记忆，这可能在随后的医疗辅导中有所获益。此外，在危急时期，即使事先没有充分时间准备，也可以提供支持和应对方案。

由于急性创伤事件的突发性，严重创伤儿童常需要进行紧急处理，如急诊手术。儿童会在较高的焦虑水平下经历这些程序，而程序后游戏作为儿童医疗辅导的一个重要环节，能够消除因时间受限未能使儿童做好充分的心理预备带来的隐患，帮助儿童获得正向的医疗经历。医疗程序后游戏可能需要重复进行，首次游戏过程中应以观察为主，通过观察儿童对经历的医疗程序的反应，包括儿童对医疗程序的错误理解、情绪反应等来获取信息。通过医疗程序后游戏能够解决以下问题：什么让应对过程更容易？还有哪些因素能让事情变得更简单？是什么让过程变得更困难？儿童希望儿童医疗辅导专业人员做些什么改变或者提供哪些支持？

医疗程序后游戏对急诊创伤儿童具有重要作用。儿童在经历创伤后，在未充分准备的情况下接受医疗有创操作，对他们来说可能是沉重的打击。虽然在医疗程序前进行了程序前游戏准备，但往往由于时间的限制，儿童难以完全理解，而医疗程序中的真实经历又与儿童的认知存在差距。因此，医疗程序后的游戏过程成为儿童表达自己的恰当机会。通过一次次的医疗程序后游戏，儿童能够从创伤经历中走出来，重建自我适应能力。（图6-1-6）

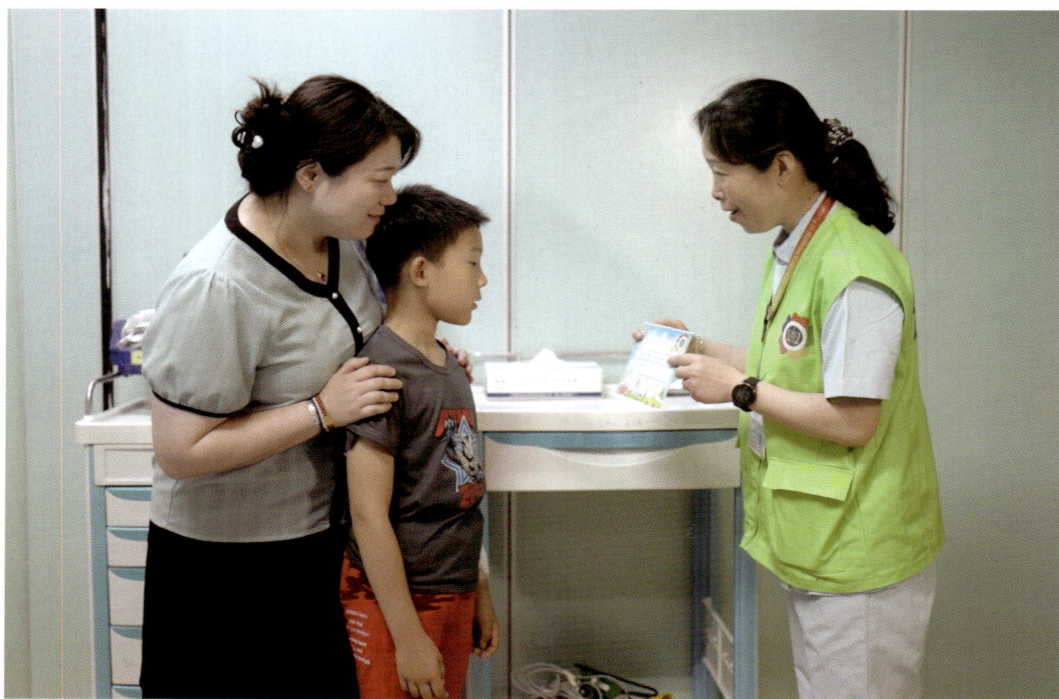

图6-1-6　与儿童开展医疗程序后游戏

（五）急性创伤儿童的家庭支持策略

创伤发生后，儿童常处于应激状态，可表现出不同程度的创伤后应激症状。父母由于缺乏对医疗程序的了解，以及对下一步医疗计划的不确定性，会产生焦虑情绪。

家庭支持对急性创伤儿童来说是儿童医疗辅导工作的重要组成部分。儿童医疗辅导专业人员会通过解释医疗团队所采取的措施、接下来可能会发生的事情，提供有关团队成员，以及其他医疗人员角色的信息，帮助父母理解儿童对治疗和支持的反应，帮助其在医疗过程中对儿童进行安慰或指导，帮助整个家庭适应儿童的疾病和诊疗经历。此外，儿童医疗辅导专业人员还能够向陪同儿童的兄弟姐妹提供支持和教育。需要注意的是，不同年龄的儿童对创伤的应激反应各不相同，须了解此类差异，并提供与儿童年龄相应的家长照护策略。（表6-1-3）

表6-1-3　不同年龄段儿童创伤后反应及家长照护策略

年龄段	创伤后反应	家长照护策略
0—2岁	变得黏人、不愿离开父母、退缩（不愿说话或玩耍）、入睡困难或做噩梦、易怒、害怕、挑剔、掌握的技能退化（如尿裤子、不愿意自己吃饭等）	让熟悉的人照护宝宝，要有耐心，使用简单、安慰性的语言；不打破宝宝的常规作息；创造安静的氛围、提供宝宝可安慰的物品，如毛毯、玩具等
3—6岁	反复讲述受伤经历；演示受伤过程；技能退化（尿裤子、读写能力退化）；行为和情绪改变（黏人、悲伤、沮丧）；身体上反应（腹痛、头痛）；认知上感到内疚，认为是自己导致创伤的发生	听儿童复述故事，在故事的最后，问他们是谁来帮忙的，让儿童知道他（她）是安全的；让儿童玩"假装"游戏来理解创伤；帮助儿童以安全的方式结束游戏，允许他们在游戏中表达感受；尊重他们的恐惧；让熟悉的人照护儿童；暂时不要让儿童看或者听到与创伤场景有关的新闻
7—11岁	反复讲述创伤经历，不愿独处，需要陪伴，精神不集中，计算和阅读能力下降；感到内疚或认为自己应对创伤负责；出现睡眠问题或噩梦；身体上有腹痛、头痛等生理表现；非常介意家长对创伤的反应和感受	倾听儿童的故事；和儿童一起玩"假装"游戏，并以安全的方式结束游戏；尊重他们的恐惧；给儿童足够的时间来消化和疗伤，告诉儿童他（她）的感受是重要而真实的，向儿童保证他（她）是安全的
12—18岁	行为或情绪变化（好斗、悲伤、孤僻）；青少年试图掩盖或避免羞耻、悲伤和恐惧的感觉；不能集中注意力，学习困难；交友出现问题；感到内疚或认为应对创伤负责；不想谈论发生的事情或感受	倾听他们的创伤经历，确保他们的情感上不保留最可怕的部分，保证结束倾诉时是安全的；尊重青少年的隐私；创造诚实和公开的谈论机会；寻找同伴支持或者信任的成人分享青少年的感受；帮助青少年想办法让他们感到安全

三、儿童医疗辅导在急性创伤儿童中的应用展望

急性创伤儿童的首诊地为急诊室，儿童医疗辅导专业人员能够为急诊儿童提供心理预备和医疗教育，通过游戏减轻儿童的焦虑，促进医护团队的内部沟通，从而改善急性创伤儿童的治疗结局，并使儿童及其家庭获得良好的医疗体验，情绪压力水平明显降低，总体满意度显著升高。

国外较早阶段，已在接受急诊手术或操作的急性创伤儿童中应用医疗辅导干预。目前尚不能实现24小时全天候服务。儿童医疗辅导服务人员在急诊室每周工作的时间为75小时，在急诊科最繁忙的时段提供支持。国内对急诊创伤儿童的儿童医疗辅导服务起步较晚，儿科急诊尚未设立全职儿童医疗辅导岗位，仍然依赖经过培训的护理人员或专职医务社工来负责急诊创伤儿童的医疗辅导工作，亦未做到全职服务。

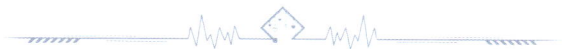

第二节　危重症儿童的医疗辅导

随着传统生物医学模式向生物-心理-社会医学模式的转变，儿童治疗的整体性和社会性已经越来越受到重视。危重症儿童相较于其他住院儿童，受到躯体疾病的重大打击、各类有创治疗手段、陌生的病房环境、与父母分离及各种仪器设备陌生声音的影响，长时间处于应激状态，会出现不良情绪及机体抵抗力下降。开展危重症儿童的医疗辅导，能提升儿童的住院体验，缓解其不良情绪，同时，也有利于建立和谐的医患关系，降低医患矛盾的发生率。

一、危重症儿童

（一）危重症的定义

危重症特指机体遭受严重创伤后出现的全身病理性改变，是导致机体出现以器官功能障碍为基础的各类急危症状，以及可危及生命的一类疾病总称。

儿童危重症医学囊括多学科医学知识。治疗危重症儿童时，医护人员会采用先进的医疗设备和医学技术手段，如持续性有创动脉血压监测、床旁超声监测、连续性血液净化、体外膜肺（extracorporeal membrane oxygenerator，ECMO）等对儿童进行全方位的生理监测，重点关注儿童危重状态下的症状特征，以及机体遭受的损伤，采取治疗措施阻止病情恶化，以达到挽救生命的目的。

（二）危重症儿童的特征

危重症儿童起病急、进展快，涉及病种包括但不限于以下分类。

①各种原因所致的呼吸衰竭，如哮喘、重症肺炎、气道异物所致的呼吸衰竭等。

②各种原因所致的心功能不全或休克，如严重心律失常、心肌炎、心包填塞等。

③各种原因所致的意识障碍，如颅内高压、脑疝、惊厥性癫痫持续状态等。

④各种原因所致的内环境紊乱，如严重感染、酸碱代谢异常、水中毒等。

⑤各种食物、药物中毒或意外伤害。

⑥需要进行高级生命支持治疗，如呼吸机辅助呼吸、血液净化、体外膜肺等。

由于机体发育的不成熟性，加之疾病对躯体的重大打击，危重症儿童在ICU环境内面临更大的挑战。陌生的环境、嘈杂的噪声及各类有创治疗手段，会使他们更容易产生不良情绪，如焦虑、恐惧、绝望、躁动等。没有父母陪伴，对身心还未发育成熟的危重症儿童来说极具挑战。各种不良感受往往会使他们的消极情绪更加严重，甚至对治疗带来极大影响。

（三）危重疾病对儿童身心发展的影响

随着重症医学的不断发展，ICU中儿童的存活率不断提高。但经过ICU治疗后的儿童在出院或转入普通病房后，会更容易出现生理、心理以及认知方面的障碍，这种障碍会伴随儿童很长时间甚至对其造成终身影响。ICU后综合征（post-intensive care syndrome，PICS）是指经过ICU治疗的儿童在离开ICU后，出现认知功能、精神功能或身体机能的障碍，从而严重影响生活质量的一系列临床症状。PICS在ICU中普遍存在，约半数儿童会受到其危害。

1. ICU后综合征的发病危险因素

目前，已知的ICU后综合征的发病危险因素主要包括以下3类。

（1）认知因素

①谵妄：谵妄是一种急性、波动性的意识障碍，通常表现为儿童在短时间内（一

般几小时或几天）出现意识水平的波动、定向力减低、认知改变或感知觉异常。ICU儿童谵妄发生率在12%～47%之间；谵妄是危重症儿童6个月和12个月时发生ICU后综合征的高危因素。②认知发育落后：若儿童在入住ICU前已经存在认知发育较同龄人更差，则发生ICU后综合征风险更大；另外，受教育水平更低儿童发生ICU后综合征风险也更大。③其他因素所致的认知障碍：主要包括各种原因所致的低氧血症（如急性呼吸窘迫综合征、心脏骤停、慢性阻塞性肺疾病等）、急性脑功能障碍（如脑缺血、脑中毒等）、糖调节受损等疾病，使用镇静剂、抗谵妄药物，以及心脏手术等治疗。

（2）精神因素

精神因素主要包括焦虑、抑郁及创伤后应激障碍，这些因素可提高ICU后综合征发生率。同时，ICU后综合征也会加重这些临床表现。二者相互作用，导致进一步恶化。

（3）躯体因素

躯体因素主要包括疾病本身及其导致的脑功能障碍，以及药物和其他治疗导致的躯体影响，表现为自身功能性障碍及机体抵抗力下降。躯体因素往往与前2种因素同时或相继存在。

2. ICU后综合征的临床表现

ICU后综合征主要表现为儿童在患病后，新发某种症状或原有症状加重，并且持续数月甚至数年，影响儿童疾病康复。同发病危险因素类似，ICU后综合征临床表现主要包括认知、精神以及躯体三方面。

（1）认知障碍

认知障碍主要包括儿童注意力及专注力下降、记忆力受损、理解能力下降等。其中，记忆力下降是最突出的表现。不同儿童认知障碍的严重程度差异极大，轻者不会影响日常生活，仅在医学检查时发现异常，而重者则完全无法正常生活。

（2）精神障碍

相较于认知障碍，精神方面的表现更为多样且严重。ICU后综合征的精神障碍通常具有致失能性，会影响儿童的生活质量及康复效果。最常见的精神障碍包括焦虑、抑郁和创伤后应激障碍。焦虑症状表现为过度担忧、易激惹或过度疲劳；抑郁症状表现为儿童反应性降低，如兴趣下降、食欲下降、失眠等；创伤后应激障碍表现为儿童过度焦虑、过度警觉、对于相关刺激事件的过度情绪或过度行为反应。除此之外，精神障碍儿童自杀和自伤的风险也会增加，这可能与儿童焦虑、抑郁症状的加重有关。

（3）躯体障碍

最常见的躯体障碍为ICU获得性肌无力。轻者可表现为活动耐力下降、四肢活动性降低以及跌倒频率增加等，影响日常生活；重者可出现全身肌力下降导致消化功能降低、呼吸衰竭、神经肌肉阻滞等，威胁儿童生命。

罹患危重症疾病，对儿童来说是严重的打击，机体在应激状态下会产生无法控制的不利影响，加上ICU陌生的环境、对治疗的恐惧，以及离开父母的焦虑，危重症儿童的身心健康会受到极大的影响。ICU后综合征会对儿童在入住ICU期间及出院后的身心发展造成巨大影响。因此，ICU的医疗救治工作，绝不仅仅是治病救人，更应该关注儿童心理健康，减轻不良情绪，让他们从ICU出院后能够拥有更加健康的身心发展。

二、儿童医疗辅导在危重症儿童中的应用

（一）危重症儿童的心理-社会问题评估

儿童并非简单的成人缩影，其最大的特点是存在成长性。儿童阶段是一个不断发展、不断成熟的过程，每个年龄段儿童的发展都具有其特殊性。大部分儿童对疾病知识和医疗程序一无所知，只关注自身的即时感受，如疼痛、难受等。因此，儿童往往对医务人员及各种治疗操作充满了恐惧。大部分危重症儿童无法正确表达自己的需求，只能以哭闹来表达不适及不良情绪，导致医务人员无法获得准确的信息。

对危重症儿童的心理社会问题评估，目前主要借助一些量表来完成。评估量表主要包括以下两大类。

1. 认知评估

常用量表包括改良简易智力状态检查量表（mini-mental state examination，MMSE）、蒙特利尔认知评估量表（montreal cognitive assessment，MoCA）以及简易

智力状态评估量表（Mini-Cog）。评估重症儿童认知时，首选MoCA，因为其能更好地评估危重症儿童认知损害可能造成的远期影响。

2. 精神评估

精神评估的目的是筛选出有抑郁、焦虑或创伤后应激障碍的儿童。对焦虑、抑郁的评估，目前，常用医院焦虑抑郁量表（hospital anxiety and depression scale，HADS）或Beck抑郁量表和Beck焦虑量表；对创伤后应激障碍的评估常用事件影响量表修订版（impact of events scale-revised，IES-R）及评估6个条目的事件影响量表-6（impact of event scale-6，IES-6）。需要强调的是，精神评估具有很强的专业性，因此，若量表筛查出疑似高风险儿童，有条件的情况下，建议进行专业的精神卫生筛查。

（二）危重症儿童的疾病应对策略

针对ICU后综合征发生的三大高危因素，可以采用早期躯体活动干预、早期行为认知干预、早期心理支持干预等应对策略。

1. 早期躯体活动干预

由于疾病的影响，ICU儿童大部分躯体功能锻炼只能在病床上进行。锻炼的形式包括床上各关节的被动运动、主动运动和床边活动等。早期躯体活动锻炼不仅能识别ICU后综合征的发生并早期干预，而且能促进肌肉、血管和神经等修复，从而真正改善ICU儿童的肢体功能。

2. 早期行为认知干预

相较于早期躯体活动干预，早期行为认知干预的方式更多，可操作性更强，在ICU治疗的任何时期都可以开展。即便ICU儿童处于昏迷或镇静镇痛状态，仍能采用音乐、言语、触摸、声光等方式刺激，以达到干预效果。良好的早期行为认知干预可有效地提高重症儿童的专注能力、理解能力和语言能力等。

3. 早期心理支持干预

面对陌生环境及各种侵入性操作，ICU儿童往往经历着巨大的精神压力和分离焦虑。早期心理支持干预可通过评估儿童心理状态、采取有针对性的护理措施、缓解不良心理情绪等方式方法，从而预防ICU后综合征。通常的干预措施包括模拟日常生活环境、降低ICU灯光及噪声、减少有创操作等。这些干预措施都是为了减少儿童的焦虑、抑郁情绪，达到干预效果。除此之外，还可以采用ICU日记的形式，利用图片、文字和照片等形式，记录儿童的病情变化，帮助儿童了解自身疾病，表达不良情绪，缓解儿童及其父母的焦虑、抑郁等情绪。

（三）危重症儿童的游戏开展策略

喜欢玩游戏是儿童的天性。危重症儿童作为住院儿童中病情最严重的人群，其不良情绪更为严重。通过游戏的形式，帮助危重症儿童减轻不良情绪，能改善儿童的短期治疗效果及长期治疗结局，缓解不良情绪，提高医疗救治效果。

1. 危重症儿童的游戏中可开展的类型

根据游戏治疗的目的，危重症儿童可以开展的游戏可分为以下三大类：①治疗性游戏，可以协助儿童表达不良情绪，纠正认知偏差；②发育性和医疗性游戏，可以帮助儿童分散注意力，缓解医疗相关疼痛，帮助儿童了解医疗程序，减轻对医疗过程的恐惧；③娱乐性游戏，可以丰富儿童的住院生活，减少其住院时的孤独感。

2. 危重症儿童的游戏形式

（1）音乐治疗

舒缓的音乐有助于身心愉悦。将这一点用在儿童重症监护室内，能够帮助儿童缓解疼痛，促进机体恢复，加速康复。音乐治疗中使用的音乐有很多种：①低频音乐的声波振动可使人放松，而高频音乐的声波振动可使人紧张度增高；②节奏感强、音量大的音乐可引发人的攻击性，而节奏舒缓、音量适中或弱的音乐可使人镇静和放松；③30～120 Hz正弦波音乐的声波能达到心身放松治疗的目的。对采取机械通气的儿童，将音乐播放器放置于距其耳朵5 cm处，每天3次，每次持续1 h，播放儿童喜欢的音乐，能提高儿童的舒适度。但需要注意，长时间高分贝的音乐治疗反而会导致环境嘈杂，对儿童的治疗造成不利影响。音乐治疗建议音量＜60 dB，单次治疗时间不得超过30 min。

（2）绘本阅读

绘本能够通过文字和图画表达故事，激发儿童兴趣。提供表达特定治疗情感和主题的绘本，能够潜移默化地影响儿童，帮助儿童了解医疗程序，提供榜样力量，缓解其恐惧，建立和谐的医患关系。即使是无法互动的重症儿童，儿童医疗辅导专业人员通过讲解绘本的方式，也能帮助其体会到较好的治疗体验。

（3）儿童重症监护室日记

ICU日记又称患者日记，是指通过记日记的方式，记录患者住院期间发生的重要事件及个人情感变化。自1984年ICU日记的概念在丹麦被提出后，这一治疗方式已在多个国家开展实施。儿童重症监护室日记能降低ICU儿童不良心理疾病的发生率，同时，能预防ICU后综合征，为医患沟通提供新途径，也是填补儿童记忆空白的重要工具。日记内容包括入院和住院期间的经历，以及叙述日常活动等。记录者可以是儿童医疗辅导专业人员，也可以是儿童本人、家长或志愿者等。

（4）小丑表演

小丑表演者由经过专业培训后的儿童医疗辅导专业人员扮演，将医疗知识、同情心、表演能力相结合，为不同的儿童提供适宜的表演。表演内容包括魔术、杂技、游戏和舞蹈等，将表演与医疗元素结合到一起。通过为儿童及其家长提供小丑表演的游戏治疗，能显著降低儿童的疼痛感及焦虑水平。需要注意的是，小丑表演具有局限性，若儿童病情严重，随时存在生命危险，小丑表演则不太适宜，因为此方式得不到儿童的注意，且儿童也无法与表演者发生互动。

（四）危重症儿童的家庭支持策略

儿童病情危重是家庭的重大事件，在平复家属情绪的同时，让家庭成员快速了解疾病及医疗程序，参与危重症儿童的救治工作，能够达到有效治疗和降低医患纠纷的目的。具体的危重症儿童家庭支持策略如下。

1. 医疗教育

根据教育目的、对象、环境、内容和具备条件的不同，采用1种或多种形式与方法同时进行，包括口头教育、纸质材料、视频材料、VR体验、游戏和实地游览等方式。

（1）疾病相关知识

大部分儿童及其家庭成员对危重症并不了解，部分人缺乏紧张感，会觉得病情并不危重，没必要入住ICU；而部分人又会过度担心，认为入住ICU就等于已经接近宣告死亡。这些错误的认知都会影响医患沟通。因此，儿童医疗辅导专业人员需要为他们重点介绍疾病及诊疗护理相关知识，及时告知其儿童的病情进展情况和在ICU内可能会遇到的各种事件，让儿童及其家属充分了解相关知识，减少因无知、担心等导致的不良情绪和医患矛盾发生的可能。

（2）ICU工作流程

对于没有入住过ICU的儿童及其家属来说，ICU是极其神秘的，他们对于ICU内到底会发生什么、什么时候在干什么事情都不了解。儿童医疗辅导专业人员需要做好相关解释工作，内容应当包括但不限于详细的医疗护理工作流程，如一天内各个时间段的工作内容，让儿童及ICU外的家属能够了解，消除他们的顾虑。

2. 开展探视

ICU通常无家长陪护，且有严格的隔离、探视制度。这种封闭式管理有悖于儿童及其家长的心理需求。一方面，当儿童病情危重入住ICU后，儿童的家长焦急万分，面对陌生的ICU环境，家长想陪伴儿童渡过困难的心情属于人之常情；另一方面，内心脆弱、恐惧、无助的儿童对亲情存在强烈需求，他们渴望依赖父母，渴望亲情的支持、语言的安慰和积极的鼓励。因此，应根据实际情况，开展探视，为儿童及其家庭成员带来心理慰藉。

3. 建立沟通桥梁

儿童医疗辅导专业人员要充当家庭支持的角色，为危重症儿童带来心理安慰和情绪依赖，了解儿童日常生活习惯及需求，同家长沟通，共同处理儿童的不良情绪，帮助他们度过ICU的情绪困难期。这也是家庭支持策略的重要组成部分。

三、儿童医疗辅导在危重症儿童中的应用展望

危重症儿童病情特殊，更容易产生恐惧、焦虑、抑郁等不良情绪，而这些情绪在影响其救治效果的同时，还会影响ICU儿童出院后的生活质量，导致长期的躯体、认知和（或）精神障碍。儿童医疗辅导在ICU中开展有一定的困难，但对儿童的健康有十分重要的意义。目前，国内儿童医疗辅导还处于探索阶段，很多方面都还需要不断学习和规范，未来发展还存在较多亟待解决的问题。

1. 医护人员亟须转变观念

ICU中的工作是为了挽救生命，但挽救生命的方式不只有治疗。由于临床工作繁忙，医护人员常常忽视儿童及其家长的情感需求与情绪体验。因此，整个医疗群体须逐渐转变观念，提高对危重症儿童心理健康的重视程度，关注其不良情绪。

2. 缺乏儿童医疗辅导专业人员

提高儿童医疗辅导水平首先要提高专业人员能力。目前的儿童医疗辅导专业人员大多是临床医务人员，理论基础薄弱，缺乏专业的医疗辅导能力。以游戏治疗为例，不同于传统游戏，游戏治疗的实施者应当具备专业的医学背景和儿童医疗辅导相关知识，以保证"游戏"与"治疗"能有机整合，发挥作用，故理想的游戏实施者应当经过专业培训并取得从业资格。目前，国内相关专业人员较少，培养专业的游戏治疗实施者，需要政府、教育与医疗机构及相关从业人员的共同努力。

3. 缺乏规范的儿童医疗辅导方案

危重症儿童医疗辅导方案的制订一定要以科学的理论为依据。但由于儿童生长发育的特点，若要做到个体化的儿童医疗辅导设计需要充分考虑儿童的年龄、性别、发育情况、教育程度等许多方面，这大大提高了操作难度。根据皮亚杰认知发展理论，0—2岁儿童处于感觉运动期，认知、语言等发展均不成熟，这一阶段的医疗辅导方案应做好感知觉的刺激；而3—6岁儿童处于前运算时期，自我意识及好奇心更强，这一阶段的医疗辅导方案则应注重引导儿童对事物的探索。综上，要想设计规范化的儿童医疗辅导方案，需要充分考虑多种因素，制订个性化的方案。

随着社会的不断进步和医疗技术水平的持续提升，在危重症儿童的死亡率不断下降的同时，危重症儿童出院后的康复也迎来了新的挑战。在常规重症救治的基础上，增加儿童医疗辅导内容，开展危重症儿童医疗辅导，对于缓解ICU儿童的焦虑、恐惧等情绪，降低ICU后综合征的发生率都具有很好的治疗意义和时代意义。

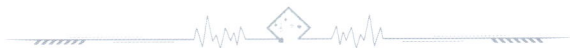

第三节　癌症儿童的医疗辅导

罹患癌症，对儿童及其家庭来说是对身体、经济、心理和社会各个层面的巨大冲击和挑战。与成人相比，癌症在儿童身上呈现出独有的特征和影响，使其治疗和辅导过程变得更为复杂和敏感。本节内容将深入探讨癌症儿童的特征及儿童医疗辅导在癌症儿童治疗中的应用，对理解儿童癌症的整体情况和提供有针对性的医疗辅导至关重要。癌症治疗对儿童来说是一个漫长而痛苦的过程，他们需要面对医疗操作、化疗、放疗和其他治疗手段带来的身体和心理上的挑战。医疗辅导在这一过程中扮演着至关重要的角色，它不仅能帮助儿童应对身体上的痛苦，而且能提供专业的疾病和医疗程序教育、疾病应对策略、游戏治疗策略和家庭支持策略，帮助他们建立积极的心态和应对策略。同时，也能帮助医护人员和家庭成员更好地支持和照护癌症儿童。

一、癌症儿童

（一）癌症的定义

癌症是一种严重的疾病，指癌细胞在人体内不受控制地增殖和扩散。通常，正常细胞在人体内按照一定的规律生长、分裂和死亡，维持身体的正常功能。而癌症发生时，某些细胞发生基因突变或其他异常变化，失去了正常的生长控制机制。

（二）癌症儿童的特征

癌症儿童具有一些独有的特征，与成人癌症患者有所不同。其表现如下。

1. 年龄分布

癌症在儿童中相对较罕见，但在某些年龄段相对较常见。儿童癌症常发生在1—14岁的儿童中，其中，以2—6岁的幼儿阶段为高发年龄段。

2. 癌症类型

儿童中最常见的癌症类型是白血病，尤其是急性淋巴细胞白血病（acute lymphoblastic leukemia，ALL）。其他常见的癌症类型包括脑肿瘤、神经母细胞瘤、骨肉瘤和肾母细胞瘤等。

3. 生长和发育

癌症会对儿童的正常生长和发育造成负面影响。一些患病儿童可能会经历体重下降、生长延迟或性早熟等问题。

4. 症状表现

儿童癌症的症状表现可能与成人不同。他们可能会表现出体力下降、疲劳、食欲减退、发热、贫血、淋巴结肿大、头痛、呕吐或癫痫发作等症状。

5. 心理和情绪问题

癌症的诊断和治疗将对儿童的心理和情绪产生深远影响。他们可能会经历焦虑、恐惧、抑郁、社交隔离、学校缺席，以及对身体变化的困惑和反感自我形象的问题。

6. 家庭和社交支持

儿童癌症患者通常依赖家庭和社交支持来应对治疗过程中的挑战。家庭成员和朋友的理解、支持和参与对他们的康复至关重要。

7. 长期影响和后遗症

儿童癌症幸存者可能在治疗后会面临一些长期影响和后遗症，如身体发育问题、学习和认知困难、心脏和肺功能损害与终身性健康风险等。

（三）癌症对儿童身心发展的影响

癌症的诊断和治疗过程会对儿童的生活造成重大的影响和带来巨大的挑战。

1. 对身体发育的影响

癌症治疗过程中使用的放射疗法和化学疗法等治疗方法可能对儿童的生长和发育产生负面影响，如可能导致儿童身高发育延迟、骨骼发育和性成熟延迟等。

2. 对学业和认知的影响

癌症住院治疗会导致儿童的学业延误。同时，治疗过程中使用的药物和治疗方法可能对儿童的认知能力产生影响，如使儿童记忆力减退、注意力下降和出现学习障碍等。

3. 对心理和情绪的影响

癌症的诊断和治疗对儿童的心理和情绪会产生深远的影响。他们可能会经历恐惧、焦虑、抑郁、愤怒和自卑等情绪困扰。同时，他们也将面临身体形象改变和社交隔离等心理挑战。

4. 对社交互动的影响

癌症治疗可能会导致儿童在社交互动方面出现困难。他们可能由于治疗原因而无法参与日常活动和社交场合，与同龄人的互动受到限制，导致他们感到孤立和缺乏支持。

5. 对自我认同和身份认同的影响

儿童癌症患者可能在治疗过程中面临对身份和自我认同的挑战。他们可能对自己的身体变化感到困惑和不满，从而影响他们的自尊和自信。

6. 对康复和后续护理的影响

儿童癌症幸存者在治疗后，可能需要长期的康复和后续护理。这包括身体康复、心理支持、教育补救和监测等终身性的健康问题。这些挑战可能会对儿童的身心发展产生长期的影响。

二、儿童医疗辅导在癌症儿童的应用

（一）癌症儿童的心理和社会问题评估

癌症儿童不仅面临身体上的痛苦和治疗的不良反应，而且面临着心理问题和社会问题。心理和社会问题评估是评估儿童在心理和社会方面的困难和需求的过程，旨在为儿童提供相关的支持和干预。

进行心理和社会问题评估时，须明确目的和范围，以便确定评估的重点和相关的问题领域，包括儿童的情绪状态、心理健康、家庭关系、学校适应性、社交支持等。可以使用各种评估工具，如面谈、问卷调查和观察等，收集多个来源的信息，包括儿童、父母、老师和医疗团队的观察和意见。

评估儿童的情绪状态，包括焦虑、抑郁、愤怒等，可以使用一些标准化的心理测量工具，如儿童抑郁量表、儿童焦虑量表等来评估儿童的心理健康状况。

评估儿童对癌症诊断和治疗的应对和适应能力，可通过观察儿童的行为和情绪反应，以及与儿童及其家长面谈来进行。评估家庭关系对儿童心理-社会健康的影响，了解家庭的支持系统、沟通方式和解决问题的能力，以及家庭成员之间的关系。评估儿童在学校的适应性和社交支持情况，了解儿童在学校的表现、朋友关系及与老师和同学的互动情况。

将从不同来源收集的信息进行整合和分析，形成综合评估结果，包括儿童的心理-社会问题、问题的严重程度和优先级，为制订个性化的干预计划提供依据。

（二）癌症儿童的疾病和医疗程序教育

儿童医疗辅导专业人员在帮助癌症儿童适应治疗过程中，发挥着至关重要的作用。癌症治疗通常是一项长期的过程，不仅会对儿童的身体健康造成影响，而且会为儿童的心理和情感带来许多挑战。在这种背景下，儿童医疗辅导专业人员致力于为儿童和其家庭提供相关的疾病和医疗程序教育，帮助他们更好地理解和适应治疗过程。

1. 疾病诊断教育

儿童医疗辅导专业人员在儿童被诊断为癌症时，可以通过儿童友好的方式，向儿童及其家庭成员解释癌症的概念、类型和检测方法。为了让儿童能更好地理解癌症的信息，儿童医疗辅导专业人员可使用图画、玩具和其他交互工具，使其对病情有一个直观的认识，同时，告诉他治疗方案和可能面临的各种治疗措施；解释癌症是一种疾病，它在身体的某个部位产生异常细胞增长，这些细胞会形成肿瘤；强调癌症不是儿童的错，也不是他们父母的错；使用简单、明确的语言来解释癌症发病的原因，如基因突变、环境因素等。

2. 告知治疗和检查过程

儿童医疗辅导专业人员会解释医生可能会使用哪些检查来确定癌症的存在，如血液检测、X线摄片检查、核磁共振检查等。强调这些检查是为了确诊和了解癌症的类型和扩散程度。鼓励儿童提问，并回答他们关于检查过程的疑虑。告知儿童及其家庭成员将会面临的诊断检查和治疗过程，如放疗、化疗、手术等。强调每种治疗方式的目的和可能的不良反应，如恶心、头发脱落等。引导儿童了解治疗期间可能需要住院、手术过程、药物和器械使用等相关信息，还可以向儿童提供这些治疗过程的实际操作体验，以帮助他们更好地理解治疗过程所需要面对的挑战。例如，由于癌症的治疗过程包含高频率的化疗，癌症儿童常需要反复使用植入式静脉输液港，以减少穿刺血管的次数，保护血管并降低药物外渗的概率。这个过程往往是癌症儿童较为恐惧和抗拒的，也是儿童医疗辅导专业人员在工作中的重点。（视频6-3-1）

视频6-3-1

儿童医疗辅导专业人员可采用玩具医疗设备、干预故事、角色扮演游戏等方法，让儿童更好地了解医疗程序，减少疼痛和焦虑。同时，可在医疗程序前后进行游戏教育，以促进儿童的情感表达和沟通能力。

3. 提供病情和治疗信息

儿童医疗辅导专业人员在治疗期间还需要持续向儿童及其家庭成员提供与癌症治疗相关的信息。这些信息包括癌症的进展和预后，药物和其他治疗的不良反应，以及任何可能影响儿童日常生活的问题和解决方案。儿童医疗辅导专业人员需要向儿童及其家庭成员解释可能出现的身体变化，例如头发脱落、体重变化、皮肤变化等，以及这些变化是暂时的还是永久的；提供合适的资源和建议，如帽子、假发、头巾等，帮助儿童处理头发脱落的问题；引导儿童接受自己的身体变化，并提供积极的身体形象的支持；解释可能出现的不良反应，如恶心、疲劳、免疫系统受损等；提供应对不良反应的建议，如饮食调整、休息、保持良好的个人卫生等。儿童医疗辅导专业人员需要与医疗团队合作，确保儿童得到适当的药物和支持，以减轻不良反应的不适感；提供儿童友好的教育材料，如书籍、绘本、图画等，使他们更好地理解癌症治疗过程；提供适当的支持和安慰，如允许家长在治疗过程中陪伴儿童等。

4. 传授疼痛管理技巧

治疗过程中，儿童会感到疼痛和不适。儿童医疗辅导专业人员应根据儿童的个性化需求，使用音乐、儿童故事或游戏等干预措施来缓解其疼痛和焦虑。此外，还可在治疗时教授儿童放松技巧，如深呼吸、渐进性肌肉松弛、冥想或意象引导等，有助于缓解儿童的疼痛感受。同时，解释使用药物或其他治疗方法来缓解疼痛和不适的重要性，并强调医疗团队的角色和支持。

（三）癌症儿童的疾病应对策略

癌症儿童面对严重疾病的挑战时，需要有效的疾病应对策略来帮助他们面对身体和心理上的困难。

提供恰当的教育和信息，帮助儿童了解他们所面临的疾病、治疗过程和预期结果，有助于减少儿童对未知事物的恐惧和焦虑，并使他们能够积极参与治疗。

教授儿童积极应对技巧，如深呼吸、放松训练和正向思考等。这些技巧有助于减轻儿童焦虑和压力，提高调节情绪的能力。

鼓励儿童表达他们的情感和感受，倾听他们的需求和担忧，为他们提供安全和支持的环境，以便他们与家人、朋友或医护人员分享自己的感受，并获得必要的支持和理解。尽可能保持正常的日常活动和社交生活，如参加游戏室活动、与朋友玩耍等。这有助于减少疾病引起的孤立感和抑郁情绪。

提供机会让儿童与其他癌症儿童或支持小组互动。这样的交流可以让他们感到理解和支持，彼此进行经验分享和互助。提供家庭支持和情感支持，确保儿童有一个稳定、温暖的家庭环境。家庭成员可以一起制定规划和目标，共同应对疾病的挑战。

癌症儿童可能需要专业的心理治疗来处理情绪困扰、应对疾病带来的变化，以及解决与疾病相关的心理问题。心理治疗可以提供个体或家庭的支持，以促进儿童心理健康和应对能力的发展。

确保医疗团队、心理健康专业人士和家庭密切合作，共同制定个性化的疾病应对策略。医疗团队可以提供专业的指导和建议，确保儿童获得最佳的医疗和心理支持。

除了心理支持，儿童医疗辅导专业人员还需要关注癌症儿童的身体健康。鼓励他们积极参与治疗计划，遵循医生的建议，定期接受体检和检查，并采用健康的生活方式，如良好的饮食习惯、适当的休息和锻炼等。

帮助儿童建立希望和目标，以增强他们的意志力和动力。这可以是一个小目标，如完成一项特定的任务或参加一个感兴趣的活动，也可以是长期目标，如康复或实现自己的梦想。

尽可能使癌症儿童的家庭生活接近正常。鼓励他们参与家庭活动，维持常规的日常生活，让他们感受到家庭的温暖和支持，有助于减轻他们的焦虑和紧张情绪。

提供信息和指导，使癌症儿童和家庭能够获得适当的心理社会支持。这包括心理健康专业人士、癌症支持组织、医务社工等，他们可以提供专业的咨询、支持和指导。

每个癌症儿童的情况都是独特的，因此疾病应对策略需要根据儿童的个体需求进行个性化的制定。关键是提供全面的支持，包括身体、心理和社会层面，以帮助他们应对疾病的挑战，保持积极的心态，并尽可能恢复和提高生活质量。

（四）癌症儿童的游戏开展策略

当癌症儿童需要进行长期治疗时，游戏是一种非常有效的方式，可以缓解他们的疾病负担，分散他们的注意力，并增强儿童的自信和自尊心。儿童医疗辅导游戏是一种非常有用的方式，可以在儿童治疗过程中发挥重要作用。应用儿童医疗辅导游戏可以帮助儿童更好地理解治疗过程，缓解不良情绪，增强自我调节能力和自我价值感。同时，也可以帮助家庭成员更好地支持和陪伴儿童，加强亲子关系，提高家庭的治疗参与度。在每一个治疗阶段，合理运用儿童医疗辅导游戏可以帮助儿童和家庭成员更好地适应和应对治疗，提高治疗效果和儿童及其家庭的满意度。

癌症儿童治疗的不同阶段可采用的游戏治疗方法如下。

阶段一：评估儿童对疾病的认识程度

在儿童第一次接受治疗时，可以使用与癌症有关的游戏来评估其对癌症的了解程度。例如，可以使用拼图游戏，让儿童将有关癌症的信息片段组合成完整的图像，并根据图像的描述回答问题。通过这种方式，可以评估儿童对癌症的了解程度，帮助儿童更全面地了解癌症，并帮助他们缓解不必要的恐惧和焦虑感。再如，可以使用包含问题和图片的游戏板，让儿童按照自己的理解回答问题，了解儿童对于治疗的看法和期望。这样也可以帮助儿童更好地理解治疗的过程，缓解焦虑和恐惧情绪。

阶段二：治疗过程中的知识学习和情感支持

在治疗期间，可以应用一些与癌症相关的游戏来帮助儿童学习。例如，可以应用类似卡牌的游戏，让儿童通过答题来了解癌症的治疗过程。可以应用一些图卡，如病理图像、影像学图像和患者情况描述等素材进行模拟，让儿童通过游戏学习如何选择和组合治疗方案。这可以提高儿童的批判性思维和自主决策能力，并帮助他们更好地理解治疗进程和治疗目标。同时，游戏应该着重强调癌症的预防和早期检测，帮助儿童及其家庭成员建立正确的癌症预防意识，养成健康的生活习惯。在治疗过程中，儿童可能会产生孤独、紧张、害怕等不良情绪。这时可以与他们玩一些与治疗相关的游戏，帮助他们缓解情绪。例如，可以应用拼图游戏来帮助儿童掌握自我调节技能；还可以应用感觉游戏来帮助他们辨别和表达自己的情绪，让他们感到被理解和支持。

儿童治疗中一个重要的积极因素就是家庭成员的参与。在治疗过程中，可以应用一些家庭游戏来帮助家庭成员陪伴和支持儿童。例如，可以应用角色扮演游戏来帮助家庭成员更好地理解儿童的需求，并互相交流和支持，加强亲子关系。同时，可以应用对儿童友好的材料（如画板、涂色书和玩具等）让家庭成员与儿童互动，共同参与治疗。

阶段三：治疗结束后的知识巩固和情感支持

在治疗结束前，可以应用一些游戏来对治疗过程进行总结和回顾。例如，可以应用回忆碎片拼图游戏来帮助儿童回顾治疗过程中的重要时刻和体验。这样可以增强儿童的自我价值感和成就感，同时，也可以让儿童及其家庭成员感受治疗的成果和积极影响。在治疗结束后，帮助儿童再次进行回顾和总结。可以通过迷你剧或故事等方式，让儿童及其家庭成员重新回顾治疗过程中的重要时刻和治疗经验，强调癌症对儿童及其家庭的影响，以及预后和生活质量的影响。可以应用一些情景模拟游戏来帮助儿童及其家庭成员回忆治疗过程，帮助其理解每个决策的意义和影响，并且强化自主意识和责任感。

最后，在治疗过程中，游戏应与其他治疗手段相辅相成。在整个治疗计划中，儿童及其家庭成员应该与医生和治疗团队密切合作，建立有效沟通，达成共识，以便达到更好的治疗效果和心理支持效果。需要注意的是，在儿童的治疗过程中，应当尊重儿童及其家庭成员的意愿和看法，不应强制进行游戏，应鼓励他们参与。同时，在选择游戏时，还应该考虑儿童的年龄、发展水平和文化背景，选择适合儿童的游戏内容，以达到更好的治疗效果。

以下是一些适合癌症儿童参与的游戏活动。

1. 积木游戏

积木游戏可以帮助儿童发展手眼协调能力，并掌握颜色、形状和大小等概念。积木游戏也可以用来模拟医疗设备和医疗过程，让儿童更容易理解自己正在面对的医学治疗。

2. 卡车运输游戏

这是一款流程游戏，适用于年龄较大的癌症儿童。游戏中，儿童将进入搬家卡车，并按照顺序将家庭物品放入车中。最终，将家庭物品安全送到目的地。这个游戏可以帮助儿童学会管理任务，并感到自己处于控制之中。

3. 瓢虫捕捉游戏

这是一个有趣的情绪舒缓游戏，儿童可以通过捕捉瓢虫从压力和恐惧中解脱出来。游戏中，儿童在散步时寻找隐藏在草丛和花朵上的瓢虫，并用小罐子捕捉它们。这个游戏可以使儿童通过户外活动来放松情绪，缓解焦虑和疼痛。

4. 阅读及角色扮演游戏

儿童喜欢听故事、扮演动物或其他角色。通过阅读故事和角色扮演游戏，可以提高儿童的阅读能力和语言能力。同时，也可以帮助儿童处理情绪问题。例如，儿童可以先阅读绘本故事，然后再扮演动物或其他角色来解释癌症治疗过程，并处理自己的情感需求。这个游戏可以帮助儿童建立自信心，并将治疗过程中的压力降到最低。

5. 分散注意力游戏

癌症治疗可能会对儿童的身体和情绪造成极大影响，导致他们的注意力集中到痛苦和不适的感受上。因此，分散注意力游戏尤为重要。这些游戏包括拼图、游戏牌、迷宫和寻宝游戏等，可以帮助儿童转移注意力，增加自信心。也可以利用3D模型技术、电视节目和电影等，让儿童分心，以减轻他们的焦虑、疼痛和不适感。

6. 艺术游戏

艺术游戏是一类可以让儿童进行有意义创作的游戏，在癌症治疗过程中起着非常重要的作用。这类儿童医疗辅导工具包括绘画、描绘、涂色，以及塑造各种艺术模型等艺术创作活动。这可以帮助儿童探索自己的情感，并找到他们想要表达的方式。艺术游戏也可以改善儿童的视觉和感官知觉，促进他们的身心健康。

7. 体育游戏

运动有利于健康，儿童在癌症治疗过程中也需要运动，但不要过度运动，以免损伤身体。可以进行轻松的体育运动，如欢快的舞蹈和桌球、保龄球等。体育游戏有助于增加儿童的运动能力，改善肌肉力量和平衡感，促进血液循环和消化。

8. 儿童健康应用程序

儿童健康应用程序可以帮助儿童管理他们的健康，并在需要的时候咨询专业人员。这些应用程序还可以让家长更好地了解儿童的病情和治疗过程，更好地支持儿童。

9. 医疗熟悉性游戏

这些游戏通过利用医疗用品做手工、模拟医疗过程，帮助患儿更好地认识和熟悉医疗用品以及即将进行的医疗程序，减少他们对医疗用品和医疗程序的恐惧和焦虑，可以让儿童感到有更多的控制权。在骨髓穿刺、腰椎穿刺、输液港输液、经外周静脉穿刺的中心静脉导管（PICC）留置等医疗程序之前，儿童医疗辅导专业人员以提供医疗程序信息和应对技巧为目的，用患儿能理解的语言和喜欢的游戏方式如角色扮演让其熟悉医疗程序，并提供演练应对策略的机会。

总之，儿童医疗辅导游戏是一个有效的治疗手段，可以帮助儿童及其家庭成员了解癌症的相关知识，通过互动和参与学习，提高他们的自主性和责任心，进而提升治疗效果，使儿童获得足够的心理支持。需要注意的是，不同儿童的治疗需求和情感障碍不同，因此，在使用儿童医疗辅导游戏时，需要根据儿童的实际情况进行个性化的设计和选择。此外，也需要关注游戏的安全性和适宜度，确保游戏不会为儿童及其家庭成员带来负面影响。综上所述，儿童医疗辅导游戏是一个非常有益的治疗辅助工具，在医疗保健机构、学校和社区等场合可以广泛应用，并为儿童及其家庭成员带来更好的情感和心理支持。

（五）癌症儿童的家庭支持策略

在癌症儿童应对疾病的过程中，家庭支持起着至关重要的作用。以下是一些癌症儿童家庭支持策略，可以帮助癌症儿童及其家庭成员应对疾病。

家庭成员应表达对癌症儿童的爱和支持，鼓励他们表达自己的情感和感受。提供一个开放的环境，让儿童及其家庭成员可以坦诚地交流，分享彼此的担忧、希望和困难。

确保家庭成员了解癌症儿童的病情、治疗过程和预期结果。提供详细的信息和教育资源，使家庭成员能够更好地理解疾病，并为儿童提供必要的支持和照护。鼓励家庭成员参与决策，特别是涉及治疗选项和护理计划的决策。确保儿童及其家庭成员的意见被充分听取，并与医疗团队共同制订治疗计划，以达到最佳的治疗效果。

癌症治疗过程中，存在着很大的不确定性和变化。在家庭中创造一个稳定、规律和安全的环境，为儿童提供安全感和支持，保持日常生活的常规，包括饮食、睡眠和活动安排，有助于帮助儿童建立正常的生活节奏。

家庭成员需要关注自己的身心健康，并采取措施来照护自己。这可能包括寻求支持、参加支持小组、与其他家庭成员分享感受，或寻求专业的心理咨询。

与其他癌症儿童的家庭联系起来，建立一个支持网络。参加癌症支持组织、加入在线社区或参加社交活动，让家庭成员能够互相支持、交流经验，并获得他人的理解和支持。

癌症治疗过程中，存在各种变化和挑战。家庭成员需要保持灵活，并适应变化，包括调整家庭日程安排、应对意外事件、处理治疗不良反应等。家庭成员之间的沟通和合作非常重要，有利于共同应对和适应这些变化。

对患有癌症的儿童及其父母来说，恢复力在对抗痛苦和增强心理健康方面的重要性已得到广泛认可。提高儿童及其父母的适应能力的干预措施可以促进他们适应癌症诊断，并使他们能够克服逆境，有助于全面改善他们的心理健康和生活质量。对于医疗保健专业人员来说，注重培养适应能力是一个重要且有前途的解决方法。当父母第一次了解到儿童的心理问题时，应该在早期阶段就加强儿童和其父母的适应能力培养。基于证据的心理干预与有针对性的弹性模型，应该由医疗保健专业人员实施，增强父母的适应能力，帮助父母在癌症诊断后管理儿童的健康状况，更好地应对逆境，改善心理健康状况。

为癌症儿童及其家庭成员提供机会，参与愉快的家庭活动和娱乐活动。可以是一起做手工艺品、看电影、玩游戏或参加户外活动等。这些活动可以促进家庭成员之间的联系和互动，并帮助他们缓解压力和放松身心。

定期与医疗团队进行沟通和检查，了解儿童的治疗进展和需要做出的调整。确保家庭成员知道他们可以随时与医疗团队联系，解除自己的疑惑和寻求支持。

癌症儿童及其家庭需要长期的支持。在治疗结束后，他们可能仍然需要心理和社会支持来应对长期的影响和后续难题。心理健康专业人士、医务社工、癌症支持组织等，应为他们提供持续的支持和资源，帮助他们适应并恢复正常生活。

三、儿童医疗辅导在癌症儿童中的应用展望

儿童医疗辅导在癌症儿童中的应用非常广泛，可通过提供情绪支持、疼痛管理、学校和社交适应支持、家庭支持与沟通、康复及生活质量提高等方面的服务，帮助癌症儿童更好地应对疾病，促进他们的心理健康和提升生活质量。未来的研究和实践将进一步推动儿童医疗辅导的发展，以更好地满足癌症儿童及其家庭的需求。

儿童医疗辅导专业人员可以在癌症治疗结束后继续为儿童提供支持，帮助他们应对康复阶段的挑战，包括身体恢复、心理适应和日常生活的重新建立。儿童医疗辅导专业人员还可以提供心理支持和技能培训，帮助儿童提高生活质量，并促进他们的全面发展和参与社会活动的能力。

儿童医疗辅导在癌症儿童中的应用仍处于不断发展和研究阶段。未来的研究可以进一步探索和优化儿童医疗辅导的有效性和治疗效果，探索更加具有个性化和针对性的干预策略，如采用数字化游戏环境对癌症儿童进行心理干预，特别适用于入住ICU而无家长陪护的癌症儿童。此外，还可以研究儿童医疗辅导对癌症儿童的长期影响，以及如何最大限度地提高他们的心理健康水平和生活质量。

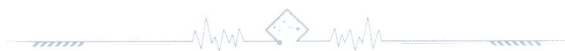

第四节 慢性病儿童的医疗辅导

医学的进步降低了儿童的疾病死亡率，治疗条件的改善使患者的生命能够得到挽救或延长，但随之而来的是慢性病的发病率逐年升高。慢性病反复发作，需要长期治疗，使儿童及其家庭成员要同时面临疾病带来的生理、心理及社会环境的变化，以及各方面的问题。因此，慢性病儿童比正常儿童更加容易出现心理行为问题（如社会退缩、同伴冲突等）和情绪问题（如焦虑、抑郁等）。本节将讲述儿童医疗辅导专业人员如何通过提供适合儿童发展的干预措施来缓解慢性病儿童的恐惧、焦虑和疼痛，改善儿童及其家庭成员的满足感和体验感。

一、慢性病儿童

（一）慢性非传染性疾病的定义

慢性非传染性疾病（non-communicable chronic diseases，NCDs）简称慢性病，通常持续3个月或更长时间，或者需要连续住院1个月以上。它种类繁多，发病隐匿、潜伏期长，通常为多种因素共同致病，疾病之间相互关联。慢性病会造成心、脑、肾等重要脏器的损害，多为终身性疾病。这些疾病不仅会降低儿童的生活质量，还会加重家庭及社会的经济负担。因此，慢性病是重要的公共卫生问题，慢性病的预防和控制十分重要。

对于慢性病儿童，有统计显示，美国儿童慢性病的患病率为10%～30%，2011年至2012年的调查中，23.6%的儿童的父母称，他们的孩子至少患有18种慢性病中的1

种，40.7%的儿童患有1种以上的疾病。在美国，15.1%的儿童有特殊保健需求，23.0%的有子女家庭中，至少有1名儿童有特殊保健需求。在我国，儿童慢性病的患病率也有上升趋势，2008年我国居民慢性疾病患病率按例数计算为199.9‰，0—4岁居民慢性疾病患病率为6.4‰，5—14岁为8.7‰，15—24岁为20.2‰。

（二）慢性病儿童的特征

慢性病影响着全球儿童和青少年，患病率持续增加。儿童流行病学研究显示，3—12岁儿童常见的慢性病有哮喘、慢性肾炎、肾病综合征、糖尿病、甲状腺功能减退、白血病、地中海贫血等。这些疾病的治疗需要长期服药、间断性住院，会影响儿童的学习和正常生活，对饮食、活动也有一定程度的限制。如哮喘儿童需要避免剧烈体育运动、限制接触过敏原；肾病综合征儿童需要低盐、富含优质蛋白饮食，限制集体活动及户外活动；糖尿病儿童饮食上要求低糖，并因需要定时注射胰岛素而使得外出受限。

（三）慢性病对儿童身心发展的影响

慢性病儿童经历着生理、心理、认知、社会等多方面的挑战。漫长的治疗过程不仅会给儿童带来身体上的疼痛，而且会让儿童经历一次又一次的恐惧。长期疾病带来的不良心理影响，在原本生理病痛的基础上，又增加了儿童的心理负担。慢性病作为重要的危机点与压力源，一定程度上影响着儿童的心理健康、应对方式，会导致其出现一些行为问题。不良的心理状态和情绪反应在一定程度上又会影响儿童及其家庭的社会功能，在疾病的康复中产生负性作用。

慢性病儿童在活动、社交等方面的能力均低于正常儿童，并较正常儿童易冲动、渴望冒险，感到焦虑、孤独，不关心他人、感觉迟钝。慢性病还可能导致儿童的一些行为问题，如哮喘儿童的攻击性问题、糖尿病儿童的社交退缩问题。3—12岁的儿童正处于幼儿园、小学阶段，刚开始与社会接触，参加更多的集体活动，如游戏、玩耍、学习知识等，慢性病会使这一阶段的儿童在生活、学习上出现很大的改变。慢性病儿童因为治疗，经常要停课，甚至休学，而平常的普通活动、饮食，也会因病而受到限制。以上种种与众不同，会使儿童出现心理问题。不良情绪的发生率达到10% ~

30%，其中以抑郁情绪最突出。家长的过度关心保护或焦虑，将加重儿童的抑郁。有些儿童会出现社会退缩或攻击行为，有些儿童则会表现出过分依赖家长、幼稚敏感和希望受人照顾，而有些儿童则不愿意与他人多接触，也不愿参加集体活动，逐渐形成孤僻的性格。

疾病对儿童的心理影响是存在的，也是不可避免的。而儿童因疾病引起的恐惧、忧郁、烦躁等，使儿童变得更敏感、免疫力降低，进而导致疾病恶化。儿童心理障碍的出现和情绪的改变，可能使儿童在治疗时出现抵抗、不合作的态度，影响治疗的顺利进行。心理障碍和躯体疾病相互影响，恶性循环，不利于儿童的康复。

此外，儿童慢性病会给家庭带来额外的压力，当儿童被诊断患有慢性病时，可能扰乱整个家庭。儿童不仅会有情绪和行为反应，同时，照顾和抚养患有慢性病儿童的过程也会给父母、兄弟姐妹和整个家庭带来压力。这些家庭不仅要面对疾病管理、多次就诊、反复住院、饮食限制、经济等方面的压力，还要应对随之而来的不适和焦虑。慢性病本身及其治疗和管理，以及一系列家庭生活方式的改变，直接影响着家庭的生活质量。所有家庭成员都可能对这种疾病感到困惑，所有家庭成员的情绪都可能受到担忧、愤怒或失落感的影响。此时，家长的注意力通常集中在生病的孩子身上，儿童其他的兄弟姐妹可能会感到被冷落、怨恨，甚至内疚。儿童慢性病也会影响家庭成员之间的社交互动，以及与其他家庭成员、朋友、邻居、老师和同事的社交互动。家庭成员的角色往往随着儿童慢性病的诊断而改变，患病儿童的兄弟姐妹可能成为照顾者和保护者，家庭娱乐活动不再像以前那样频繁。

慢性病儿童的诊断及治疗，使其在学校需要受到特殊安排或照顾，会对教育带来挑战。患有慢性病的儿童通常存在潜在的适应困难。他们的生活质量会受到学校、同伴、爱好和兴趣的显著影响。其面临的挑战包括与同伴相处困难、社交能力缺陷、抑郁和焦虑等内化问题，行为困难等外化问题，以及与身体/自我形象、依赖性和退缩有关的问题。此外，社会和情感问题在康复机构的儿童中普遍存在，包括孤独、自尊下降和创伤后应激障碍。可见，慢性病会对儿童的身心发展造成严重影响，也会对其家庭造成影响。

二、儿童医疗辅导在慢性病儿童中的应用

（一）慢性病儿童的心理-社会问题评估

慢性病儿童的心理-社会问题评估过程需要多方配合，如医疗团队、家庭、儿童本身，以及儿童与家庭的互动。儿童医疗辅导专业人员要对儿童和家庭的需求进行全面的评估。

1. 评估内容

（1）儿童的就诊信息

儿童的病历将提供准确评估所需的部分信息。儿童医疗记录的入院或病史部分、会诊报告和护理记录都能提供线索，不仅是关于医疗问题，还有儿童的心理社会信息。诊断、治疗、预后，对疾病、伤害和治疗的身体反应，以前的治疗经历，可获得的卫生保健资源等，都是要评估的内容。

（2）儿童的其他相关信息

儿童自身的特点是信息评估中非常有价值的信息来源之一。要评估儿童的年龄、生长发育情况、气质类型、个性特征、兴趣爱好、以往与家人分离时的反应、以往和当前就医经历和反应、沟通能力、独立能力；应对压力的方式和典型应对策略、可获得的资源、文化价值观和信仰、其他生活压力等。此外，儿童医疗辅导专业人员还要评估儿童的发展水平、焦虑水平和情绪状态、对其医疗经历的理解、可能的误解和其他儿童可能有但难以提出的问题，需要进一步去了解儿童的需要。游戏是一种重要的评估工具，是一项自然活动。它可以帮助儿童医疗辅导专业人员与儿童建立支持性关系，促进评估过程。通过玩耍，孩子们可以放松，更有可能提出问题，表达情绪，解决问题。

（3）儿童家庭的信息

对于儿童医疗辅导专业人员来说，与家庭成员建立支持性关系非常重要。强有力的支持关系才能为分享关于儿童及其家庭成员的相关信息提供基础。这部分信息包括评估儿童和家人最近的压力，如离婚、亲属死亡、与家人或宠物分离，儿童住院期间的支持系统和资源，家庭其他需要和承诺，文化信仰和价值观，家庭成员的焦虑水平

和情绪状态，其他生活压力，家庭成员对当前和以前的医疗保健经验的反应。

2. 评估工具

评估儿童和家庭的工具有：潜在压力评估工具（the stress potential assessment process，SPAP）、儿童社会心理风险评估量表（the psychosocial risk assessment for pediatrics，PRAP）和儿童生活评估干预计划（children's life assessment intervention plan，CLAIP）。

（1）潜在压力评估工具

潜在压力评估工具由Gaynard等人开发，儿童医疗辅导专业人员在使用此评估工具时，要考虑医疗保健、家庭和儿童变量的信息，并在此基础上制订计划，根据评估结果重点干预评级为3或更高的儿童。

（2）儿童社会心理风险评估量表

PRAP可在初次接触或儿童应对方式发生明显变化时进行评估，但PRAP的使用要结合临床判断。高风险水平的儿童会表现出高度的痛苦，应对能力有限，儿童医疗辅导专业人员要优先处理这部分儿童的问题。

（3）儿童生活评估干预计划

CLAIP为评估儿童提供了具体的标准。该系统评估的心理社会变量有：对医疗保健的应对能力、发展的脆弱性、年龄、移动性、文化与语言、社会和家庭地位、支持系统、气质/应对方式、过去的负面经历。评估过程中要注意，儿童可能不会用语言表达自己的感受。因此，儿童医疗辅导专业人员须观察儿童对治疗护理的反应，并设计干预措施来确定儿童的反应和感受，让儿童有机会在舒适和情感安全的环境中表达自我。

（二）慢性病儿童的疾病应对策略

1. 适应慢性病

患有慢性病的儿童须适应许多新的情况，如疾病本身、诊断或治疗操作带来的疼痛、日常生活中的变化、身体形象的改变、情绪的管理、同伴关系的变化、反复就医和未来的不确定性。对慢性疾病的适应更多地取决于个体特征，而不是疾病的共同特征。因此，要关注儿童的个体特征，如发育水平等。适应是一个持续的过程，儿童在每个阶段都会根据其发展能力采取不同的方法。促进儿童应对疾病的技巧及方法有游戏疗法、阅读疗法、治疗性讲故事、艺术疗法、认知行为技术等。还可以使用指定的策略来应对疼痛、症状管理和治疗相关操作，如疼痛儿童使用放松和想象技巧作为管理策略。社会支持干预也有利于儿童适应与应对慢性病。

2. 促进发展

慢性病儿童所处的环境与同龄人不同。在某些方面，应对慢性病会迫使儿童更快地成长。儿童医疗辅导专业人员要与儿童、家庭和医疗团队的其他成员一起，利用游戏、准备和沟通来促进发展，将发展知识与创造力相结合，帮助儿童适应慢性病，在慢性病的治疗中成长。

（1）增加控制感

控制感对发展中的儿童具有重要意义，获得成就感也很重要。患有慢性病的儿童可以通过承担家庭责任、控制他们的行为来获得掌控感。儿童医疗辅导专业人员应侧重于儿童可以成功的领域，并通过准备、明确确定期望、加强应对技能的应用，以及提供信息以帮助他们了解自己的疾病，提高慢性病儿童行动成功的概率。参与疾病管理可以增强慢性病儿童的控制感，如糖尿病儿童可以通过做出适当的食物选择、了解可能影响血糖水平的情况、自己用手指进行血糖检查，甚至自己注射胰岛素，来帮助其有效地控制疾病。

（2）增加成就感

儿童需要成功才能感到自己有能力。自我感觉良好的儿童可能有内在的资源来应对他们可能面临的任何挑战。儿童医疗辅导专业人员必须促进这一过程，如以有效的方式鼓励儿童使用应对技能，鼓励其在后续医疗过程中使用恰当的应对技能。可以使用的方法包括直接向父母提问，儿童自己回答，或者儿童独立完成一些日常活动。

（3）恢复独立意识

慢性病儿童可能更加依赖父母或其他照顾者，但父母的监督治疗可能会变成过度保护。儿童医疗辅导专业人员应帮助父母意识到这有可能影响儿童的发展，帮助儿童确定他们在治疗过程中的优势和作用，为父母树立赋权行为的榜样，帮助儿童在他或她的照顾中从被动角色转变为更积极的角色。

（4）自我探索

慢性病儿童可能需要重新评估他们是谁，以及他们如何看待自己与这种状况所带来的生活变化之间的关系，针对自我探索的活动可能对儿童非常有帮助。例如"在盒子上工作"这个游戏中，慢性病儿童在盒子外面描绘"外在的我"，在盒子里面描绘"内在的我"。这样的游戏可以促进儿童更深入地了解到"个人如何看待自己"以及"希望别人如何看待自己"。写日记也可以促进自我探索。

（5）加强同伴关系

慢性病可能会减少儿童与同龄人的接触，使同龄人对疾病产生误解，导致其远离患有慢性疾病的儿童。慢性病儿童应增加与其他慢性病儿童的接触，这有助于他们在现有的同伴群体之外形成第二个同伴支持网络。正式的支持小组和治疗夏令营活动可以加强同伴关系。

（6）保持自我意识

有些慢性病会使身体产生变化，还有一些慢性病虽然不会引起明显的身体上的变化，但可能会改变儿童对自己身体的感知。在这两种情况下，儿童的自尊可能会受到严重影响，他们可能会认为自己的身体在某种程度上有缺陷。应多做突出儿童外表积极方面的活动，如化妆和涂指甲油的"美容日"或用手举重的"肌肉男"锻炼，可以帮助儿童培养积极情感；艺术画也可以帮助儿童在处理身体变化或感知变化时保持强烈的自我意识。

（7）注入希望

关注希望的积极属性和发展激发希望的策略比减少策略或关注绝望更有帮助。怀有希望的儿童往往表现出更好的遵医行为，比如希望促进健康，希望促进积极应对，希望提高生活质量，希望有助于确定生活的目的和意义，希望提高自尊。希望是一个关键的韧性因素，并有助于促进成长。

3. 促进适应

（1）自我表达

儿童医疗辅导专业人员首先要找到最适合特定儿童表达想法、关切和感受的方式。在工作过程中，可以通过对儿童及其家庭成员的需求进行持续评估，并采用创造性的方法来解决这些问题。有的儿童还没有语言技能，或者更喜欢用说话以外的方式来表达自己，儿童医疗辅导专业人员要鼓励他们自我表达。游戏与创意艺术可以帮助儿童确定与其疾病有关的感受和担忧，并讨论潜在的应对策略。有时候，情感的表达和情感的确认本身就是一种治疗。

（2）提供疾病相关知识

根据不同年龄阶段儿童特点提供相应的知识，让儿童了解他们的疾病。在很少有机会感觉自己控制感的情况下，这些知识可以提高儿童及其家庭的应对能力。儿童的父母可能不愿意向儿童提供与诊断相关的信息，经常会不知所措，担心会吓到孩子。儿童医疗辅导专业人员可以帮助家长处理这一问题，准确的信息很重要，父母隐瞒信息会影响父母与子女之间的信任关系。儿童医疗辅导专业人员可以与父母合作，决定使用哪些词语向儿童解释病情，或者如果父母愿意，可由儿童医疗辅导专业人员或医疗团队的其他成员来提供信息。在每次教育课程结束时，应对儿童的理解能力进行评估，促进儿童理解能力的提升。提供与疾病和治疗相关的适合发展的信息是持续的过程，随着时间的推移，这些信息可能还须再次呈现。

（3）准备

为慢性病儿童要经历的诊疗、护理等医疗事件做准备是儿童医疗辅导专业人员重要的工作内容之一。首先要评估儿童，然后再为其提供某种类型的准备，即便是一个简单的医疗过程，有时也是需要先进行准备的。对于慢性病儿童，可能需要更长的准备时间。

（4）游戏

详见以下慢性病儿童的游戏治疗策略。

（5）应对技巧

适当的应对技巧可以增强慢性病儿童应对挑战的能力，并有助于培养他们的适应能力。应对活动既可以是直接行动，如改变环境中的因素，也可以是认知策略，即改变想法和感觉来应对压力情况。应对技能的预演和练习对其有效实施非常重要，由患有慢性病的同伴示范适当的应对技能也是非常有效的。掌握一套可供借鉴的应对技能，有助于他们更有效地适应疾病。儿童医疗辅导专业人员要帮助儿童建立积极、有效的终身应对模式。应对策略包括认知行为法，放松、分心和想象控制。

（6）解决问题的技巧

所有的儿童都能从解决问题技能的发展中受益，对于慢性病儿童来说尤其如此。因为他们将在生活中遇到许多需要解决的问题。解决问题的目标是帮助儿童培养自主意识。大多数获得解决问题技能模型的步骤为：①找出问题；②确定目标；③生成潜在选项/解决方案；④评估选项和潜在后果；⑤决定要使用的选项；⑥实施该选项；⑦评估解决方案的有效性。

（7）目标设定和行动计划

被诊断患有慢性病的儿童可能会对未来失去希望。儿童医疗辅导专业人员可以帮助儿童建立现实的目标，并制定实现这些目标的行动步骤。在某些情况下，儿童预期寿命较短，应设定可实现的目标，让其对"现在"保持希望，这可以帮助他们专注于完成生活中对他们来说最重要的事情。对于那些预期寿命可能不会缩短的儿童来说，目标设定可以帮助其在疾病中前进，而不是让疾病阻碍他们前进。

（8）依从性

大多数儿童在患病期间的某个时间段很难坚持治疗计划。例如，当他们的身体形象由于药物的影响而改变时，或者当他们不可战胜的感觉受到挑战时。促进坚持的关键是医疗保健团队成员与慢性病儿童家人之间进行开放式沟通，包括讨论如何切实地将必要的医疗常规纳入儿童的日常生活，还可以鼓励儿童通过写日记来自我监督治疗方案的遵守情况。

（三）慢性病儿童的游戏开展策略

游戏是儿童医疗辅导专业人员为慢性病儿童提供服务的核心。治疗性游戏可以优化发展，满足慢性病儿童的整体需求、促进放松、转移注意力、促进社会化、加强父母与子女的互动。为儿童及其家庭做好医疗程序准备；减少痛苦、悲伤、恐惧、无聊和其他与疾病、受伤和医疗保健相关的感觉；加强其对医疗保健情况的了解，规范医疗环境，促进有效应对和感情表达，增加安全感和控制感。实现这些目标的游戏可以是多样性的、开放式的。根据儿童的年龄和需要，使用不同类型的玩具、设备或工艺材料来实现不同的游戏目标。对住院儿童来说，通过使用熟悉的、适合发展的玩具，可以促进安全、控制和情感支持。下面讨论几种类型的游戏治疗。

1. 医疗熟悉性游戏

医疗熟悉性游戏通常在住院儿童中开展，在陌生的医疗环境中，通过游戏将儿童置于自身感受的可控范围之内。这类游戏包括入院时模拟测量生命体征、人体器官模型拼接、认识医疗器材等，使儿童熟悉基本医疗流程和用具，协助儿童适应医疗环境。

2. 医疗准备性游戏

医疗准备性游戏是指在手术或操作前，使用模型娃娃等道具进行模拟演示的准备性游戏。游戏的过程中，应根据儿童不同年龄阶段及认知水平进行模拟，使儿童熟悉医疗、护理流程，做好操作前的心理预备。

3. 注意力分散性游戏

通过分散注意力，减少住院期间因医疗、护理操作而导致的不适感，注意力分散的心理干扰可以起到安抚作用，如观看儿童喜欢的动画片、阅读绘本、玩儿童喜欢的游戏等，缓解儿童操作时的疼痛感，提高舒适度。

4. 情感互动性游戏

情感互动性游戏是指通过娱乐活动促进医护人员与儿童、家长与儿童、儿童与儿童之间情感交流的游戏活动，如捏塑、折纸、木偶戏等。互动性游戏可促进负性情绪的表达。

5. 创伤后的游戏

这是一种治疗游戏，儿童和兄弟姐妹都可以参与，内容包括创伤事件的重演。它与其他形式游戏的不同之处在于常常缺乏乐趣和放松。在游戏中，儿童医疗辅导专业人员需要注意观察儿童的情绪，确保其安全，对于存在创伤后应激障碍的儿童，可将其转介至精神心理科医师处进行治疗。

6. 适应性游戏

适应性游戏被定义为"为满足残疾儿童的需要而在形式、复杂性或意图上有所改变的游戏"。它包括修改材料、环境或流程，以满足儿童的需求。适应性游戏的目标：①将儿童融入慢性病儿童的环境中；②提供有趣的游戏体验；③支持特定领域的治疗或技能发展，如粗大运动或精细运动技能、沟通技能或社交技能。儿童医疗辅导专业人员可以调整活动或材料，让儿童在自我意识已经受到挑战的环境中体验成功。

7. 亲子游戏辅导

亲子游戏辅导是一种将家庭治疗与游戏治疗相结合的治疗方法，它借鉴了心理动力、人本主义、行为、人际、认知、发展/依恋和家庭系统理论。治疗师要对儿童父母进行培训和监督，让儿童父母学习以儿童为中心的游戏疗法的原则和技能，以此增强他们与孩子的依恋关系。亲子游戏辅导治疗师对儿童父母进行教学、指导和辅导，在适当的培训和监督支持下，达到儿童父母能够在没有亲子游戏辅导治疗师监督的情况下在家里进行这些特殊的游戏课程的效果。亲子游戏辅导的目标是帮助父母创造一个安全、可接受的氛围，让儿童能够表达自己的感受，学会理解自己的世界，解决各种问题，并培养对自己和父母的信心。

（四）慢性病儿童的家庭支持策略

慢性病不仅会对慢性病儿童的心理和社会适应性产生影响，而且会给家庭成员、家庭的整体功能带来极大的压力和负担。慢性病儿童的心理和行为问题与其家庭资源、家庭结构、家庭功能、家庭经济状况等因素有关。家庭是社会基本构成细胞，能够满足家庭成员在物质和精神上的双重需求。家庭功能的完好对个体健康具有极为重要的意义，对个人的发展也起着不容忽视的作用。如果父母能够积极应对家庭负性生活事件带来的挑战，在逆境中保持积极、乐观的心态，并能够创造一个充满热情和活力、有助于克服各种困难的社交网络，会有利于家庭的正常运行；如果父母采取消极的应对方式，不但会导致整个家庭在面临困境时整体生活质量下降，而且会影响是否能坚持为儿童进行常规治疗和后期康复。积极的家庭环境和治疗团队提供的心理社会支持可以作为压力的缓冲器，对儿童及其家庭进行心理社会干预，有助于他们应对慢性疾病。

1. 适应慢性病

当儿童被诊断出慢性病时，其生活必然会发生一些改变。慢性病的性质迫使儿童家庭必须适应疾病或状况的发展过程，以及儿童及其家庭生活中每个发展阶段所面临的新挑战，会体验到震惊、否认、愤怒、内疚和悲伤等情绪，家庭正常的生活被打乱，这可能会让那些从可预测性中获得安全感的儿童感到不安。儿童被诊断患病后，家庭必须做出调整。每个人在家庭中扮演的角色可能会发生变化，父母倦怠、家庭不平衡、恐惧和担忧、过度保护，以及父母和家庭成员的抑郁，每个成员对慢性疾病的反应都可能是独特的。在慢性病儿童治疗过程中，兄弟姐妹经常被遗忘，他们可能会感到愤怒、内疚，甚至因父母对生病孩子关注增加而产生嫉妒。如果特定疾病存在遗传因素，其他兄弟姐妹可能担心他们也会感染上这种疾病，或者他们会将这种疾病遗传给他们的孩子。在适应诊断的过程中，可能会经历危机、稳定、解决和整合阶段，每个阶段家庭成员都有各自与调整相关的任务。父母成功应对疾病的程度也会对儿童产生影响，儿童从父母那里得到暗示，并做出相应的反应。在保持信任关系的情况下，表现出与病情相关的开放沟通的家庭可能会更有效地应对。家庭冲突的减少、家庭亲密度的提高和情感表达的改善与更积极地适应慢性儿童疾病有关。

最终家庭要达到如下的适应目标：①接受这种情况并每天进行管理；②满足正常发展需要；③应对持续的压力和危机；④管理感情；⑤教育他人；⑥建立支持系统。这些目标是可以实现的，因为许多家庭确实有效地调整和应对了儿童慢性病。儿童医疗辅导专业人员的工作对实现每一个目标都非常有帮助和价值。在评估儿童及其家庭的适应能力时，重要的是要评估他们对疾病的了解、他们在治疗中的作用、他们融入日常生活的能力，以及他们可用的支持系统。

2. 家庭支持

家庭支持对家庭中的所有成员都十分重要。父母可能会发现，与其他面临类似情况的人交谈很有帮助，可以获得支持和管理慢性疾病的实用技巧。关注慢性病儿童的同胞，讨论他们的特殊需求，包括教育、支持、接纳和时间等。与同胞讨论的话题可以包括与疾病相关的感受和担忧，与他人交流疾病及其潜在反应。儿童医疗辅导专业人员应努力与慢性病儿童同胞建立信任关系，要认识到慢性病儿童同胞的独特品质，而不仅仅是关注慢性病儿童的需求。

3. 家庭支持策略

家庭支持策略包括为儿童提供游戏治疗的方法，并讨论为什么游戏在治疗过程中很重要，介绍家庭成员在手术过程中支持孩子的具体方式，提供支持性分散注意力技巧的指导，确定延长住院时间的自我护理方案、提供信息支持，促进/培养父母-专业伙伴关系、支持慢性病儿童同胞；采用干预措施，如游戏编程、保健游戏/治疗对话、准备，以帮助他们应对。

除了家庭支持以外，慢性病儿童还需要一些支持性团体，进行社会互动，可以进行一些夏令营活动并做好重返学校的计划。

三、儿童医疗辅导在慢性病儿童中的应用展望

慢性病儿童在各个治疗环节都有可能用到儿童医疗辅导，如住院期间的各种医疗护理操作、检查过程、健康管理过程、饮食运动习惯控制过程、健康监测过程、关注心理状态过程等；可以运用科技化、信息化的手段，如移动医疗技术、互联网＋使儿童医疗辅导的工作内容得以扩展，形式更加丰富。针对不同年龄阶段慢性病儿童，探索更适合的儿童医疗辅导策略也是未来值得探讨的问题。在以后的研究中，还可以对慢性病儿童的行为模式进行预测。另外，以家庭为中心的医疗护理模式，可以拓展儿童医疗辅导的工作内容。

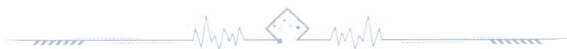

第五节　感染HIV儿童的医疗辅导

感染HIV会对个体的身体和心理造成重大的打击。儿童是HIV感染的高风险群体之一，他们在疾病治疗过程中面临着独特的困境和挑战。儿童在治疗艾滋病的过程中会表现出更高水平的恐惧、焦虑、对药物治疗的不信任。此外，儿童缺乏性行为知识，承受着来自家庭、学校和社会的压力，他们需要更多的心理支持和照护，以面对复杂而漫长的诊疗过程。本节从感染HIV儿童的特征引入，探讨如何针对艾滋病儿童这一特殊人群进行医疗辅导，以及如何与这类儿童建立良好的治疗关系，帮助他们更好地应对疾病。

一、感染HIV儿童

（一）HIV的定义

人类免疫缺陷病毒（human immunodeficiency virus，HIV）是一种逆转录病毒，又称为艾滋病病毒，具有极强的迅速变异能力。艾滋病全称为获得性免疫缺陷综合征（acquired immune deficiency syndrome，AIDS）。HIV主要侵犯人体的免疫系统，包括$CD4^+T$淋巴细胞、单核巨噬细胞和树突状细胞等，主要表现为$CD4^+T$淋巴细胞数量不断减少，最终导致人体细胞免疫功能缺陷，导致各种机会性感染和肿瘤。此外，HIV感染也会导致心血管疾病、骨病、肾病和肝功能不全等疾病的发病风险增加。

1. 流行病学现况

联合国艾滋病规划署2021年度数据显示，全球约有3840万人感染HIV，新感染病例约150万，死亡病例约65万，有2870万人在接受抗逆转录病毒治疗。据国家卫生健康委员会2021年通报的数据显示，截至2020年10月底，我国现有存活HIV感染者104.5万人，2020年1月至10月新报告感染者11.2万例，全人群感染率为0.09%，每年新发感染人数仍超过12万人。

2. 临床表现与临床分期

HIV感染后，在临床上可表现为典型进展、快速进展和长期缓慢进展3种转归。影响HIV感染临床转归的主要因素有病毒、宿主免疫和遗传背景等。从初始感染HIV到终末期是一个较为漫长、复杂的过程，在病程的不同阶段，与HIV相关的临床表现也多种多样。根据感染后的临床表现，HIV感染的全过程可分为三期，即急性期、无症状期和艾滋病期。（表6-5-1）

表6-5-1 各期艾滋病临床表现

分期	临床表现
急性期	通常指感染HIV的6个月内。部分感染者在急性期会出现HIV病毒血症和免疫系统急性损伤相关的临床表现。 发热最为常见，可伴有咽痛、盗汗、恶心、呕吐、腹泻、皮疹、关节疼痛、淋巴结肿大及神经系统症状。大多数患者临床症状轻微，持续1~3周后自行缓解
无症状期	可从急性期进入此期，或无明显的急性期症状而直接进入此期。持续时间一般为4~8年。其时间长短与感染病毒的数量和性别、感染途径、机体免疫状况的个体差异、营养条件及生活习惯等因素有关。 由于HIV在感染者体内不断复制，免疫系统受损，CD4$^+$T淋巴细胞计数逐渐下降，可出现淋巴结肿大等症状或体征
艾滋病期	为感染HIV后的终末阶段。 患者CD4$^+$T淋巴细胞计数多＜200个/μL。此期主要临床表现为HIV相关症状、体征及各种机会性感染和肿瘤

3. 治疗方法

目前，对艾滋病患者的治疗主要包括抗病毒治疗（anti-retroviral therapy，ART，俗称"鸡尾酒疗法"）、抗体治疗、基因工程治疗等。ART作为一种针对病原体的特异治疗方法，对HIV病毒有长期的抑制作用，作用于病毒复制周期的多个环节，包括病毒的黏附、融合、脱壳、逆转录、整合、转录、翻译、装配与芽生释放等过程，以有效延长HIV感染者的生命。艾滋病临床常见的HIV抗病毒药物超过50种，给药方法和注意事项的观察存在差异性，服药依从性是保证治疗效果的关键。

4. 治疗目标

由中华医学会感染病学分会艾滋病丙型肝炎学组、中国疾病预防控制中心发布在《中国艾滋病性病》杂志的《中国艾滋病诊疗指南（2021年版）》指出，艾滋病的治疗目标为最大限度地抑制病毒复制，使病毒载量降低至检测下限并减少病毒变异；重建免疫功能；降低异常的免疫激活；减少病毒的传播、预防母婴传播；降低HIV感染的发病率和病死率，减少非艾滋病相关疾病的发病率和病死率，使患者获得正常的预期寿命，提高生活质量。

（二）感染HIV儿童的特征

儿童HIV感染人群中，根据其感染的原因可以分为早期感染与青少年期获得感染。早期感染的原因与母婴垂直传播有关，儿童从出生开始接受治疗，通常会经历漫长的疾病持续期，疾病负担较重，并发症发生率和死亡风险较高。青少年期感染的原因与性活动有关，绝大多数为男男性行为；该群体中也有少数的感染与注射吸毒、性虐待受害等有关，该人群与早期感染HIV人群相比，有更高比例的人报告过更多的负面生活经历。

感染HIV不仅需要承受疾病引起的各种生理痛苦和药物治疗产生的不良反应，还需要面对疾病控制的不确定性，甚至死亡。尤其在青少年阶段，儿童经历着生理上的成长高峰期，但其大脑并未完全发育健全，调节机制也未成熟，在与社会交互过程中会呈现出个体特点（表6-5-2）。

表6-5-2　青春期发展特点

发展领域	发展特点
生理	身高和体重发生快速变化，在内分泌激素的作用下，男女青少年第二性征相继出现。男生表现为喉结的出现、声音的改变、生长胡须、出现遗精。女生的第二性征则主要表现为乳房发育、月经来潮

发展领域	发展特点
认知	识记能力增强，抽象思维形成，能独立思考问题，有丰富的想象力，思维活跃，能适应其学习任务；有清晰和独立的自我认识；认识到自己承担的社会角色和社会责任，并认为自己能良好适应社会生活之中
情绪	能与周围事物共情，有良好的情绪调节能力，共情能力强，容易共鸣和同情，体验到别人的情绪从而影响自己的情绪，个体与父母、老师、同学之间建立良好人际关系，保持信息和情感沟通
社会	具有按照自己意愿行事的能力；面对挫折情景，能通过自我调控适应挫折情景，自我控制力进一步发展

青少年HIV感染者在承受青春期发展带来生理、心理以及社会环境变化的同时，疾病所带来的歧视问题、教育问题、医疗问题等也是该人群面对的沉重压力。因而与其他人群相比，青少年HIV感染者存在更多社会心理问题，需要特别关注。

（三）感染HIV对儿童身心发展的影响

儿童感染HIV会导致其自身免疫力急剧下降，大多会出现身体虚弱乏力、肌肉酸痛、发热、焦虑、害怕或沮丧等身心状况，使其生存质量急剧下降。医疗费用、短暂的预期寿命和同学的歧视、学校退学压力等问题会让儿童背上沉重的心理负担，导致严重的心理障碍、抑郁、绝望、无助，甚至自杀倾向等消极后果。该疾病还会导致儿童家庭经济状况恶化、家庭关系破裂、家庭功能弱化，家庭成员更容易面临病毒感染、心理困扰、社会关系断裂、社会歧视和排斥，以及合法权益难以维护的困境。同时，该疾病更容易导致家庭矛盾，甚至使儿童家庭瓦解。

1. 感染HIV对儿童认知发展的影响

感染HIV与儿童的发展特点会相互作用于儿童。一方面，儿童的决策能力受到个体具体思维过程、冒险行为、对自我形象的关注以及融入同龄人的需要的影响，这些因素都会对艾滋病治疗产生负面影响，进而影响其服药依从性，导致远期治疗效果不佳。另一方面，感染HIV会导致儿童出现神经认知障碍。这可能与病毒影响其脑神经发育有关。儿童更容易出现神经与心理健康合并症，如精神、行为异常和药物滥用。

疾病会影响儿童的认知发展，并影响其抗病毒治疗过程。儿童HIV感染者在记忆力、注意力、执行力等与学习有关的认知方面出现问题的概率超过同龄未感染者，在学业成绩上总体低于未感染者。儿童HIV感染者即使早期进行了抗病毒治疗，其计算能力、推理能力等仍然明显低于同龄人。

2. 感染HIV对儿童生理发展的影响

青春期出现的生理发展特点可能导致抗逆转录病毒药物（ARV）药代动力学改变，这也反映出青少年群体抗HIV感染治疗的特殊性和重要性。儿童感染HIV，尤其是在生命早期和（或）性不成熟时获得感染的儿童，有身体发育受损的风险，大多体现在性成熟延迟和正常骨骼发育受损。这些都可能会产生远期影响，例如身高和峰值骨量降低。而峰值骨量是发生骨质疏松症的关键风险因素。因治疗导致的早熟和身材矮小会对患者自我形象产生影响，可能会增加焦虑、抑郁和耻辱感，进而影响治疗的依从性。

3. 感染HIV对儿童情绪发展的影响

情绪方面，儿童HIV感染者的情绪问题表现为消极对抗、易激惹、焦虑、情绪低落等。儿童因为母婴垂直传播、性接触、使用静脉药物等原因感染HIV，患者在坚持终身治疗的同时，还需要面对诊断带来的问题，接受疾病、适应治疗、坚持用药等都将使感染HIV的儿童承受巨大的心理压力。关注儿童HIV感染者的情绪状态，对其情绪调节能力进行评估，对其情绪发展有益。一项关于艾滋病污名、情绪状态和情绪调节之间的关系的研究显示，污名化程度与年龄有关，污名化程度高的感染者，其负面情绪随着年龄的增长而增加。

4. 感染HIV对儿童社会化发展的影响

社会化方面，儿童在社交互动中认同、构建自身角色，在职业、性取向和生活方面做出深思熟虑的决定和选择。当他们由于被孤立而无法进行正常社交活动时，可能会产生角色混淆。这是导致青春期心理健康问题的一个风险因素。社会层面对艾滋病存在歧视，儿童HIV感染者自我认同感低。儿童HIV感染者常表示"经常会感到羞愧""感觉自己没有任何价值"。出现心理健康问题的儿童HIV感染者还会出现物质依赖、危险性行为发生概率升高等问题，在影响治疗效果的同时，也成为疾病传播的危险因素。

二、儿童医疗辅导在感染HIV儿童中的应用

（一）感染HIV儿童的心理-社会问题评估

因社会群体对艾滋病的不良印象，儿童在确诊艾滋病后会被大众"贴标签"，以表明其与周围群体的不同。社会公众会把其归为另类的负面群体，容易对其形成某种带有偏见的刻板印象。如把艾滋病儿童与"没有教养""违反道德"等负面词汇相联系，甚至等同起来。感染HIV的儿童会因疾病被社会隔离，遭受到来自各方的歧视与区别对待。例如，学校因害怕传染和来自正常儿童父母的压力，把艾滋病儿童拒之门外，使艾滋病儿童不得不辍学，丧失受教育的机会和权利。艾滋病的诊断还会导致感染HIV儿童的家庭系统、社区系统受到公众排斥而崩溃，亲戚不再往来，朋友疏远，邻里变得冷漠。

感染HIV儿童的"自我意识"还处于成型期，极易受到周围人的影响。个体在与社会公众的互动中，会接纳社会公众对自己的负面评价和反应，这使其觉得自己很"丢脸""没面子"，从而慢慢接受自己是"非常人"的事实，开始自己瞧不起自己、自己歧视自己，最终形成较低的自我评价和否定的自我意识。社会对感染HIV儿童的态度，会导致此类儿童的自尊和自我效能感的丧失，使此类儿童易出现持久抑郁、低自尊、自我封闭和强烈的自卑感、社会关系受损等表现。

感染HIV儿童的心理-社会问题评估应围绕儿童疾病的诊疗轨迹来开展。儿童医疗辅导专业人员应采用与儿童交流的方法进行诊疗过程中的心理-社会风险评估。儿童医疗辅导专业人员还需要评估儿童对疾病知识的掌握与理解和对诊疗操作的理解，了解儿童对疾病和诊疗知识的掌握程度，从而为儿童医疗辅导专业人员开展临床工作提供依据。

（二）感染HIV儿童的疾病和医疗程序教育

感染HIV儿童的注意力分散，思想活跃，对自己的疾病关注不足。一方面，儿童对HIV基本知识的了解和认识仍停留在表浅阶段，对艾滋病传播和预防的具体环节及知识点掌握不够，对政府的艾滋病防治措施和艾滋病救助政策了解程度较低。另一方

面，与成人相比，儿童通常不具备获得疾病照护与管理相关资源的能力。儿童患者的疾病自我管理能力弱。抗逆转录病毒疗法可以有效控制疾病的发展，但是实施该方案的儿童需要每日服用药物，对儿童的服药依从性有较高要求。感染HIV儿童因处于发展的特殊阶段，生理、认知、情绪、社会领域的发展重叠在患者个体，治疗依从性低。对儿童群体开展有针对性的医疗辅导是保障其治疗顺利进行的有效方法，感染HIV儿童的医疗程序教育应围绕感染HIV后与诊疗相关的检查、检验、治疗流程来开展。

1. 疾病知识教育

艾滋病潜伏期长，平均8～9年，可短至数月，长达15年。一旦确诊，需要终身治疗，疾病知识教育需要根据儿童疾病发展的阶段和并发症发生的情况进行持续动态调整。

（1）急性感染期教育

在急性感染期向儿童解释症状发生的原因，让儿童了解各种症状的观察与应对方法，增强其治疗的信心。

（2）无症状期教育

无症状期可能持续6～8年或更长，HIV在感染者体内不断复制，具有传染性。此期儿童疾病的临床表现不明显，容易出现性冲动而造成疾病传播，也容易出现因疾病治疗意识薄弱而不规范依从治疗，导致抗病毒治疗失败。因此，应在疾病传播控制和服药指导两个方面给予指导，帮助儿童培养良好卫生习惯，促使儿童对疾病进行积极、正向的自我管理。

（3）艾滋病期教育

艾滋病期是感染HIV后的最终阶段，其表现为艾滋病相关综合征、各种机会性感染和肿瘤。儿童机体功能逐渐衰弱，可能出现记忆力减退、精神淡漠、性格改变、头痛、癫痫及痴呆等症状，其诊疗以姑息性支持为主。应积极与儿童沟通，了解儿童对死亡的看法，必要时请心理医生为儿童开展专业的治疗，引导儿童乐观接受即将面临的结果。

2. 检查相关教育

检查相关教育围绕儿童即将接受的检查项目开展，检查前询问儿童对检查的看法、是否需要陪伴和期望的陪伴对象，儿童医疗辅导专业人员也可以作为儿童的心理支持者陪同儿童完成各项检查。对于儿童从未接受过的检查项目，儿童医疗辅导专业人员可以为儿童提供与检查相关的健康教育资料，例如检查过程的视频介绍、检查场地的照片资料等，避免儿童因不了解检查内容导致检查失败。对于儿童已经接受过的检查项目，应在检查前了解儿童对检查的看法，积极听取儿童的意见，帮助其完成心理预备，检查完成后询问儿童的感受，以便为下次可能遇到的类似检查积累应对操作的经验。

3. 检验相关教育

艾滋病治疗需要长期跟踪血液指标，检验相关教育贯穿于疾病治疗全过程。帮助儿童建立策略以应对与检验相关的有创操作是教育的重点。尤其对于青春期儿童，应以成人沟通的方式为其讲解检验的目的以及检验指标的观察方法。青春期儿童具有强烈的探索学习意识，儿童医疗辅导专业人员应积极引导儿童学习检验指标的观察。考虑到此年龄阶段儿童情绪容易波动，检验指标不理想也容易导致儿童出现挫败感，对疾病产生消极应对的心理，因此，在为儿童提供检验相关教育时，应注意观察儿童的情绪变化，发现儿童有失落、不开心的情绪时，应及时请临床医生协助提供专业指导，提升儿童的治疗信心。

（三）感染HIV儿童的疾病应对策略

儿童正处于学习和内化各种价值规范及角色要求的重要社会化阶段。感染HIV的儿童承受疾病与诊疗带来的生理不适与心理痛苦，个体对疾病的应对表现各不相同，应根据儿童的表现制定个体化疾病应对策略。为儿童提供基于个体、家庭、社会层面的支持，可以改善儿童对疾病的认知和自我认同感，促进儿童以积极的心理状态应对疾病。下文根据儿童在疾病诊疗过程中出现的心理问题分别阐述应对策略。

1. 痛苦与恐惧的应对策略

感染HIV儿童的痛苦和恐惧主要来自身体和外界两个方面。因诊疗带来的生理痛苦与诊疗费用问题迫使儿童需要承担与自己年龄不相符的生活状态，丧失了学习、玩耍的权利；在与同伴和病友朝夕相处的过程中，会目睹同伴和病友病情的恶化及所受的痛苦折磨，同伴和病友的死亡更会带来悲伤、痛苦和恐惧。儿童个体承受着巨大的痛苦和恐惧的同时，还需要面对血缘关系淡化、朋辈群体疏远、邻里冷漠、社会公众排斥及歧视等。这些让感染HIV儿童感觉自己是"被欺负""被侮辱""不受欢迎""被排斥"的人，得不到群体归属感，情感需要得不到满足。儿童的痛苦和恐惧进一步加剧，担心没有人给自己提供帮助、生活没有保障、不能继续上学等。这让感染HIV儿童的未来充满未知，也使他们对未来生活充满恐惧与担忧。

为感染HIV儿童提供持续的情感支持，在儿童诊疗的过程中观察其情绪反应，对其诊疗过程中出现的疑问及时给予解答，避免不必要的疑虑或因不恰当的沟通导致儿童产生更多困惑。因艾滋病疾病的特殊性，儿童心思多比较敏感，在与儿童谈论病情的过程中应注意保护其隐私；当儿童出现过激的行为表现时不要给予指责，应为儿童提供更为宽容和包容的诊疗空间。尊重儿童的权利和尊严，为儿童提供对自己的诊疗决策表达意见和建议的机会，在一定程度上尊重儿童的治疗决策。感染HIV儿童的抑郁症发生比例较高，应为儿童提供专业心理治疗的机会，由心理治疗师帮助其建立积极的自我形象，增强面对疾病的勇气和信心，帮助儿童有效应对疾病导致的痛苦与恐惧。

2. 自卑的应对策略

社会对感染HIV儿童及其家庭的孤立、歧视等负面态度，让感染HIV儿童不能正确、客观地评价自己，往往夸大自己的不足，对自己持否定态度。疾病带来的家庭功能破坏，使感染HIV儿童自幼缺乏亲人的关爱，部分儿童性格孤僻、自卑冷漠、心理承受能力差。不少受艾滋病影响的儿童觉得"大家看不起我，不和我玩，避免和我产生接触"。感染HIV儿童担心别人因自己的"出身"看不起自己，所以不敢与人交往，这些让感染HIV儿童觉得自己低人一等，自己看不起自己，甚至产生孤独、自卑的心理。

应对自卑心理，应围绕儿童的自我感受进行调整。首先，对儿童提供持续的访视，提供其参加社交活动的机会，可以改善其自卑的心理状态。其次，引导儿童正确认识自我，摒弃"艾滋病"标签，树立自信心，鼓励儿童积极参加体育锻炼，唤醒儿童对身体的积极感受。最后，引导儿童经常和朋友一起聊天，同时，注意发掘并培养儿童的个人爱好。在对儿童开展辅导的过程中，与儿童探讨个人应对习惯，探索其自己喜欢的可以放松紧张情绪的策略，克制自己的忧郁情绪，避免过分拘谨、担心和过于较真。

（四）感染HIV儿童的游戏开展策略

感染HIV儿童的儿童医疗辅导围绕诊疗需求开展，而针对感染HIV儿童的游戏设计方案应围绕诊疗过程中的心理–社会问题开展，例如治疗依从性提升和病耻感引起的心理问题修复。叙事疗法、同伴支持、绘画表达等干预策略可以使感染HIV儿童从治疗中获得掌控感，充分表达自我感受，在医疗辅导专业人员的陪伴和引导下获得身心疗愈。

1. 叙事疗法：讲述疾病的故事

叙事疗法由医务社工Michael White和家庭治疗师David Epston在20世纪80年代开发，是一种非病例化的心理治疗方式。叙事治疗师的目标是采用讲故事的方式与患者个人合作，构建一个更符合他们真正想要的生活的替代故事。叙事疗法涵盖3项操作技术，分别为帮助人们客观化他们的问题、在更大的社会文化背景下构建问题、教人们如何为其他故事腾出空间。

治疗师在构建故事的过程中帮助治疗对象看到问题中隐喻的内容，以此帮助人们探索问题带来的影响。叙事疗法帮助来访者在问题之外的更广泛背景下确定对其有价值的东西，来访者可能会在他们的行动和选择之间找到联系，当其认可新的处理问题的方式时，所有"其他"生活经历和价值观都被认为是"缺席但隐含"的部分。叙事治疗的过程可以帮助人们更好地了解他们如何体验生活，不过叙事疗法并不追求改变治疗中的人；相反，它旨在改变问题带来的影响。

叙事治疗的目标是在一个人和他们的问题之间腾出空间。例如，创伤后压力可以是一种防御机制，它可能有助于保护某人免受与事件相关的困难情绪的影响。但它也会带来新的症状，如焦虑等。叙事疗法可以帮助人们将问题外化。这个过程可以帮助人们培养更大的自我同情心，而自我同情心可以帮助人们感到更有能力改变。

叙事疗法用于感染HIV儿童，可以促进感染HIV儿童以积极的心态治疗疾病和面对生活，应用于感染HIV儿童的儿童医疗辅导中，可以有效减轻患者的焦虑、抑郁情绪，改善不良心理状态，提高其服药依从性和生活质量。对感染HIV儿童运用叙事疗法开展儿童医疗辅导时，可以运用治疗师的工作方法，引导感染HIV儿童讲述与疾病相关的故事，帮助儿童从故事中构建关于自己的个人叙事。在陪伴儿童的过程中，应鼓励儿童讲述疾病诊疗过程，了解儿童的感受；在与儿童沟通的过程中，帮助儿童构建有希望的和积极影响相似的故事，借用故事的力量增强儿童的被照护感，促使其对未来抱有希望。叙事疗法作为一种心理治疗方式，可以帮助儿童探索对污名的看法，通过构建疾病叙事，可以为感染HIV儿童提供反思自我经历和发现更多自我的机会。

用于感染HIV儿童的叙事疗法，有创造性写作、写日记、剪贴簿和绘画，辅导过程中引导儿童在轻松的环境中采用各种有趣的形式，描述自己的患病经历，将其从消极的经历转变为积极的经历。"记忆盒"用于围产期感染HIV并失去父母的儿童，是一种将父母的疾病叙述与自己的疾病叙述区分开来的方法。首先是儿童将一张父母的照片放在一个装饰过的盒子里，随着治疗过程的推进，儿童可能会继续添加代表和提醒他（她）失去父母的物品；然后由医师辅导儿童在应对悲伤的过程中逐步适应自己的诊断。

2. 同伴支持：运用同伴关系

同伴指"与他人属于同一年龄组或社会群体的人"。在行为健康领域，同伴指"与他人分享精神障碍和（或）成瘾经历的人"。同伴支持起源于18世纪的法国，但直到19世纪才受到广泛关注，当时一些精神病系统的幸存者建立了倡导团体并制作宣传册，并试图将他们的故事和经历展示给公众。这是同伴支持活动的最早案例。同伴支持广泛应用于行为健康领域，同伴之间互相提供情感支持、分享知识、传授技能、提供实际帮助，并将人们与资源、机会、支持社区和其他人联系起来，运用同伴关系给予和接受鼓励或帮助，以实现个体的远期康复。同伴支持工作者的角色与治疗师不同，同伴支持活动的开展由同伴支持工作者主导，旨在通过对与自己有相似经历且需要支持的同伴分享自己的知识与经验，促使被支持同伴处于健康的心理状态。

同伴支持主要以同伴对个人行为产生重大影响为基本原理，同伴关系建立的目标是帮助被支持的同伴"摆脱困境"。支持活动推进的关键因素是支持者和接受支持的人之间的关系，这种信任和安全的关系建立在双方文化认知层面的互相接受和互相同情的基础上，被支持的同伴认为支持者是真正的同伴，即也有相同疾病和（或）成瘾经历的人，双方在对等的基础上分享、验证并规范信息，使同伴关系朝诚实、相互负责的方向发展。这个过程表明，对被支持者个体化改变过程的充分尊重，加上对个体产生影响的其他因素，使这种支持关系可以帮助个体走向康复。

对于被支持者，同伴支持活动为被支持者提供了公开发言的机会，有利于被支持者个体充分表达自己的想法，获得重视；被支持者在活动过程中被赋予尊严，促使其积极参与更有效的自我管理行动，在与有和自己相似经历的同伴的沟通过程中，获得内心情绪的平复和治愈。

对于参与支持活动的双方，他们专注于推动事情朝积极方向发展，而不是消极地应对或被迫接受不良的结果。同伴支持者和接受支持的人会在这个积极的支持关系中相互协商制定界限，对彼此负责，并承担相应责任。开展同伴支持活动的目的见表6-5-3。

表6-5-3　开展同伴支持活动的目的

支持者的功能	支持目的
提供情感支持	表现出同理心、关怀或关心，以增强他人的自尊和信心
提供疾病信息	分享知识、信息，提供与生活技能相关的训练
协助管理疾病	提供具体的帮助，以帮助被支持者完成任务
链接诊疗相关资源	促进与他人的联系，促进社交和娱乐技能的学习，创建社区并使被支持者获得归属感

3. 同伴支持在感染HIV儿童中的应用

对于青少年儿童，社会接纳的需求较高，因感染HIV导致的病耻感、同龄人的语言暴力会引起抑郁、焦虑，甚至自杀倾向。同伴支持可以有效缓解疾病对儿童负面情绪的作用，同伴带来的榜样作用还可以减轻感染HIV儿童的孤立感，增加其积极应对疾病的信心。儿童发展的特点对于同伴支持项目的开展具有挑战性，目前对于艾滋病同伴支持项目的开展方式尚无统一标准。虽然临床没有针对感染HIV儿童开展同伴支持活动实施的指南，但是同伴支持的益处已经被广泛肯定。国外学者Daniella Mark推荐从行动者、活动、活动目标、时间性、剂量、实施结果和理论依据7个维度考虑在感染HIV儿童中开展同伴支持活动，具体见表6-5-4。

表6-5-4　同伴支持活动实施标准

定义	实施策略
团队成员	同伴支持活动应明确同伴支持者的招募标准 招募时考虑支持者的治疗经历、年龄和性别等因素 支持者在开展干预前需要接受培训，明确培训课程内容及课程考核标准
行动规划	同伴支持应整合到现有的健康照护计划中 项目开展过程中应有明确的服务条款，定期审查项目开展情况。项目应对支持者定期提供心理健康支持，制定定期汇报的保障措施 明确同伴支持者的工作职责，例如提供健康教育、治疗依从性的跟踪等 明确同伴支持者的职责范围，在项目开展过程中注意审查 设立标准的同伴支持小组课程以保障支持活动的效果，避免将同伴支持活动发展为单纯的社交活动，例如游戏 青少年应加入同伴支持行动方案的设计中，尽可能纳入完善的支持体系，保障活动开展
行动目标	项目设定清晰、明确的行动目的，例如帮助儿童获得积极、友好的治疗体验
开展周期	明确活动开展的起止时间，设定干预周期
剂量	确定干预的频率。参考支持者的经验和最佳实践案例，设定在哪个治疗阶段开展干预以及干预开展的频率，建议构建促进支持活动开展的远程支持系统
效果评价	同行对同伴支持活动开展的看法 评估被支持者的治疗依从性 评价被支持者的抗病毒治疗效果
理论依据	青少年发展理论

同伴支持干预是一种在世界范围内预防HIV和其他性传播疾病感染的常用策略。对于儿童患者，同伴关系中的支持者更容易获得感染HIV儿童的信任，这使得他们愿意就敏感话题展开讨论。这种相互理解的支持性关系增强了被支持者的认同感和安全感，提高被支持者对艾滋病疾病控制与诊疗措施的认知，增强他们对预防艾滋病相关知识传播的意识，减少青少年高危行为的发生，在转变其对治疗的态度和行为方面发挥了作用。在干预成本方面，运用同伴进行干预也比依靠专业医务人员提供干预措施的成本更低。

（五）感染HIV儿童的家庭支持策略

艾滋病不仅会对儿童造成身心重创，也会影响其家庭功能。很多家庭成员在得知有家人感染HIV后，会感到害怕、恐惧、焦虑和抑郁。家庭系统面临经济上、照护上、污名与歧视和对HIV感染者或患者本身照护的四重考验。对儿童而言，家人的理解与照护可以给儿童带来安全感和精神支持。

1. 经济问题和支持策略

由于感染HIV儿童需要终生服药，且病毒活动期可能会出现各种生理问题而需要反复住院，因此，该病所带来的经济压力对很多家庭而言是毁灭性的。家庭成员照护儿童需要放弃自己的工作，甚至有些家庭因惧怕污名与歧视，不愿意在国家免费诊疗系统登记信息，进而选择隐瞒疾病而不得不自费就诊，使得整个家庭的衣食住行、教育条件等都受到或大或小的影响，家庭生活质量急剧下降。当家庭成员决定放弃国家"四免一关怀"政策时，需要对家庭成员给予明确的告知并对儿童未来诊疗负担进行分析，鼓励家庭成员勇敢面对心理障碍，让儿童接受免费治疗。同时，帮助儿童家庭寻求社会救助的资源，尽可能提供更多的经济和物资支持。

2. 家庭照护负担和支持策略

儿童照护者需要陪伴儿童反复住院治疗，不得不放弃稳定的工作，陪伴儿童奔波于家庭和医院之间，照护负担重，心理压力大，负性心理体验复杂，家庭生活质量也会随着负担的加重而下降。在儿童住院期间，为儿童家庭提供疾病对应的健康教育课程，开展疾病科普活动，教会家庭成员自我心理调适的方法，建立家庭成员对艾滋病的正确认知观念，为儿童及其家庭提供专业的意见和支持，可以帮助感染HIV儿童家庭顺利适应疾病，提升家庭成员对儿童疾病的应对能力。

家庭的互动形式与状态在一定程度上影响着家庭成员的生活质量和身心状态，并影响着儿童对疾病的应对。在此阶段，可以开展以家庭成员为单位的放松、减压活动。当家庭内部因照护出现冲突时，可以帮助家庭组织并召开家庭会议，分析问题和冲突根源，调整家庭功能，帮助家庭制订应对疾病的照护方案。

三、儿童医疗辅导在感染HIV儿童中的应用展望

儿童医疗辅导旨在陪伴儿童，在儿童接受治疗的过程中为儿童提供心理支持，引导儿童及其家庭顺利适应疾病与诊疗活动。对于感染HIV儿童而言，疾病对其带来巨大的挑战，青春期的发育问题、疾病带来的生理痛苦、身份暴露引起的个人角色改变及社会歧视和污名等一系列问题同时作用于儿童个体，使得儿童可能会因无法应对而出现治疗中断，甚至传播疾病等不良行为。给予儿童积极的指导，可以帮助其有效控制疾病，使其回归正常生活，为社会发展贡献自己的力量。医疗辅导专业人员将心理治疗的技术应用到感染HIV儿童人群中，可以提升儿童及其家庭成员的治疗信心；由儿童医疗辅导专业人员陪伴儿童及其家庭成员应对疾病诊疗过程中遇到的重重危机，逐一解决问题并积极迎接挑战，可以帮助儿童及其家庭成员尽快回归生活正轨。

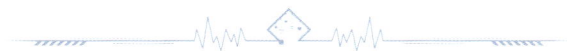

第六节　孤独症谱系障碍儿童的医疗辅导

孤独症谱系障碍（autism spectrum disorder，ASD）是一种神经发育障碍，会对儿童的身心发展产生广泛而复杂的影响。ASD儿童常常在社交互动、语言和沟通等方面存在困难，这会对他们的日常生活和学习能力带来挑战。在面对这些挑战时，儿童医疗辅导作为一种综合干预方法，可以提供ASD儿童个体化的支持和服务，能在一定程度上提高ASD儿童沟通能力、社交能力和学习技能，提高他们的生活水平和社会适应能力。本章节将探讨儿童医疗辅导在ASD儿童中的具体应用，儿童医疗辅导专业人员如何通过游戏、运动和多人合作活动等多种策略来促进ASD儿童的身心发展，为ASD儿童及其家庭成员和专业人员提供有价值的指导和资源，并提出ASD的未来发展方向和挑战。

一、孤独症谱系障碍儿童

（一）孤独症谱系障碍的定义

孤独症谱系障碍又称自闭症，是一种以社交功能障碍、重复刻板行为、狭隘的兴趣或异常的感知觉为特征的神经发育障碍性疾病。

（二）孤独症谱系障碍儿童的特征

ASD儿童临床症状的异质性较高，由于儿童的年龄、语言水平、认知能力和性别等因素，会表现出不同的症状及程度。

1. ASD的核心症状

根据《精神障碍诊断与统计手册》（第五版）（*Diagnostic and Statistical Manual of Mental Disorders*，Fifth Edition，DSM-5）的描述，ASD儿童的核心症状主要集中于2个领域（社会交往与社会互动的缺陷，局限、重复的行为或兴趣）。社会交往方面主要包括对社交的回应度低，缺乏非语言沟通和难以发展、维持或理解社会关系；行为方面主要包括行为的重复刻板、过度坚持常规、狭隘的兴趣或明显的感知觉异常。

2. ASD的早期行为学标志

在2岁前，ASD儿童表现出一些早期行为学标志，可以用"五不"来描述。具体指：不看（缺少正常的目标交流）、不应（叫名字不回应）、不指（缺乏食指指物等姿势动作）、不语（语言发育延迟）、不当（重复刻板行为或明显的感知觉异常）。上述"五不"早期行为学标志提供了早期识别ASD的线索。然而，ASD是一类复杂的神经发育障碍，早期行为学标志会存在个体差异，每个ASD儿童也可能表现出不同程度和不同组合的症状，因此仍然需要专业医生进行评估和诊断。

（三）孤独症谱系障碍对儿童身心发展的影响

ASD对儿童的身心健康有重要的影响。ASD儿童由于后期缺乏锻炼、饮食单一的原因，更容易患上肥胖、心血管疾病、内分泌疾病（如糖尿病）等慢性疾病。研究表明，ASD儿童焦虑和抑郁等精神类疾病的共患病率更高。ASD儿童的核心问题在于社交沟通能力的障碍。他们难以识别、处理别人的社交线索，也有可能缺乏对自己情绪管理或社交认知的能力。而且，他们对变化更加敏感，也可能会对环境刺激过于敏感。因此，ASD儿童可能会因一件别人看似很小的事情导致过度沮丧或情绪崩溃，也更有可能成为被欺凌的对象或施害者，由此会加重ASD儿童的身心问题，影响包括身体、学业、人际或社会关系等。青春期的ASD儿童也可能会出现更多的自伤或伤人行为。因此，我们应当为ASD儿童提供更多身体及心理健康的支持与监测。

二、儿童医疗辅导在孤独症谱系障碍儿童中的应用

（一）与孤独症谱系障碍儿童相处的原则

与ASD儿童相处时，重要的是理解每个儿童的症状特征，不断尝试和调整沟通技巧，并与其家长和专业人员紧密合作，为ASD儿童创造积极的交流环境，以便更有效地与他们沟通。

总的来说，面对ASD儿童，更需要耐心、爱心、关心和信心。耐心是因为ASD儿童可能需要更多时间来理解和回应信息。爱心是关键，因为他们需要感受到我们的支持和接纳。关心是要关注他们的需求、兴趣和情感，并为他们提供适当的支持和帮助。信心是相信ASD儿童的潜力和能力，鼓励他们发展和成长。

1. 语言原则

和ASD儿童沟通时，使用的语言要符合儿童当前的语言沟通能力。比如言语困难的ASD儿童，儿童医疗辅导专业人员和家长的表达性语言通常就是以单词为主的；如果是处于表达短语阶段的ASD儿童，儿童医疗辅导专业人员和家长的语言表达通常使用短语，偶尔使用简单句子；如果是处于可以表达句子、会提问阶段的ASD儿童，儿童医疗辅导专业人员和家长的表达性语言可以大部分是句子。而且儿童医疗辅导专业人员可以通过示范、解说等方式，促进ASD儿童互动性对话能力的发展。

即使是和语言能力已经发育到比较成熟阶段的ASD儿童对话，仍然建议儿童医疗辅导专业人员和家长使用简单明了的语言，尽量避免使用过于复杂的句子结构和晦涩难懂的生僻词汇，这样更有利于ASD儿童清晰理解语言。同时，应使用清晰的语音、恰当的语调，有节奏地和ASD儿童对话。

2. 情绪状态

与ASD儿童相处和沟通时，儿童医疗辅导专业人员和家长应保持积极的情绪，避免情绪过度兴奋或过度低落。与儿童情绪状态匹配的成人积极情绪会让ASD儿童感到舒适和放松，更有利于互动性、双向性沟通的开展。

（二）与孤独症谱系障碍儿童沟通的技巧

与ASD儿童沟通时，需要理解儿童的个性特点和差异，接受他们的沟通方式，理

解他们的表达意图，可尝试以下沟通技巧，以促进有效的交流。

1. 鼓励非语言沟通

非语言沟通，包括肢体语言、面部表情和手势等。儿童医疗辅导专业人员和家长在语言表达的同时应加入目光、手势动作等非语言沟通方式，可以提供额外的沟通线索。尊重和回应儿童的非语言沟通，帮助他们感受到被理解和被支持。

2. 使用视觉支持

视觉支持可以帮助ASD儿童更好地理解和表达，比如使用图片、图表、符号等视觉辅助工具，帮助他们理解和参与沟通交流。

3. 给予充足的时间

给予ASD个体充足的时间来理解和回应。通常ASD儿童需要更长时间来处理信息和组织语言，因此，儿童医疗辅导专业人员和家长要保持耐心，避免急躁、匆忙打断儿童的表达，给予他们足够的时间来思考和回应。

与50年前相比，现在ASD儿童的生活已经有很大的改善。越来越多ASD儿童能够融入社会，就读于普通学校，甚至拥有一份工作。但是ASD儿童的护理需求仍然很大，这不仅仅涉及家庭成员，还需要社区提供大量资源支持。儿童医疗辅导专业人员应当积极推动ASD的早期诊断、有效治疗和科学干预。认识ASD，学习与ASD儿童相处，关注ASD儿童的实际需求，对于ASD儿童家庭及整个社会都至关重要。

（三）孤独症谱系障碍儿童的游戏治疗策略

ASD儿童和正常发育的儿童一样，可以通过玩耍来提升社交沟通能力、语言能力、认知能力，练习精细动作，学习分享和感受乐趣（视频6-6-1）。

与ASD儿童开展玩具活动的基本原则如下：

视频6-6-1

①选择适合儿童当前发育水平且喜欢的玩具。

②在活动中，儿童医疗辅导专业人员和家长与儿童轮流交互性地玩玩具，积极与儿童开展功能性游戏活动。

③儿童医疗辅导专业人员和家长通过示范、辅助等方式促进儿童模仿，达到拓展儿童游戏技能的目的。

1. 探索类玩具

探索类玩具是指儿童可以通过扔掷、触摸、发声、视觉检查、嗅闻、敲击、投掷等方式探索的一大类玩具，如积木盒子、按键类玩具、敲击类玩具、玩具小车、球类玩具、彩虹圈和转转乐等。

（1）游戏玩法

在选择探索类玩具的时候，可以根据儿童的发育年龄选择玩具并确定游戏玩法。对于婴幼儿来说，取、放玩具或撞击玩具是这个年龄段的重要探索方式。比如积木盒子，儿童医疗辅导专业人员和家长可以轮流取出或放入积木，敲击积木，堆叠、排列积木等；对于弹跳玩具或按键类玩具，儿童可以通过按、转、推按键来了解物品之间的因果关系；玩具小车、球类玩具，通常是功能性玩法，比如推小车穿过桥洞，滚球、扔球等。

（2）教学目标概述

通过探索类玩具，ASD儿童能够学习完成一步性动作或对指令的理解、多种玩具的功能性玩法（比如把积木放进或拿出盒子、把车子开到桥上或推下轨道、打开或关上玩具按钮、插入或敲击或拔钉子等）、单词表达（如名词、动词等），并初步懂得物品的因果关系（如按按键可以让小玩具发声、推按键可以让小动物弹出来）等，学会在游戏中和成人共享好玩的玩法，互相看向对方大笑，做出更多的微笑、发声、展示等社交性行为。

2. 操作类玩具

操作类玩具是指需要手动操控和操作的玩具。以下是一些常见的操作类玩具，包括拼图玩具、拼插玩具、形状玩具、穿线玩具、串珠玩具、钓鱼玩具等。

（1）游戏玩法

儿童医疗辅导专业人员和家长依据儿童的喜好和现阶段的能力水平来选择具体的操作类玩具。对于拼图玩具或拼插玩具，儿童和成人轮流把拼图或插块放入合适的位置，将零散的拼图块组装在一起；对于形状玩具，儿童医疗辅导专业人员和家长可以让儿童通过盒子的不同形状和方位来寻找对应的形状块并放入；对于串珠玩具，可以让儿童选用小木棒、铁线和软绳等穿不同质地、颜色、形状、材质的珠子，让儿童随意穿，也可以让儿童按颜色分类穿，或者成人和儿童一起按照图片示意来穿；对于钓鱼玩具，可以让儿童用带有磁铁的钓鱼竿一起玩钓鱼游戏，将各种海洋动物块分类等。

（2）教学目标概述

操作类玩具能够很好地训练儿童的手指灵活性、手眼脑协调能力和手部控制能力，通过对拼图或形状玩具及动作的命名来练习语言表达能力。在儿童无法完成拼图或拼插玩具或无法穿入珠子时，儿童医疗辅导专业人员和家长应积极地提供帮助，并通过逐渐撤销辅助、延迟回应等技巧来练习儿童表达需求的能力。比如钓鱼玩具，儿童医疗辅导专业人员和儿童轮流拿出海洋动物块并对其命名，如鲸鱼、海豚、海象、鲨鱼、海马、海星、水母等（练习社交展示性行为、语言表达能力）；然后成人和儿童分别拿起钓鱼竿，钓起不同的海洋动物块并放入盒子中（练习手眼协调能力，锻炼两步或者多步骤的游戏技能），儿童医疗辅导专业人员也可以拿起一块鲸鱼块让它向前游动，让儿童模仿成人也拿起海豚块向前游动（练习一步操作物品的模仿技能和一步假想的技能）；或者可以假想鲸鱼和海豚互相游动追逐，赶上对方后看向彼此哈哈大笑，体验游戏互动的快乐。通过游戏中愉快的互动体验，不断提升ASD儿童的社交兴趣。

3. 建构类玩具

建构类玩具是运用多种物件在变换组合搭配下创造和构建物体的一类玩具。建构类玩具包括积木、磁力片、黏土和太空沙等。

（1）游戏玩法

建构类玩具可以由简单的搭建、拼接到完成复杂的图形。比如，儿童医疗辅导专业人员和家长可以从最基本的构建方法开始，如把2～3块积木垒在一起或拼接在一起，做成高塔或小火车，逐步升级难度至搭建成正方形、三角形、圆形，甚至可以尝试搭建复杂的结构，比如搭建一座城堡、一座桥梁、一栋有门有窗的摩天大楼等。磁力片或有磁性的积木可以拼接、搭建成单个或多个正方体、长方体和不规则形状等，当然，也可以搭建成飞机、汽车、动物等。黏土或太空沙等可以有更加丰富多样的玩法，可以用手掌握、挤压、捏取，用铲子铲，用小刀切等来塑造儿童自己想象中的形状和造型，也可以用不同的模具按压出不同立体模型，如动物、水果、蔬菜和城堡等。

（2）教学目标概述

建构类游戏不仅是一种构造活动，而且是一种包含多种技能的创造性组合活动，通过积木或磁力片的拼接或搭建来锻炼ASD儿童的手部精细动作及配对能力。儿童医疗辅导专业人员和家长还可以在活动中教会儿童模仿。儿童在活动中回应成人的指令或要求，学习空间的概念（如上面、下面、里面等），更可以把构建的场景当成假想主题场景来进行活动，在此过程中练习提问、回答、评论等回合式沟通的社交技能。在玩黏土或太空沙等活动中，儿童医疗辅导专业人员和家长能教会儿童不同工具的使用方法，对不同模型的物品进行命名，也可以对游戏或动作进行评论。在共同搭建好玩具时，儿童医疗辅导专业人员和家长还能教会儿童分享成功的乐趣。在无模具的情况下用黏土或太空沙搭建不同造型，也可以进一步提升儿童的想象力。

4. 艺术类玩具

艺术类玩具则是一类运用艺术媒介，激发儿童创造力和艺术表现力的玩具，如橡皮泥、绘画和剪纸等。

（1）游戏玩法

对于艺术类玩具，儿童医疗辅导专业人员和家长可以更多地给予儿童自我表达和自由发挥的空间。对于橡皮泥，除了简单地揉、搓、压等玩法外，还可以通过不同模具模拟真实场景，比如可以用棍子来回压橡皮泥，做成面条，用模具压出水饺等。对于绘画工具，儿童医疗辅导专业人员和家长可以做更多的游戏变化，从简单的画竖、画横、画圆圈，到画棒棒糖、水果、人物，最后到创作充满想象力的绘画作品。当然，如果儿童的精细动作和认知并未达到较高的程度，儿童医疗辅导专业人员和家长也可以让儿童做简单线条的勾勒（如勾勒手的形状或玩具形状等）。剪纸则可以用剪刀从最简单的沿直线或横线剪，到剪圆形、多边形以及各种形状丰富且复杂的剪纸图案。

（2）教学目标概述

通过一系列艺术活动，可以提升儿童使用工具的手部精细运动及手眼协调能力。在玩橡皮泥的活动中，除了可以教会儿童模仿动作外，还可以运用道具做象征性游戏，让儿童展示完成的橡皮泥作品，并进行评论等。绘画和剪纸活动可以提升儿童的语言理解能力（如名词、动词、分类、颜色、形状、数字等），并对图画进行描述（练习形容词的理解和表达，以及提问、回答、否定词语的使用等）。在游戏过程中，可以增加儿童对完成作品的评论、对自己作品的展示与分享。通过创造性的艺术类玩具，提供儿童自由创作的机会，培养儿童的想象力；部分ASD儿童还可以发展专长，更进一步促进其社交动机和技能的发展。

5. 音乐类玩具

音乐类玩具是一类能够让儿童直接参与音乐活动中且能够发声的玩具，如沙锤、玩具小鼓或拨浪鼓、碰铃、舞蹈毯等。

（1）游戏玩法

以沙锤为例，在初始阶段，尝试前后或左右摇晃沙锤，也可以配上相应的律动音乐或简单的儿歌，让儿童跟随节奏摇晃沙锤。玩具小鼓或拨浪鼓可以使用两套同样的工具，并使用鼓棒和鼓槌来进行不同节奏的敲击动作（快速敲或缓慢敲或有节奏地敲）。对于舞蹈毯，儿童可以跟随节奏和指示，通过踩踏或触摸不同区域来与音乐互动，跟随音乐做动作、唱歌等。

（2）教学目标概述

通过音乐类游戏，儿童医疗辅导专业人员和家长可以很好地训练ASD儿童分享乐趣的能力。在有节奏地摇晃沙锤或快速敲击鼓面等游戏高潮前暂停，可以增加ASD儿童练习语言和非语言沟通技能的机会。在敲击、摇晃或唱歌过程中，成人和儿童彼此模仿、互相看向对方，分享音乐带来的快乐。儿童医疗辅导专业人员和家长以积极的情绪和儿童分享音乐类游戏带来的快乐，能够进一步提升ASD儿童的社交能力。积极的情绪是促进ASD儿童学习的关键，更是提升其社交能力的"垫脚石"。

6. 假想玩具

假想玩具是一大类能够模仿真实场景的玩具。通过参照日常生活中的事件，假想玩具可以在游戏中重现这些情景，如洗漱玩具、厨房或用餐玩具、游乐园玩具等。

（1）游戏玩法

对于大多数ASD儿童而言，玩假想游戏存在一定的困难，所以假想游戏需要ASD儿童拥有更高的能力水平。了解儿童的兴趣爱好是游戏成功的第一步，需要在儿童喜欢且熟悉的游戏中逐步加入假想的成分。比如对于儿童最熟悉的洗漱玩具，儿童医疗辅导专业人员和家长可以给儿童示范将玩偶衣服脱掉，放入玩具浴缸里，和儿童一起假装给玩偶擦沐浴露，在擦身体时给不同部位命名等。如果儿童在平时表现出喜欢看妈妈做饭、切菜，则可以选择厨房玩具；如果儿童喜欢美味的食物，那么可以使用用餐玩具来假装吃饭、喝水等。对于游乐园玩具，可以用玩偶模拟游乐园的多种玩法，如玩滑滑梯、跷跷板、旋转木马等。在玩这些假想玩具游戏时，儿童医疗辅导专业人员和家长可以先示范怎么玩，再引导儿童进行模仿，使儿童能够更好地融入游戏中，将简单的游戏主题进行扩展变化。

（2）教学目标概述

假想玩具不仅可以丰富ASD儿童的生活认知、提高其动手操作能力，还可以在游戏中发挥创意。在玩洗漱、厨房或用餐及游乐园玩具时，创造各种场景，使儿童可以自发地根据游戏主题安排道具，模拟出一步、两步或多步假想行为，表演不同主题的故事，进行回合性对话。在整个假想活动中，儿童可以更好地学会展示与分享。假想玩具是促进儿童学习社会技能，提高模仿能力和语言能力，发展同理心的非常好的游戏道具。

7. 绘本

绘本是将图画与文字结合的书籍，专为儿童阅读而设计。ASD儿童往往具有视觉学习优势，他们对色彩、形状和静态的绘画场景等较为敏感。绘本的主题也可以多种多样。

（1）游戏玩法

首先，要选择合适的绘本。绘本难度的选择、绘本主题的设置要符合儿童现阶段的能力水平，要保证儿童听得懂，但又不会因为过于简单而失去趣味。其次，要提前了解儿童的偏好，可以从带有儿童感兴趣元素的绘本内容开始读起，比如儿童喜欢动物，儿童医疗辅导专业人员和家长可以选择动物绘本；儿童喜欢食物，儿童医疗辅导专业人员和家长可以选择有食物图片的绘本等。低龄阶段的儿童绘本阅读，可以选择有拉动、触摸等互动元素的绘本，学习简单名词及动词的表达。在故事绘本阶段，通常应序贯地描述整个故事的发展情节。在绘本阅读过程中，儿童医疗辅导专业人员和家长可以通过积极的情绪和夸张的面部表情或肢体动作来创造绘本阅读的重头戏部分，让儿童的注意力在成人和绘本中来回切换。在阅读绘本时，成人可以使用适宜的音量、语调、语速，用儿童易于理解的方式来表述绘本内容。此外，对于语言能力较好的儿童，儿童医疗辅导专业人员和家长可以和他们一起描述绘本内容，根据绘本内容互相提出问题并回答，也可以进行评论等。

（2）教学目标概述

阅读绘本除了能够增强儿童的语言理解与表达能力，还可以通过评论、提问，让儿童更好地处理和应对现实世界中可能出现的问题以及提高其社会交往技能。在阅读绘本的过程中，还可以将目光沟通、社交互动、回合性对话作为绘本阅读目标的一部分。这不仅有助于加快双向性互动关系的建立，还能进一步提升儿童的认知、表达和社交能力。

（四）孤独症谱系障碍儿童的运动治疗策略

由于社会参与不足和行为缺陷，ASD儿童通常体力活动水平较差。研究表明，运动对ASD儿童有很好的干预效果，不仅能够提高其运动技能和执行能力，同时，可以促进其身心健康，减轻核心症状的严重程度。

ASD儿童进行运动时应该遵循以下原则：

（1）安全性原则

活动前应检查场地及教学器材的安全性，并需要配备充足的人员维持秩序和保障儿童安全。

（2）系统训练原则

ASD儿童的运动项目选择和难度设置都应循序渐进，由简入难，有计划、有目的地进行系统性运动训练。

（3）适宜负荷原则

需要根据ASD儿童的年龄特点、身体素质等实际情况，结合训练时间、训练阶段的变化，合理地进行运动负荷的设置和调整。

（4）趣味性原则

选择ASD儿童感兴趣的运动项目，在学、练、玩的过程中寓教于乐，让儿童主动、积极地参与活动。

1. 基本运动技能

基本运动技能和身体活动水平的提高是ASD儿童进行运动活动和维持健康生活的保障。基本运动技能包括走、跑、跳等。

（1）训练方法

基本运动技能训练应当先提升儿童的身体素质训练，有了一定的体力和能力基础后，再进行更高阶的针对性运动技能训练。活动过程中，可以由儿童医疗辅导专业人员和家长先行示范，或通过儿童感兴趣的卡通人物进行演示，添加儿童感兴趣的元素，如数字、符号等。比如训练双脚跳，儿童医疗辅导专业人员和家长可以先在蹦床上扶着儿童的腋下，让其感受双脚跳起的感觉；随后撤去部分肢体辅助，拉着儿童的手让其在蹦床上跳，进而拉儿童的手在平地上让其双脚跳；最后，让儿童独立地双脚跳。

（2）教学目标概述

运动技能的训练能够增强ASD儿童的身体素质，提高其手眼协调、视觉和听觉以及肢体动作协调等多种能力。在大运动的练习中，除了能够提高儿童身体素质外，还能使其更好地执行儿童医疗辅导专业人员和家长的一步或多步指令，模仿成人的动作，合理、正确地使用户外设施。成人还可以在儿童完成活动时与其共享乐趣（如互相击掌等）。在运动过程中，ASD儿童会在与成人、同伴的不断互动中提升社交能力。

2. 平衡类运动

部分ASD儿童存在平衡能力不足的问题。平衡类运动分为静态平衡（如交叉脚站立、脚尖站立、脚跟站立、单脚站立等）和动态平衡（如走平衡木或平衡台、走直线、交叉步行等）。

（1）训练方法

在开展平衡类运动初期，儿童医疗辅导专业人员和家长可以尝试用手扶着儿童，或者让儿童扶着椅子或桌子等进行训练，并根据儿童的能力水平调整站姿的难度和动作维持的时长。儿童医疗辅导专业人员和家长可以在开始的时候通过语言加肢体动作的示范，如执行"抬腿或放下"等指令，让儿童先行交叉脚站立、脚尖站立、脚跟站立、单脚站立等静态平衡能力的训练；当儿童有一定基础后，可进一步开展动态平衡活动，如在向上或向下倾斜20°的15厘米宽的平衡木上向前步行、左右脚轮流推着小积木前行、在10厘米宽的平衡木上向左或向右横行等。平衡木的高度、长度和宽度可根据儿童的能力水平进行调整。此外，可以在不同材质和软硬度的平面上（如沙地、草地或软垫等）进行平衡类运动；还可以尝试进行闭眼平衡训练，组织多位ASD儿童轮流交替训练，鼓励儿童在训练时互相模仿、互相帮助以及共同合作。

（2）教学目标概述

平衡类运动以实现平稳、从容完成平衡动作为最终目标，能够增强ASD儿童的肌肉力量以及提高其身体协调能力。运动过程中还可以训练儿童的指令执行能力，并向ASD儿童讲解角度、宽度、长度的概念，使其对空间、数字建立感性认识。此外，还可以学会描述物品的材质，通过描述平台的软硬度等学会描述自身感受，在多人训练的过程中理解轮流的概念以及学会等待，明白简单的规则，其间可以鼓励儿童互相帮扶，在小团体中训练同伴社交技能。

3. 球类运动

球类运动本质上是多种运动的结合。在ASD儿童的运动活动中，建议选择的球类有足球、篮球、软排球等，可以进行推球、拍球、踢球、互相扔球等运动活动。

（1）训练方法

应根据儿童能力水平和兴趣偏好，选择合适的活动形式和难度。如从扔球开始，可以先让儿童从胸前扔球再到过肩扔球，循序渐进；拍球运动则可以设计为原地拍球、边拍球边向前走、边拍球边后退、拍球越过障碍物等；踢球运动可以设计为朝任意方向踢球、将球踢入不同距离或不同大小的门框、将球踢到不同高度的台面等；接球运动可以设计成接静止的球、接不同速度运动中的球等；推球可设计为站姿推球、跪姿推球等。可对球的大小、重量和材质进行调整。儿童医疗辅导专业人员和家长可发出运动指令，并鼓励儿童给予语言或肢体动作上的回应。完成动作后，可以互相鼓掌、拥抱等表示庆祝。

（2）教学目标概述

球类运动能够很好地训练ASD儿童推、踢、拍等动作，能够很好地拉伸其大腿内侧、膝盖周围和小腿内侧的韧带，对其视觉注视能力、双手和双脚协调能力的提升也有益处。儿童在运动中还能够学会球类词汇的表达以及动作行为的描述。此外，球类运动非常适用于团队活动，引导ASD儿童参与团队活动，有利于提高ASD儿童在群体中执行指令和配合团队的能力。

4. 力量类运动

力量类运动主要指对ASD儿童进行力量训练，也称抗阻训练，是指身体某一部分对抗阻力进行的锻炼，一般是通过多次、多组有节奏的负重练习来提升该身体部位的肌肉力量。力量类运动的基本原则就是要采用较小的负荷强度和较多的重复次数，并且在运动形式上保证一定的多样性，如掷沙包、攀岩等。

（1）训练方法

力量类运动需要ASD儿童有一定的身体素质，在训练前可以先做5~10分钟的跑跳活动进行热身，训练结束后再针对训练日当天的目标部位进行拉伸。力量类运动的训练内容选择可以根据儿童的力量水平和兴趣偏好而定。如掷沙包活动中，在运动的初始阶段，可以先对儿童进行抛、扔、投等基本动作训练，可以采用"家长示范，儿童模仿"的方式。小布袋可以选择不同材质的布料（如棉布块、橡胶气球、皮质布料等），里面装入不同重量、不同直径的颗粒状物体（如细沙、米粒和黄豆）。随着儿童能力的提升，运动难度也应随之提升，如划定投掷线，通过调整投掷线的距离来改变运动难度。可以组织多位儿童一起进行锻炼，或是在儿童医疗辅导专业人员和家长的陪伴下进行锻炼，活动过程中引导儿童描述自己的行为、表达当下的情绪，同伴之间相互交流和沟通。

（2）教学目标概述

力量类运动是一个训练感觉统合的综合过程。在掷沙包活动中，ASD儿童能够学会描述沙包的触感、分辨布料材质以及内容物的颗粒大小，并学会对力量及手眼协调动作的精准控制。在运动过程中懂得和同伴互相帮助、互相鼓励，以锻炼儿童的坚韧品质与耐心。

（五）孤独症谱系障碍儿童的合作活动策略

多人合作活动对于ASD儿童而言是比较高阶的技能，对提高ASD儿童语言、认知和生活自理等方面的能力，增强其联合注意力、社交技能有着显著作用。值得一提的是，融合教育是多人合作活动的一种形式。融合教育的理念是让特殊儿童回归到普通班级和普通儿童中一起学习，辅以优化的环境和改良的教学方法来适应每个儿童的学习。研究表明，采用融合教育的方式能够很好地改善ASD儿童的社交障碍问题，各类多人合作活动均可采用此种方式开展。

1. 运动类多人合作活动

运动类多人合作活动含有大量跑、跳、蹲、走、爬等动作，且需要通过多人合作的形式来完成，如"老鹰捉小鸡""抢椅子"等。

（1）活动方式

在组织开展运动类多人合作活动前，应先训练儿童的基本运动技能，使其达到一定的水平，如能够独立且平稳地完成走、跑、跳、爬等动作以及具备一定的平衡能力。可以先将较为复杂的游戏拆解为多个简单可行的步骤，如开展"老鹰捉小鸡"的活动前可以先训练变向跑、加速跑或减速跑等技能；"抢椅子"活动前可以先训练绕圈行走、加速走或减速走、倒走等。当儿童能够独立完成上述内容后，可由儿童医疗辅导专业人员和家长示范、解说活动玩法，或由儿童医疗辅导专业人员和家长带领儿童一起完成活动。

（2）活动目标概述

通过开展运动类多人合作活动，ASD儿童能够增强走、跑、跳、爬、蹲等运动技能，理解游戏的步骤和规则。学习游戏的规则能使ASD儿童懂得规则和秩序的意义。多人合作的形式能够增加ASD儿童的同伴社交机会，在活动中自然产生合作、对立、竞争等关系，帮助ASD儿童练习社交性语言的表达、锻炼与他人交往的技能。

2. 感统类多人合作活动

ASD儿童往往会对某些特定刺激过于敏感而产生过度反应，或者对某些刺激反应不足。感统类多人合作活动便是针对ASD儿童感觉异常缺陷而设计的团体活动，如

"两人运球""接球游戏"等。

（1）活动方式

感统类多人合作活动应根据ASD儿童的能力水平和缺陷类型对儿童进行分组，有针对性地选择合适的活动项目。如开展"两人运球"活动时，应让运动功能水平相似的儿童两人成组，彼此用背部或头部夹着球前行、后退或转圈，可以采用气球、篮球、排球、足球等不同触感、不同大小的球，还可以在前方设置障碍物以增加活动难度。"接球游戏"需要儿童具有一定的跳、握、捏等运动能力及平衡能力，可以由成人或玩伴扔球，先从平地接球开始，再逐步升级难度至在蹦床上接球等。

（2）活动目标概述

感统类多人合作活动通过摸、握、捏等动作刺激ASD儿童的感觉，同时训练其走、跑、跳等运动技能。通过对不同球类的选择，能够丰富ASD儿童对大小、软硬、轻重等的认识。多人配合的形式能够在游戏中练习儿童的同伴社交技能，比如回应对方、吸引对方的注意、向对方提要求等。在活动过程中，儿童能够互相模仿，游戏成功后能够互相看着对方大笑、拥抱等。

3. 扮演类多人合作活动

扮演类多人合作活动是指多人共同参与的角色扮演游戏或活动，他们在虚构的情景中扮演不同的角色，通过合作解决问题、完成任务或创造故事。利用角色扮演游戏，可以引导儿童在模拟的社交情境中体验和理解情境中人物的情绪，从而提高共情能力，提升社交沟通技巧，如"过家家""医院场景活动"等。

（1）活动方式

进行扮演类多人合作活动时，可以根据儿童的兴趣偏好和能力水平进行分组，再据此选择合适的游戏类型。此类活动需要具备一定的模仿能力和观察能力。以"过家家"为例，活动内容应选择ASD儿童生活中见过且熟悉的场景，如洗菜、做饭、扫地等，需要准备厨房、客厅等布景装置以及围裙、蔬菜、锅碗瓢盆等活动道具。此类活动初期需要由成人主导，通过语言描述和动作示范帮助ASD儿童理解并展示合适的假想场景行为，后期成人逐渐减少引导，过渡到在旁观察的角色。活动初始阶段，儿童医疗辅导专业人员和家长边示范边描述，如边炒菜边说"翻炒蔬菜"、拿起装蔬菜的盆子闻一闻的同时说"闻一闻饭菜的香味"等。随着儿童对活动内容的逐渐理解和掌握，成人不再示范、解说，由几个ASD儿童一起完成烧菜的整个场景过程。成人也可以直接设定一个背景故事引入主题，后续让儿童自行完成活动内容，如"地上有很多垃圾"——引导儿童进行扫地活动，"午餐时间到"——引导儿童完成洗菜、做饭等活动。

（2）活动目标概述

扮演类多人合作活动能够使ASD儿童理解活动中所扮演的家庭成员、社会成员的分工及行为目的，能够拓展日常词汇表达（如描述自己的行为、介绍人物身份等），描述和场景相关的动作，学会用语言、肢体、面部表情表达情绪（如惊讶、开心、失落等），在活动的双向性互动中提高ASD儿童的同伴和多人社交技能。

（六）孤独症谱系障碍儿童的家庭支持策略

家庭在ASD儿童的有效干预中发挥着重要的作用。ASD儿童的家庭承受着更高的育儿压力，因此，ASD儿童的家庭成员也需要得到更多的尊重、相关的支持和及时的帮助。指导并与家庭照护者进行定期沟通与反馈是十分有用的。以下是家庭干预的支持策略。

1. 环境的布置

与ASD儿童进行游戏或干预时，最好在一个较为整洁的环境。室内放置高度合适的座椅，地板活动区域中放置柔软、舒适的坐垫，保持光线的明亮。环境干扰少，不要有剧烈的噪声，物品摆放整洁，比如将玩具整理在柜子里，关闭电视、收音机等。

2. 位置的选择

和儿童进行玩耍互动时，除了需要一个安静、舒适的空间外，家长需要尽量保持与儿童视线一致的面对面的位置，以便儿童能够清晰地看到成人的脸和眼睛。比如家长可以蹲下来和儿童保持面对面的位置；家长和儿童面对面地坐在地垫上；儿童坐在儿童椅上，家长坐在儿童对面的餐椅上等。

3. 家庭干预的基本原则

干预应在自然环境下实施，且干预目标、环境、教学的策略都应该是自然的、符合实际场景的。有效的ASD干预模式均以行为原则为理论基础。干预的目标都是符合儿童基本发展规律的，并以ASD儿童社交沟通能力的提高为主要发展目标。干预应保持高强度、密集性、系统性的原则。

三、儿童医疗辅导在孤独症谱系障碍儿童中的应用展望

儿童医疗辅导在ASD儿童中的应用是一个不断发展和进步的领域。未来，可以期待以下方面的进展和改进。

1. 技术辅导工具的应用

技术的发展将为儿童医疗辅导带来新的机遇。虚拟现实、增强现实和人工智能等技术可被用于开发创新的辅助工具，帮助ASD儿童改善社交互动、沟通能力和行为模式。

2. 跨学科合作

为了提供更综合、个体化的服务，儿童医疗辅导专业人员将继续与其他专业人员进行跨学科合作。这包括与发育行为儿科医生、心理医生、治疗师、教师和医务社工等合作，共同制订和实施综合的治疗计划，最大化地促进ASD儿童的身心发展和社会融入。

3. 研究和创新

ASD领域的研究将持续推动儿童医疗辅导的创新发展。通过不断深入的研究，阐明ASD病因，发现最有效的干预方法，从而指导和改进儿童医疗辅导实践。

总的来说，未来的儿童医疗辅导将致力于提供个体化、创新和综合的支持及治疗，以最大限度地促进ASD儿童获得更好的生活质量和开发他们的潜力。

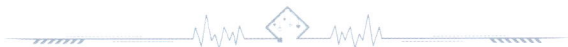

第七节　临终儿童的医疗辅导

　　目前，我国的临终关怀服务普遍针对成年人，尤其以老年人居多，而儿童临终关怀服务却发展缓慢，儿童的临终关怀对医疗及其他协作团队是一个巨大的挑战。儿童群体的特殊性，使得临终儿童在面临死亡时，生理、心理及社会关系等方面都呈现不同于成人的特殊性。因此，儿童临终关怀的服务也体现出差异性。根据国际儿童临终关怀组织（Children's Hospice International，CHI）发布的数据，2003年，儿童安宁疗护机构已经遍布全球70余个国家或地区。儿童临终关怀机构的成立，推动了儿童临终服务的多元化，以儿童为视角的一系列医疗辅导服务相继产生并逐步推广。本章分析了临终儿童多层面的特殊性，包括生理层面对于疾病适应、疼痛管理等方面的反应；心理层面对于死亡认知的差异性，以及濒死阶段的心理状态改变；社交层面对于社会功能维持的重要性，以及家庭在儿童临终阶段、丧亲阶段的支持网络特殊性和介入策略等。同时，结合大量临床案例分析和呈现儿童医疗辅导团队在儿童临终阶段的服务，为我国儿童临终医疗辅导提供实践经验和素材。

一、临终儿童

（一）临终的定义

　　临终是指一个人即将死亡的过程。从医学角度来看，临终是指一个人的生命体征及身体机能逐渐衰退，最终导致死亡。从心理学角度来看，临终是指一个人面对死亡的心理状态和体验，包括对死亡的恐惧、不安和接受等。

（二）临终儿童的特征

1. 不同发育阶段的儿童对死亡的理解不同

1岁以内的婴儿不清楚死亡的含义，但可以感受到分离的失落感；1—3岁的幼儿认为死与生是交替的过程，就好像醒来和睡着、来和去的关系；3—5岁的儿童开始认为死亡是暂时的、可颠倒的，他们不知道引起死亡的原因或者认为死亡是一种惩罚；5—10岁的儿童开始认为死亡是真实的、永恒的、不可逆的，但表现为不接受事实；10—13岁的儿童对死亡的理解更具体化、逻辑化，愿意了解疾病、死亡和葬礼的概念；青少年在认知上明白死亡是最终不可避免的，但在行为上可能否认。

2. 临终儿童可能引发其家庭成员的心理危机

临终儿童及其家庭成员因疾病而引发一系列生理、心理、精神和社会等方面的压力，会出现恐惧、愤怒、焦虑、悲伤和失落等负面心理反应。临终儿童的兄弟姐妹也可能由于环境因素改变而出现学业退步、回避社交等情况，如得不到积极的关注和帮助，有可能引发进一步的心理和行为危机。

3. 需要多学科团队协作的照护

儿童临终大多发生在医院，其中80%～90%发生在ICU。临终儿童医疗辅导强调以照护为中心，注重维护临终儿童尊严、提高生命质量，需要重症医学科医生、护士、儿童医疗辅导专业人员、医务社工、精神心理科医师、营养师和志愿者等组成多学科专业团队，为儿童及其家庭提供多样化的支持性照护服务。

二、儿童医疗辅导在临终儿童中的应用

（一）临终儿童及其家庭医疗辅导评估

儿童医疗辅导专业人员应在尊重临终儿童及其家庭隐私的前提下，采用适当的评估工具对临终儿童及其家庭成员在生理、心理、社会以及灵性方面进行评估。根据评估对象的不同，可选用不同的量表，常用的有KPS评分量表、预计生存期评估量表、疼痛量表、预感性悲伤量表、抑郁量表和焦虑量表等。

1. 临终儿童的心理–社会问题评估

对于临终儿童，须采用综合性评估方法，评估儿童在生命临终时的生理、心理、社交和灵性方面的需求及状况。评估通常由多学科专业团队成员共同完成。他们会与儿童及其家人进行交流，并使用相关的评估工具和问卷来收集信息。评估结果可以帮助临终关怀团队制订个性化照护计划，以满足儿童在生命临终时的生理、心理、社交和灵性方面的需求，提供全面的支持和关怀。

（1）生理评估

对临终儿童而言，身体各器官正在经历持续衰竭的过程。在临终阶段，生理的主要评估内容包括疼痛、恶心、呕吐和呼吸困难等症状。

（2）心理评估

儿童的心智发展尚未成熟，正处于情感、认知发展初期，往往无法理解死亡的真正含义，对于未知的死亡易产生恐惧、焦虑和抑郁等情绪。因此，儿童医疗辅导专业人员须评估儿童在临终阶段常见的心理情绪状态，如恐惧、愤怒、焦虑、抑郁、未了的心愿及期望等。

（3）社会关系评估

评估临终儿童的社会关系需求，包括人际交往、对家人的期望以及人际关系重整的需求。通过综合评估，可以更好地了解临终儿童的社会支持网络，以便为其提供相应的支持和关怀。

①家庭关系。家庭是社会支持网络中最重要的部分，应评估家庭成员之间的亲密度、支持和沟通情况，包括父母、兄弟姐妹和其他亲属的关系。帮助临终儿童获得家人的支持、关心与照护，缓解临终儿童的悲伤和恐惧情绪，为其提供人生最后阶段的温暖与满足感。

②朋辈关系。学校的老师、同学均是儿童人际关系中的重要部分，在社会支持系统中也起着重要的作用。应评估儿童与同龄人或其他重要人物之间的关系，包括朋友、同学和老师等。

③社区关系。评估儿童与社区成员之间的互动和参与程度，包括邻居、社区组织和志愿者等。

④医疗团队关系。评估儿童与医疗团队成员之间的合作和沟通情况，包括医生、

护士、医务社工和精神心理科医师等。

⑤宗教或精神信仰关系。评估儿童与精神信仰或宗教团体之间的联系和支持。

⑥其他社会关系。评估政府有关医疗救助、生活帮扶政策、志愿服务以及公益慈善组织等，尽可能对儿童及其家庭提供支持。

（4）灵性评估

灵性是探索生命意义，并切身体验个体内在与外在世界关系的问题，主要表现为寻求对生命、疾病、死亡、爱的理解和意义。儿童在临终阶段，生理上的疼痛往往会让其情绪沮丧，甚至丧失生存意志。儿童医疗辅导专业人员须帮助儿童寻找生命的意义，丰富其日常生活。

2. 临终儿童父母的心理-社会问题评估

（1）心理评估

陪伴儿童从确诊、治疗、病情恶化乃至濒临死亡，临终儿童的父母通常会经历长时间的情绪困扰和混乱，如震惊、怀疑、无助、恐惧、愤怒、悲伤、退缩和渴望等。

（2）社会功能评估

患病儿童的父母会将大部分时间用于陪伴治疗和照护儿童，导致原有家庭关系、生活、工作、人际关系等方面的改变，产生诸如家庭功能弱化、生活困难、生活质量降低、工作暂缓、支持网络薄弱等现实困境，会对儿童家庭产生较大的冲击。

3. 临终儿童兄弟姐妹的心理-社会问题评估

亲历兄弟或姐妹生病住院、病情恶化乃至濒临死亡，临终儿童的兄弟姐妹也会承受巨大的创伤，他们会担心与兄弟或姐妹分离，对疾病感到担忧，并担心检查结果。当父母的注意力集中在临终儿童身上时，原有的家庭结构和日常生活会发生很大的改变，包括父母不在的情况下要由多名照护者轮流照看、家务负担增加及睡眠习惯改变。临终儿童的兄弟姐妹还会产生孤立、焦虑、不确定、嫉妒、内疚、愤怒和孤独等负面情绪，甚至会出现一些行为变化，如退缩、寻求关注等。

（二）临终儿童的疾病和医疗程序教育

临终儿童的疾病和医疗程序教育是指在儿童临终阶段，为其提供相关疾病和医疗程序的教育及指导，以帮助儿童及其家庭更好地面对疾病和医疗过程，减轻身心痛苦。

1. 疾病教育

为儿童及其家庭提供有关疾病的详细信息，包括病因、病程、症状、治疗方法和预后等方面的知识，以帮助他们更好地了解疾病，减轻其对疾病的恐惧和焦虑。

（1）症状管理教育

为儿童及其家庭提供症状管理的相关知识和技能，包括如何应对恶心、呕吐、腹泻、疼痛、呼吸困难等症状，以减轻其身体上的不适。

（2）心理支持教育

为儿童及其家庭提供心理支持的相关知识和技能，包括如何应对情绪波动、焦虑、抑郁等心理问题，以减轻其心理上的痛苦。

（3）家庭照护教育

为家庭提供照护儿童的相关知识和技能，包括如何进行日常护理、如何应对急症等方面的知识，提升其照护能力，以帮助他们更好地照护儿童。

2. 医疗程序教育

为儿童及其家庭提供医疗程序的详细信息，包括症状控制、舒适护理、人文关怀、共同决策、善终准备以及哀伤辅导等，帮助他们了解临终医疗程序，以便使临终儿童及其家庭客观面对死亡，有意识地提高临终儿童最后阶段的生命质量，坦然无憾地告别人生。

（三）临终儿童的医疗辅导策略

1. 针对临终儿童的医疗辅导策略

（1）开展死亡教育

帮助临终儿童正确对待死亡。儿童医疗辅导专业人员可借助视频、音频、动漫等形式讲述患病儿童的故事，纠正儿童对死亡的错误认识。也可借助同伴教育，分别在儿童及家属中寻找不同的同伴教育者，通过分享信息、知识和观念，相互传递思想、情感，以唤起情感、认知上的共鸣，促使其正确认识和接受死亡。

儿童医疗辅导专业人员陪伴5岁的尿毒症晚期儿童阅读绘本《一片叶子落下

来》，通过学习一片叶子从抽芽、长大到干枯，直至落下深入土地并消失的过程，引导儿童描述这片叶子的生命历程以及自己的感受。儿童告诉儿童医疗辅导专业人员"植物会死，人也会死"。儿童医疗辅导专业人员认同儿童的看法，并在与儿童讨论死亡的话题中强调这片叶子从落下来到消失前经历了许多美好，见证了四季的风景，就如生命过程中会经历很多精彩。儿童在这个过程中并未表现出恐惧和不安等不良情绪。

（2）疼痛管理

疼痛是儿童在临终阶段普遍面临的主要问题。儿童医疗辅导专业人员可以根据儿童的不同年龄段采用非药物镇痛的方式，帮助儿童减轻躯体疼痛和不适。尽量创造条件让父母多陪伴儿童，进行身体触摸、交流、鼓励，以减轻疼痛。儿童医疗辅导专业人员也可采用娱乐性游戏、引导式冥想等方式帮助儿童缓解疼痛。

"现在我们闭上眼睛，试着大口呼吸，感觉每次呼出来的时候就把疼痛吹出来一些，试着做两次喔……看看现在有没有感觉好一点儿。现在可以想象一下，你在一个自己很喜欢的地方，一般会做什么？是不是在玩你很喜欢的玩具？那个玩具是什么呢？或者你在吃很喜欢的东西，它的味道是怎么样的呢？"

（3）提供情绪和心理支持

儿童医疗辅导专业人员可以根据临终儿童的不同年龄阶段选择适合的游戏和互动方式，帮助临终儿童缓解因疾病引发的焦虑、抑郁、恐惧、悲伤等负面情绪。

①婴儿。婴儿由于语言和认知能力有限，无法明确表达自己的需求。针对婴儿阶段的生理和心理特点，儿童医疗辅导专业人员可以选择适合婴儿的舒缓音乐，或帮助父母录制其唱歌、阅读及说话的音频，定时播放给婴儿听，减少婴儿的分离焦虑，增加安全感。

②幼儿及学龄期儿童。此阶段儿童的语言和认知能力处于逐步发展阶段。儿童医疗辅导专业人员可采用播放音乐、音频，观看视频等形式减轻儿童对疾病的恐惧感；与儿童共读绘本故事，通过绘本人物或故事情节引发其对自身经历的思考，抒发内心的情感和意愿。此外，还可以通过医疗辅导游戏、玩具等方式舒缓儿童的情绪。

一名4岁的儿童因脑肿瘤复发术后入住ICU，身体的虚弱和对父母的思念加剧了她的悲伤。儿童医疗辅导专业人员通过儿童父母，了解到儿童喜欢布娃娃，便赠送给儿童一个布娃娃并告诉她："这个布娃娃会陪伴你在这里治疗。"此后，儿童经常抱着这个布娃娃，从中获得情感上的安慰。

③学龄期儿童及青少年。此阶段儿童的语言和认知能力得到较大的发展，能够自主和清晰地与他人交流。儿童医疗辅导专业人员可以通过面对面的语言沟通了解儿童的想法和愿望；运用引导式想象或冥想，帮助儿童感受当下的状态，一定程度上减轻焦虑、抑郁，促进儿童放松和睡眠。此外，还可以让儿童通过儿童医疗辅导游戏、绘画、手工制作、写日记等方式来表达和释放情绪。

一名12岁因化疗引发全身感染的儿童，儿童医疗辅导专业人员引导儿童以写日记的方式记录在ICU住院期间的生活点滴。日记中，儿童记录着自身的身心成长，如写道"我今天感觉好多了，伤口又长了一点点，医生说我越来越好了，过几天就可以出院啦……"儿童从最初关注自身躯体变化到主动去做一些事情，如与儿童医疗辅导专业人员共同阅读、听音乐等。住院期间，儿童情绪逐渐稳定、乐观，积极、努力地配合治疗。

④清醒或警觉儿童。经历手术镇静或昏迷后刚清醒的儿童，对治疗环境及医护人员不熟悉，会产生恐惧、害怕等心理反应。儿童医疗辅导专业人员应与儿童或其父母进行沟通，了解儿童以往的生活习惯和爱好，有针对性地提供书籍、动画片、绘画、手工活动、游戏等，帮助儿童缓解内心苦闷，寻求内心平和，促进情感的表达。有条件者可进行床旁陪伴服务。

ICU一名8岁患有肿瘤转移的儿童手术清醒后，儿童医疗辅导专业人员给儿童提供了床旁陪伴服务，并告诉她："你不要害怕，爸爸妈妈一直陪着你，会在外面等你。他们让我转告你要加油哦，你会好起来的……"儿童医疗辅导专业人员协助儿童制作爱心卡并赠送给自己的爸爸妈妈，来表达对爸爸妈妈的想念和爱意。

⑤昏迷或濒死儿童。处于昏迷或濒死状态的儿童及其家庭承受着巨大的身心创伤，应提供条件让父母多陪伴儿童，增加亲子间的情感互动。儿童医疗辅导专业人员可以为儿童播放家长预先录制的音频；对于濒死的儿童，儿童医疗辅导专业人员以儿童的视角和口吻向父母念读"宝贝心声卡"，协助父母留存儿童指纹、脚模、手腕带等，以艺术化的方式向家人道别。

（4）提供社会关怀

帮助临终儿童及其家庭拓展社会支持网络，包括帮助维系原有或发展新的支持网络，如亲友支持系统、病友支持系统、朋辈支持系统、社会组织系统和公益慈善系统等，以满足其对社会关系连接的需求。

一名13岁的儿童因白血病复发及全身感染入住ICU，病情持续恶化。儿童医疗辅导专业人员在与其家属沟通后了解到班级同学对儿童病情的关心，建议同学以书信的方式向儿童表达关心、鼓励和祝福。收集全班同学的书信后，儿童医疗辅导专业人员为临终儿童进行念读，让其感受到同学之间的情感联系。

（5）提供灵性关怀

了解临终儿童及其家庭的宗教信仰，协助宗教社团进行灵性实践服务，以祈祷、正念、冥想、宽恕等方式，帮助临终儿童及其家庭获得灵性或宗教资源的支持。

一名9岁的儿童因肿瘤扩散导致病情不断恶化，身体的疼痛不适让其烦躁不安。儿童医疗辅导专业人员了解到儿童一家信奉基督教，于是邀请其父母在探视时与儿童一起祷告，同时，让其父母将《圣经》的音频置于儿童床边，每日为儿童播放经文，用信仰的力量帮助儿童克服身体的不适，使其情绪趋于平静。

2. 针对临终儿童父母及家庭的医疗辅导策略

儿童医疗辅导专业人员需要不断倡导和践行"以家庭为中心"的照护理念，为生活在压力事件中的家庭提供支持，主要包括情感及信息支持、环境支持、死亡准备及哀伤辅导。

（1）提供情绪及信息支持

医护人员对临终儿童父母进行病情沟通及疾病相关知识的宣教。儿童医疗辅导专业人员积极关注临终儿童父母及其亲属的负面心理问题，提供个性化心理辅导、灵性关怀及同伴互助，减轻临终儿童父母的焦虑和恐惧。此外，针对临终儿童的家庭困境，提供咨询、资讯及资源链接，帮助其家庭成员应对生活和社会中的困境。

（2）提供环境支持

儿童临终阶段，为儿童父母提供安静、舒适、私密的空间，使父母与儿童有单独相处的机会，让父母感到安慰。有条件的医疗机构可以设立安宁病房，可按居家环境装饰和布置房间。

①病房设立在丧亲家属方便到达的位置，配备舒适的床、沙发、椅子等居家用品。

②房间装饰和灯光以暖色为主，使用香薰，播放舒缓、轻柔、慢节奏的音乐，以改善父母焦虑、紧张的情绪。

③设立信息公示，包含心理咨询室、殡仪馆、紧急救援等联系方式，为心理辅导、紧急事件的处理以及善后事宜提供方便。

④根据父母家庭文化、宗教信仰、儿童和家庭的喜好布置房间，举行告别仪式。

如无安宁病房，儿童医疗辅导专业人员与医护人员可选择病房内最安静的房间或区域，关闭门窗，降低报警音量，减少人员走动，避免大声说话，让父母和其家人在相对私密的环境中与儿童告别。

（3）协助进行死亡准备

帮助儿童及其家庭管理儿童生命最后阶段和准备死亡。儿童医疗辅导专业人员采用恰当的游戏方式与临终儿童探讨生命终点的感受、态度及心愿等；协助儿童父母在恰当的时机，用合适的语言和行为向临终儿童的兄弟姐妹谈论死亡，减少其对死亡的恐惧，并为儿童预期性死亡做准备；鼓励临终儿童及其家庭成员通过探讨葬礼、遗赠，或其他有意义的活动来面对死亡。

一名9岁恶性脑肿瘤女孩临终之际，父母进入安宁病房进行陪伴前，儿童医疗辅导专业人员与其父母召开家庭会议，在交流中得知儿童是一个活泼、爱热闹的孩子，父母希望把安宁病房装扮成公主房，摆满鲜花、玩具、千纸鹤、小星星等，为儿童举办一场温馨的家庭式告别聚会，邀请亲朋好友共同回忆与儿童的美好故事，用话语和行为表达对儿童永恒的爱。在儿童医疗辅导专业人员的协助下，这个女孩举办了生前告别仪式，慰藉了家长和亲友。

（4）开展哀伤辅导

医院或社区为临终儿童家庭提供悲伤、丧亲专业辅导，以及其他事务性的支持和资源，以满足临终儿童家庭成员与丧亲、悲伤相关联的生理、情绪和精神等层面的需求。

（四）临终儿童家庭的丧亲支持策略

本着"逝者能善终，生者能善别"的宗旨，临终儿童离世后，由专业的医生、护士、儿童医疗辅导专业人员、医务社工等提供个人或集体治疗，包括心理、社会和文化支持，如哀伤辅导、生活救助、祭祀活动等，为丧亲家庭提供个别、家庭或小组活动的服务模式，使之适应现实，走出悲伤，重建并回归生活中的角色与关系。

1. 成立丧亲支持服务小组

丧亲支持服务小组往往由跨学科和跨组织团队成员构成，成员包括医生、护士、儿童医疗辅导专业人员、临终关怀协调员、灵性工作者、医务社工、义工和其他专业人员。医护人员扮演的是指导性角色，负责提供信息和作出决策。儿童医疗辅导专业人员扮演的是价值中立的角色，是家庭支持者和倡导者，他们以非指导性的方式关注家庭的情感、精神、环境、关系和信息需求。临终关怀协调员（国内一般由儿童医疗辅导专业人员和义工担任）扮演的是组织性角色，协助解决器官捐赠等医学问题。灵性工作者可以进行灵性评估和治疗。医务社工负责评估心理、社会和情感需求，帮助家庭成员适应失去亲人的支持性服务。

2. 评估丧亲家庭风险

（1）评估儿童死亡类型

死亡类型包括快速意外死亡、快速预期性死亡、慢性意外死亡和慢性预期性死亡4种类型。不同的死亡类型对于丧亲者的影响不同，导致悲伤程度不同，如对于快速意外死亡，儿童家庭成员不太可能做出临终关怀的决定或启动临终关怀计划，对此类家庭进行丧亲支持尤其困难。对于长期患病儿童，儿童医疗辅导专业人员须对其进行死亡风险评估，启动临终关怀计划。

（2）评估重点人群

突然丧亲者、与死者关系密切者、无丧亲经历者；年龄14岁以下和65岁以上者。

（3）使用评估量表

可选用延长哀伤障碍问卷（PG-13）、哀伤和意义重建问卷（GMRI）、贝克抑郁量表（第二版）（BDI-Ⅱ）、创伤后应激障碍量表（第5版）等评估量表，对家庭成员风险和恢复力因素进行持续评估。（表6-7-1～表6-7-4）

表6-7-1　延长哀伤障碍问卷（PG-13）

第一部分：下列描述的是人们在经历亲朋好友离世后可能出现的反应。回答没有好坏之分，请根据您最近一个月时间里的实际情况，选择与您最相符的描述。（注："他/她"代表的是您正在哀悼的已故者）

项目	从未如此	至少一次	至少每周一次	至少每天一次	每天几次
1. 我经常怀念并渴望见到他/她	1	2	3	4	5
2. 我经常出现与失去他/她有关的强烈情感：痛苦、悲痛及剧烈的哀伤	1	2	3	4	5
3. 我经常试图回避提醒他/她离世的线索	1	2	3	4	5
4. 我经常对这件事感到惊讶、震惊或难以相信	1	2	3	4	5

第二部分：下列描述的是您目前可能的感受，请回答这些描述在多大程度上符合您的实际情况

项目	不符合	有点符合	比较符合	非常符合	完全符合
5. 我对自己在生活中的角色感到困惑，或不知道自己是谁	1	2	3	4	5
6. 我难以接受这件事	1	2	3	4	5
7. 这件事发生后，我难以再信任他人了	1	2	3	4	5
8. 我对这件事感到怨恨	1	2	3	4	5
9. 对我来说，现在让生活继续前进（如结交新朋友、培养新兴趣）有些困难	1	2	3	4	5
10. 这件事发生后，我觉得自己情感麻木了	1	2	3	4	5
11. 这件事发生后，我觉得生活是不美满、空虚或毫无意义的	1	2	3	4	5

第三部分：

项目	是	否
12. 距他/她离世6个月后，我仍然每天都出现问题1或问题2中的情况	是	否
13. 我在社交、职业及其他重要方面（如履行家庭责任）的能力明显下降了	是	否

续表

诊断标准：

①分离痛苦（项目1和2得分≥4分）；

②认知、情绪和行为症状（项目3～11项中必须有至少5项得分≥4分）；

③功能受损标准（项目13必须回答"是"）；

④丧亲时间超过6个月，仍有以上症状（项目12选"是"）。

表6-7-2　哀伤和意义重建问卷（GMRI）

下列陈述是个体经历丧亲后可能出现的想法、信念、感受及意义。回答没有好坏之分，请您根据自己的实际情况，选择在过去1周内与您感受最相符的陈述，请在每一陈述后圈出相应的数值。（注："他/她"代表的是您正在哀悼的已故者）

项目	非常 不同意	不同意	保持中立	同意	非常同意
1. 我觉得自己很幸运，能和亲人共同走过生命的这一程	1	2	3	4	5
2. 我不能从亲人去世这件事中看到任何好的方面	1	2	3	4	5
3. 亲人去世后，我变得更自省	1	2	3	4	5
4. 亲人去世后，我更加重视家人	1	2	3	4	5
5. 我会再见到已故的亲人	1	2	3	4	5
6. 亲人去世后，我总是独自一人，不与他人接触	1	2	3	4	5
7. 我可以理解亲人去世的意义	1	2	3	4	5
8. 亲人去世后，我变得更坚强	1	2	3	4	5
9. 我无法理解亲人去世这件事	1	2	3	4	5
10. 亲人去世之前，我是有心理准备的	1	2	3	4	5
11. 我的亲人是一个好人，他/她的一生挺圆满的	1	2	3	4	5
12. 亲人去世后，我更加重视生命、感谢生命	1	2	3	4	5

续表

项目	非常不同意	不同意	保持中立	同意	非常同意
13. 亲人去世后，我的生活方式变得更好了	1	2	3	4	5
14. 有关亲人的记忆给我带来了内心的平静与安慰	1	2	3	4	5
15. 亲人的去世，也给我的亲人带去了安宁	1	2	3	4	5
16. 亲人去世后，我变得不再无辜，我认为自己有罪	1	2	3	4	5
17. 亲人的去世，其实是终结了他/她的痛苦	1	2	3	4	5
18. 我很想念我的亲人	1	2	3	4	5
19. 亲人去世后，我付出了更多努力去帮助别人	1	2	3	4	5
20. 亲人去世后，我感到空虚和迷失	1	2	3	4	5
21. 我很珍视有关亲人的记忆	1	2	3	4	5
22. 亲人去世后，我更加重视友谊和社会支持	1	2	3	4	5
23. 亲人去世前，他/她是有心理准备的	1	2	3	4	5
24. 只要我可以，我就会活在当下，充分地享受人生	1	2	3	4	5
25. 亲人去世后，我变得更有责任感	1	2	3	4	5
26. 我相信我的亲人在一个更好的地方生活着	1	2	3	4	5
27. 我因为懊悔自己对亲人的去世无能为力而感到痛苦	1	2	3	4	5
28. 亲人去世后，我开始意识到生命很短暂，没有任何事是确定的。	1	2	3	4	5
29. 亲人去世后，我开始学习新的知识	1	2	3	4	5

因子转归	问题编码
1. 持续性联接	1、5、11、14、18、21、26
2. 个人成长	3、8、13、19、22、25、29
3. 宁静感	7、10、15、17、23
4. 空虚和无意义感*	2、6、9、16、20、27
5. 生活是有价值的	4、12、24、28

*第四类因子是反向计分题，数字要倒过来计算，比如5要算为1，反之亦然

注：此量表中文版尚未经过信效度检验

表6-7-3　贝克抑郁量表（第二版）（BDⅠ-Ⅱ）

下面有21组项目，每组有4句陈述，每句之前标有的阿拉伯数字为等级分。你可以根据一周来的感觉，把最符合自己情况的一句话前面的数字圈出来。全部21组都做完后，将各组的分数相加，便得到总分。依据总分，就能清晰地了解自己是否有抑郁症和抑郁症的程度

一
0. 我不感到悲伤
1. 我感到悲伤
2. 我始终感到悲伤，不能自制
3. 我太悲伤或不愉快，不堪忍受

二
0. 我对未来并不失望
1. 我对未来感到心灰意冷
2. 我感到前景黯淡
3. 我觉得未来毫无希望，无法改善

三
0. 我没有感到失败
1. 我觉得比一般人的失败要多些
2. 回首往事，我能看到的是很多次失败
3. 我觉得我是一个完全失败的人

四
0. 我从各种事件中得到很多满足
1. 我不能从各种事件中感受到乐趣
2. 我不能从各种事件中得到真正的满足
3. 我对一切事情不满意或感到枯燥无味

五
0. 我不感到自己有罪
1. 我在相当长的时间里感到自己有罪
2. 我在大部分时间里觉得有罪
3. 我在任何时候都觉得有罪

六
0. 我没有觉得受到惩罚
1. 我觉得可能会受到惩罚
2. 我预料将受到惩罚
3. 我觉得正受到惩罚

七
0. 我对自己并不失望
1. 我对自己感到失望
2. 我讨厌自己
3. 我恨自己

八
0. 我觉得自己并不比其他人更不好
1. 我要批判自己的弱点和错误
2. 我在所有时间里都责备自己的错误
3. 我责备自己把所有事情都搞砸了

九
0. 我没有任何想弄死自己的想法
1. 我有自杀想法，但我不会去做
2. 我想自杀
3. 如果有机会，我就自杀

续表

十

0. 我哭泣与往常一样

1. 我比往常哭得多

2. 我现在一直在哭

3. 我过去能哭，但现在要哭也哭不出来

十一

0. 和过去相比，我现在生气并不会更多

1. 我现在比往常更容易生气发火

2. 我觉得现在所有时间里都容易生气

3. 过去使我生气的事，现在一点儿也不能使我生气了

十二

0. 我对其他人没有失去兴趣

1. 和过去相比，我对别人的兴趣减少了

2. 我对别人的兴趣大部分失去了

3. 我对别人的兴趣已全部丧失

十三

1. 我推迟作出决定的情况比过去多了

2. 我作出决定比以前困难得多

3. 我再也不能作出决定了

十四

0. 我觉得自己的外表看上去并不比过去更差

1. 我担心自己看上去显老了，没有吸引力

2. 我觉得我的外表有些变化，使我变得难看了

3. 我相信我看起来很丑陋

十五

0. 我的工作和以前一样好

1. 要着手做事时，我现在需额外花些力气

2. 无论做什么，我必须努力催促自己才行

3. 我什么工作也不能做了

十六

0. 我的睡眠与往常一样好

1. 我的睡眠不如过去好

2. 我比往常早醒1~2小时，难以再入睡

3. 我比往常早醒几个小时，不能再入睡

续表

十七

0. 我并不感到比往常更疲乏

1. 我比过去更容易感到疲乏无力

2. 几乎不管做什么，我都感到疲乏无力

3. 我太疲乏无力，不能做任何事情

十八

0. 我的食欲和往常一样

1. 我的食欲不如过去好

2. 我现在的食欲差得多了

3. 我一点儿也没有食欲了

十九

0. 我最近的体重并没有很大程度的减轻

1. 我的体重下降2.27千克以上

2. 我的体重下降5.54千克以上

3. 我的体重下降7.81千克以上

二十

0. 我对自己的健康状况并不比往常更担心

1. 我担心身体问题，如疼痛、胃部不适或便秘

2. 我很担心身体问题，思考别的事情很难

3. 我对身体问题如此担忧，以致不能想其他事情

二十一

0. 我没有发现自己最近对性的兴趣有什么变化

1. 我对性的兴趣比过去减弱了

2. 我现在对性的兴趣大大减弱

3. 我对性的兴趣已经完全丧失

结果提示：

总分0～13分：你很健康，没有抑郁症；

总分14～19分，你有轻度抑郁症，要注意调节；

总分20～28分，你有中度抑郁，需要寻求帮助，包括心理咨询和心理门诊；

总分29～63分，你已经属于重度抑郁，必须去看心理医生

注：

1. 此量表中文版修订版的信效度良好

2. 此量表结果只能作为参考，正式诊断需要有专业的精神科医师参与评估

表6-7-4　创伤后应激障碍量表-第5版（PCL-5）

在过去几个月中，以下情况困扰您的严重程度。请选择数字代表：1-完全没有；2-有一点；3-中等；4-相当严重；5-极度严重

项目	完全没有	有一点	中等	相当严重	极度严重
1. 出现重复性，令人感到不安且不想要的压力事件的回忆	0	1	2	3	4
2. 重复梦到令人感到不安的压力事件	0	1	2	3	4
3. 突然感觉到经历过的该压力事件，仿佛又实际上演了一遍（如同自己又回到当初并重新经历一次）	0	1	2	3	4
4. 当某些事让你想起该压力事件时，会感到非常沮丧	0	1	2	3	4
5. 当某些事让你想起该压力事件时，会有强烈的生理反应（如心跳加速、呼吸困难、流汗）	0	1	2	3	4
6. 想逃避与该压力事件有关的回忆、想法或感受	0	1	2	3	4
7. 想避开会让你想起该压力事件的外在事物（如人、地点、对话、活动、物品或情况）	0	1	2	3	4
8. 无法顺利回忆起该压力事件的重要内容	0	1	2	3	4
9. 对自己、其他人或这个世界有着强烈的负面看法（如产生下述的想法：我很糟糕，我有严重的问题，没有人值得信任，这个世界只有危险）	0	1	2	3	4
10. 对于该压力事件或其后续影响，你会责怪自己或其他人	0	1	2	3	4
11. 有像是害怕、恐惧、愤怒、罪恶感或羞愧感等负面感受	0	1	2	3	4
12. 对以往喜爱的活动失去兴趣	0	1	2	3	4

项目	完全没有	有一点	中等	相当严重	极度严重
13. 希望跟其他人保持距离或断绝往来	0	1	2	3	4
14. 无法顺利体会正面的感受（如无法获得幸福感或对亲近的人无法产生爱的感觉）	0	1	2	3	4
15. 会有举止急躁、暴怒或带侵略性的行为	0	1	2	3	4
16. 会做出风险过高的行为或做出伤害自己的举动	0	1	2	3	4
17. 变得"过于警戒"，或处处提防，或处于戒备状态	0	1	2	3	4
18. 感到神经过敏或容易受惊吓	0	1	2	3	4
19. 无法顺利集中注意力	0	1	2	3	4
20. 不易入眠或睡不好	0	1	2	3	4

创伤后应激障碍量表-第5版（PCL-5）的使用方法如下：

1. 如果PCL-5总分为33或更高，表示被测量者的创伤后应激障碍症状可能较严重。需要由专业医师作进一步评估，以确认是否有创伤后应激障碍及其严重程度。

2. 不能仅用PCL-5对PTSD进行诊断，专业医师的评估是必需的。

3. PCL-5英文原版发布在美国退伍军人事务部国家创伤后应激障碍中心官网 https://www.ptsd.va.gov/professional/assessment/adult-sr/ptsd-checklist.asp

3. 丧亲支持策略

（1）父母角色支持

失去父母角色，比儿童生病带来的创伤更大。儿童医疗辅导专业人员可以通过以下方式支持父母角色，如给父母提供机会去陪伴和触摸儿童遗体，为儿童更衣打扮等来接受儿童死亡事实，引导和帮助家庭成员参与制作手模、脚模、艺术品、照片及创伤歌曲和视频等为家庭提供永久的纪念品；指导父母制作儿童生命画册，内容包含：①宝贝档案库——记录宝贝的个人资料；②独一无二的宝贝——记录宝贝独一无二的瞬间；③我们·在一起——帮助宝贝与家人建立亲密的联系；④宝贝的七彩生命历程——梳理宝贝生命中的重要节点；⑤爱·永恒——大家想对宝贝说的话或代表爱的照片，以维持儿童的生命意义而不被遗忘。

（2）个人社会网络支持

让父母受益的丧亲支持力量大部分来自个人社会支持网络，包括富有同情心的家庭成员和朋友。儿童医疗辅导专业人员应引导父母双方共同制作回忆录，整理儿童的遗物，寻求亲朋好友的帮助，如发布告别会信息、更新微信朋友圈等促进相互理解和支持。儿童医疗辅导专业人员还可引导父母参加丧亲互助小组、转介专家干预等。

（3）专业支持

医护人员、儿童医疗辅导专业人员、医务社工等专业人员正确评估丧亲家庭的需求，有针对性地为其提供生理、心理、社会、精神等全方位的照护，提高丧亲家庭对专业服务团队的信任度，有利于儿童医疗辅导的顺利开展，如医护人员提供关于遗体护理、开具死亡证明、殡葬的专业指导，提供计划生育和器官捐赠专业咨询等。儿童医疗辅导专业人员可进行专业的丧亲评估、哀伤辅导。医务社工和心理治疗师为丧亲家庭提供专业的心理咨询。

（4）丧亲互助小组支持

同质群体互助有助于解决丧亲家庭与社会"联结与封闭"的危机。儿童医疗辅导专业人员可以组织丧亲互助活动，引导丧亲家庭成员参加悲伤营或小组"团聚"活动，如引导家庭成员在同类经历的组员面前，通过分享儿童生命画册、诉说心路历程等释放悲伤情绪；引导家庭成员通过画画、写作、捏泥人等方法宣泄情感，增加勇气；组员间互相学习有效的悲伤应对方式，学习放松技巧，如气功、冥想、瑜伽等获取正能量；鼓励丧子父母参加公益活动，让其在帮助他人的同时，提升自我价值感，尽快投入新生活。

（5）丧亲随访

对丧亲家庭提供6~12个月的随访。儿童医疗辅导专业人员或丧亲支持小组可以通过电话、信件、访视等形式与丧亲家庭保持联系，继续提供心理支持、健康教育等服务。儿童医疗辅导专业人员在哀伤辅导中要持续关注丧亲家庭成员的哀伤反应，及时识别病理性哀伤，并进行干预或转诊。

三、儿童医疗辅导在临终儿童中的应用展望

儿童医疗辅导关注的是儿童在发生疾病和住院时，儿童沟通、社交和心理方面的变化，通过多种形式减轻儿童的焦虑和抑郁情绪，以提升儿童及其家长的就医体验。在临终儿童的应用展望方面，儿童医疗辅导可以发挥重要作用。

（一）培养临终儿童医疗辅导人才

目前国内儿童医疗辅导服务刚起步，介入的群体以普通儿童为主，对于临终儿童医疗辅导服务的实践经验和研究很少，且临终儿童医疗辅导的培训和教育体系尚不够完善，相关从业人员未经过系统、科学的培训，不具备临终儿童医疗辅导的技术和能力，无法为临终儿童及其家庭提供优质、人性化的照护。因此，未来应着力开发临终儿童医疗辅导课程，进行系统培训，提高相关专业人员的儿童医疗辅导知识和技能，使临终儿童及其家庭获得科学、专业、有效的儿童医疗辅导服务。

（二）推广创新的医疗辅导游戏

医疗辅导游戏是儿童医疗辅导服务中最重要的部分，也是儿童医疗辅导专业人员常用的干预方法，可为不同年龄段儿童及其家庭提供情感支持，帮助儿童适应医疗环境，减轻住院带来的压力和焦虑。在推广儿童医疗辅导服务中，治疗性游戏可有效地减轻临终儿童的负面情绪。各儿童医疗机构有必要促进治疗性游戏的推广，以提高儿童的综合照护质量。同时，需在儿童医疗辅导理念的指导下，不断创新和拓展临终阶段儿童及其家庭的非治疗性游戏医疗辅导项目，如各类艺术治疗、音乐治疗等，不断完善服务内容。

（三）促进开放式家庭参与

儿童医疗辅导始终强调"以家庭为中心"的照护模式，除父母外，儿童医疗辅导专业人员还须关注儿童的兄弟姐妹在儿童临终阶段及未来丧亲阶段的心理健康，通过保持家庭成员之间的紧密性来缓解临终儿童及其家庭成员在身体、心理、社会和灵性层面的痛苦。2017年，美国重症监护医学会（Society of Critical Care Medicine，

SCCM）发布了新生儿、儿童和成人ICU内以家庭为中心照护的循证指南，建议为危重儿童的家庭成员提供开放或灵活的家庭陪伴，以满足儿童和家庭的需求。因此，医护人员应积极探索临终儿童开放式的家庭参与医疗辅导模式，实现临终儿童及其家庭的亲密互动和情感表达，满足临终儿童及其家庭更高层次的护理需求。

参考文献

[1] 儿童创伤急救早期处理专家共识组. 儿童创伤急救早期处理专家共识[J]. 临床儿科杂志, 2017, 35（05）: 377-383.

[2] 刘颖, 李峰, 李建红, 等. 早期认知行为疗法预防严重创伤患者急性应激障碍的效果[J]. 广西医学, 2022, 44（14）: 1574-1577.

[3] HALL J E, PATEL D P, THOMAS J W, et al. Certified child life specialists lessen emotional distress of children undergoing laceration repair in the emergency department[J]. Pediatr Emerg Care, 2018, 34(9): 603-606.

[4] THOMPSON R H. The handbook of child life: a guide for pediatric psychosocial care[M]. 2nd ed. Springfield, Illinois: Charles C Thomas Pub Ltd., 2018: 492-527.

[5] CHRISTIAN-BRANDT A S, SANTACROSE D E, FARNSWORTH H R, et al. When treatment is traumatic: An empirical review of interventions for pediatric medical traumatic stress[J]. Am J Community Psychol, 2019, 64(3-4): 389-404.

[6] AL-YATEEM N, RSSSITER R C. Unstructured play for anxiety in pediatric inpatient care[J]. J Spec Pediatr Nurs, 2017, 22(1): 10.

[7] ELY E W. The ABCDEF bundle: science and philosophy of how ICU liberation serves patients and families[J]. Crit Care Med, 2017, 45(2): 321-330.

[8] MIKKELSEN M E, STILL M, ANDERSON B J, et al. Society of critical care medicine's international consensus conference on prediction and identification of long-term impairments after critical illness[J]. Crit Care Med, 2020, 48(11): 1670-1679.

[9] LIU M H, ZHU L H, PENG J X, et al. Effect of personalized music intervention in mechanically ventilated children in the ICU: A pilot study[J]. Pediatr Crit Care Med, 2020, 21(1): e8-e14.

[10] 顾莺，张晓波，傅丽丽，等.儿童医疗游戏辅导护理专业队伍的建设与管理[J].中国护理管理.2018，19（5）：761-764.

[11] 金怡晨，蔡畅，秦倩倩，等.2011—2019年中国新报告15～17岁校外青少年HIV感染者流行特征[J].中华流行病学杂志，2022，43：（01）：32-36.

[12] 刘斌志，周海镁.21世纪我国青少年艾滋病研究的回顾与前瞻[J].河南科技大学学报（社会科学版），2019，37（5）：44-53.

[13] 沈银忠，李太生.《中国艾滋病诊疗指南》（2021年版）解读[J].国际流行病学传染病学杂志，2022，49（2）：81-85.

[14] MWALABU G, MBENDERA I, PETRUCKA P, et al. Female adolescents living with HIV telling their story through 'my story' book in Malawi: A visual methodology innovation[J]. Plos One, 2021, 16(10): e0257126.

[15] SHALABY R A H, AGYAPONG V I O. Peer Support in Mental Health: Literature Review[J]. JMIR Ment Health, 2020, 7(6): e15572.

[16] SALLY J R，GERALDINE D，LAURIE A V. 孤独症儿童早期干预丹佛模式[M]. 北京：华夏出版社，2016: 251-267.

[17] SALLY JR，GERALDINE D.孤独症婴幼儿早期介入丹佛模式[M].上海：上海科学技术出版社，2014: 120-161.

[18] 中华医学会儿科学分会发育行为学组，中国医师协会儿科分会儿童保健专业委员会，儿童孤独症诊断与防治技术和标准研究项目专家组.孤独症谱系障碍儿童早期识别筛查和早期干预专家共识[J].中华儿科杂志，2017，55（12）：890-897.

[19] HYMAN S L, LEVY S E, MYERS S M, et al. Identification, evaluation, and management of children with autism spectrum disorder[J]. Pediatrics, 2020, 145(1).

[20] ZWAIGENBAUM L, BAUMAN M L, STONE WL, et al. Early identification of autism spectrum disorder: recommendations for practice and research[J]. Pediatrics, 2015, 136 Suppl 1(Suppl 1): S10-40.

[21] 刘新宪.哀伤疗愈 [M]. 北京：中国人民大学出版社，2021：58-145.

[22] 王建平，刘新宪.哀伤理论与实务：丧子家庭心理疗愈 [M]. 北京：北京师范大学出版社，2019：203-279.

[23] 基桑. 家庭居丧期关怀 [M]. 北京：北京大学医学出版社，2018：193-215

[24] THOMPSON R H. The handbook of child life: A guide for pediatric psychosocial care [M]. Charles C Thomas Pub Ltd, 2018:392-411.

[25] WALSH K. Grief and loss: theories and skills for the helping professions [M]. Waveland Press, 2021: 99-117.

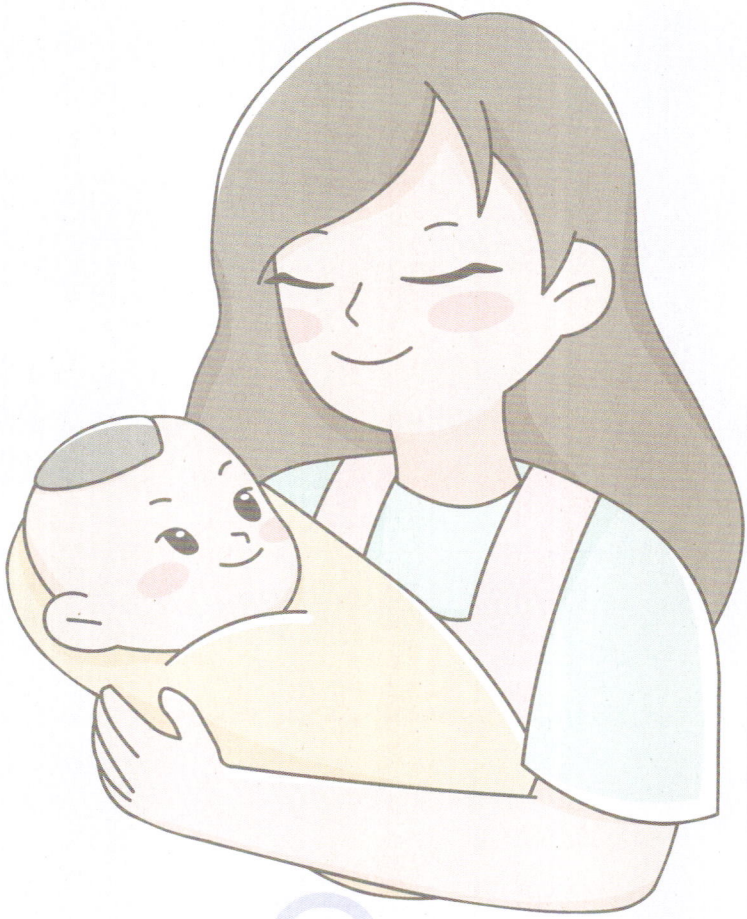

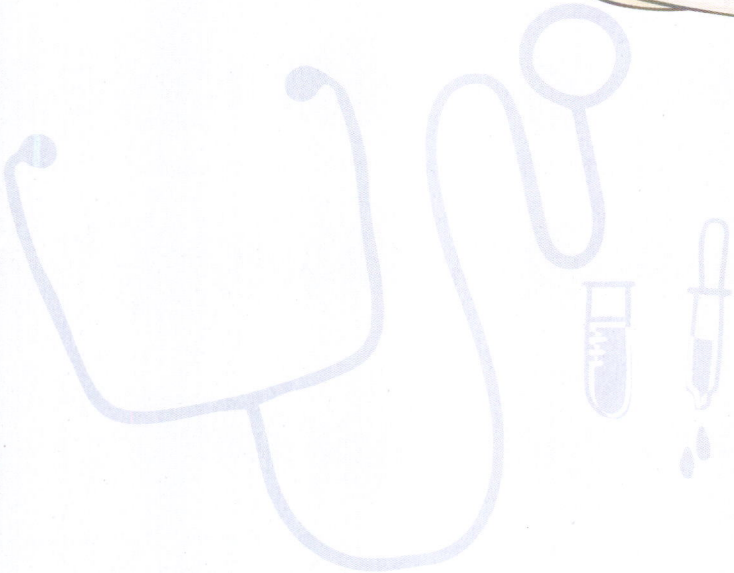

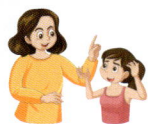

第 七 章

儿童医疗辅导在不同医疗场景下的应用案例

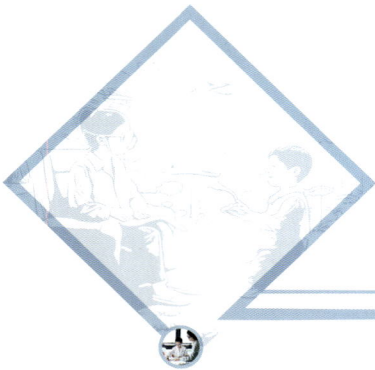

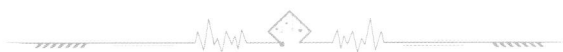

　　儿童就医过程中往往面临不同程度的焦虑和不安。在本章节中，我们将通过细致的案例分享，近距离了解儿童医疗辅导专业人员如何在门诊、急诊、普通内科和外科病房以及重症监护病房场景中为儿童及其家庭提供支持；在门诊和急诊，当儿童需要接受预防接种或处理清创伤口时，了解如何通过创意和教育性的方法，减轻他们的紧张情绪，建立其对医疗程序的信心；在内科病房，了解如何为患有慢性疾病的儿童提供支持，帮助儿童和家庭应对长期治疗的挑战，同时保持积极的生活态度；在外科病房，了解如何为儿童提供术前准备，向其解释手术过程，减轻他们的恐惧，以及在手术后帮助他们康复和重返日常生活；最后，深入ICU，探讨如何为危重症儿童和家庭提供关怀服务。

　　儿童医疗辅导不仅是医疗服务的一部分，更是一份特殊的关怀和陪伴，可以为儿童在最艰难的时刻创造一个充满关爱和支持的环境，帮助他们战胜疾病，重新找回快乐的笑容。

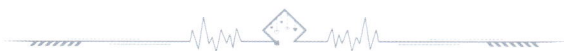

第一节 门急诊案例

门诊和急诊是医疗服务的前哨。本节将通过案例探讨儿童医疗辅导专业人员如何运用创意和情感疏导技巧，让儿童在接种疫苗时感到更加安心和放松；如何帮助儿童理解和配合肺通气功能检测，减轻他们的焦虑和恐惧；如何与青春期少女合作，帮助她们认识和理解女性生理变化，更好地应对青春期的挑战；在清创操作中，如何帮助儿童通过情感支持和信息传达配合完成侵入性操作。

一、门诊案例

（一）与学龄前期儿童沟通预防接种操作

针头给儿童带来的痛感，会导致儿童对疫苗注射操作的恐惧及抵触情绪。已有研究证实，针头注射产生的疼痛采用非药物干预，可以得到有效缓解。如操作中为儿童提供转移注意力的干预，可以减少儿童对疫苗接种操作的关注，减轻操作过程中的疼痛，从而避免儿童因注射产生负面情绪。因此，儿童医疗辅导专业人员可运用儿童发展理论，开展围绕儿童及其家庭的一系列干预措施，缓解儿童在疫苗接种过程中因针头恐惧出现的负面情绪，提升儿童及其照顾者的应对能力，进而减轻医疗操作对儿童产生的压力，降低儿童再次接受疫苗接种过程中出现的社会心理风险。

1. 案例引入

小布，女，3岁，由妈妈陪同前来完成流感疫苗接种。护士在候诊区与小布初次接触时发现，小布对即将接受的预防注射十分抵触。与小布妈妈沟通后，得知小布是家中独女，平时喜欢捣乱，家庭成员喜欢用"不听话就打针"对小布进行恐吓。因此，小布有强烈的针头注射恐惧，既往疫苗接种操作配合度低，需要在家人的强制束缚下完成。小布妈妈不希望小布在每次疫苗接种时都被强制完成，由此寻求儿童医疗辅导专业人员为小布制订干预计划，期望减轻小布对针刺注射的恐惧。

2. 案例干预（表7-1-1）

表7-1-1 预防注射的医疗辅导干预内容及方法

干预类型	工具	干预目的	干预内容
治疗性关系的建立	超人模型	建立信任关系	儿童医疗辅导专业人员使用超人模型吸引小布，获取好感，增加小布对其的信任，改变小布对医院及医生的刻板印象
心理预备	超人模型	减轻焦虑及恐惧情绪	为小布讲述超人的打针经历，将超人形象融入小布的既往诊疗经历，鼓励小布表达害怕打针的原因及打针过程中的自我感受。 故事概要如下： 超人星星有超能力，跳得比任何人都高。星星淘气、发脾气的时候会蹦蹦跳跳。有一天，星星突然感觉身体不适，发热、咳嗽、乏力、喉咙痛。星星去医院看病后，得知自己患了流行性感冒，医生告知接种疫苗可以预防流行性感冒。星星妈妈带他去医院注射疫苗，路上闻到花香，听到鸟叫，感到微风拂面，星星想起自己很久没有吃过糖果，掏出口袋里的糖果吃了一颗，甜滋滋的。星星拉着妈妈的手问，打疫苗是什么？妈妈回答，疫苗可以帮助星星的身体变得强壮，打了疫苗就不会感冒，也就能有更多时间和娃娃玩游戏
医疗游戏	超人娃娃、玩具针筒、玩具药瓶	帮助儿童了解疫苗接种流程	儿童医疗辅导专业人员用玩具为小布展示注射使用的工具，采用角色扮演的形式让小布了解疫苗接种流程
疼痛管理1	舒适体位	提供安全感	在注射前，小布妈妈全程将小布抱在怀里，在给予小布满满安全感的同时，也利有于小布妈妈固定小布，使其不能乱动，以防操作失败。在注射过程中，鼓励小布表达疼痛的感受，妈妈认可小布为适应疼痛所做的努力

续表

干预类型	工具	干预目的	干预内容
疼痛管理2	手持式的声光陀螺	转移儿童注意力	医疗辅导专业人员引导小布观看声光陀螺，转移其注意力，减少其对疼痛的感受强度。 引导想象：叮嘱小布双眼凝视一个定点，引导她想象物体的大小、形状、颜色等，同时，在小布的疼痛部位或身体某一部位做环形按摩

（1）建立治疗性关系

由于小布对医务人员表现出较强的抗拒，为避免小布对儿童医疗辅导专业人员产生同样的抵触，儿童医疗辅导专业人员首先应拿出超人模型吸引小布的注意力，然后对小布做自我介绍，引导小布一起玩耍，并邀请小布妈妈参与，为小布讲述"小超人就诊故事"。（图7-1-1）

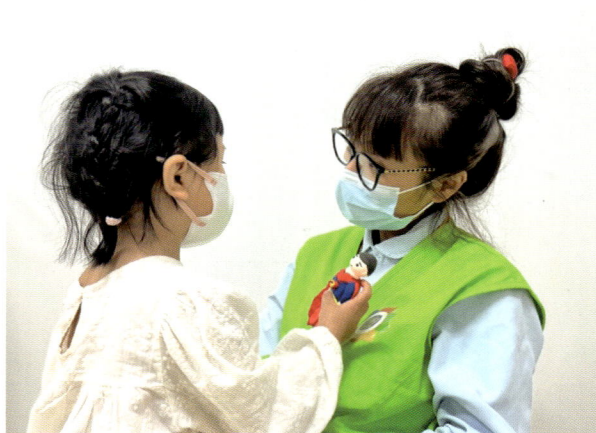

图7-1-1　儿童医疗辅导专业人员用超人模型玩具与小布互动

（2）通过游戏开展医疗程序教育

在小布妈妈的陪同下，儿童医疗辅导专业人员请小布穿上定制的医生服，引导小布使用"医疗游戏工具包"进行娃娃打针的游戏，鼓励小布在游戏过程中按照自己喜欢的方式为娃娃完成疫苗注射。（图7-1-2）

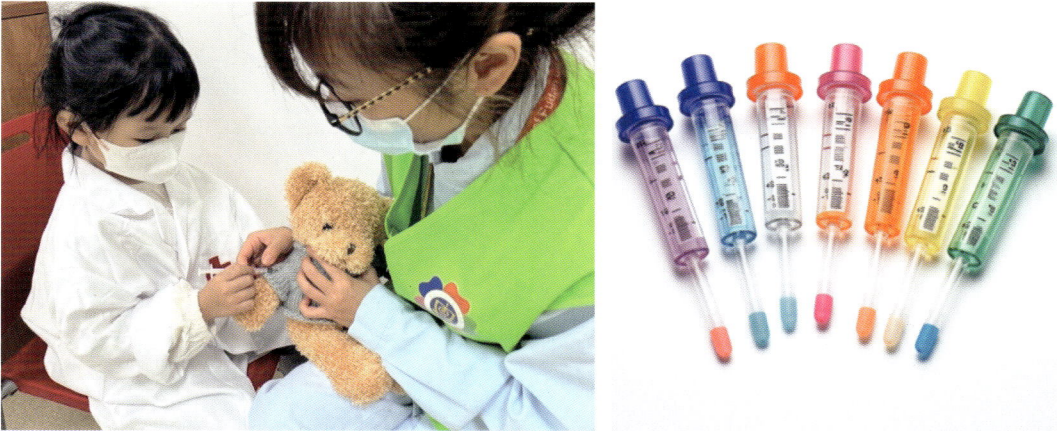

图7-1-2　与小布玩小医生角色扮演游戏

（3）进行疼痛管理

通过使用声光玩具、折纸、积木、棋类游戏转移小布的注意力，减少其对疼痛的感受强度。（图7-1-3）同时，指导小布妈妈在预防注射过程中给小布舒适体位，以增加其接受预防注射时的安全感。

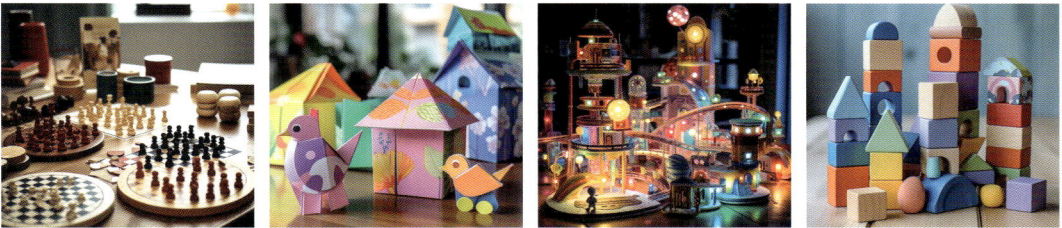

图7-1-3　转移注意力的道具

（4）支持儿童及家长的情绪

以同情、安慰和鼓励的态度支持小布，鼓励小布表达疼痛时的感受并肯定其对适应疼痛所做的努力，用柔软的玩具作为奖励。（图7-1-4A）同时，尊重小布对疼痛的行为反应，并帮助小布妈妈接受其行为反应。（图7-1-4B）

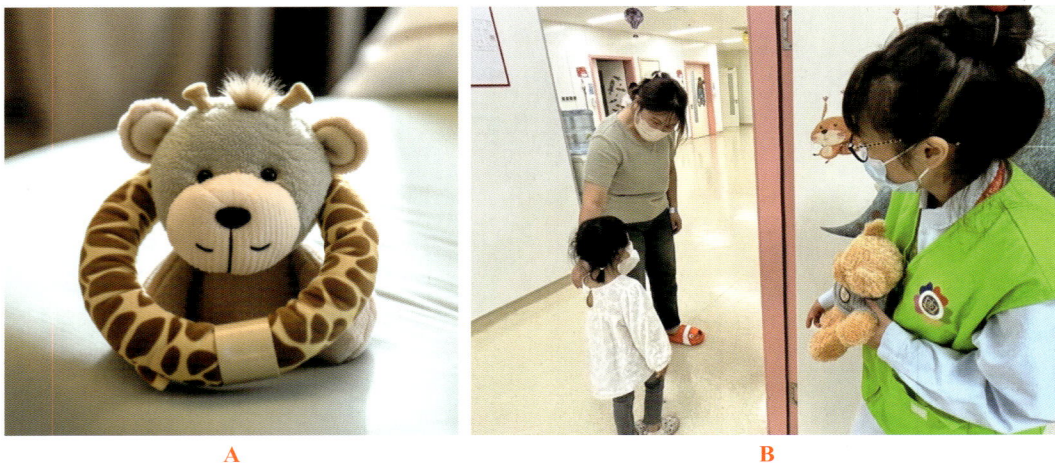

A   B

图7-1-4　支持儿童及家长情绪
A. 奖励玩具；B. 鼓励小布及其妈妈

（5）操作后辅导

为小布提供模拟道具，与其复盘接受预防注射的过程，引导小布表达感受。（图7-1-5）与小布妈妈沟通，让其家庭成员避免在家中使用医院、打针等作为恐吓小布的说辞。

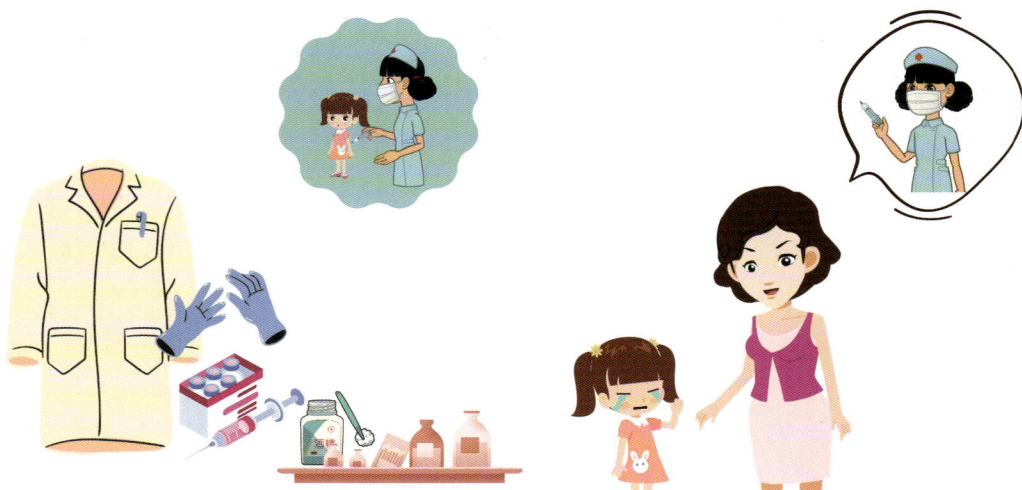

图7-1-5　与小布复盘预防注射的过程，引导其表达感受

（二）与青春期儿童沟通生理变化

1. 案例引入

文婷，女，12岁，因"发现月经过多1月"就诊于我院内分泌遗传代谢科门诊。据文婷母亲描述，文婷平时听话，性格文静，但近期脸色较差，总说累，想睡觉，追问后才得知其月经量极多。每次月经来潮，总让文婷很烦恼，她曾表示害怕长大，认为来月经是一件十分麻烦的事情，不但肚子会痛，还总担心经血侧漏后被同学和老师发现。因此，在学校时，她会选择尽量不喝水，不参加课间活动。最近文婷与父母一说话就脾气很大，不愿与他人主动交流。上次门诊就诊时，医生给她开具"速力菲"（铁剂），一天2次口服，以改善贫血症状。但文婷一方面觉得药太苦，服药后大便会变黑，另一方面自觉症状没有明显改善，便不再配合治疗。

2. 案例干预

（1）建立关系

11—13岁儿童的身体和心理都趋向成熟，对疾病和操作治疗也有着独立的理解和认知。应给文婷充分的自由，让她感受到充足的安全感。告知文婷恐惧、焦虑是正常的心理状态，鼓励她表达自己的感受（图7-1-6），并通过安抚和陪伴，帮助其缓解

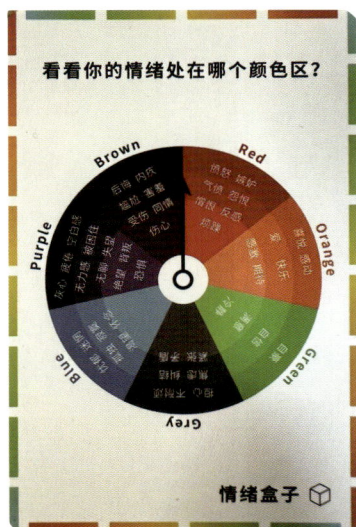

图7-1-6　鼓励儿童表达自己的情绪感受

焦虑，让文婷感受到来自医护人员的关爱，增强她对医护人员的信任度。举例：①聊聊各自的第一次月经经历，寻找共同话题；②聊聊各自在经期发生过的一些尴尬事件，比如"听大家说来月经是一件值得高兴和庆祝的事情，因为代表着自己长大了，会变成一位身材曼妙的少女。可我每次来月经的时候，在班级里还是小心翼翼，非常担心经血染了裤子，担心同学用奇怪的眼神看我，让我不自在，让我甚至不敢捡起书包里掉落的卫生巾。你来月经的时候是什么感受，有没有觉得大家都在关注你？"医护人员用同理心一步一步引导文婷表达自己的感受，包括月经期的痛经不适以及同伴的不理解和嘲笑。

（2）评估

①疾病评估。月经过多是指月经量多于既往的1倍，常超过80 mL，周期、经期正常。经妇科检查体征，多无明显的器质性改变，如长期月经过多者，可出现贫血貌。文婷近期月经量过多，导致血红蛋白浓度降低而出现疲劳、面色苍白等贫血表现，需要及时治疗，否则症状会进一步加重，引起心肌缺血、缺氧、心脏超负荷运转，严重时可能引起心律失常或心功能不全。

②儿童发展和成长环境评估。文婷为家中的独生女，既往性格文静、乖巧，成绩优异，与父母同住。父母均为公司职员，平时工作较忙，早出晚归，陪伴孩子的时间较少，周末经常加班。进入青春期后，文婷第二性征开始发育，出现初潮，虽然妈妈曾简单指导她如何应对，但妈妈不了解文婷的具体感受及动态变化，加上青春期儿童自我意识的建立，不愿意接受父母的各项要求。父母也没有采取积极的应对措施。文婷所在学校及社会都对青春期儿童性教育的重视程度不够，相关的课程也没有深入开展。

③家庭需求评估。正面沟通辅导：文婷担心被同学看到自己发育的胸部而引发嘲笑或被投来异样的眼光，因此不愿挺胸走路，与他人沟通也减少了，情绪不稳定；父母希望能用积极、科学的方式与文婷充分沟通，让文婷对月经及青春期发育有正确的认识，恢复往日的自信。

家庭性教育的需求：家庭性教育是青少年学习性知识，对性形成科学的态度和价值观，增强自身责任感和保护自身安全的重要途径。（图7-1-7）因儿童父母对性教育观念保守，性教育知识、技能缺乏，亲子沟通技巧缺乏，社会支持渠道来源单一，加上工作繁忙及学校性教育的断层，导致文婷性教育不足。父母希望文婷理解月经是女性进入青春期的正常生理反应；月经初潮代表着女生体内雌性激素水平剧增，即将从儿童变成少女；儿童月经期的个人卫生十分重要，关系到自身健康。

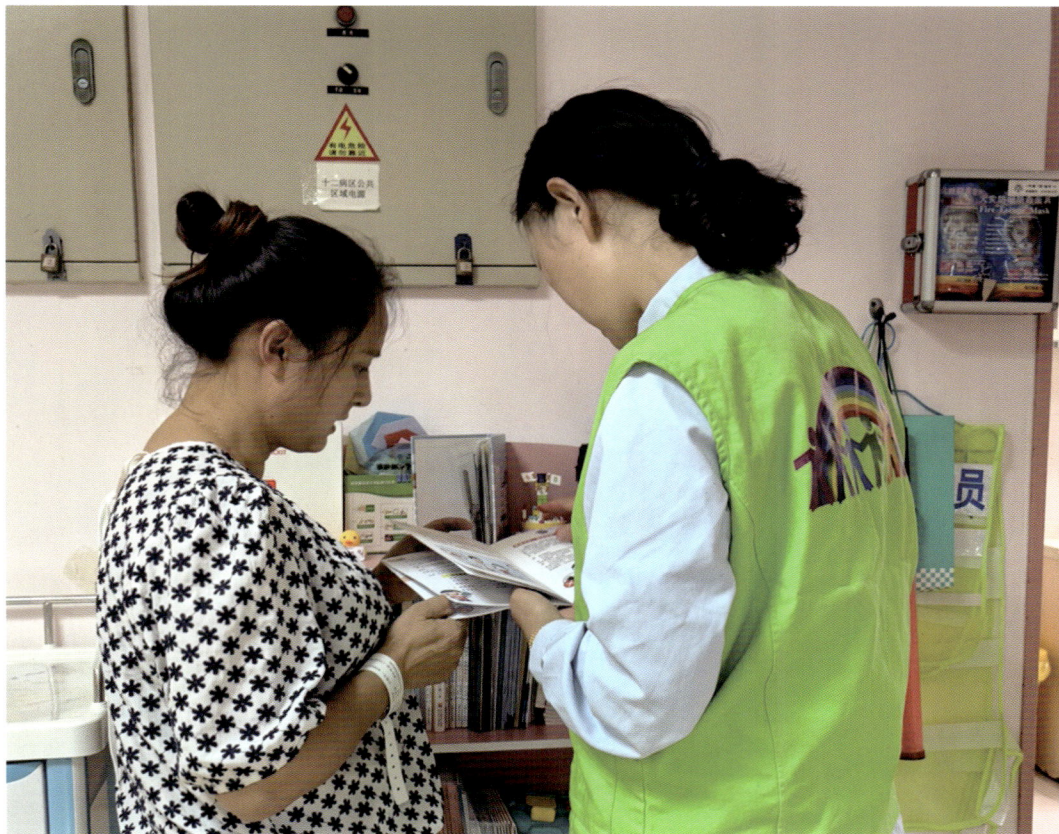

图7-1-7　与文婷母亲沟通了解家庭需求

（3）医学知识教育

可以采用绘画的方式，给文婷讲解女性卵子形成、月经产生的过程（图7-1-8）；讲解时，采用拟人化的方式，把月经的产生比作"房屋拆迁"，房屋指的就是女性的子宫，经血是由于房屋墙壁脱落（子宫内膜失去激素的保护，逐渐坏死脱落）而引起的出血……通过这种通俗易懂的方式，让孩子了解什么是月经。

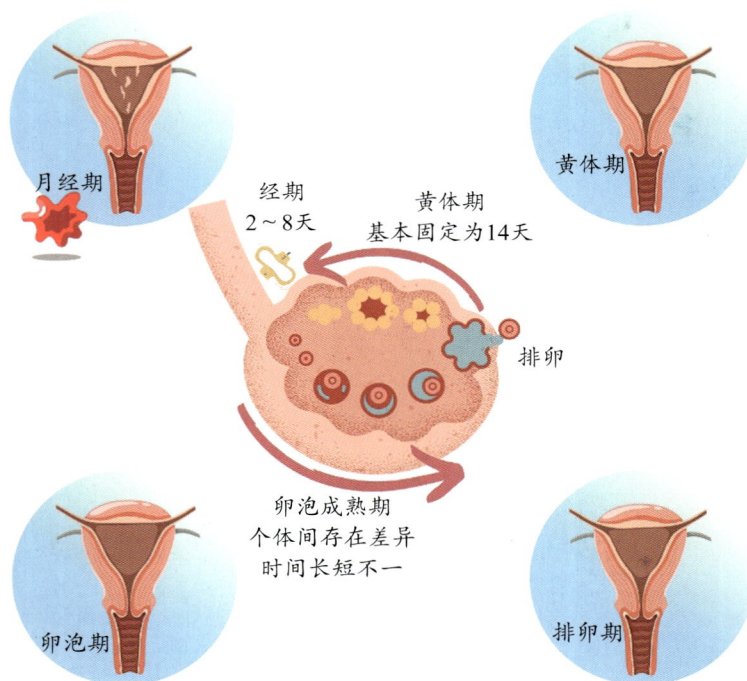

图7-1-8　女性卵子形成、月经产生的过程

通过游戏，让文婷了解卫生巾的种类、功能及用法。（图7-1-9）取一片卫生巾，先与文婷一起评估卫生巾的吸水量（可采用选择题的方式：A. 50 mL；B. 100 mL；C. 150 mL；D. 200 mL）。选用一个有刻度的杯子，将水分次、少量、缓慢地倒于卫生巾上，直到水从卫生巾中漏出即停止注水，记录水的总量后，谁猜测的吸水量最接近谁就胜利（准备一包包装特别的卫生巾作为奖品奖励给文婷，附上一张带有鼓励话语的小卡片）。通过让文婷了解卫生巾强大的吸水功能，借此告知她白天要定时更换卫生巾，夜间应使用"拉拉裤"或加长卫生巾，这样可减少月经漏出现象的发生，不会影响正常的学习和睡眠质量。

邀请文婷观看科普视频《看天使——女孩青春期知识》，为其讲解青春期知识（图7-1-10），让其了解月经期间的生活和学习的注意事项，告知其正常的月经不会引起贫血。一旦月经量是平时的2倍，或者1个小时需要更换一片夜用卫生巾，就表示月经过多，有发生缺铁性贫血的风险。在口服补铁药物的同时，可以通过口服维生素

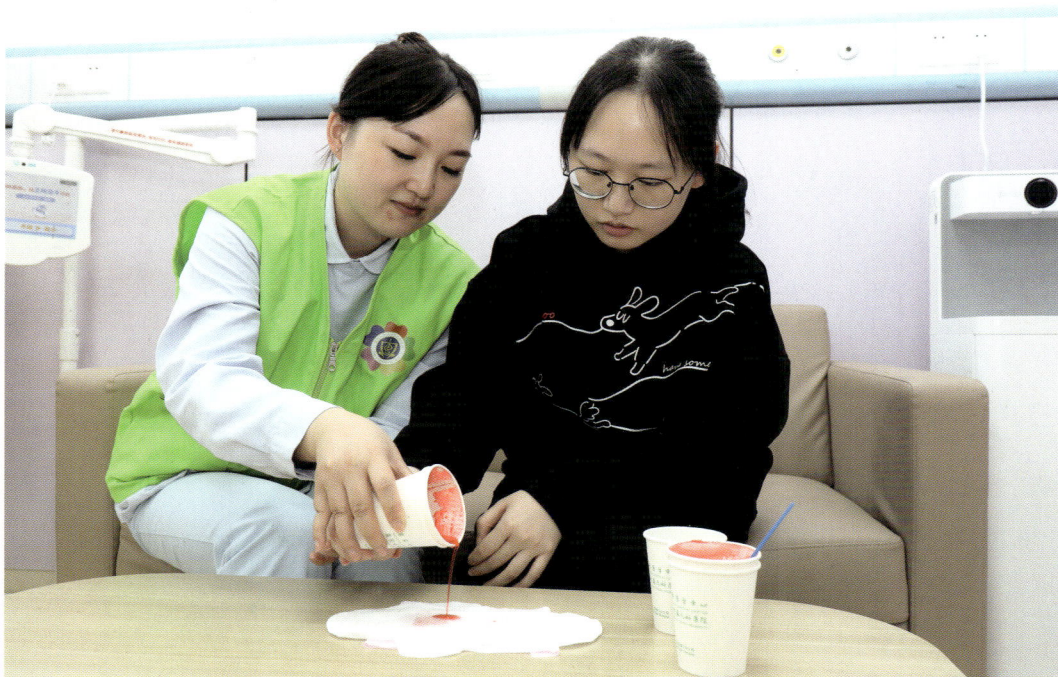

图7-1-9　对文婷开展游戏辅导

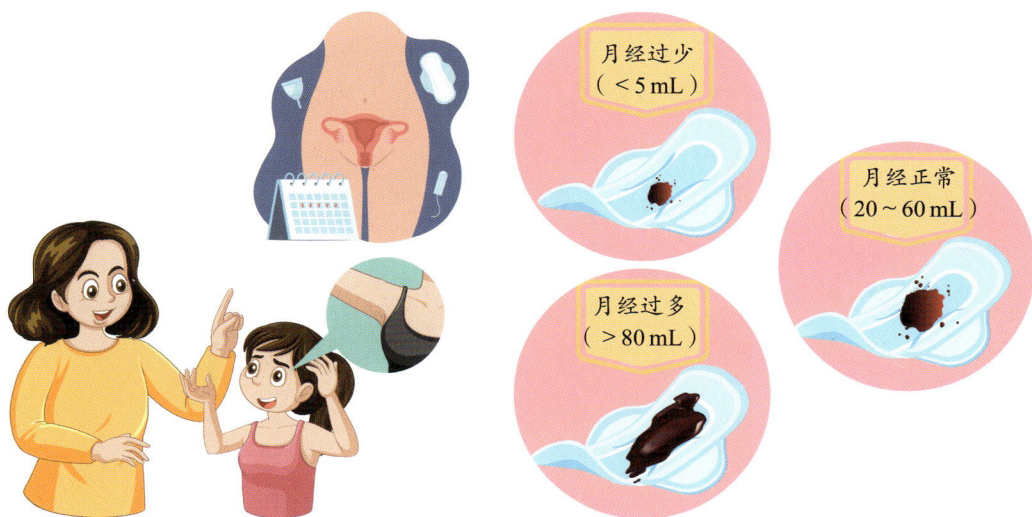

图7-1-10　讲解青春期知识

C，促进铁的吸收；饮食上多进食新鲜蔬菜、猪肝、鸭血及瘦肉等食物，定期复查。

（4）疼痛管理

告知文婷经期疼痛是一种正常的生理反应，指导她勇于表达自己的感受，并采用数字评分法让她评价并自我报告疼痛的程度（0分为不疼，10分为最疼）。可以推荐她选用暖宫贴来缓解症状，如果疼痛无法缓解或持续加重，需要及时就诊。

（5）家庭支持

与文婷父母积极沟通，告知青春期儿童的特点及文婷目前的感受和困惑，建议父母多表达肯定和鼓励，减少批评与责骂，与文婷一起面对发生的状况。同时，引导父母积极表达自己的感受。指导父母了解月经过多的危害及贫血的治疗方法，教授其与青春期儿童的沟通技巧，平时要抽时间与文婷参与户外活动，鼓励她多与同龄人交流经验。

3. 干预效果评价

（1）情绪状态

与父母交流时的情绪反应较为平稳，走路时敢于昂起头；不再避讳月经等隐私话题，主动交流月经期间自己和好友遇到的突发尴尬情况及应对方法，讨论卫生巾的种类、长度、材质及使用感受，研究卵子的功能等。

（2）疼痛程度

文婷开始配合服药，各项评估检查显示月经量逐渐减少，腹部不适感也较之前减轻。入院第四天，文婷病情好转，予以出院，门诊定期随访。

（3）家长对儿童医疗辅导有效性的看法

在之后的门诊随访时，通过和文婷妈妈交谈了解本次儿童医疗辅导的效果。文婷妈妈表示文婷接受儿童医疗辅导后，身体、情绪及行为均发生明显的改变。作为家长，她也学到了丰富的科普知识和沟通技巧。现在，提到隐私话题时，文婷不再避讳，有时还会侃侃而谈，对治疗的依从性大大提高，每天主动定时服用药物，并参与日常食谱的制定。

（三）帮助儿童完成肺通气功能检测

1. 案例引入

小谷，女，6岁，3个月前因反复喘息就诊于某三级甲等儿童专科医院的哮喘专病门诊，行肺通气功能检测后被诊断为哮喘。现为评估治疗效果，须再次行肺通气功能检测。她是一名就读于上海本地幼儿园的大班学生，独生女，与父母和祖父母住在一起。在父母看来，小谷平时比较调皮，治疗配合度差，既往一次肺通气功能检测的表现极为不佳，反复多次后才勉强完成。小谷母亲希望能够通过医疗干预了解肺功能检查的必要性，提高小谷肺功能检测的配合度，进而增强其对哮喘的自我管理意识。

2. 案例干预

（1）建立关系和评估

父母鼓励小谷与儿童医疗辅导专业人员一起去游乐区玩耍（图7-1-11），使之与小谷建立融洽的关系。儿童医疗辅导专业人员从小谷的父母、护士和哮喘专科医师那里获知小谷的病史、既往诊疗经历和小谷及其家庭的应对方式。与小谷沟通，让小谷为检测前和检测完成后的自己绘制自画像，并进行描述，从小谷对自己不同身体部位的描绘和颜色的使用情况来判断其情绪状态。了解小谷对肺通气功能检测的态度和肺通气功能检测过程中的压力源，为小谷进行健康教育、检查前准备和检查期间的支持等提供帮助。使用状态–特质焦虑量表（STAI）评估小谷母亲的焦虑水平。

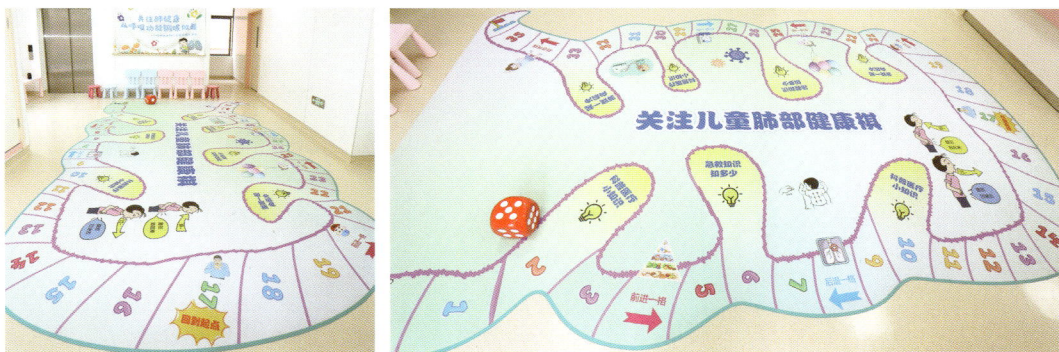

图7-1-11　游乐区的关注儿童肺部健康棋

（2）心理预备（表7-1-2）

表7-1-2　肺通气功能检测的医疗辅导干预目的及内容

干预类型	道具	干预目的	干预内容
建立关系	玩具和游戏	建立信任感	鼓励小谷与儿童医疗辅导专业人员一起去游乐区玩耍，与小谷建立融洽关系
评估	蜡笔、纸	评估焦虑，抒发不良情绪	引导小谷画出"你和疾病的故事"，并请她对自己画中的情节做出解释。儿童医疗辅导专业人员和小谷通过角色扮演来探索小谷产生这一想法的原因。小谷说画中的女孩害怕猴子，所以女孩在往猴子的反方向走，想远离猴子。小谷透露是猴子让女孩生病了。儿童医疗辅导专业人员直接提问："你知道你为什么会生病吗？"小谷点了点头，回答："我有猴子。"
医学知识教育1	医疗器具图片、贴画	解释检查原因，纠正其对健康状况的误解	准备几张肺通气功能检测器具的图片，并引导小谷参与游戏。"今天我们来玩一个游戏，叫作'肺通气功能检测知多少'。我会随机抽取一张照片，你来告诉我这个医疗器具是什么或有什么用，每答对一题就奖励你一个医疗玩具贴画。"然后向小谷介绍这些医疗器具的名称，帮助小谷认识肺功能检测的相关医疗器具并熟记它们的名称
医学知识教育2	医用游戏包，包括肺结构图片、2根吸管、2个气球、20 mL注射器、胶带、水彩笔、剪刀	帮助了解呼吸功能，提高检查依从性	准备几张肺结构图片和肺部模型，引导小谷参与游戏。"这个是什么结构，它有什么功能呢？"小谷回答后，通过播放教育视频向小布讲解肺的结构和呼吸的过程，鼓励小谷用吸管和气球演示呼吸过程。"现在小谷可以跟我一起用气球、吸管和水演示一遍视频中的呼吸过程吗？成功的话会有小奖励。"在游戏过程中，可以主动提问，请小谷分享在做肺通气功能检测过程中的呼吸感受，引导小谷思考在肺通气功能检测时该如何用力吹气并屏住呼吸
技能指导	医疗游戏包，包括4个一次性纸杯、1个乒乓球、1瓶水、1套悬浮吹球	帮助学会吹气，促进应对，提高检查成功率	通过医疗游戏指导小谷掌握正确的肺通气功能检测技巧，帮助其在肺功能检测过程中配合良好，表现出应对行为

游戏和艺术活动是本案例中的主要干预方式，通过"给自己的画"的方式，让小谷表达对疾病的认知和感受。（图7-1-12）为小谷准备模拟肺通气功能检测的玩偶，通过在玩偶上模拟肺通气功能检测的医疗游戏，让小谷了解为什么要做肺通气功能检测、在哪里做检测和该怎么做检测，使其对检查过程具有可控制感。

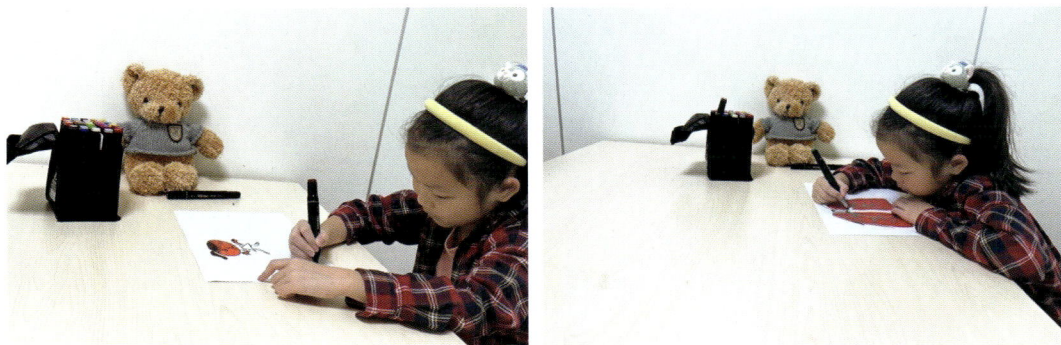

图7-1-12　小谷"给自己的画"

（3）医疗教育和家庭支持（表7-1-2）

①预约肺功能阶段：向小谷和妈妈提供哮喘健康教育课程，以适合小谷年龄发展的语言来解释治疗和检查原因，同时评估小谷和妈妈在哮喘自我管理上的态度及行为。

②检测前：儿童医疗辅导专业人员通过医疗游戏来示范并指导如何吹气，并在游戏过程中给予肯定与鼓励，让小谷树立对肺通气功能检测的信心。（图7-1-13）

③检测中：给予小谷情感支持，引导小谷听从操作护士的指令来完成吹气动作并及时给予鼓励。每完成一次指令动作，就在小谷胸前贴一张小红花贴纸。

④检测后：鼓励妈妈利用"哮喘专病库"平台进行医患交流与沟通，加入病友群，参与"哮喘日"活动，得到同辈支持。

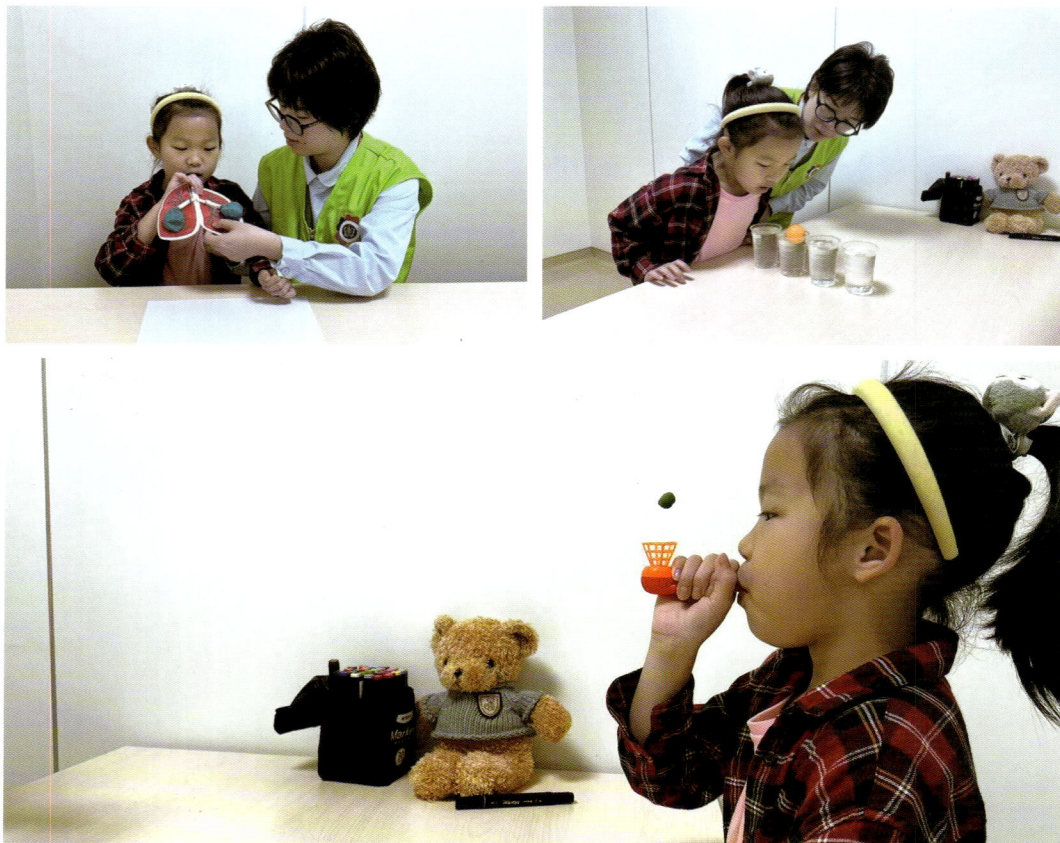

图7-1-13　通过医疗游戏指导小谷吹气

3. 干预效果评价：检测配合度

记录小谷对于检测的配合度，包括接受检测的积极性、检测过程中的操作成功率（检查时间＞1小时仍未成功，提示操作失败）、完成护士指令的能力，以及检测所耗费的时间。

二、急诊案例

1. 案例引入：帮助急性创伤儿童完成清创治疗

小白，男，9岁，因车祸导致左手手臂皮肤擦伤，于某家三级甲等儿童专科医院急诊科接受治疗，计划行"急诊清创缝合术"。

2. 案例干预

（1）建立关系

与小白及其妈妈会面，进行简单的自我介绍，以让小白及其妈妈了解儿童医疗辅导专业人员的角色和作用。（图7-1-14）因小白刚发生车祸，处于心理应激状态，加上伤口疼痛，所以一直在哭闹，拒绝与陌生人沟通交流。可通过语言沟通及抚触等方式，让小白知道他目前身处的环境十分安全，医务人员能够缓解他的疼痛和不适。在建立良好的信任关系时，应反复强调小白目前处于安全的环境，以减轻小白及其家属的焦虑。在沟通过程中，应诚恳地回答小白提出的问题，并积极探求其他有用的信息来帮助小白。

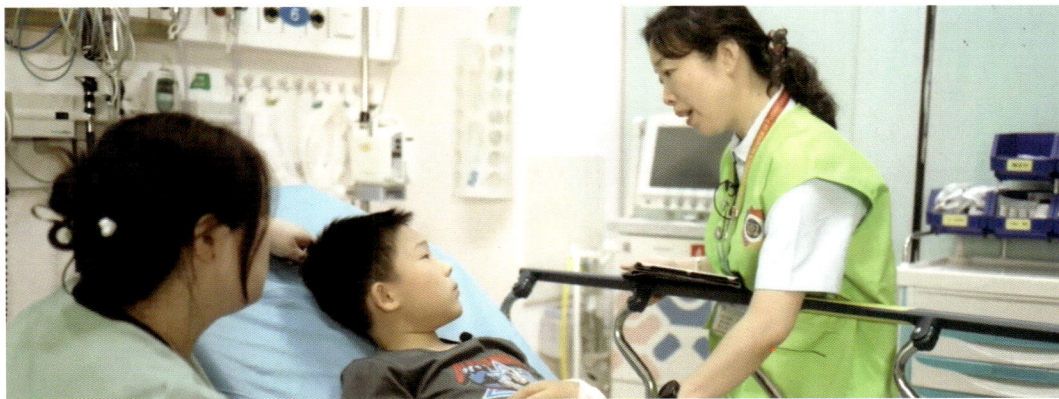

图7-1-14　与小白及其妈妈见面，介绍身份，建立信任关系

（2）评估

①儿科患者心理社会风险评估。建立信任关系后，使用PRAP量表进行3～5分钟的社会心理风险评估。（图7-1-15）儿童医疗辅导专业人员通过与小白和妈妈沟通，了解事故发生的过程、小白的伤口情况并告知其医生将要实施的处理。突然发生的车祸让小白受到极大的惊吓，在嘈杂的医院急诊环境中，他更加焦虑、恐惧，不知道后面又会发生什么。小白妈妈虽然没有受伤，但从谈话中可以感受到她的紧张情绪和心理压力。她告诉儿童医疗辅导专业人员，小白从来没有接受过清创缝合术，不知道

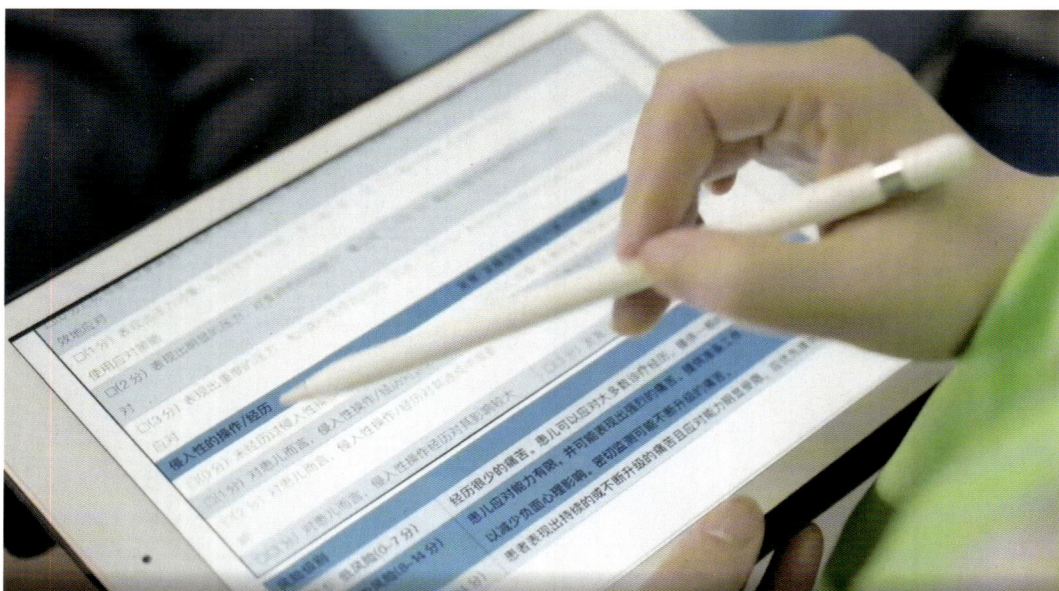

图7-1-15　填写PRAP量表

孩子能否很好地应对这一过程，她非常担心孩子会受到伤害。从与小白的沟通中了解到，小白发育发展水平符合其年龄特征，有良好的沟通能力，以前有过负面的就诊经历，所以他害怕打针和疼痛，对这次的伤口处理过程感到很焦虑和害怕。

②诊疗环境及医疗程序评估。急诊创伤缝合术的操作场所在急诊清创室（图7-1-16），室内有手术床、无影灯、手术器械柜、治疗车等。清创常用的物品有生理盐水、双氧水、碘伏、纱布、无菌剪刀、缝线和敷料等。操作过程包括清洗伤口、局部麻醉、缝合、包扎等，由外科医生和外科辅助人员在急诊清创室完成操作，儿童医疗辅导专业人员提供支持。操作时间为5～10分钟。

③儿童发展及成长环境评估。与母亲沟通了解小白身心发展及成长环境，了解小白的性格及评估社会心理风险（图7-1-17）。小白是一名小学生，有良好的沟通能力，性格开朗，经常会有一些天马行空的想法。由于平时很少生病，他来医院就诊的次数较少，所以对医院有恐惧情绪。上一次就诊经历是一年前，因支气管炎到医院就诊并进行了静脉输液治疗，因此他对疼痛比较敏感。此前从未有过外科就诊和手术治疗经历。

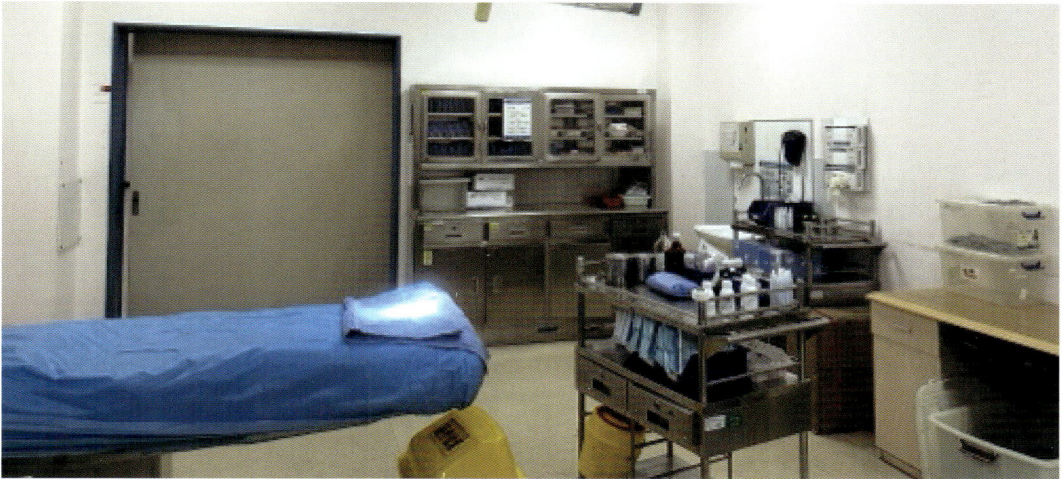

图7-1-16　清创室环境

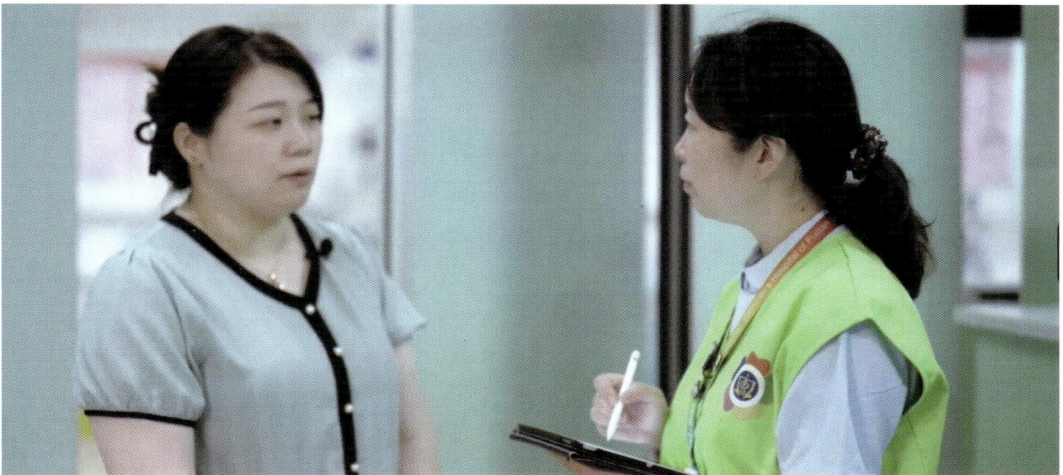

图7-1-17　与小白妈妈见面，了解小白的性格及评估社会心理风险

（3）干预内容

通过评估，制订干预计划。本案例分三个方面进行医疗辅导干预（表7-1-3）：在急诊清创术前，对小白进行医疗程序教育，帮助小白及其家属了解清创缝合的知识，选择合适的应对策略；在急诊清创术中，进行疼痛管理和心理支持，缓解小白的焦虑情绪，降低其疼痛强度；在急诊清创术后，根据术后反馈进行

再评估，以获得关于干预效果的评价。

表7-1-3　医疗辅导干预过程

干预类型	工具	干预目的	干预说明及反馈
医疗知识教育	有关医院的绘本、清创室环境图册及视频	建立信任感，描述医院场景及手术知识	用玩具娃娃作为道具，协助儿童进入故事情景。"这个是童童，他也是小学生，童童今天上课的时候不小心摔伤了，腿上破了一个口子。童童受伤后应该怎么办呢？"对小白的答案给予肯定和鼓励，并进一步引导。在小白回答去医院后，利用有关医院的绘本向小白讲解医院各科室的功能，并向小白提问："童童到医院后要去哪个科室呢？"请小白观看一段因摔伤到医院急诊就诊的科普视频
医疗游戏辅导	医疗游戏包，包括小熊、纱布、消毒棉签、绑带、胶布	了解清创缝合的过程	准备医疗游戏包，和小白一起玩"熊宝清创缝合旅程"的医疗辅导游戏。游戏内容包括伤口清洗、缝合过程，交流疼痛的感觉等，使小白熟悉整个过程。当在医疗辅导游戏中发现小白对操作存在误解时，可在游戏中进行纠正，缓解其恐惧情绪，提高其清创过程的配合度
疼痛管理	iPad、天猫精灵、舒适体位选择图谱	让儿童有选择权和控制感，降低焦虑、恐惧	在操作过程中，允许小白选择自己喜欢的体位，提高操作过程的舒适度。进行操作时，可采用分心技术减轻儿童的疼痛及焦虑，如观看动画片、听音乐、深呼吸、唱歌、数数等
心理支持	播放视频、运用深呼吸法	帮助儿童在程序中分散注意力，减轻疼痛	小白选择了自己熟悉的体位和自己喜欢的动画片《汪汪队立大功》，并且儿童医疗辅导专业人员全程陪伴在小白身边，握住小白的手，遇到疼痛时帮助他一起深呼吸。整个过程中，小白情绪较为稳定

干预类型	工具	干预目的	干预说明及反馈
程序后反馈	"小勇士"奖状	帮助儿童回顾程序，获得正向的医疗经历	清创缝合结束后，询问小白及其妈妈在整个清创过程中的感受。清创缝合术后，由儿童医疗辅导专业人员、外科清创医生和护士共同为小白颁发一张"小勇士"证书

①医疗知识教育。术前帮助小白及其家属了解清创缝合术的知识，并选择应对策略。急性清创缝合术为外伤儿童的常见治疗操作，可给予小白及其家属单张宣传手册，让其了解常见的伤口处理方法及术后护理知识，从而减轻小白家庭的心理压力。通过宣教图片或视频给小白讲解急诊清创缝合术的过程，让小白了解关于急诊清创室环境、清创手术用物、清创手术中所遇到的工作人员和清创步骤等相关知识。（图7-1-18）

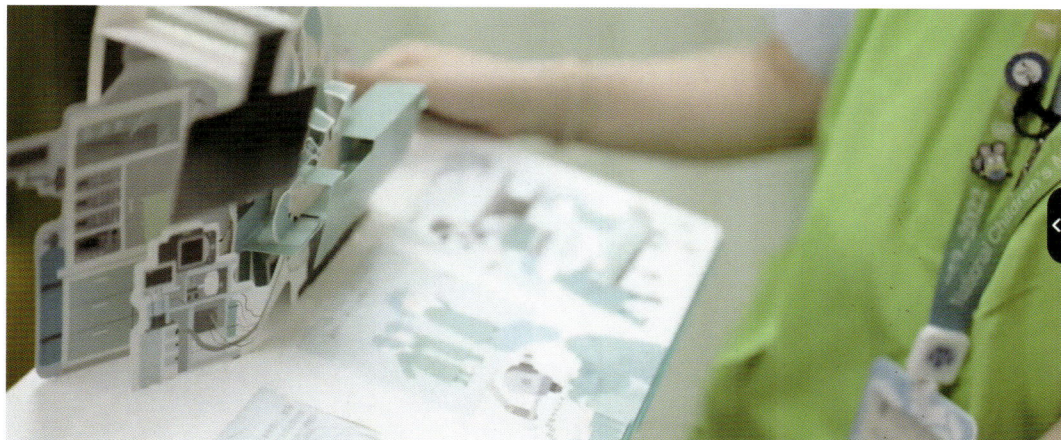

图7-1-18　展示清创场景

②医疗辅导游戏。准备医疗游戏包，和小白一起玩"熊宝清创缝合旅程"的医疗辅导游戏。（图7-1-19）游戏内容包括伤口清洗、缝合过程，交流疼痛的感觉等，在游戏中进行诊疗程序的沟通。当在医疗辅导游戏中发现小白对手术操作有误解时，可通过游戏过程进行纠正，让其熟悉整个清创缝合术的操作过程，提高小白在手术中的

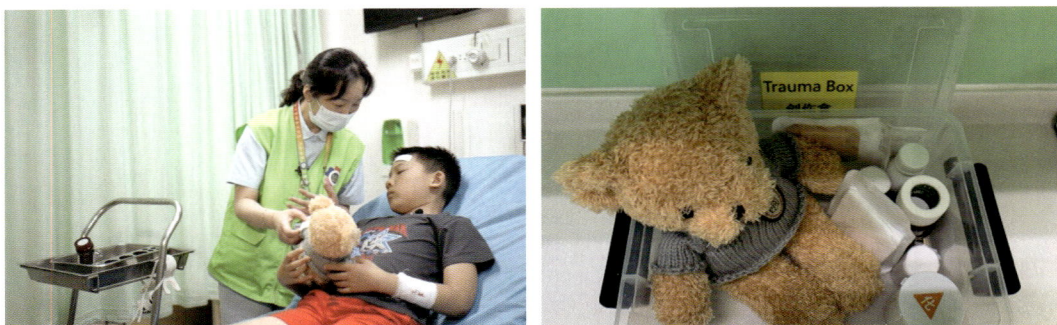

图7-1-19　与小白一起玩小熊清创缝合医疗辅导游戏

配合度。

③疼痛管理。在清创操作过程中，允许小白选择自己喜欢的体位。进行操作时，可以通过分心技术来减轻小白的疼痛，如观看动画片、听音乐、深呼吸、唱歌、数数等。（图7-1-20）

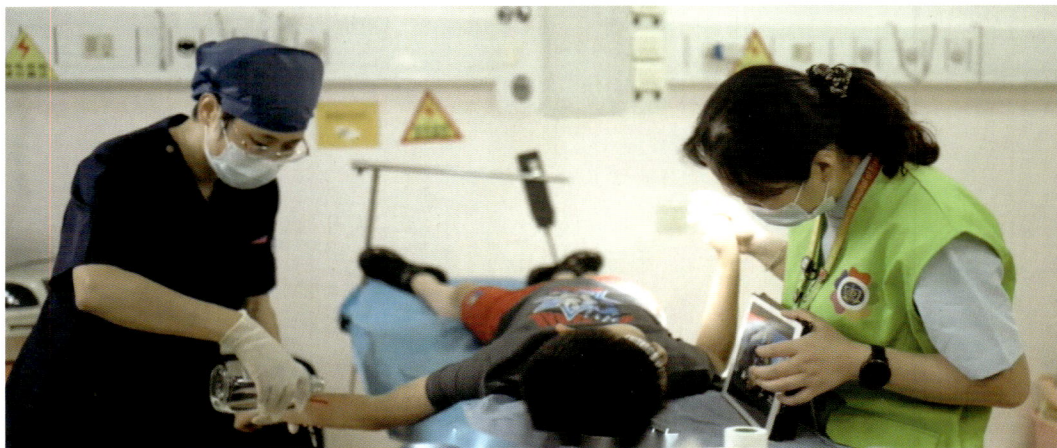

图7-1-20　清创缝合术过程中的分心技术与陪伴

④心理支持。进入急诊清创室后，儿童医疗辅导专业人员全程陪伴在小白身边，为其提供情感和心理支持，以帮助他应对整个过程。

⑤程序后反馈。清创缝合结束后，询问小白及妈妈对整个清创过程的感受，均得

到了正向反馈。清创术后由儿童医疗辅导专业人员、外科清创医生和护士共同为小白颁发一张"小勇士"证书。（图7-1-21）

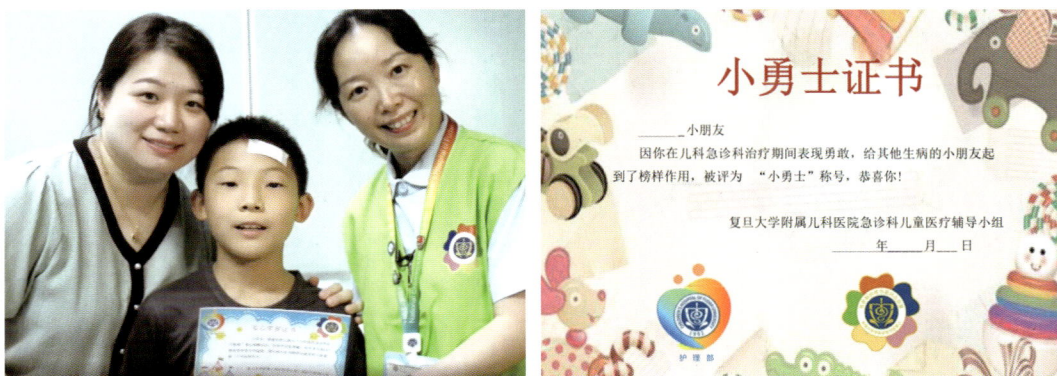

图7-1-21　颁发"小勇士证书"

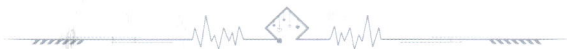

第二节　住院案例

本节将通过具体案例，带领读者了解儿童医疗辅导服务如何在内科病房、外科病房和重症监护病房中，为儿童及其家庭提供支持和关怀。

首先，我们将深入内科病房，探讨如何通过情感支持、信息传递和儿童友好的方法，帮助儿童勇敢面对治疗的挑战，帮助其在艰难的时刻找到希望，顺利完成诱导缓解治疗。然后，我们将转向外科病房，了解如何在手术前、手术中和手术后，通过心理支持和情感疏导，帮助阻塞性睡眠呼吸暂停综合征儿童及其家庭度过围手术期。最后，我们将进入重症监护病房，为高空坠落儿童提供心理支持，帮助其接受重症监护治疗，确保儿童获得最佳的医疗护理。

一、内科病房案例

1. 案例导入：帮助初诊白血病儿童顺利完成诱导缓解治疗

阿喆，男，9岁，4月余前因乏力、心悸，到三甲儿童专科医院血液肿瘤科就诊。经骨髓穿刺、病理、免疫学等检查，诊断为急性淋巴细胞白血病免疫表型T系（中危）。明确诊断后开始规范性化疗，现处于诱导缓解治疗阶段。阿喆是家中独子，其家庭过往对阿喆的成长及能力培养有很大的期待，阿喆生病确诊的事实给其家庭带来很大的冲击。因为刚刚入院确诊，阿喆母亲自己还在疾病了解和适应阶段，不知道该如何告知阿喆病情以及如何安抚阿喆的情绪等。反复地沟通、吃药和检查，使阿喆产生了强烈的医疗恐惧，自我效能感降低，治疗依从性不高。母亲的压力也很大，面对9岁的阿喆，母亲既难以像幼童那样对其进行安抚，又无法从理性

层面要求阿喆像大人一样面对，亲子关系变得敏感而脆弱。现在，阿喆和母亲几乎不讲话。阿喆的父亲仍在做全职工作以养家，仅在入院初期和周末来院陪伴阿喆，偶尔参与阿喆的儿童医疗辅导过程。

2. 案例干预

（1）干预思路

干预包括个别辅导与团体辅导两种形式，综合运用绘本故事、桌面游戏和医疗游戏等形式，进行认知准备以及为治疗程序和儿童心理提供指导。干预过程分5个层面实施：疾病适应、治疗支持、生命教育、情绪舒缓和社交网络。（表7-2-1）疾病适应层面，儿童医疗辅导专业人员选用适当的疾病科普绘本和游戏，通过1~2次个别辅导，让阿喆了解白血病、熟悉白血病治疗的过程，并鼓励他成为"小勇士"。治疗支持层面，在阿喆进行骨髓穿刺和腰椎穿刺检查前进行一次个别辅导，并在检查后进行一次团体辅导，让阿喆对骨穿和腰穿有心理准备以及减轻检查带来的心理伤害。生命教育层面，邀请阿喆参加生命教育小组，通过5节小组活动探索生命的价值，积累心理能量。情绪舒缓层面，通过1~2节音乐会、做视觉手工等形式，协助阿喆抒发情绪。社交网络层面，通过桌面游戏，让阿喆与母亲的关系缓和，结交同辈朋友，拓宽阿喆的社交网络，丰富其社交生活。

表7-2-1　医疗辅导干预操作清单及反馈

干预层面	工具	干预目的	干预说明以及阿喆和父母的反馈
疾病适应	入院适应小打卡	熟悉医院环境、人	用打卡完成任务的方式，鼓励阿喆认识医院的医护人员和同病房的小病友，向阿喆介绍住院期间可能有帮助的地方，如关爱空间，可借阅绘本、玩游戏、参加活动等。母亲反馈如果不是为了完成任务，阿喆可能不会踏入关爱空间，这是开启住院生活非常重要的一步
	《小战士朵朵大战坏蛋细胞》绘本	解释住院原因和认识治疗过程	儿童医疗辅导专业人员鼓励阿喆描述自己对疾病的理解，并澄清误解。运用绘本作为工具，以与阿喆认知年龄相符的语言和形式介绍什么是白血病、白血病的治疗需要经历哪些阶段和需要配合做什么，例如骨穿或腰穿、PICC置管、剪头发、控制饮食等

续表

干预层面	工具	干预目的	干预说明以及阿喆和父母的反馈
疾病适应	《住院大富翁》桌面游戏	熟悉住院治疗过程	用游戏的方式熟悉住院流程，把住院治疗正常化、游戏化，让阿喆不再惧怕治疗过程，鼓励阿喆把治疗当作一次挑战
治疗支持	《我的情绪小怪兽》绘本、玩偶、针管	在骨穿或腰穿前熟悉检查过程	儿童医疗辅导专业人员通过绘本展示忧伤、愤怒、平静、害怕和快乐的情绪，与阿喆一起熟悉骨穿的姿势，摆放玩偶并假装用针进行穿刺，鼓励阿喆描述玩偶害怕的情绪和可能出现的反应。辅导人员与阿喆一起思考许多应对办法，并选择合适的应对策略，让阿喆从选择中获得掌控感
	印有人形状的纸（人形纸）、彩笔、签字笔、贴纸	在骨穿或腰穿后抚平创伤	儿童医疗辅导专业人员用团体辅导的形式，让阿喆产生情绪共鸣，使其知道他不是孤单一人。将带有笑脸的贴纸贴在骨穿部位，是一种隐喻，代表着创伤被很好地照顾和抚平，会慢慢地痊愈。描述在骨穿前、中、后的情绪变化，能够让阿喆积极表达自己的情绪，并感到这些情绪是被接纳的，从而恢复愉悦的情绪状态
生命教育	《好朋友》《獾的礼物》绘本、彩虹清单、能量瓶、能量币、白纸、彩笔	开展生命教育，谈论生命，察觉生命中的美好，积累心理能量，促进朋辈友谊的建立	人的内在积极力量与群体、社会文化等外部环境的共同影响与交互作用，通过加强外部资源的支持，让儿童察觉自己所拥有的生命彩虹能量，获得对生活的掌控感和心理资源的强化。儿童医疗辅导专业人员邀请儿童分享消耗能量的故事，如"我去过ICU""我生命中最难过的一天，因为那天，我得了白血病"……邀请其他儿童分享增加能量的故事，如"我有家人的陪伴""爸爸会给我送饭吃""我有很多可以给我能量的好朋友""画画可以帮助我从难过的情绪中走出来"……当阿喆看到自己积累的满满的能量瓶时，是对其心理资源和能量的再次确认，能带给他面对疾病的勇气
情绪舒缓	吉他、鼓等乐器	用音乐的方式发泄内心的情绪，感受与外部的联结	病房音乐会通常是儿童游戏辅导人员组织乐队带着吉他等乐器到儿童病床前弹唱儿童最喜欢的歌曲，其他病房的儿童也可加入到弹唱中来。儿童可通过音乐的颂唱发泄情绪，并通过与家人、朋友共同唱歌的过程来强烈感受在一起的生命联结感，从而获得被支持、被爱的安全感，情绪得到舒缓

续表

干预层面	工具	干预目的	干预说明以及阿喆和父母的反馈
社交网络	《超级犀牛》桌面游戏	与阿喆建立关系，搭建朋辈关系网络	儿童医疗辅导专业人员走到阿喆病床前，拿着《超级犀牛》的桌面游戏卡牌邀请阿喆一起玩游戏，"我刚在空间里跟他们一起玩了这个游戏，他们都很喜欢。你也想玩一下吗？"阿喆表示愿意。儿童医疗辅导专业人员先与阿喆玩耍，激发其兴趣，再邀请其母亲一起加入，最后退出游戏，留时间让阿喆和母亲单独玩耍。儿童医疗辅导专业人员帮助阿喆匹配年龄相仿的玩伴一起组建桌游小组，鼓励他们发展友谊

（2）干预过程

①入院确诊。

阿喆刚刚确诊时情绪低落，与母亲关系疏离，母亲不知道如何与阿喆谈论疾病及拉近彼此关系。儿童医疗辅导专业人员用一套《超级犀牛》桌面游戏卡牌与阿喆建立关系，并邀请其母亲也一起玩，借此创造亲子游戏的机会来修补两人的亲子关系。为了让阿喆尽快适应住院生活，儿童医疗辅导专业人员给阿喆一张入院适应小打卡（图7-2-1），内容包括认识同病房的朋友、认识医生和熟悉病房环境等任务。通过绘本，儿童医疗辅导专业人员用阿喆可以理解的语言和形式介绍了什么是白血病和住院治疗的过程，再通过《住院大富翁》桌面游戏跟阿喆"经历"了一遍治疗的过程（图7-2-2），鼓励阿喆把与白血病抗

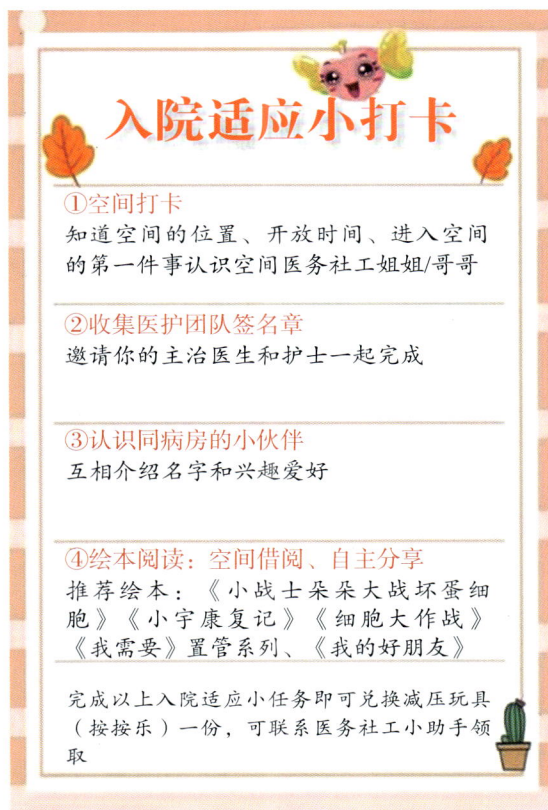

入院适应小打卡

①空间打卡
知道空间的位置、开放时间、进入空间的第一件事认识空间医务社工姐姐/哥哥

②收集医护团队签名章
邀请你的主治医生和护士一起完成

③认识同病房的小伙伴
互相介绍名字和兴趣爱好

④绘本阅读：空间借阅、自主分享
推荐绘本：《小战士朵朵大战坏蛋细胞》《小宇康复记》《细胞大作战》《我需要》置管系列、《我的好朋友》

完成以上入院适应小任务即可兑换减压玩具（按按乐）一份，可联系医务社工小助手领取

图7-2-1 入院适应小打卡

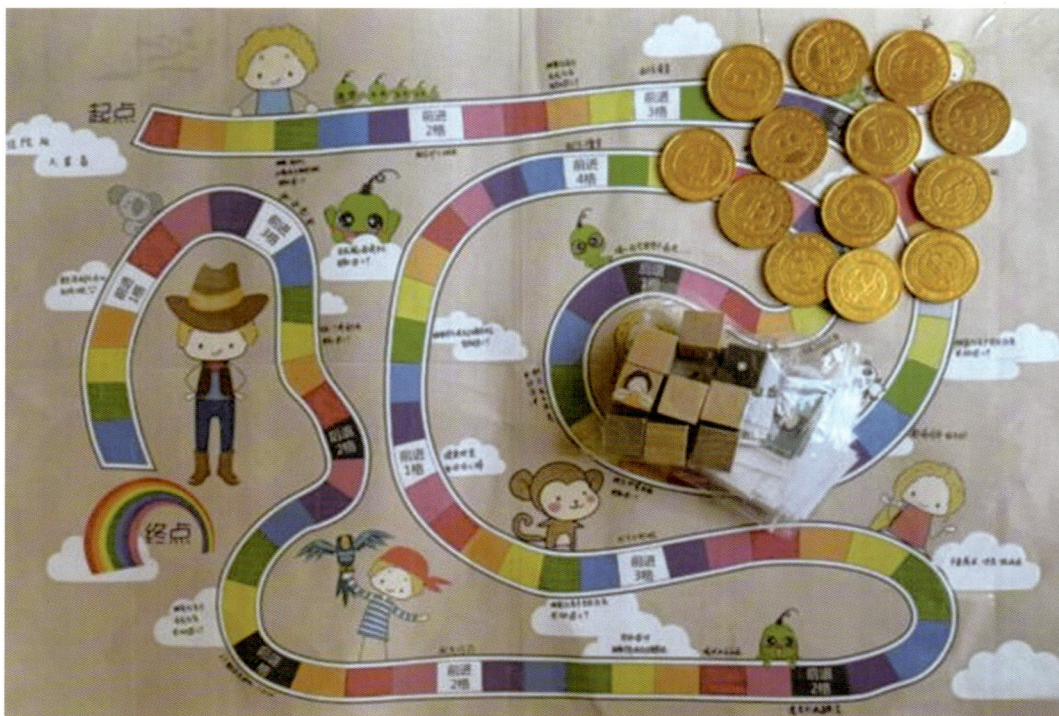

图7-2-2 《住院大富翁》桌面游戏之熟悉治疗过程

争过程当作一场属于勇士的战斗，认为患有白血病不再是损害或丧失，而是一个挑战。

②骨穿或腰穿检查前。

儿童医疗辅导专业人员运用《我的情绪小怪兽》绘本让阿喆认识情绪（图7-2-3），与阿喆一起熟悉检查过程，用玩偶摆出检查时的姿势，并用道具在骨穿或腰穿的部位模拟穿刺检查（图7-2-4）。鼓励阿喆替玩偶充分表达情绪，与阿喆一同想出缓解恐惧、保持配合的办法，例如让母亲陪伴、闭上眼睛、心中默数数字、观看动画片等，并让阿喆选择最适合的应对策略。运用此方法，在面对骨穿或腰穿进行次级评估"我是否有足够的应对资源"时，阿喆便可认定自己具有足够的资源来应对，从而减轻骨穿或腰穿带来的心理压力。

骨穿或腰穿检查后，用团体辅导的形式，邀请近期做过骨穿或腰穿的儿童参与团体辅导。分发人形纸和彩笔，邀请阿喆在此基础上完善人的形象。指引阿喆选定骨穿的位置并用笔穿过去，并鼓励他回忆和充分表达害怕、恐惧、疼痛的情绪及反应，并把这些情绪和哭泣的行为画在纸上。引导阿喆回到当下，用带有笑脸的贴纸当作创可贴，帮纸上的小人儿贴住伤口，并画上愉悦的表情，用投射的形式寓意痛苦已经过

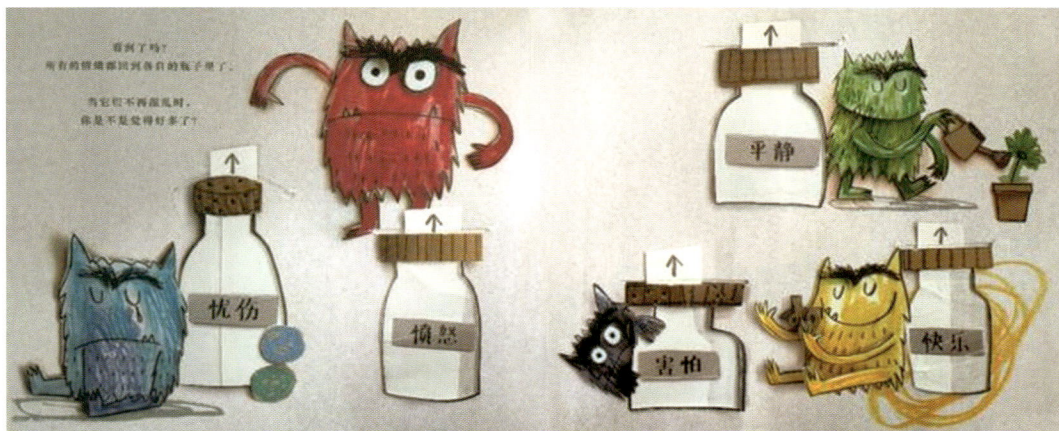

图7-2-3　儿童医疗辅导专业人员利用绘本让阿喆认识情绪

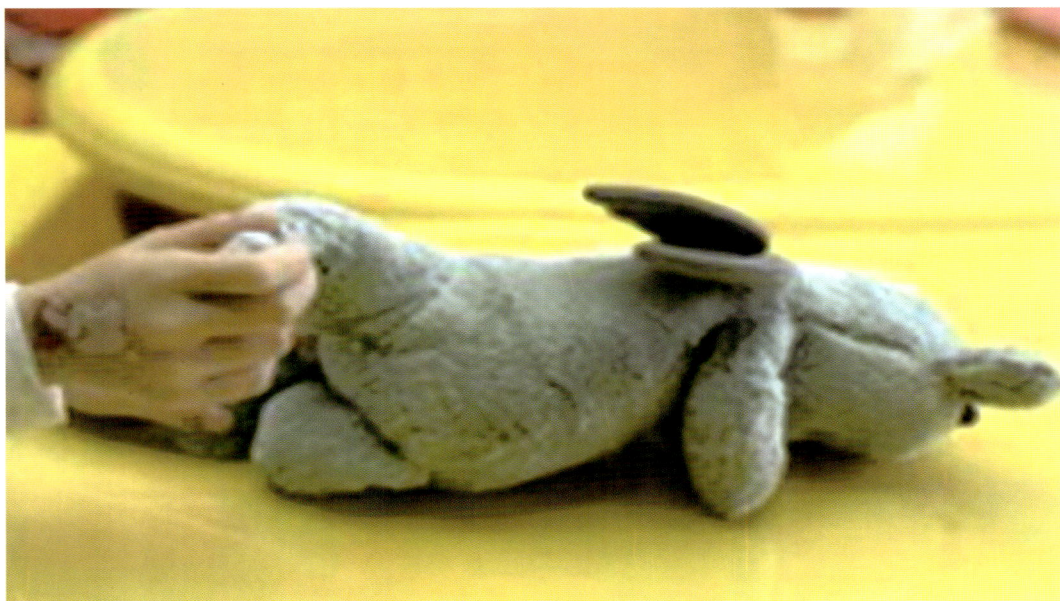

图7-2-4　儿童医疗辅导专业人员用玩偶与阿喆模拟骨穿时的姿势

去，创伤已经被抚平。（图7-2-5）

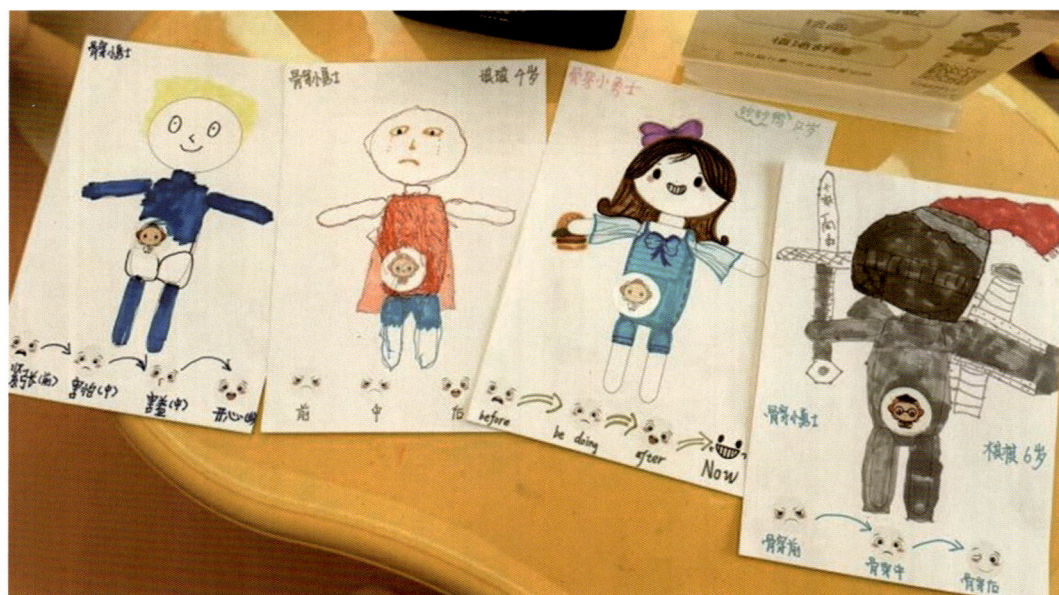

图7-2-5　儿童医疗辅导专业人员与阿喆回忆和修复骨穿的创伤

③置入经外周静脉穿刺的中心静脉导管（PICC）。

向阿喆及其母亲解释PICC置管操作过程：儿童医疗辅导专业人员使用"置管小熊"向阿喆及其母亲解释整个置管操作所需用物、操作步骤和所需时间；讲解完成后，邀请阿喆扮演护士角色，模拟PICC置管操作；置管过程中，采用表面麻醉剂和分散注意力的方法来减轻阿喆在操作中的疼痛、焦虑和恐惧；培训阿喆及其母亲掌握有关操作性疼痛管理的措施，可以给妈妈提供综合性管理措施清单（表7-2-2），包括心理行为管理措施和外用药物使用措施。让母亲和阿喆自主选择其愿意接受的心理行为管理措施，并遵照他们的意愿在PICC置管过程中实施这些措施；母亲进入操作室内陪伴阿喆完成整个操作过程。

表7-2-2　综合性管理措施清单

项目	干预内容
膈肌呼吸练习 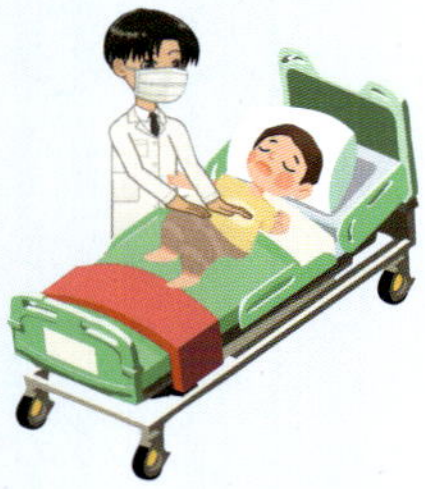	阿喆仰卧在治疗床上，屈膝屈髋，双脚平放在床面，整个后背平贴在床面，闭上眼睛；妈妈一手放在他的肚脐上方，另一手放在他的胸口上，让阿喆吸气，同时放在肚脐上的手轻轻下压腹部，让阿喆感受膈肌下沉，腹部向上鼓起。而后让阿喆呼气，感觉母亲的手慢慢地下降，气体排出体外；放在胸口的手用于感受胸廓起伏（尽量保持胸部不要上下起伏）。如阿喆不能配合，可选用吹气玩具（蛇舌吹气笛）。妈妈按照12 min/次的频率引导孩子在整个穿刺过程中进行呼吸练习
万花筒观看 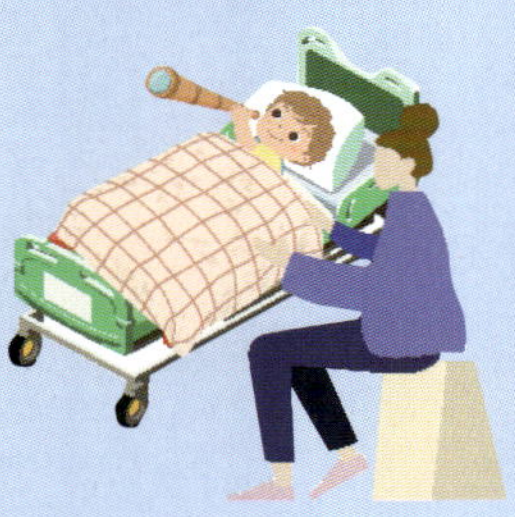	通过试看筒眼，让阿喆选择自己喜爱图案的万花筒，携带至操作室，妈妈引导他在整个穿刺过程中观看万花筒内的图案，并尽可能详细地描述其所看到的图案，请妈妈在阿喆描述图案时用鼓励性语言做出回应
阅读绘本	阿喆和妈妈一起选择一本喜爱的绘本，如《勇敢做自己》《独一无二的你》或《打针我不怕》；妈妈陪伴阿喆在穿刺过程中阅读，以故事内容激发阿喆的勇气
短视频或动画剧集播放	妈妈和阿喆共同选择数个他喜爱的短视频或动画剧集，可持续播放20～30 min；阿喆进入操作室后，即开始不间断地播放
听音乐	妈妈和阿喆在床旁共同选择喜欢的音乐5～8段，可持续播放20～30 min；阿喆进入操作室后，即开始不间断地播放
按摩未穿刺侧手掌 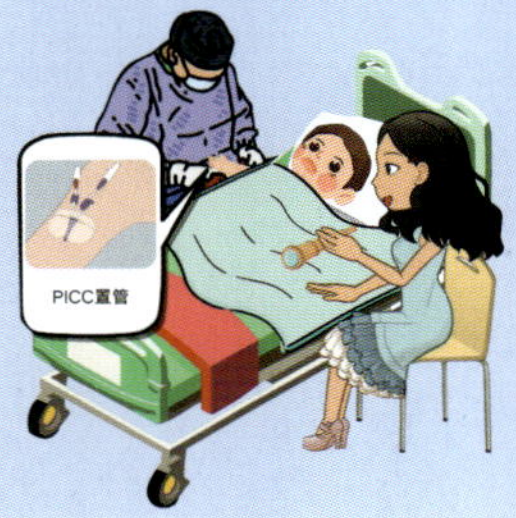	进入操作室，阿喆平卧于治疗床上后，妈妈用双手环握住他未穿刺侧肢体手掌，拇指朝向他的掌侧，交替按摩他的手掌；一手托住阿喆手腕关节，另一手拇指、食指从指根部起按摩阿喆的手指

（左侧竖排：疼痛管理）

④生命教育。

邀请阿喆加入生命彩虹小组，收集彩虹能量，每完成"彩虹清单"上的一项任务便可获得一枚相应颜色的能量币，鼓励阿喆在治疗期间收集生命彩虹能量（图7-2-6）。这些能量币代表了阿喆生命中的成就和遇到的美好，一瓶彩虹能量可给予阿喆更多的力量和勇气去与疾病抗争。组织生命彩虹小组成员一起阅读绘本《好朋友》和《獾的礼物》，让阿喆代表一只小动物参加獾的告别仪式，为其他小伙伴送上"能量加油剂"的祝福等，并与小伙伴分享生命中的重要他人以及对绘本和生命的理解。（图7-2-7）

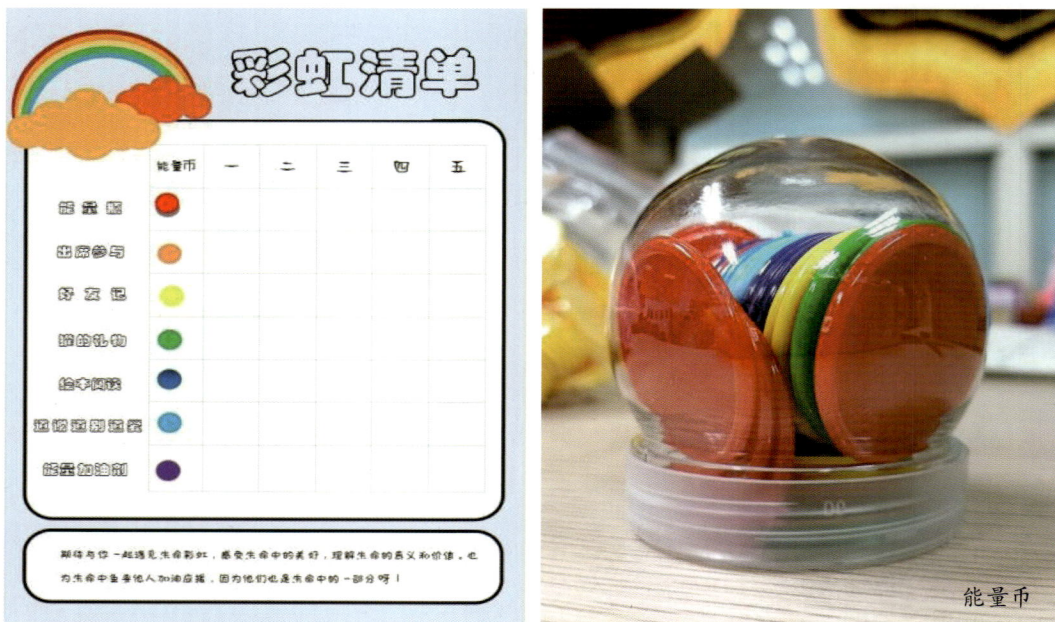

能量币

图7-2-6　鼓励阿喆收集生命彩虹能量

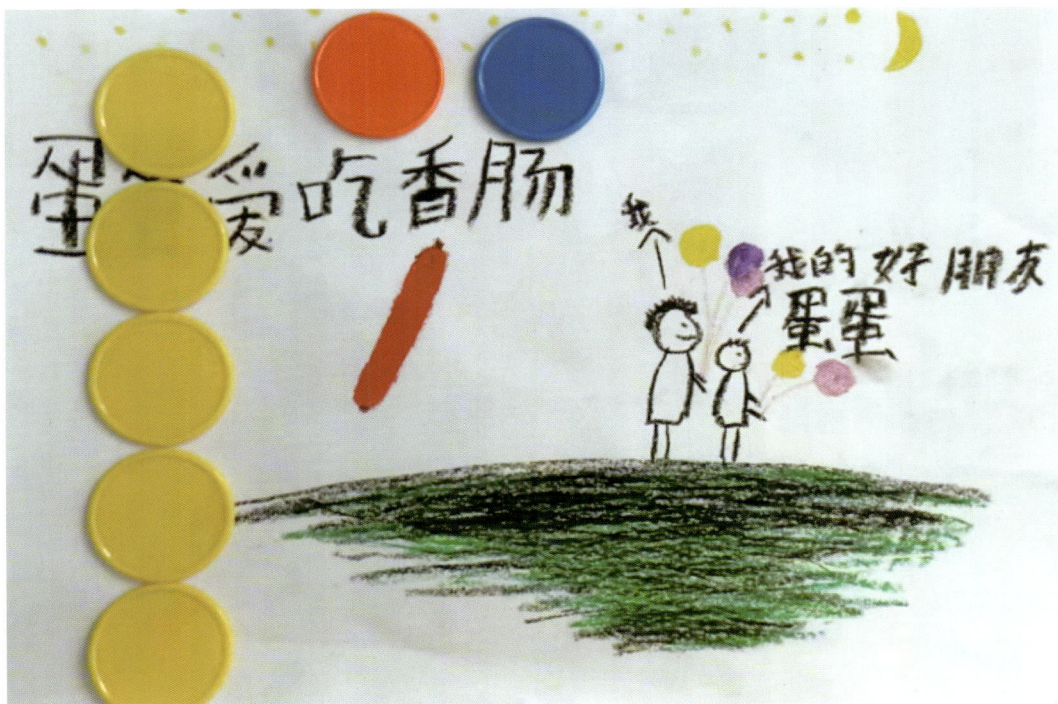

图7-2-7　鼓励阿喆分享生命中的重要他人

⑤情绪支持。

阿喆的好朋友因为病情变化进入ICU，阿喆情绪低落。儿童医疗辅导专业人员进入ICU中陪伴病友玩耍游戏，并且在好朋友生日当天举办生日音乐会（图7-2-8），弹唱其最喜欢的歌曲，鼓励阿喆及其他小伙伴给他送上鼓励和祝福的小纸条（图7-2-9），为好朋友注入希望。

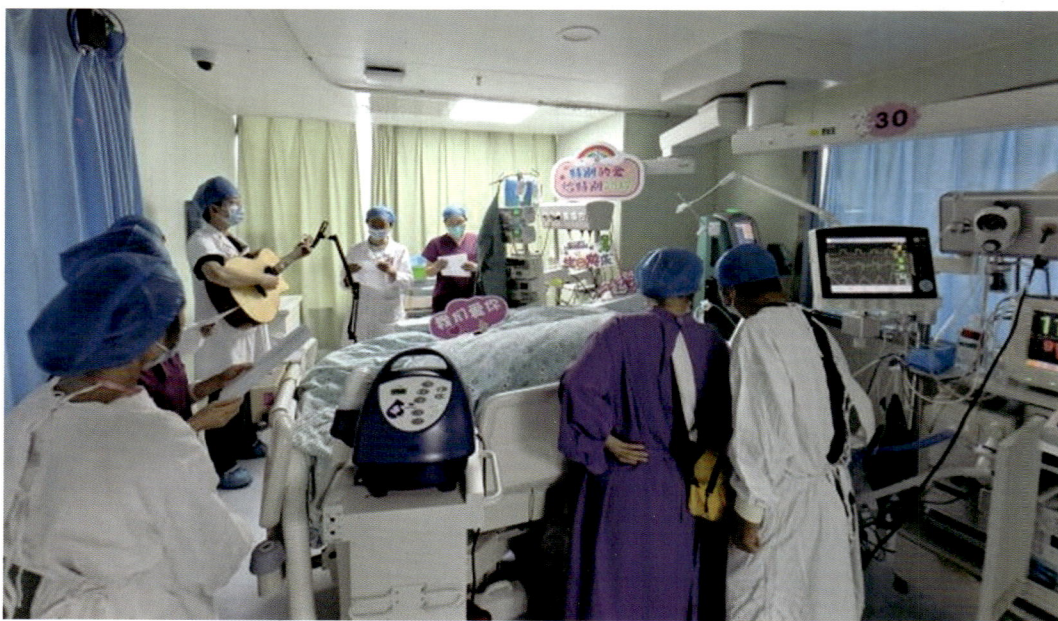

图7-2-8 在ICU为阿喆的好朋友举办生日音乐会

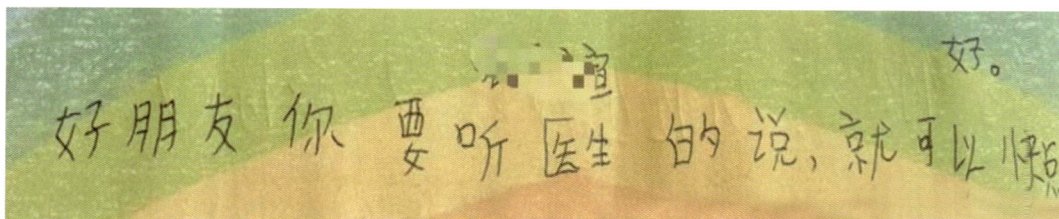

图7-2-9 阿喆给好朋友送上鼓励和祝福的小纸条

3. 干预效果评价

（1）社交情绪状态

通过观察阿喆在介入前后的情绪状态，可明显看到其在社交中的主动性发生了变化。阿喆被转介给儿童医疗辅导专业人员时，环境适应能力不佳，没有可支持的社交网络，其与母亲的关系紧张、疏离，无朋辈玩伴。在儿童医疗辅导专业人员介入后，阿喆与母亲的关系得到修复，结交了多个病房中亲密的朋友，并能够在好朋友进入ICU感到情绪低落时鼓励好朋友，将自己的希望和能量传递给好朋友。

（2）情绪反应

由儿童医疗辅导专业人员采用儿童情绪反应量表（children's emotional manifestation scale，CEMS），根据阿喆的面部表情、哭声、情绪状态、行为表现、感知的配合程度进行打分，1分代表无激烈情绪反应，5分代表有激烈的情绪反应。通过该量表，可观察到阿喆对医疗操作的配合度逐步增加，从一开始有较大的情绪反应，到现在能够平静面对。

4. 家长对医疗辅导有效性的看法

邀请阿喆的母亲回答两个问题。问题一："你觉得入院以来开展的医疗游戏辅导对孩子有多大帮助？"问题二："你觉得医疗游戏辅导中哪个项目对孩子的帮助最大，为什么？"母亲表示医疗游戏辅导十分有帮助，其中帮助最大的是入院适应小打卡。一开始，阿喆认为只有小孩子才会到关爱空间里玩，因为要完成打卡任务，阿喆才第一次踏入关爱空间，才有了后面的参加活动、结交朋友。

二、外科病房案例

1. 案例引入：帮助阻塞性睡眠呼吸暂停综合征（OSAHS）儿童度过围手术期

小布，女，11岁，因1年前出现打呼，伴张口呼吸，严重时伴有屏气，于三甲儿童专科医院五官科就诊。电子鼻咽镜检查提示腺样体肥大（重度），且药物治疗症状改善不明显，需入院行"双扁桃体切除＋腺样体切除＋咽成形术"。

儿童医疗辅导专业人员在与小布的父母交流后得知，小布是一名小学五年级学生，独生子女，一家三口共同居住。父亲是软件开发工程师，时常加班，来院次数较少；母亲无工作，全职陪伴。小布学习成绩优秀，喜爱画画和唱歌，喜欢自己思考和探索问题，是老师眼中的好学生、父母眼中的小天使。小布很少生病，就诊经历较少，偶因感冒发热而口服药物，未有过住院经历。入院确诊该病后，父母即通过询问亲友和网上查阅，得知小布的治疗并非大手术，但对于连静脉输液都未经历过的小布，母亲非常担忧她能否顺利应对。母亲一直陷于自己的焦虑中，不知该如何跟小布沟通病情及照顾她的情绪，总想似有若无地绕开这个话题。小布也知晓父母的担忧，但未主动询问病情，对这个话题也避而不谈。

儿童医疗辅导专业人员借助游戏与小布建立关系，并提供医疗辅导服务，缓解母亲的焦虑，修复母子关系。小布父亲因全职工作养家，无法来院陪伴，只能在小布手术当天到院。

2. 案例干预

（1）通过游戏进行的阶段性干预（表7-2-3）

表7-2-3　OSAHS手术干预清单

干预阶段	干预层面	工具	干预目的	干预内容
发展性游戏阶段	建立关系	趣味压舌板、彩笔	建立信任关系，活跃氛围	通过互动了解小布的病史，邀请母亲及小布一起在压舌板上绘画，活跃交流气氛，拉近双方距离。 母亲反馈：从医疗道具压舌板的话题引导至OSAHS，和小布沟通这个话题并非真的那么困难
	心理预备	《打呼噜的秘密》绘本、《揭秘神奇医院——手术室的魔法》视频	解释住院原因、认识治疗过程和熟悉手术室环境	鼓励小布描述自己对疾病的理解，并纠正其错误观念。把绘本和视频作为辅助工具，解释疾病的发病部位、需要手术干预的原因，让小布熟悉手术室环境和手术室医护人员
医疗模拟游戏阶段	医疗教育	"静脉穿刺魔法盒"、玩偶、麻醉面罩、泡泡液	在静脉穿刺前熟悉检查过程、熟悉麻醉诱导过程	介绍静脉穿刺过程中使用到的医疗器具及其作用，将医疗器具与绘画融合，以减轻小布的抵触感。在玩偶手上模拟穿刺过程，与小布一起熟悉穿刺流程，鼓励她描述玩偶的害怕情绪，并与小布一起思考对应策略。用吹泡泡的游戏，缓解小布对麻醉面罩的抵触和误解。 母亲反馈：看到面罩，她也会有窒息感，但这次游戏使其对面罩有了全新的认识

干预阶段	干预层面	工具	干预目的	干预内容
医疗模拟游戏阶段	疼痛管理	飞行棋、音乐治疗	树立正确认识，知晓整体穿刺流程，缓解穿刺时的疼痛感	小布在体会整个静脉穿刺过程后发现，只有进针的瞬间会有疼痛感，因此和儿童医疗辅导专业人员共同提出用分散注意力的方式来缓解疼痛，如看绘本、下棋、做手工折纸、请母亲轻抚、观看搞笑动画片等，最终小布自己选择了飞行棋。 母亲反馈：下飞行棋和听音乐不仅分散了小布的注意力，还能让她全程陪伴在小布身边，十分安心
支持性游戏阶段	家庭支持	折纸"瓶中星"	保持美好、有爱的家庭理念	把美好的祝福用彩纸折成心愿小星星，放入废弃的透明药瓶中，表达对家人的美好祝愿。 父母反馈：收到心愿小星星的那一刻，被小布的懂事感动到了，也让他们觉得医院同样是充满温情的地方
	社交支持	桌面游戏	结交同辈朋友，拓宽社交生活	和年龄相仿、疾病相同的玩伴一起组建桌游小组，充实了小布的住院生活

①发展性游戏阶段。

首先，借助游戏与小布建立关系，通过互动了解小布的病史，知晓其有无打针经历；通过赠送小礼物来活跃交流气氛，拉近双方距离，并进一步了解小布的兴趣爱好，为后续选择恰当的儿童医疗辅导方式提供依据。然后，利用动画视频、疾病科普图册让小布了解OSAHS及其治疗过程，通过视频为小布介绍手术室的环境、医护人员、医疗器械，消除她对手术室的误解及未知的恐惧，鼓励她成为"小勇士"。

②医疗模式游戏阶段。

首先，通过医疗教育使小布了解静脉穿刺的操作过程，如利用"静脉穿刺魔法盒"（图7-2-10）向小布讲述静脉穿刺用到的医疗器具，然后利用玩偶模型向小布演示操作过程。对于麻醉前操作过程中的医疗程序教育，可通过麻醉面罩结合泡泡液，

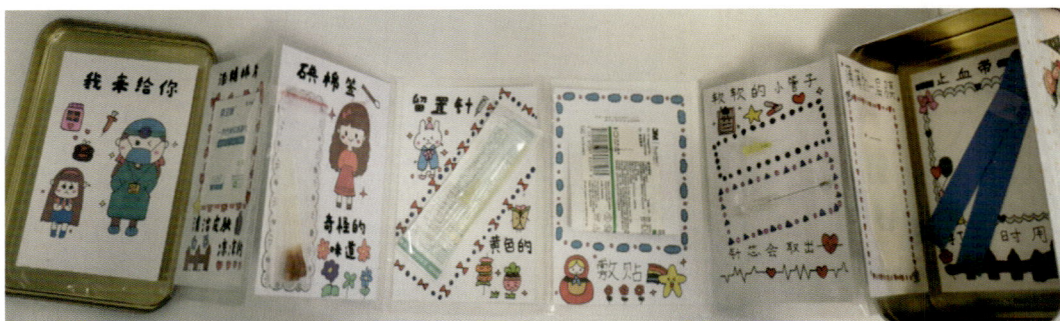

图7-2-10　与小布打开"静脉穿刺魔法盒"，熟悉穿刺道具

进行麻醉面罩吹泡泡的游戏，让小布先体验麻醉面罩的大小及其贴在脸部的感觉，同时在麻醉前播放小布自选的轻柔音乐。然后，通过角色模拟游戏"假如我是护士"，在玩偶模型上模拟静脉穿刺操作，让小布知道在整个过程中哪些操作步骤会引起疼痛，并通过游戏来分散其注意力，进而与小布制定疼痛的应对策略。

③支持性游戏阶段。

首先，通过倾听小布的心声，了解其对疾病的困惑，并鼓励小布向父母表达感恩，抒发彼此情绪。然后，组织病房中需要OSAHS手术治疗的同年龄儿童开展互助游戏，让小布结交同辈朋友，拓宽小布的社交范围。

（2）在不同住院时期进行的阶段干预

①初入院时。

通过"趣味压舌板"的手工游戏与小布建立亲近关系，并邀请母亲一同参与。儿童医疗辅导专业人员选择OSAHS检查最常用的医疗器具——压舌板作为手工游戏的道具，进行绘画创作，在游戏中修复两人的亲子关系。（图7-2-11）继而通过趣味"压舌板"游戏引出对OSAHS的疾病介绍及治疗过程进行心理预备。采用绘本《打呼噜的秘密》来与小布一同演绎治疗过程，并对手术治疗的重要性进行正面引导。利用视频《揭秘神奇医院——手术室的魔法》介绍手术室环境和医疗道具，缓解小布对手术室的恐惧，增强小布的勇气和信心。

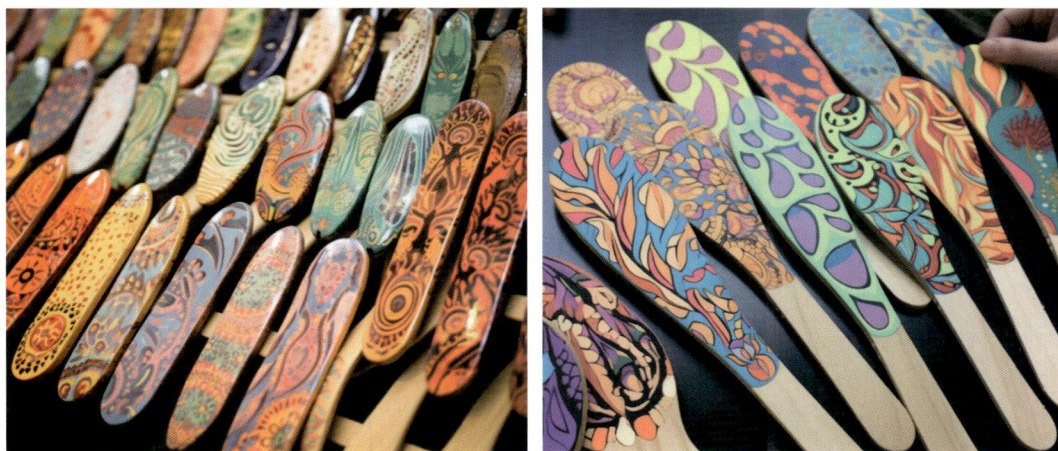

图7-2-11　让小布与母亲一起创作"趣味压舌板"

②手术前。

a. 静脉穿刺前。通过"静脉穿刺魔法盒"解释穿刺过程中会使用到的医疗道具，并在小熊玩偶上模拟静脉穿刺步骤（图7-2-12），使小布熟悉静脉穿刺过程。鼓励小布在穿刺过程中，对每个步骤进行讲解，并替小熊玩偶表达情绪，与小布一起思考缓解疼痛的办法，如看绘本、下棋、做手工折纸、让母亲轻抚、观看搞笑动画片等，并给予小布自由选择的权利。最终，小布选择和母亲一起下飞行棋来分散注意力。

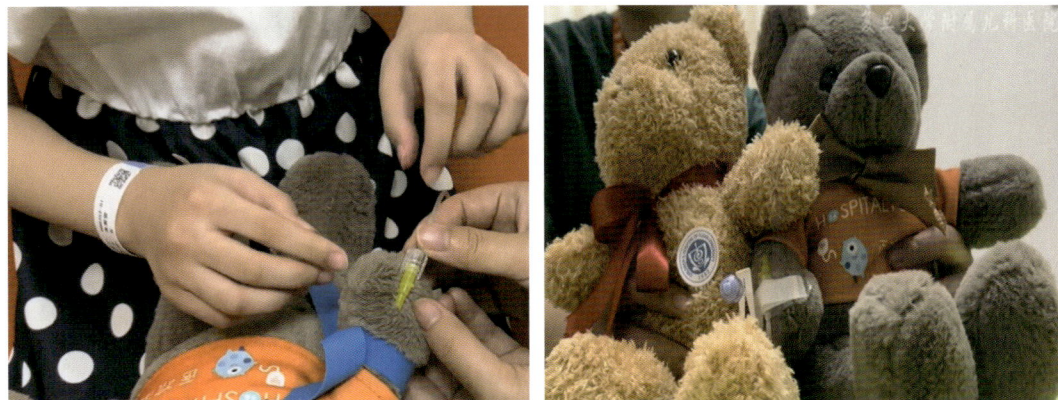

图7-2-12　与小布一起用小熊玩偶模拟静脉穿刺步骤

b．熟悉术中环境及监护设备。术前一天通过彩绘"我和监护仪"卡片（图7-2-13），让小布了解术中需要用到的医疗设备，减少手术中的陌生感，提高手术配合度，并为其完整地讲解整个手术过程。例如，她将会在什么地方、遇到什么人、会有什么样的感觉和整个过程将会持续多久，让小布自己选择进入手术室的方式（图7-2-14）。模拟当遇到问题时，她可以怎么办，如当小布感到害怕时，可以选择一件喜欢的玩具来陪伴她。

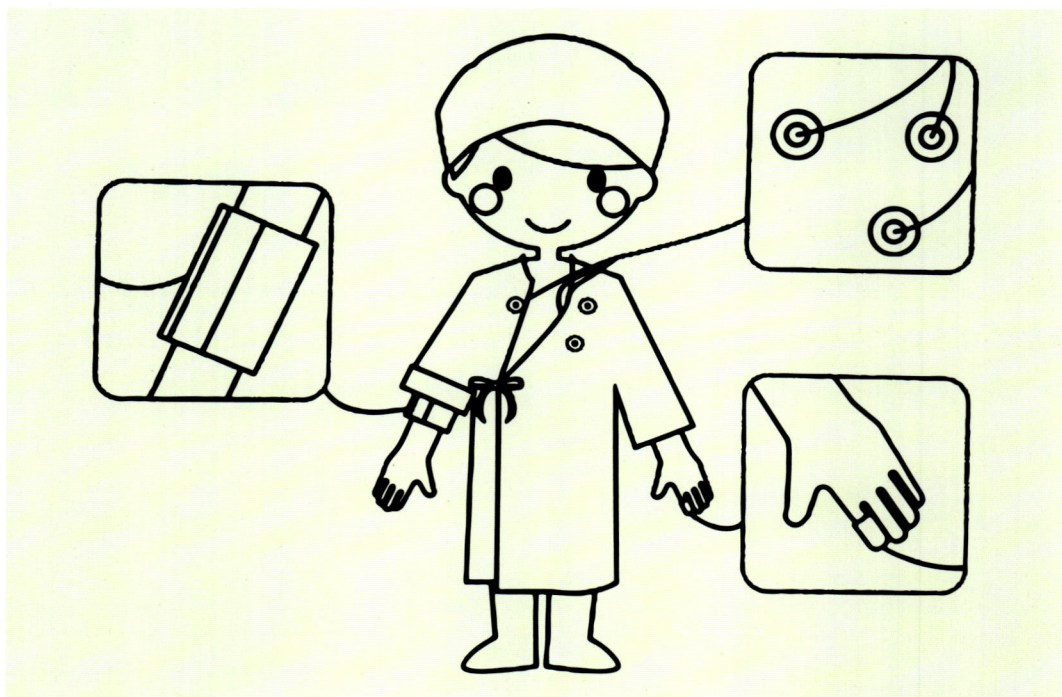

图7-2-13　"我和监护仪"卡片彩绘

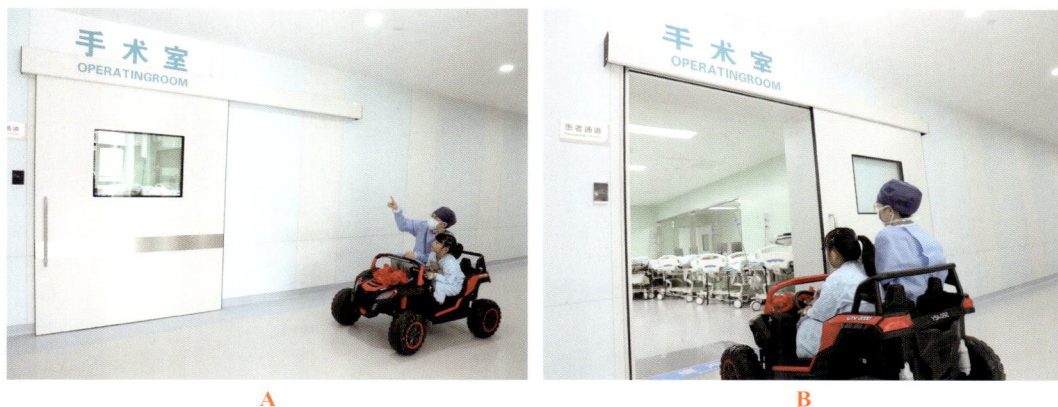

图7-2-14　与小布一起选择进入手术室的方式
A. 认识手术室；B. 勇敢进入手术室

　　c. 熟悉麻醉过程。儿童医疗辅导专业人员利用小熊玩偶做演示，选择大小合适的面罩，贴近小熊玩偶面部，让小布熟悉面罩吸入麻醉的过程，并解答小布的问题。儿童医疗辅导专业人员和小布及其母亲三人一起用面罩玩吹泡泡游戏（图7-2-15），让小布熟悉面罩的触感及质地，减轻其对陌生医疗道具的恐惧。

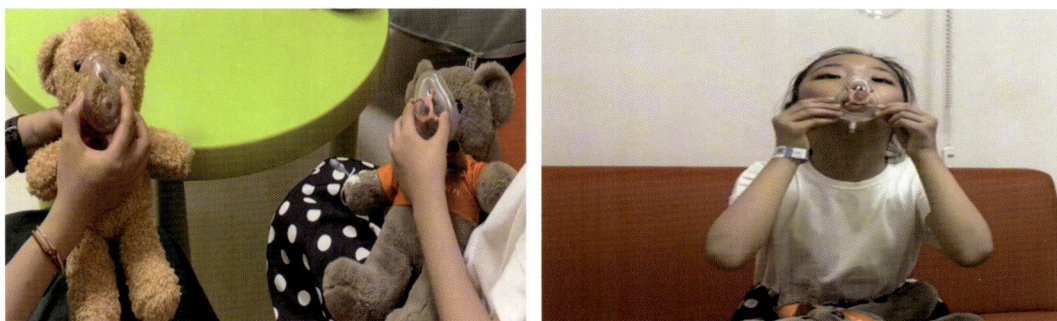

图7-2-15　用小熊玩偶模拟麻醉诱导前准备，并用面罩玩吹泡泡游戏

　　d. 家长进入手术室陪伴。由于小布是首次住院及手术，与母亲分开，独自前往手术室手术，势必会使其产生严重的亲子分离性焦虑。基于此，在麻醉诱导时，儿童医疗辅导专业人员带领母亲陪伴小布一同进行（图7-2-16），有效降低了小布的术前

焦虑水平。手术结束后，小布母亲及时出现在复苏室，可以减轻小布的亲子分离性焦虑。（图7-2-17）

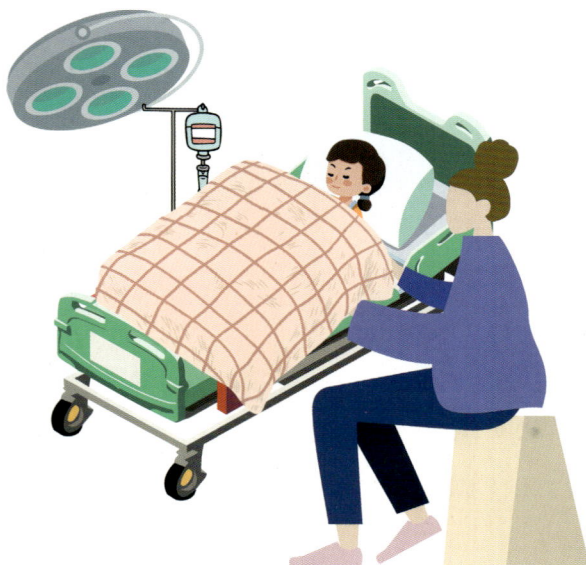

图7-2-16　母亲在手术室麻醉诱导时陪伴小布

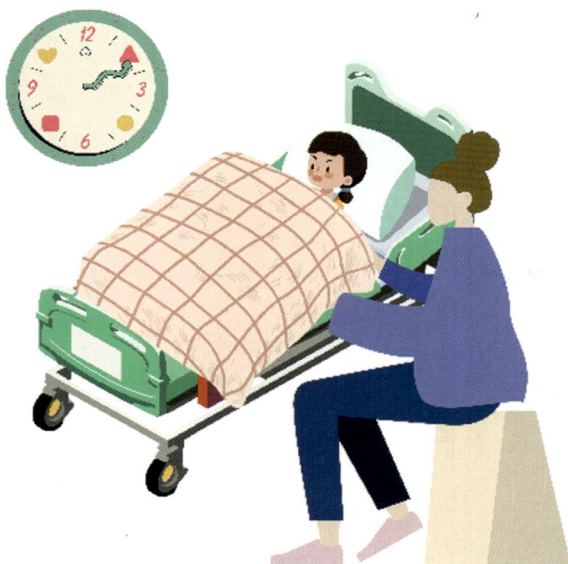

图7-2-17　母亲在复苏室陪伴小布

③手术后。

小布在手术后可能会有喉部不适感，可以用转移注意力的方式减轻其不适。为了进一步塑造良好的就医经历，儿童医疗辅导专业人员可与小布一起制作心愿星星，放入空瓶中做成"瓶中星"，并告诉小布可以把做好的小星星送给最爱的人，感谢他们对小布的陪伴和照顾。（图7-2-18）

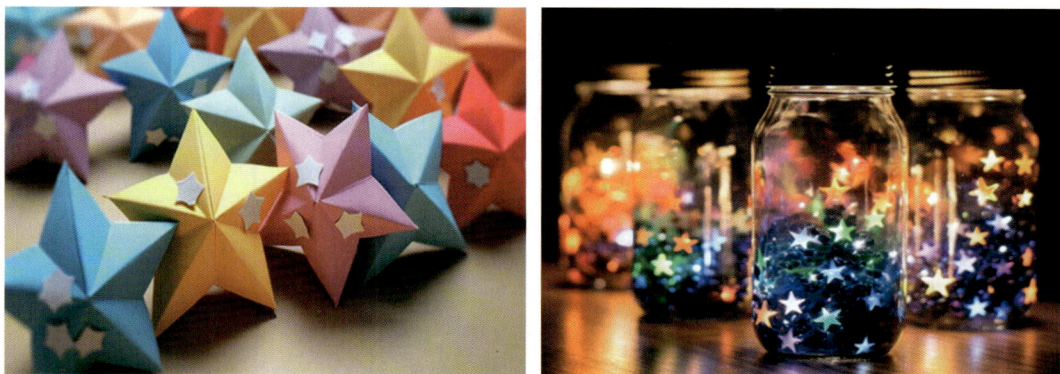

图7-2-18　与小布一起折的心愿小星星

④康复出院。

出院前，组织病房中需要OSAHS手术治疗的同年龄儿童开展互助游戏，建立信息交流平台，如微信群、电子邮件等，让有相同经历的同伴之间产生情感共鸣，可以互相加油鼓励。

3. 干预效果评价

（1）儿童的社交情绪状态

通过观察小布在干预前后的情绪状态，可明显看到其在社交中的积极性发生了变化。在儿童医疗辅导专业人员实施干预前，从未接受过住院治疗的小布对住院期间的诊疗充满紧张和恐惧，并逃避和母亲讨论疾病相关的问题，与母亲短暂生疏。而在儿童医疗辅导专业人员实施干预后，小布纠正了对诊疗过程及医疗道具的误解，并给其他伙伴做了榜样，鼓励他们也做一个"小勇士"，最后怀着感恩的心感谢家人的陪伴，使得家庭关系更加亲密。

（2）儿童焦虑量表

经过汉化简化改良的耶鲁术前焦虑量表（mYPAS-SF）是观察性行为量表，由Kain等于1995年研制，Jenkins等简化，我国学者代莹等于2019年汉化。该量表包括活动、语言、情绪表达和激惹显露状态4个条目，具有良好的信效度，适宜作为国内2—12岁儿童术前焦虑水平的特异性测量工具。

（3）家长对儿童医疗辅导有效性的看法

邀请小布的母亲回答两个问题。问题一："您觉得入院以来开展的儿童医疗辅导对小布有多大帮助？"问题二："您觉得儿童医疗辅导中哪个项目对她的帮助最大，为什么？"母亲表示对小布帮助最大的是麻醉面罩吹泡泡游戏，而且儿童医疗辅导不仅帮助了小布，也帮助她本人纠正了既往错误的观念。

三、重症监护病房案例

1. 案例导入：高空坠落儿童的医疗辅导

小嘉，男，3岁5个月，因数日前自床上（高约1.2 m）摔下，当时哭闹，诉头痛，哭闹后睡着，晚上出现呕吐，呕吐物为胃内容物，非喷射性，次日晨起后仍有反复呕吐，至当地诊所行CT检查，提示颅内出血，建议到上级医院就诊。至某三甲儿童专科医院门诊就诊，完善头颅CT提示右侧顶骨骨折、右侧额颞顶部硬膜外血肿、右侧额顶部头皮肿胀，建议手术治疗。入院时儿童哭闹不安，完成术前准备后的当日晚上行硬膜外血肿清除术；术后返回重症监护病房（ICU），为气管插管状态，置入一根伤口引流管外接负压球，予镇痛镇静、止血、降颅压、抗感染、禁食、补液等对症支持治疗。第二天停用镇静剂后儿童神志清醒，自主呼吸活跃，予拔除气管插管。目前儿童未吸氧，呼吸平稳，血氧饱和度正常。

小嘉是一名来自江西省都昌县的幼儿园小班学生，家中独子，父母均为当地小学老师，爷爷奶奶跟他们一起住。小嘉此次为初次入住无陪护病房。面对陌生的环境和忙碌的医护人员，小嘉显得非常抗拒、哭闹不已。父亲因为没有及时送小嘉就医而懊悔不已，在病房外非常担心孩子手术是否顺利，担忧孩子能否渡过难关。父亲说ICU里每周只有一次探视机会且时间短暂，不能亲自陪护在孩子身边，焦虑又手足无措。

据父亲描述，小嘉平时由奶奶带得多，晚上跟爸爸妈妈睡一间房，小嘉既调皮又可爱，喜欢玩具车、超级飞侠，喜欢骑滑板车。小嘉既往体健，否认遗传病病史、传染病病史。

2. 案例干预

（1）评估

①疾病评估。

入院时，小嘉情绪比较烦躁，呼吸平稳，无发热、无抽搐，格拉斯哥评分12分。手术过程顺利，手术后返回ICU。小嘉术后第二天拔除气管插管，脑部伤口负压引流管留置中，引流出少量血性液体，予持续心电监护，儿童生命体征平稳。

②儿童发展和成长环境评估。

小嘉生长发育水平正常，认知和沟通水平符合学龄前儿童水平，以自身的感觉和经验为中心，无法理解医疗程序的复杂性，但是他表现出对自己身体和头部外伤的感知，能口头表达"头好痛"。小嘉处于前运算阶段，能利用表征（如表象、图画、词语、姿势）来思考事件，但受自我中心主义的限制，专注于直觉状态，依赖于外表，而不是潜在的实体。小嘉既往有几次诊所就诊经历，害怕打针，抗拒吃药。小嘉成长于较溺爱的三代同堂的家庭环境，爷爷奶奶平日很宠爱他，会尽量满足他的要求，因此小嘉较以自我为中心；但是他有1年的幼儿园托班经历，具备较良好的社会交往能力。由于小嘉要在短时间内适应新的环境——ICU环境相对封闭、医护人员工作忙碌、家长无法陪护，使得他表现出明显的分离焦虑，手术清醒后哭喊着要找奶奶。

③家庭需求评估。

小嘉的家人一开始以为儿童只是稀松平常的磕磕碰碰而已，并没有意识到小嘉平常的"摔一跤"会发展到需要手术治疗的地步，病情的发展超出一家人的认知和预期，此次意外给整个家庭带来很大的冲击。小嘉的父亲不仅要安抚妻子和父母的情绪，自己也处于疾病诊断的了解和适应阶段，在小嘉手术前表现得手足无措，对小嘉病情的未知感到无助及担忧，同时，因为无法进入病房陪伴孩子而感到更加揪心和难过。

（2）建立关系

与小嘉的母亲在ICU家属接待室见面时，简单的自我介绍能让家长了解儿童医疗辅导专业人员的角色。（图7-2-19）通过与小嘉母亲的交谈，儿童医疗辅导专业人员了解到小嘉最喜欢的是超级飞侠中的角色——酷飞，并带来一个全新的可以变形的酷飞造型玩具。儿童医疗辅导专业人员与医护团队一起，向母亲介绍小嘉目前的情况，告知她小嘉术后医护团队观察和监护的重点，告知其伤口引流管的作用以及目前引流的情况、拔管的指征等家长所关心和提出的问题。此外，也告知他们探视的时间和一些要求，对其担忧和疑虑表示理解。

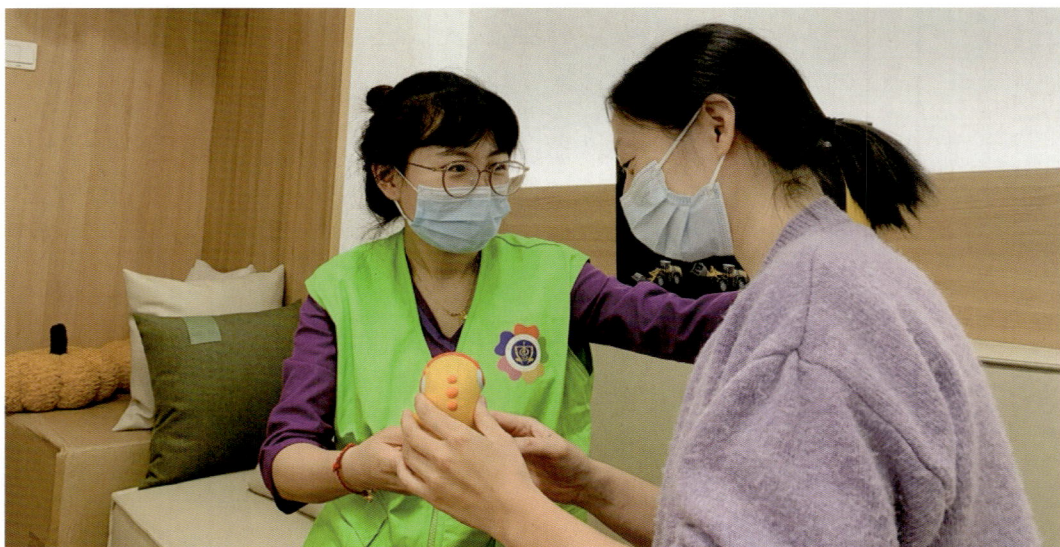

图7-2-19　儿童医疗辅导专业人员与小嘉妈妈会面交流

行为学家布勒顿·琼斯（N. Blurton Jones）发现，当孩子看着对方或者微笑时，头是侧着的。研究表明，头部和身体倾斜的姿势体现出谦逊和柔和。当来到小嘉的床旁时，儿童医疗辅导专业人员告诉他自己的名字，告诉他此次前来的目的是陪他玩耍和聊天的。通过歪着头跟小嘉打招呼，儿童医疗辅导专业人员用身体语言表达对他的友好和接纳，并让他不会感到有威胁。（图7-2-20）接着，儿童医疗辅导专业人员拿出母亲给小嘉带来的酷飞玩具，微笑着告诉他："你最爱的酷飞来陪你了哦！听说酷飞会变身，你可以变一个给我看看吗？"小嘉也对着儿童医疗辅导专业人员露出了同样的微笑，虽然只是微微一笑，但是通过这一简单的动作，儿童医疗辅导专业人员

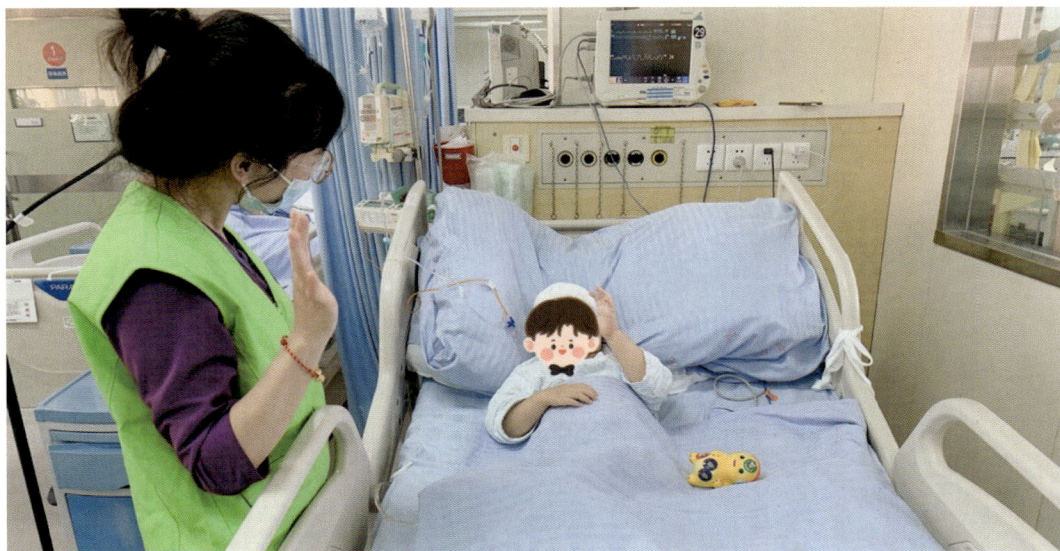

图7-2-20　儿童医疗辅导专业人员与小嘉打招呼

和小嘉建立了小小的连接。然后，医疗辅导专业人员在小嘉床旁的椅子上坐下来，与小嘉的视线保持同样的高度，而不是让小嘉遥望她，以此拉近彼此距离。之后，采用适合小嘉年龄的"外行语言"向他解释在ICU住院的目的，告诉小嘉他住的这个地方叫作"超级厉害救护站"。他可以在这个更安全、更高级的地方很快地恢复健康。这里的叔叔、阿姨就像超级飞侠一样，每当小朋友遇到危险或困难时，就会出手相助。

　　第二次见面时，小嘉开始逐渐获得安全感，逐渐放松。儿童医疗辅导专业人员对他说："小嘉，现在是咱们玩游戏的时间啦！我带来一个特别厉害的玩具箱，你可以选择里面的道具扮演一回'小医生'哦。你想尝试一下吗？"当小嘉表现出好奇心的时候，儿童医疗辅导专业人员从随身携带的玩具医药箱里像变魔术一样，一会儿拿出来一个毛绒小熊玩偶，一会儿拿出来一根彩色的橡胶管、一个可以捏扁发出"嘎嘎"声的负压球、棉布网套以及卡通胶布等，放慢语速和小嘉边讲解边演示："小熊宝宝不小心撞到了头，鼓了一个大包。我们需要给它放一根管子，然后连接一个球，帮助它把这个大包消下去，最后还要用网套和胶布帮它固定好。我们一起来完成，好吗？小嘉当医生，我当小嘉的助手，好吗？"（图7-2-21）儿童医

515

疗辅导专业人员根据小嘉的动手能力来决定其参与的程度。儿童医疗辅导专业人员还带来了几本关于小朋友住院的绘本，比如《我不怕看医生》《丽莎生病了》《第五个》《伊丽莎白住院》《汤姆住院》《阿莫的生病日》等（图7-2-22），让小嘉按照自己的意愿挑选喜欢的，轻柔地读给他听，以帮助他克服"医院恐惧症"。（图7-2-23）

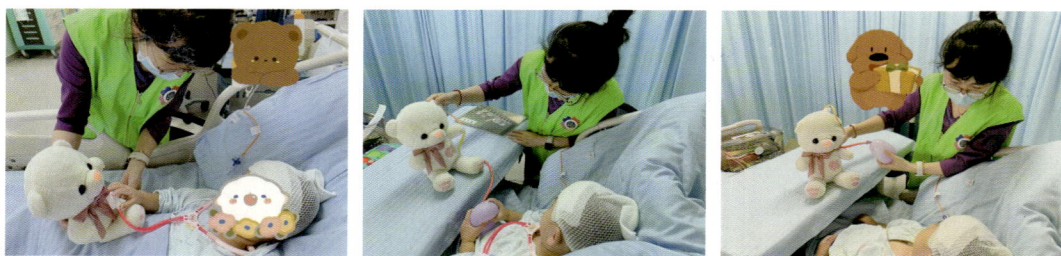

图7-2-21　儿童医疗辅导专业人员和小嘉进行"小医生"扮演游戏

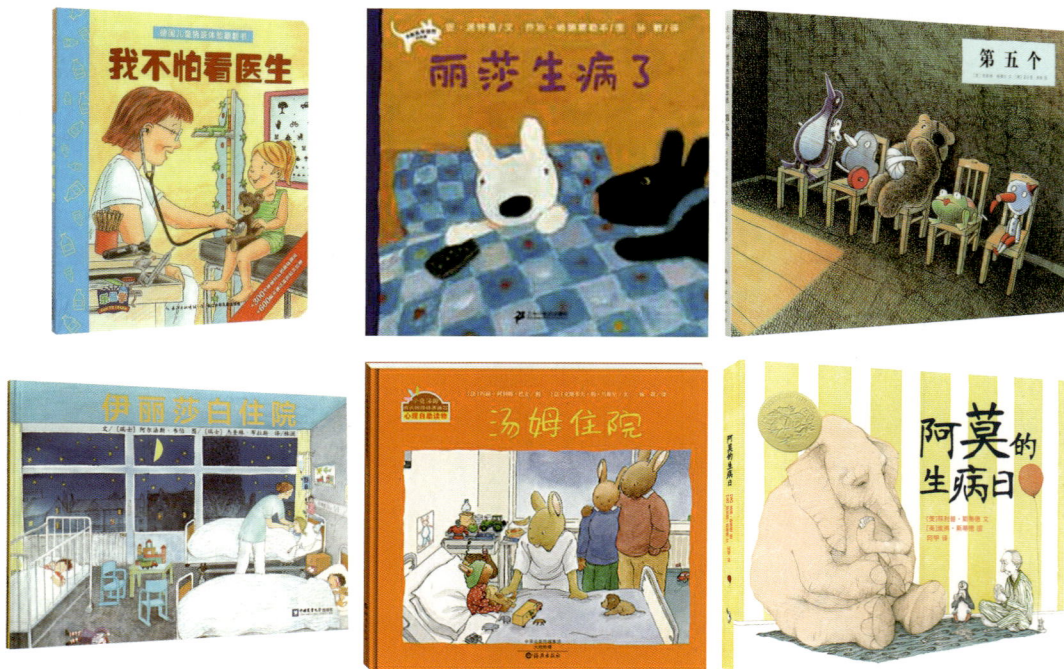

图7-2-22　各类帮助小嘉克服"医院恐惧症"的儿童绘本

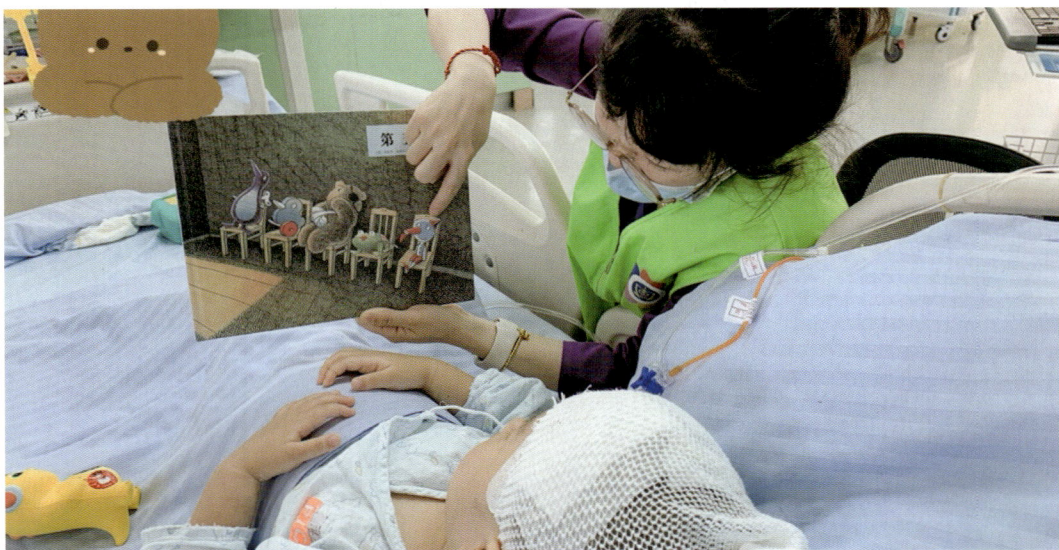

图7-2-23 儿童医疗辅导专业人员和小嘉一起阅读绘本

（3）家庭支持

当孩子住进ICU时，父母会面临一系列的压力，往往比入住普通儿科病房的儿童家长有更大的焦虑感。在父母探视小嘉时，儿童医疗辅导专业人员鼓励小嘉的父母轻轻地拥抱他，为他们提供表达情绪和情感的机会。鼓励家长在床旁给小嘉唱歌、讲故事或者阅读绘本，并为小嘉记录ICU日记；同时，可邀请ICU的医护人员参与ICU日记行动，即将该日记保留在小嘉床旁，用于记录小嘉护理与治疗中的重要时刻和事件，以及小嘉表现出的任何反应。鼓励家长分享他们的想法和对小嘉的个性化照护的建议，如小嘉的睡眠习惯、喜爱的歌曲、喜欢的游戏和喜欢的故事等，以帮助医护人员掌握安抚小嘉的方法。此外，重要的一点是，应向家长和孩子提供真实且一致的信息，同时这些信息来源应均是可信赖的，因为明确的目标和治疗计划对于儿童及其家庭至关重要。同时，使用通俗易懂的"外行语言"可以帮助儿童及其家长更好地理解预期的内容。

3. 干预效果评价

（1）情绪状态

在儿童医疗辅导干预开始实施前，小嘉在情绪适应方面面临一定的挑战。他在新的ICU环境中感到焦虑和不安，与亲人分离后，情感表现出明显的不适应。然而，在儿童医疗辅导专业人员的介入下，小嘉的情绪状态发生了显著的改变。虽然他偶尔还是会想念家人，但是不再哭闹不安，会安静地听故事、听儿童医疗辅导专业人员给他朗读绘本。

（2）情绪反应

由儿童医疗辅导专业人员采用CEMS，根据小嘉的面部表情、哭声、情绪状态、行为表现、感知的配合程度来观察小嘉逐渐适应ICU的无陪护模式，从最初的不安、哭闹到能够主动要求看绘本和玩"小医生给小熊宝宝看病"游戏。

参考文献

[1] 邹志勇，董彦会. 重视儿童成长早期环境促进性别角色健康发展[J]. 中国学校卫生，2022，43（02）：161-164.

[2] 吴小花，周莲娟，俞君，等. 学龄前儿童磁共振成像检查前心理准备游戏的设计与实践[J]. 中华护理教育，2023，20（3）：338-342.

[3] DEBELIĆ I, MIKOLČIĆ A, TIHOMIROVIĆ J, et al. Stressful experiences of parents in the paediatric intensive care unit: Searching for the most intensive ICU stressors[J]. Int J Environ Res Public Health[J]. 2022, 19(18): 11450.

[4] LERWICK J L. Minimizing pediatric healthcare-induced anxiety and trauma. World J Clin Pediatr[J]. 2016, 5(2): 143-150.

[5] GORDON J E, MARTIN E S. Child life in the pediatric ICU[M]. Cham: Springer International Publishing, 2021: 317-334.

[6] LAWRENCE C R. The handbook of medical play therapy and child life: Interventions in clinical and medical settings [M]. New York: Routledge, 2018: 58-60.

[7] 代莹，郑先琳，舒烈琳，等. 简化版改良耶鲁术前焦虑量表的汉化及信效度研究[J]. 护理研究，2019，33（15）：2596-2599.

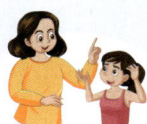

第八章

人工智能驱动的儿童医疗辅导应用展望

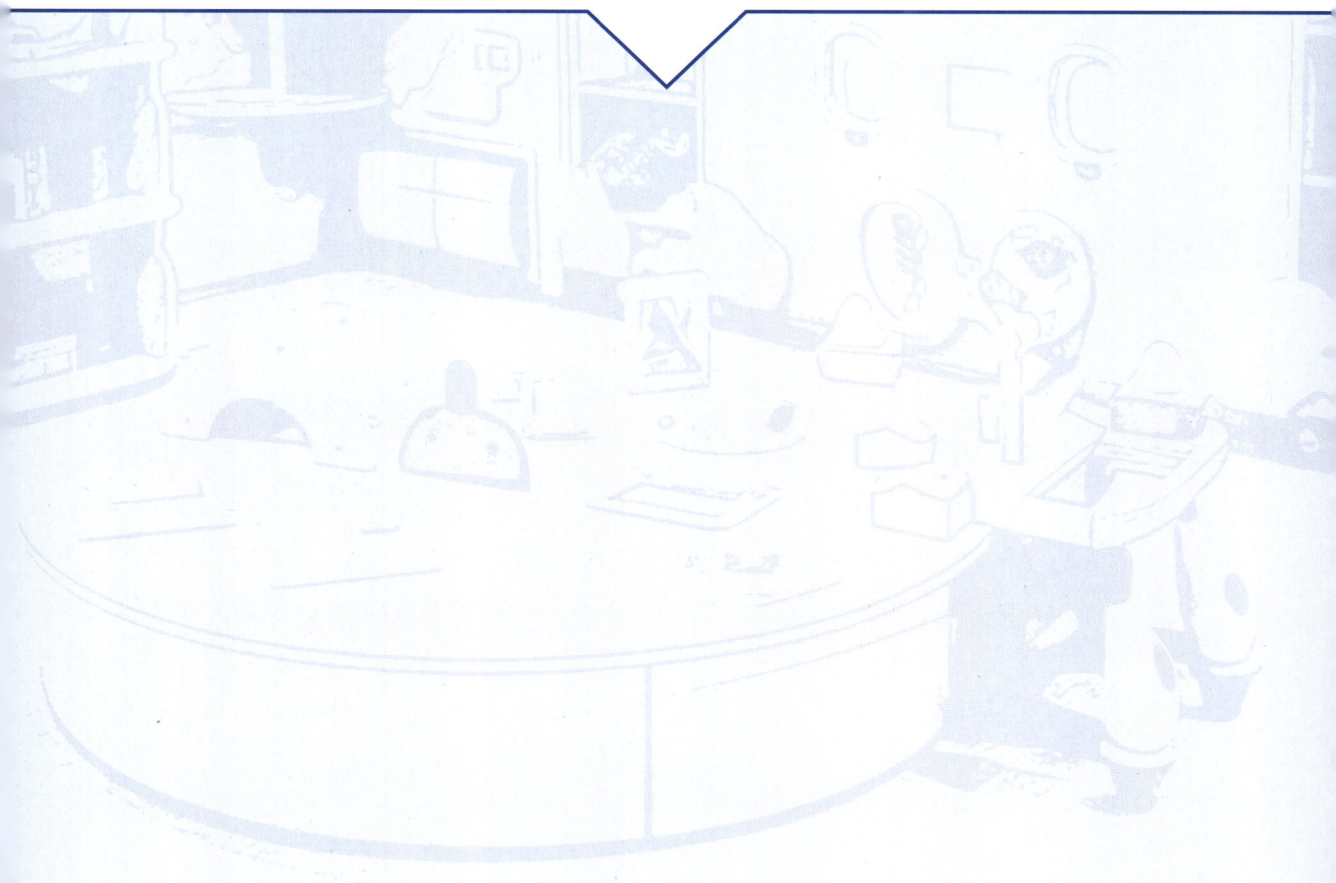

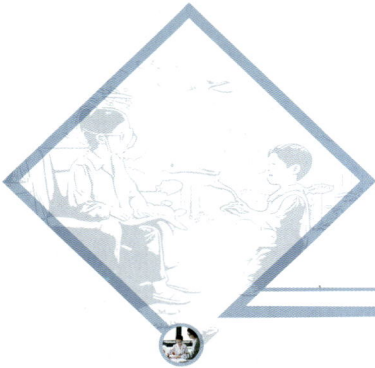

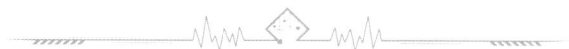

通过对医疗人工智能和儿童医疗辅导进行广泛的文献研究，本章系统梳理了人工智能在儿童医疗辅导领域的应用现状，分析了当前儿童医疗辅导应用面临的挑战及人工智能在其应用中的发展趋势，同时，围绕儿童医疗辅导的四大核心工作内容——心理准备、疼痛管理、治疗性游戏及家庭支持，提出了具有中国特色的人工智能驱动的儿童医疗辅导总体解决方案。重点分析了儿童在门急诊就诊、住院治疗，参与游戏和就医体验活动中的真实环境，提炼出门急诊、普通病房、手术室、重症监护室、病房游戏室和梦想医学院六大儿童医疗辅导应用场景，对人工智能在相应场景中的应用进行了详细的分析与设计。建立了基于人工智能技术的儿童医疗辅导关键技术体系，对其中智能内容生成、智能视频分析、人机交互和可视化呈现四大关键核心技术进行了具体阐述。从系统需求分析、总体框架、模块组成和工作流程等角度对智能化儿童医疗辅导系统进行了设计与实现。针对当前人工智能技术面临的安全伦理等治理问题，提出了安全可信的智能化儿童医疗辅导流程和安全可控的人机交互技术，制订了安全可信的智能化儿童医疗辅导解决方案。以儿童非药物疼痛管理为例，对智能化儿童医疗辅导系统进行了实施与效果评估，并对人工智能驱动的儿童医疗辅导目前存在的问题和未来发展进行了展望。本章内容旨在为医疗机构、儿童及其家庭、医疗AI创新企业等利益相关方提供智能化的儿童医疗辅导解决方案与可参考的实战案例，为行业政策制定、科研发展、医疗人工智能产品应用等提供参考依据。

第一节　人工智能驱动的儿童医疗辅导概述

目前医疗人工智能发展迅速，发达国家对医疗人工智能高度重视，我国也将其确定为国家战略发展方向，从政策、法律、资源投入和企业扶持等方面持续提供支持。人工智能医疗器械产品已基本涵盖医疗、医药、医保和医院等医疗产业核心环节。在儿童医疗辅导细分领域，目前国内外尚未见到相关的成功案例。运用人工智能技术，能打造真实物理环境和虚拟数字环境相融合的虚实结合的儿童医疗辅导工作场景，通过人机融合的儿童医疗辅导活动，为儿童提供更加具有趣味性和身临其境般的医疗辅导体验。本节以儿童心理准备、疼痛管理、治疗性游戏以及家庭支持四大医疗辅导业务为主题，结合我国医疗辅导应用的实际情况，提出了具有中国特色的智能化医疗辅导总体解决方案。

一、相关概念与现状

人工智能（artificial intelligence，AI）自1956年被首次提出，至今已近70年，近几年呈现爆发式发展态势，被广泛应用于医疗、教育、金融和工业等领域，并取得令人瞩目的成就。随着全球纷纷提出"大健康"、医疗大数据等概念，民生健康已经成为世界各国重点关注的战略发展方向，促进了人工智能在医学领域的快速发展。将人工智能融合大数据、物联网、虚拟现实（VR）和增强现实（AR）等新一代信息技术，在医疗辅助诊断、决策支持、医学培训等领域发挥着越来越重要的作用。作为典型的创新场景之一，人工智能医疗辅导将人工智能技术和医疗辅导专业人员的领域知识进行有效融合，可以为患者提供更好的医疗辅导和护理。

（一）人工智能技术

人工智能是计算机科学的一个分支，它期望了解智能的实质，并生产出一种新的能以与人类智能相似的方式做出反应的智能机器。该领域的研究包括机器人、语音识别、图像识别、自然语言处理和专家系统等。

人工智能的提出可以追溯到20世纪50年代，目前已成为一门广泛的交叉和前沿学科，其发展历史和计算机科学技术的发展史紧密关联，同时涉及信息论、控制论、自动化、仿生学、生物学、心理学、数理逻辑、语言学、医学和哲学等多门学科。从研究方法角度，可分为大脑模拟、符号处理、统计学法等，其在人机对弈、模式识别、自动工程和知识工程等领域相继取得令人瞩目的研究成果，如机器定理证明、跳棋程序、人机对话等。互联网技术的快速发展加速了人工智能的创新研究，促使人工智能技术进一步走向实际应用。

21世纪初，以数据驱动的深度学习方法为代表的人工智能技术逐渐成为研究和应用主流。尤其是近几年，随着通用图形处理单元（GPU）算力的快速发展，人工智能领域取得突破性进展，如在自然语言处理（natural language processing，NLP）领域，利用大规模数据进行预训练的语言模型（如BERT、GPT），在语义理解、文本生成和机器翻译等经典任务上获得巨大的性能提升。在计算机视觉领域，深度卷积神经网络、目标检测算法（如YOLO、Faster R-CNN）等深度学习模型，大幅提升了图像分析处理的精度和效率。人工智能在医疗领域的应用也取得重要进展，深度学习算法在医学影像诊断、基因组学研究和疾病预测等方面发挥着重要作用。例如，人工智能算法模型在乳腺癌和皮肤病诊断方面的准确率已经接近，甚至超过人类医生的临床水平。

（二）医疗人工智能

将人工智能技术应用于医疗领域，最早可追溯至20世纪70年代。1972年，英国利兹大学研制了AAPHelp系统，它能根据患者的症状计算出引起剧烈腹痛的可能原因，2年后，其诊断准确率超过资深医生。在20世纪70年代计算机硬件资源极其受限的条件下，AAPHelp系统的产生对促进人工智能技术的发展具有里程碑式意义。

在随后的几十年中，不断有新的人工智能医疗产品出现在人们的视野中，例如美国斯坦福大学研制的用于辅助诊断内科复杂疾病的INTERNISTI系统，麻省理工学院（Massachusetts Institute of Technology，MIT）研发的PIP、ABEL等。其中，IBM Watson是人工智能医疗领域内最知名的系统，能快速给出循证治疗方案，供医生选择。

我国医疗人工智能起步于20世纪80年代，相对发达国家起步较晚，但发展速度很快，最早的是由北京中医医院关幼波教授与计算机领域专家合作研发的"关幼波肝病诊疗程序"，首次将医学专家系统应用于中医领域。进入21世纪以来，我国人工智能在更多医疗细分领域都取得长足的进步，例如百度发布的"百度医疗大脑"和"百度灵医"，阿里健康发布的医疗AI系统"Doctor You"和"ET医疗大脑"，腾讯研制的医学影像产品"腾讯觅影"还入选国家首批人工智能开放创新平台。

人工智能在医疗领域有广泛的应用需求，例如基于人工智能技术的医学影像分析、辅助诊断、药物研发、健康管理和疾病预测等，在提高医生工作效率、缓解医疗资源瓶颈问题中发挥着重要的作用。截至2022年8月，我国国家药品监督管理局（NMPA）批准了45个医疗AI辅助诊断软件，涵盖CT、MR、DR等相关影像设备，可以为心脑血管疾病、胸部疾病、眼科疾病、骨科疾病、肺部疾病及儿童生长发育评估等提供AI辅助诊断服务。

如今，医学人工智能发展迅速，人工智能医疗器械产品从早期的智能辅助诊断、基因测序等方面，逐步深化细分至病灶识别、疼痛评估、影像建模、智能导诊和疾病管理等具体应用中，在简化就医流程、优化医疗资源和提升医疗技术等方面发挥作用。

（三）人工智能驱动的儿童医疗辅导

利用最新的人工智能技术，能打造一个真实物理环境和虚拟数字环境相融合的虚实结合儿童医疗辅导场景，真人与数字人相结合的"人在回路"儿童医疗辅导活动，可以为儿童提供更加具有趣味性和身临其境般的医疗辅导体验。利用生成式人工智能技术（AI generated content，AIGC），可以提供更加丰富、逼真的辅导场景，并根据儿童的个性化需要，生成各种各样的场景，如海滩、游乐场等。利用虚拟现实（virtual reality，VR）和增强现实（augmented reality，AR）等技术将虚拟空间和真实世界进行巧妙融合，可以构建身临其境的儿童医疗辅导活动过程。利用多模态自然人机交互（multimodal human-computer interaction，MHCI）和大语言模型（language big model，LBM）技术，通过语音交互、手势交互等方式进行交流，针对儿童提出的问题，人工智能技术能给出符合儿童心理特征的个性化回答，最大限度地满足其好奇心和增加趣味性，进而缓解医疗过程给儿童带来的心理影响，优化儿童生理就医体验。

为了使人工智能驱动的医疗辅导具备以上能力，需要将人工智能、物联网、数字孪生和大数据等新一代信息技术有机融入儿童医疗辅导活动中，这是典型的集医学、儿童心理学和信息学等于一体的交叉融合应用。迄今为止，在国内外尚未见到相关成功案例。本章将从人工智能医疗辅导关键技术、人工智能驱动的儿童医疗辅导场景和方案设计、符合医学伦理的人工智能儿童医疗辅导设计、人工智能儿童医疗辅导系统设计与实现出发，通过典型的儿童医疗辅导应用案例，对其可行性和适用性进行验证。

二、人工智能在儿童医疗辅导核心内容中的应用

人工智能驱动的儿童医疗辅导首先需要对儿童在诊疗过程中出现的恐惧、焦虑等负面情绪进行评估，然后利用人工智能技术辅助完成儿童医疗辅导。儿童医疗辅导项目利用人文关怀等手段对儿童的情绪进行有效管理。通过在心理准备、疼痛管理、家庭支持等应用情景，以及治疗性游戏中融合人工智能技术，有效提高医疗辅导的效果，为儿童带来全新的医疗辅导体验，并缓解医护人员资源瓶颈问题。本节将对融合人工智能技术的儿童医疗辅导应用情境进行具体阐述，包括儿童医疗辅导方案设计、实施方式以及预期效果等内容。

（一）建立治疗关系

1. 人工智能驱动的治疗关系的建立

治疗性关系（therapeutic relationships）指儿童医疗辅导专业人员与儿童、家庭以及支持系统之间建立的专业关系。高质量的治疗性关系可为儿童营造安全的治疗氛围，促使其积极应对、自愈，并增强抗逆力。

人工智能技术能在治疗性关系的起始阶段、工作阶段和结束阶段均发挥着重要作用，可以辅助儿童医疗辅导专业人员建立高质量的治疗性关系。具体实现过程如图8-1-1所示。

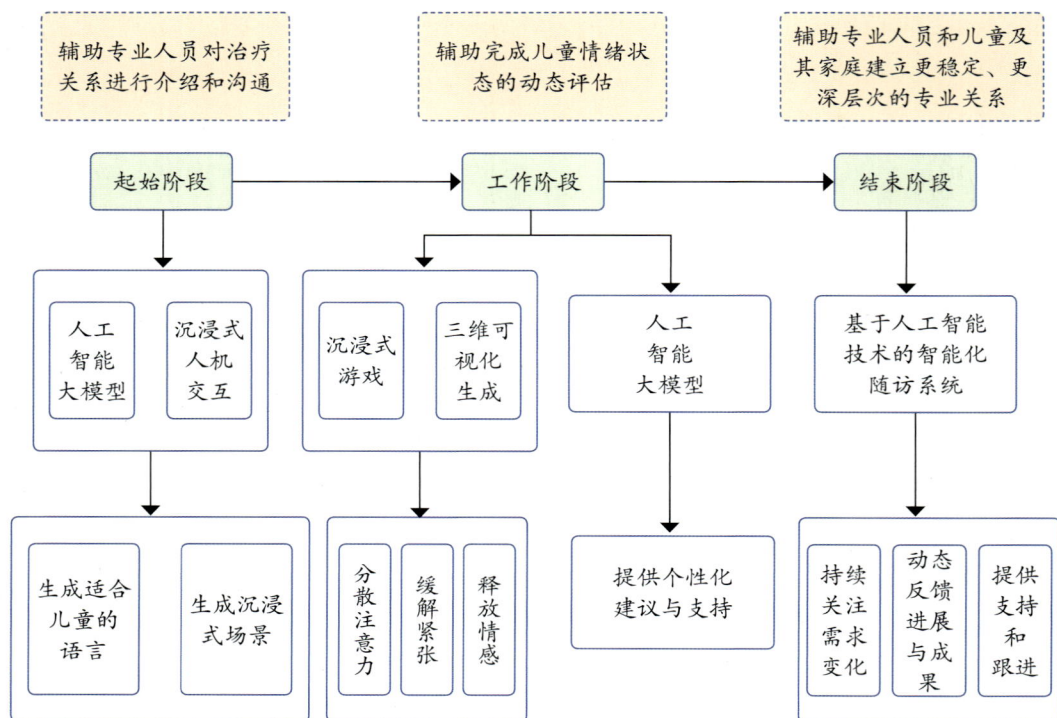

图8-1-1　人工智能驱动的儿童医疗辅导治疗关系

2. 人工智能元素

在起始阶段，基于人工智能大模型和沉浸式人机交互技术，通过生成适合儿童年龄和发展水平的语言和沉浸式场景，辅助儿童医疗辅导专业人员对治疗关系进行介绍和沟通。其中需要使用到的人工智能元素包括：

①语言生成模型。使用大型NLP模型，以生成适合儿童的语言内容。这些模型可以根据儿童的年龄和发展水平生成易于其理解的语言，以介绍治疗关系概念和进行沟通。

②VR或AR设备。这些设备可用于创建沉浸式场景，使儿童能够参与和理解治疗过程。VR头盔、AR眼镜等设备可以用于呈现医院环境、医疗过程和医疗团队等场景。

③数据分析工具和平台，用于收集、分析和处理儿童及其家庭的数据，以改善治

疗过程和沟通过程。数据分析工具可以帮助医疗辅导专业人员更好地理解儿童的需求和情感状态。

在工作阶段，人工智能辅助完成儿童情绪状态的动态评估，基于评估结果，利用沉浸式游戏、三维可视化生成等技术，为儿童个性化创造乐观向上的体验，分散其注意力，并缓解其紧张情绪，促进儿童的情感释放。结合儿童家庭个性化的文化、价值观、需求、期待以及能力，利用人工智能大模型技术提供个性化建议与支持，根据个体情况为儿童及其家庭推荐调整支持的方法。其中需要使用到的人工智能元素包括：

①情感识别技术，包括使用图像分析（如面部表情识别）和语音分析（如音调和语速分析）等技术，以检测和识别儿童的情绪状态。

②生理监测设备，用于测量生理指标，如心率、皮肤电活动等，以提供更全面的情感评估。

③VR技术，用于创建沉浸式游戏和三维可视化场景，以为儿童提供乐观、愉快的体验。

④情感智能算法，用于根据评估结果调整游戏内容和场景，以分散儿童的注意力，缓解其紧张情绪，并促进情感释放。

⑤人工智能大模型（如GPT-3），用于提供个性化建议和支持，根据儿童的情绪状态和需求提供有针对性的信息。

⑥个性化推荐系统。利用机器学习算法，根据儿童及其家庭的文化、价值观和需求等个体情况，提供定制化建议和方法。

在结束阶段，利用基于人工智能技术的智能化随访系统，持续关注儿童及其家庭的需求变化，动态反馈进展与成果，并提供必要的支持和跟进，辅助儿童医疗辅导专业人员和儿童及其家庭建立更稳定、更深层次的专业关系。其中需要使用到的人工智能元素包括：

①智能化随访系统。这是核心系统，基于人工智能技术构建，用于持续监测儿童及其家庭的需求和进展。该系统可能包括大型数据库、数据分析工具和用户界面，用于管理和分析儿童信息。

②数字传感器和监测设备。这些设备可用于收集儿童的生理数据（如心率、睡眠模式）或情感数据（如情绪状态、情绪反应）。

③自然语言处理（NLP）技术，用于分析和理解儿童和家庭提供的文本反馈，以检测其情感、需求和相关进展。

④机器学习和数据挖掘算法，用于分析收集的数据，发现趋势、模式和潜在问题，并为儿童医疗辅导专业人员提供智能化建议。

⑤沟通和互动平台为儿童、家庭和儿童医疗辅导专业人员之间的在线交流和协作提供工具，以便其及时沟通、分享信息和协作。

⑥用户建模和个性化管理系统。利用数据分析和机器学习技术，该系统可以建立儿童和家庭的个性化模型，以更好地理解他们的需求和行为模式。

（二）心理预备

1. 人工智能驱动的心理预备

儿童医疗辅导心理预备指为住院、手术、接受各种检查和操作的儿童进行辅导，以缓解儿童在手术、住院中表现的恐惧和焦虑情绪。主要内容包括提供合适的信息、鼓励提问和情绪表达，以及建立信任关系等。心理预备内容主要包括：提供合理的信息、提供类似压力情境的模型、鼓励父母参与、促进应对行为、压力点准备、有经验儿童的准备和程序后评估等。人工智能技术辅助完成儿童智能化的心理评估，能辅助儿童医疗辅导专业人员完成信息与模型收集、促进应对行为、压力点评估和准备后评价等环节。具体实现过程如图8-1-2所示。

在儿童智能化心理评估阶段，应从沟通、诊疗环境中的焦虑和应对、诊疗经历、发育或发展程度对应对能力的影响、特殊需求、性情、沟通、侵入性操作经历、父母或照顾者的压力等8个维度对儿童进行评估，利用基于人工智能技术的儿童心理智能化评估技术和循证医学知识图谱，形成涉及多种人工智能技术的多模态儿童心理－社会智能评估系统工具（图8-1-3）。例如"诊疗环境中的焦虑和应对"条目将涉及所有8种人工智能算法：利用智能文本语音生成技术，模拟生成诊疗场景中的背景音频、医护人员声音以及讲话内容；利用个性化诊疗场景生成技术，模拟生成儿童即将开始诊疗的环境；利用AR/VR可视化呈现技术将多模态环境场景展示给儿童；通过儿童的语音情绪分析、人体行为分析和人脸表情分析等技术，对其是否焦虑进行判断；通过智能人机对话技术与儿童进行语音交互；通过自然语言理解技术对儿童的回答进

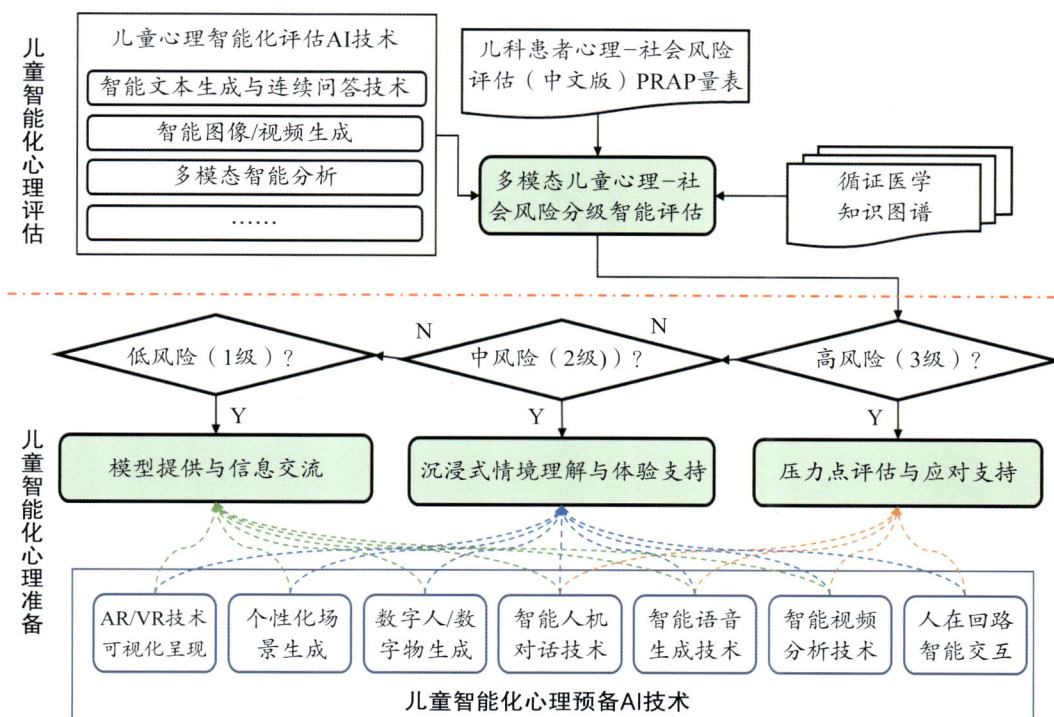

图8-1-2　人工智能驱动的儿童心理预备

行识别，并对其应对能力进行判断。对应不同条目的同类人工智能算法也会有所不同，例如条目"沟通""诊疗环境中的焦虑和应对"和"父母或照顾者压力"都会利用到智能文本语音生成技术，但其生成的内容和算法又各不相同。

多模态儿童心理-社会智能评估工具构建完成后，就可以对儿童的心理社会风险进行评估，如果评估结果有风险，则提示儿童需要相应的心理干预和社会支持。利用人工智能技术可设计对应的心理干预工具，包括模型提供与信息交流、沉浸式情境理解与体验支持，以及压力点评估与应对支持。考虑到当前人工智能整体技术水平等因素，针对儿童心理预备的风险较低（如低风险），就需要运用更多人工智能技术对儿童进行心理支持，以减少医护人员的工作量；对于高风险儿童，则更加依赖医护人员和家长的作用，而人工智能技术只能起到辅助的作用。

对儿童进行心理支持与干预后，将对儿童重新进行心理预备度的分级评估，并根

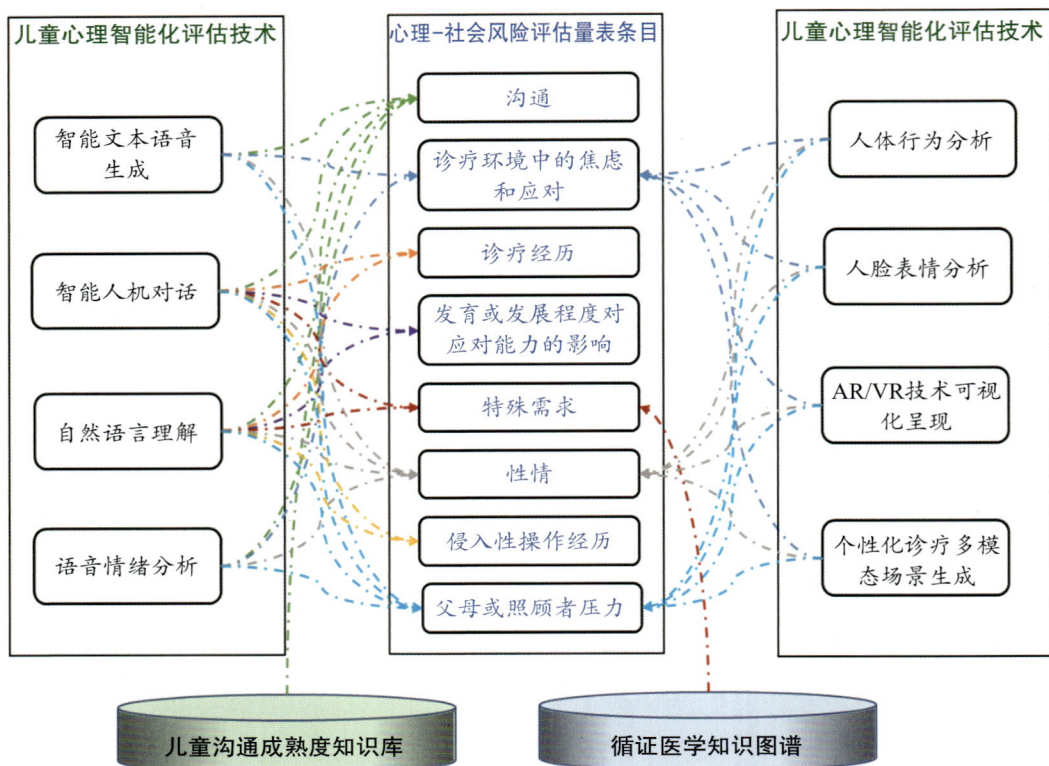

图8-1-3　儿童心理智能化评估技术

据评估结果再进行相应的支持与干预，促进评估结果显示为低风险。

2. 人工智能元素

在心理预备医疗辅导环节中，可以通过人工智能技术获取评估儿童心理状态所需的信息和数据。其中需要使用到的人工智能元素包括：

（1）情绪识别软件

利用摄像头或红外传感器分析儿童的面部表情，以推测其情绪状态，对儿童的愉快、悲伤、生气等情绪进行识别。

（2）生理监测设备

包括心率监测器、皮肤电活动传感器等，用于记录儿童的生理指标，包括心率、呼吸频率、皮肤电活动等数据，由此评估儿童的情绪状态和压力水平。

（3）语音分析算法

通过分析儿童的音调、语速、语音质量等特征，对其情绪状态和心理健康进行评估，进而推断其情绪状态，如焦虑、激动、沮丧等。

（4）睡眠监测设备

记录并分析儿童的睡眠模式、睡眠质量和睡眠时长等，进而评估儿童的睡眠质量，对失眠、睡眠紊乱等问题进行快速识别。

（5）智能穿戴设备

智能手环、智能手表等运动跟踪器可以监测儿童的运动量和活动模式，评估其身体活动水平和日常行为模式，进而实现对其心理状态的评估。

面向儿童心理评估与干预的人工智能系统工具包括：

（1）自动化评估工具

如在线问卷调查或交互式应用程序，用于收集儿童的心理健康信息，通过自动化采集海量数据并进行综合分析，形成客观、可信的评估结果。

（2）数据分析和模式识别

通过分析收集的大规模数据，对蕴含在海量数据中的模式和趋势进行挖掘，以实现潜在的关联性和预测性模式发现，为儿童心理评估提供有用的价值信息。

（3）情感识别和语音分析

通过分析儿童的面部表情和语音特征，推断其情绪状态和心理健康状况。

（4）结合心理干预的虚拟现实技术

通过模拟真实场景并提供沉浸式体验，制定个性化干预措施，帮助儿童应对焦虑、恐惧等心理问题，逐步面对和克服心理障碍。

（5）个性化推荐

根据儿童的数据和特征，生成个性化的推荐信息，利用其行为模式和心理健康数据的分析结果，提出如心理健康促进活动、行为调整等建议，以改善儿童的心理状态。

（三）医疗教育

1. 人工智能驱动的医疗教育

医疗教育通过与儿童及其家长交流来传达医疗护理相关知识，进行医疗健康教育，帮助儿童及其家长熟悉医院环境，了解医疗护理方式，掌握疾病及护理相关知识，减轻儿童在疾病治疗中遇到多种情况时面对的痛苦，而且可以为处于危机中的家庭提供学习的机会，提高其疾病应对能力。

利用人工智能技术，可以在儿童就医诊疗环境及诊疗程序教育、疾病照护相关医学知识教育中，以及帮助儿童接受慢性病治疗的医疗教育和帮助儿童理解危重症治疗的医疗教育等重要的医疗教育环节中发挥作用。医疗教育辅助AI技术如图8-1-4所示。

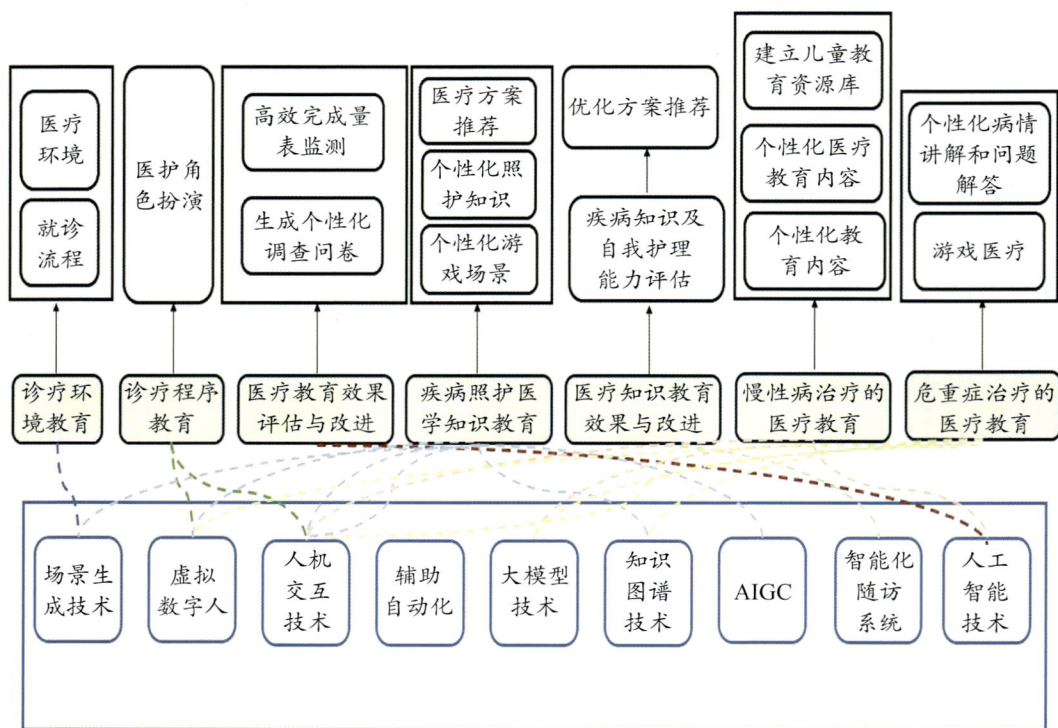

图8-1-4　医疗教育辅助AI技术

其中，在就医的诊疗环境教育环节中，可以利用沉浸式人工智能场景生成技术和可视化呈现来展示医院门诊、急诊、住院部、手术室、重症监护室等医疗环境，针对不同病情、不同年龄的儿童，生成门急诊就诊、检查、入院等个性化就诊流程模拟场景介绍，使儿童和家长能全面了解医院就诊环境及就诊流程。在诊疗程序教育环节，基于人工智能虚拟数字人生成和人机交互技术，可以让儿童在就诊前进行医护角色扮演，在虚拟数字场景中融入诊疗、查体的医疗教育内容，让儿童熟悉医生、护士等角色，通过模仿医生的看诊流程，包括特殊检查的医疗教育、侵入性操作和特殊治疗的医疗教育等内容，让儿童习得配合查体、治疗的能力。在医疗教育效果评估与改进环节，利用人工智能技术辅助自动化高效完成相关量表的监测，包括儿童睡眠情况、医疗环境恐惧程度、医疗操作恐惧程度等内容的评估。利用人工智能大模型技术智能化生成个性化调查问卷，可以对家长的焦虑程度、医疗护理相关知识的掌握等情况进行评估。根据以上评估结果，儿童医疗辅导专业人员为儿童医疗教育方案提供个性化医疗教育方案推荐。

在疾病照护相关的医学知识教育环节，利用循证医学知识图谱技术，结合儿童发病的病因、症状、主要治疗方法、常用药物和医疗资源等实际情况，并根据儿童的病情进展及治疗效果，动态提供儿童医疗教育方案推荐。利用AIGC和沉浸式人机交互技术，通过可视化呈现、人机互动等方式，为儿童及其家长提供个性化居家照护知识教育。围绕疾病知识及护理方法，利用虚拟数字人、沉浸式场景生成和多通道人机交互等人工智能技术，设计个性化游戏场景，可以帮助家长和儿童在游戏中掌握疾病护理相关知识。在医疗知识教育的效果评估和改进环节，利用基于人工智能技术的智能化随访系统，对儿童及其家长的疾病相关知识及自我护理能力掌握情况进行评估，并根据评估结果提供优化方案推荐。

在帮助儿童接受慢性病治疗的医疗教育环节，针对需要长期治疗和康复过程的哮喘、糖尿病、肾病、癫痫和创伤性脑损伤等慢性病，可利用人工智能技术建立起包括教育材料、绘本材料、科普视频和游戏资源等的儿童教育资源库，通过多模态人机智能交互技术，围绕慢性病发生、影响和治疗等方面，结合评估儿童及其家庭的知识文化背景与理解水平，提供个性化医疗教育内容，帮助儿童及其家长了解疾病的相关知识以及应对方法。利用大模型智能生成和人机交互技术，可以辅助完成慢性病儿童医疗教育效果评估，并给出个性化教育方案。

面向儿童家长开展的危重症治疗医疗教育，有助于他们更好地理解和支持儿童，给予儿童安全感，减轻其不舒适的感受。针对儿童家长突遇儿童被紧急送往急诊室，急于了解儿童病情和安抚的需求，可利用基于人工智能知识图谱和大模型智能生成技术，通过短视频和人机问答系统，为家长提供儿童危重症治疗的个性化病情讲解和问题解答。在儿童病情有所缓解的时候，利用虚拟数字人和多模态人机智能交互技术开展游戏医疗教育，可以帮助家长了解儿童的疾病变化，正确认识各项治疗、护理，从而减轻紧张、焦虑心理，提高治疗配合度。

2. 人工智能元素

在就医的诊断环境教育环节中，涉及的人工智能元素包括：

①VR、AR技术和图形生成算法，为儿童和家长可视化地呈现医院的儿童医疗环境，包括门诊、急诊、住院部、手术室和重症监护室等场景，帮助儿童和家长全面了解医院的不同部门和就诊环境，以减少他们的不安感。

②自然语言处理（NLP）技术、人机交互技术和三维建模及动画技术，创造虚拟医生和护士角色，用于模拟医疗教育场景。儿童可以与虚拟医生和护士互动，进行角色扮演，并在虚拟数字场景中学习有关医疗检查、治疗和查体的内容，以增加医疗知识储备。

③手势识别技术、语音识别技术和触摸屏交互技术，用于实现儿童与虚拟医护角色的互动。允许儿童模仿医疗专业人员的行为，包括与虚拟医生和护士交互，学习医疗程序和技术操作。

④数据收集和传感技术、机器学习和数据分析技术，自动监测儿童的情感状态、医疗环境恐惧程度、医疗操作恐惧程度等。

⑤大模型技术和数据分析，根据儿童的评估结果，生成个性化医疗教育方案。

与疾病照护相关的医学知识教育涉及的人工智能元素包括：

①自然语言处理和知识图谱构建技术，整理和分析医学知识，包括病因、症状、治疗方法等，形成结构化的知识图谱。这个图谱可以帮助医疗教育专业人员更好地理解并传授医学知识。

②人工智能大模型和NLP技术，生成个性化医疗教育内容，根据用户的需求和背景进行定制。在诊疗环境教育环节，这些技术可用于创造定制的医疗教育内容，包括医院环境介绍、医疗流程解释等，以满足儿童和家长的需求。

③VR或AR技术，通过可视化呈现和人机互动方式，为儿童及家长提供个性化医学知识教育。在诊疗环境教育环节，这些技术用于创建虚拟医院场景，帮助儿童和家

长更好地了解医院环境和医疗流程。

④虚拟数字人技术，虚拟数字人是虚拟角色，在诊疗环境教育环节，可模拟医生和护士的角色，与儿童和家长进行互动，解释医疗过程，回答问题，并帮助他们熟悉医疗环境。

⑤智能化随访系统，系统利用人工智能技术，定期对儿童及其家人的医学知识和自我护理能力进行评估。可以收集和分析数据，并提供反馈和优化建议。

帮助儿童接受慢性病治疗的医疗教育涉及的人工智能元素包括：

①知识图谱构建技术、NLP技术、图像处理技术和视频生成技术。可以运用知识图谱构建技术整理和分类医学知识，包括有关疾病的科普资料、绘本、科普视频和游戏等多媒体教育资源。NLP技术可用于生成文字内容，图像处理和视频生成技术可用于创建视觉和视频资源。

②NLP、语音识别、计算机视觉、互动式人机界面等技术。结合NLP和语音识别技术，使儿童和家长可以通过语音或文本与系统进行互动。计算机视觉技术可用于解释图像和视频资源。互动式人机界面可用于交互式学习和答疑。

③大规模深度学习模型、自然语言生成（natural language generation，NLG）技术。使用大规模深度学习模型，如GPT-3，可以根据儿童和家长的需求，生成个性化教育材料，包括文本、绘本内容、科普视频脚本等。NLG技术可用于自动生成文本和脚本。

面向儿童家长危重症治疗的医疗教育涉及的人工智能元素具体包括：

①NLP、知识图谱构建技术。NLP技术可用于解决家长提出的问题并满足其需求，知识图谱构建技术则用于整理和分类医学知识，以提供定制化的病情讲解和问题解答。在诊疗环境教育中，家长可以通过与系统的互动，迅速了解病情并得到安抚。

②大规模深度学习模型和NLG技术。大模型智能生成技术可用于创建个性化的短视频和问答内容，以便向家长提供有关儿童危重症情况的解释和答疑。这种内容可以根据家长的需求和情况智能生成。

③VR和计算机视觉技术。通过VR技术模拟医疗专业人员的角色，可与家长互动，解释疾病变化、治疗和护理过程，为其提供情感支持和教育。计算机视觉技术可用于实现虚拟数字人的视觉呈现。

④语音识别、图像处理和触摸交互技术。多模态人机智能交互技术结合了多种交互方式，如语音、图像、触摸和自然语言处理，以提供个性化互动。在游戏医疗教育环节，它可用于创建多媒体互动内容，帮助儿童更好地理解治疗和护理过程，减轻儿童紧张和焦虑情绪。

（四）疼痛管理

1. 人工智能驱动的疼痛管理

疼痛不仅是一种感官体验，而且是一种情感认知体验，单靠药物治疗不足以缓解所有不适。儿童疼痛一般发生在儿童入院、进行检查和操作，以及手术前、中、后三个时期。不良的疼痛管理可能会给儿童带来长期、持续的后果，如疼痛、抑郁、创伤后应激障碍和睡眠障碍等不良生理和心理后遗症。有研究表明，超过50%的儿童疼痛得不到及时、有效的缓解。与此同时，由于儿童的认知水平有限，对医疗的恐惧往往来自对医疗过程的未知、对医疗器械的恐惧、医疗操作带来的身体疼痛、住院期间单一枯燥的生活、陌生的医疗人员以及与亲人分离等。各方面因素都会给儿童带来生理和心理上的伤害。针对儿童疼痛管理的医疗辅导能通过分散儿童的注意力，进而帮助儿童通过非药物镇痛的方式减轻疼痛，甚至不产生疼痛的体验，可以应用于普通病房、检查科室、手术室以及苏醒室等。

为满足上述儿童疼痛管理和应对需求，本节设计了基于人工智能技术的儿童疼痛管理和应对策略方案（图8-1-5），包括儿童疼痛评估和儿童疼痛管理两个部分。

在儿童疼痛评估部分，根据当前主流的儿童疼痛评估量表FLACC（适用于2月—18岁儿童）、Wong-Baker（适用于≥5岁儿童）和VAS（适用于≥7岁儿童），利用人工智能技术对量表中的评估条目进行智能化实现，以确保评估结果的客观性和一致性。其中人脸表情分析技术用于FLACC量表中的面部表情分析和Wong-Baker量表评估，人体行为分析用于FLACC量表中的儿童的腿和身体活动分析，语音情绪分析用于检测FLACC量表中的儿童是否啼哭，多模态智能分析用于检测FLACC量表中的安慰是否有效，人机协同智能决策用于VAS量表分析。综合以上算法形成儿童疼痛智能化评估工具，以完成对儿童疼痛的分级评估。

根据儿童疼痛评估等级，可分为重度疼痛、中度疼痛、轻度疼痛和无疼痛四个等

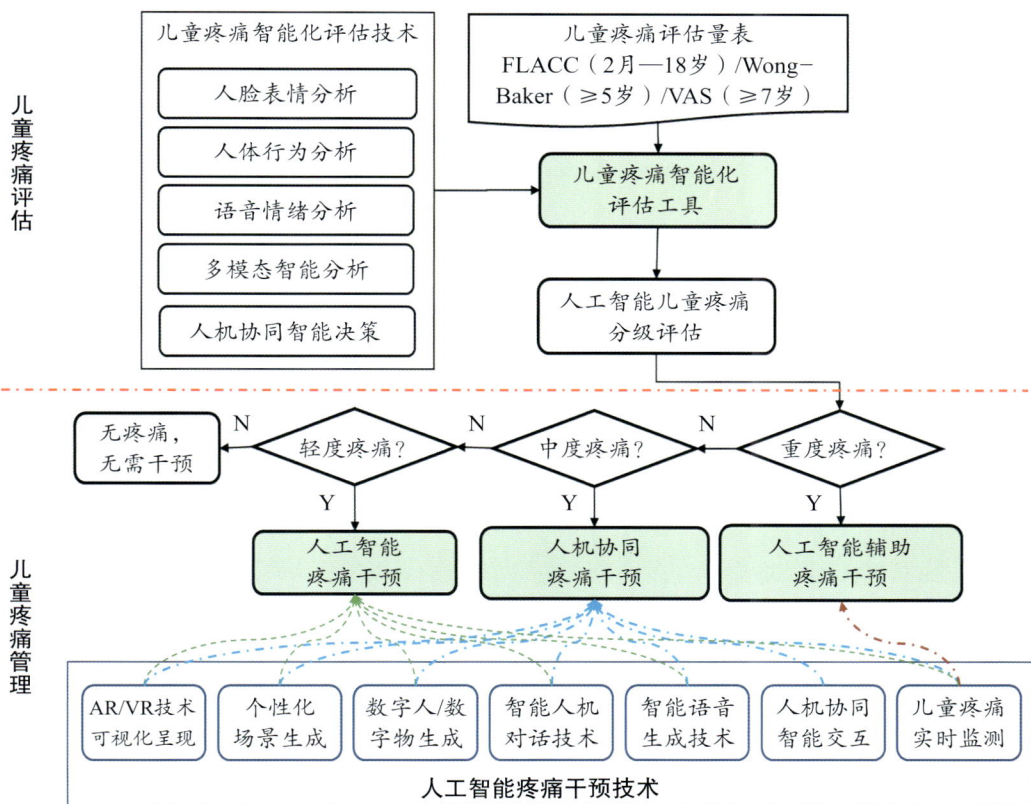

图8-1-5 儿童疼痛智能化管理和应对策略

级。利用儿童疼痛智能化评估工具完成儿童疼痛的分级评估，并由医护人员确认后，进入儿童疼痛管理部分。其中，儿童重度疼痛主要需要依靠医生、护士、麻醉医师协同通过药物进行疼痛干预，以人工智能驱动实现对儿童疼痛的实时监测，并提供预警；儿童中度疼痛则可以在医护人员通过药物进行疼痛干预的同时，利用人工智能生成等技术进行虚拟陪伴，分散儿童注意力，缓解其疼痛感；儿童轻度疼痛主要依靠人工智能技术完成疼痛干预，让儿童在娱乐、游戏的氛围中减轻或消除疼痛感。

疼痛通常与恐惧、焦虑和压力密切相关，儿童医疗辅导专业人员在疼痛管理中也能借助人工智能技术提供更有效的支持。首先是在知识传授方面，人工智能被用来提供更个性化的教育。通过自然语言处理和智能教育平台，专业人员可以为儿童及其家庭定制疼痛知识的传授方式，AI系统可以根据儿童的年龄、理解水平和需求，生成相应的教育内容，包括关于疼痛的生理机制、影响因素以及情感与疼痛之间的关系解释等。通过这种方式，儿童能够更深入地理解自己所经历的疼痛，并学会通过支持性游戏和非程序性谈话来建立积极的疼痛健康素养。其次是在身心技术领域，人工智能也发挥了关键作用。儿童医疗辅导专业人员与AI系统合作，使用身心技巧来帮助儿童减轻疼痛和缓解其他不愉快的情感体验，其中人工智能技术在放松技巧、分散注意力、皮肤接触及抚触和宠物治疗中都能发挥重要作用。放松技术在儿童疼痛管理的应用中，人工智能可以创建虚拟的呼吸练习助手。通过虚拟现实技术，儿童可以与虚拟助手互动，学习正确的呼吸练习以减轻疼痛。这个虚拟助手可以根据儿童的反馈调整练习难度和持续时间，以确保最大效益；同时，虚拟现实环境可以提供舒适的氛围，帮助儿童放松。分散注意力在儿童疼痛管理的应用中，人工智能可以提供虚拟现实游戏疗法。利用AI系统开发沉浸式虚拟现实游戏，并根据儿童的年龄和兴趣进行量身定制，这些游戏可以帮助分散儿童的注意力，使他们专注于游戏中的任务而忽略疼痛感。游戏中的任务可以与儿童的治疗计划和康复目标相关联。皮肤接触及抚触在儿童疼痛管理的应用中，可以提供智能按摩机器人。由AI控制的按摩机器人可以模拟人类的按摩和抚触技巧，以提供舒适的皮肤接触和抚触。机器人可以根据儿童的反应来自动调整按摩的力度和速度，以满足儿童的需求。此外，机器人还可以与语音助手相结合，回答儿童的问题或提供互动。宠物治疗在儿童疼痛管理的应用中，人工智能可以提供虚拟宠物陪伴。AI可以开发虚拟宠物，如猫、狗或其他小动物，与儿童互动并提供情感支持。这些虚拟宠物可以识别儿童的情绪状态，如焦虑或孤独等，然后提供安慰和陪伴。通过NLP技术，虚拟宠物可以与儿童对话、回答问题、讲故事，或者简单地陪伴他们。

2. 人工智能元素

为获取评估儿童疼痛状态所需的信息和数据，需要使用到的人工智能元素包括：

（1）情绪识别软件

利用摄像头或红外传感器分析儿童的面部表情，以推测其情绪状态，对儿童疼痛表情进行识别，并进行相应的数据分析。

（2）生理监测设备

如心率监测器、皮肤电活动传感器等，用于记录儿童疼痛时的生理指标。

（3）语音分析技术

通过分析儿童的语音特征，分析儿童的音调、语速和语音质量等，推断儿童的疼痛程度。

（4）睡眠监测设备

记录儿童的睡眠模式、睡眠质量和睡眠时长等信息，评估由于疼痛引起的儿童睡眠问题。

在儿童疼痛评估中，需要提供以下人工智能工具或软件元素。

（1）自动化评估工具

通过在线问卷调查或交互式应用程序，收集儿童的自我疼痛报告。

（2）数据分析和模式识别

通过机器学习和数据挖掘算法，融合多模态数据，为儿童疼痛评估提供辅助信息。

（3）情感识别和语音分析

分析儿童语音的特征信息以推断其疼痛水平，通过图像处理和计算机视觉算法实现儿童疼痛表情的识别。

（4）个性化支持和建议

基于儿童的监测数据和个人特征，提供个性化支持和建议。

利用人工智能生成等技术缓解儿童疼痛，涉及如下人工智能元素。

（1）虚拟宠物或角色

通过人工智能技术设计虚拟宠物或角色，这些虚拟伙伴可以与儿童互动、玩耍、聊天，陪伴儿童度过疼痛的时光。

（2）舒缓技术和放松练习

智能及个性化引导儿童进行舒缓技术和放松练习，如深呼吸、做想象力游戏、冥想等，以缓解疼痛感和焦虑情绪，提升儿童的舒适感和自我调节能力。

（3）信息教育和指导

向儿童提供关于疼痛的信息教育，帮助他们理解疼痛的原因、过程和可能的缓解方法。通过提供知识和指导，增强儿童的自我认知和疼痛管理能力。

（五）家庭支持

家庭支持是以家庭为中心的护理的重要组成部分，主要目的是缓解医疗过程中儿童及其父母、兄弟姐妹等家庭成员所经历的压力和焦虑，帮助儿童父母和兄弟姐妹了解儿童对治疗的反应，并通过与儿童父母和兄弟姐妹分享安抚治疗中的策略，以缓解儿童的焦虑，同时，可以采取相应的支持措施缓解儿童父母和兄弟姐妹的焦虑。

1. 人工智能驱动的家庭支持

人工智能驱动的家庭支持更多体现在为儿童的家庭成员提供心理预备、心理疏导游戏、情绪支持、家庭应对策略等方面。在心理预备环节，利用人工智能与虚拟现实技术，对儿童的兄弟姐妹等进行社会心理风险等级评估，并根据评估结果开展相应的医疗辅导服务。在提供治疗性游戏方面，利用AIGC生成数字人和数字物，运用人机互动技术，对儿童的兄弟姐妹开展治疗性游戏。在提供情绪支持环节，运用面部表情识别等技术，对儿童父母、兄弟姐妹等家庭成员情绪进行风险等级评估。在提供应对策略方面，根据儿童家庭成员的情绪风险等级评估结果，运用人工智能技术辅助完成信息呈现、游戏提供和模型提供等应对策略的实施。

人工智能驱动的家庭支持医疗辅导能够利用先进的人工智能技术，为儿童的家庭成员提供医疗和心理健康方面的指导及支持，以促进儿童及其家庭在治疗过程中发挥主观能动性。通过结合人工智能、医疗知识和数据分析，为儿童的照护者提供个性化医疗咨询、健康管理和教育资源，涵盖健康监测、护理咨询、营养指导、饮食规划和心理健康支持等多个方面。通过与家庭健康设备连接，并与儿童的家长和兄弟姐妹互动，人工智能技术可以提供有针对性的提醒、建议和教育资源，帮助家长更好地理解儿童的健康状况，为其提供及时的健康建议和管理策略，为儿童的兄弟姐妹提供心理支持，确保儿童及其家庭成员的身心健康和全面发展。

面向家庭支持场景的人工智能医疗辅导支持主要利用VR眼镜、智能手机、平板电脑（PAD）等终端设备，通过虚拟人物角色扮演、沉浸式体验等方式，为儿童的照护者提供科普讲座、对话问答和操作演示等功能，以提升他们的家庭育儿照护技能；与儿童的家庭成员分享安抚治疗中的策略，并为其提供技术支持和情感支持，充分遵循家庭支持中的尊严和互相尊重、信息共享、参与和协作等核心要求。

儿童的父母及儿童的同胞可以与虚拟人物进行互动，获取专业的知识和指导，并在沉浸式环境中进行实践和体验，从而更好地理解和掌握儿童健康管理的关键技能。VR技术为儿童家庭提供了更具交互性和沉浸感的学习体验。如通过配备VR眼镜等设备，照护者可以与虚拟人物进行互动，在虚拟场景中实现科普讲座、对话问答和操作演示等功能。通过沉浸式虚拟现实环境，照护者可以进行实践和体验，模拟真实的家庭育儿场景，学习如何正确喂养婴儿、给予急救措施、管理常见疾病和使用药物等。除了技术层面的支持，人工智能医疗辅导也注重提供情感支持。虚拟咨询师或机器人助手不仅能回答问题和提供指导，还能通过语音和表情等方式传递情感及关怀，对于照护者所倾诉的困惑和担忧，也可给予理解、鼓励和专业建议，有助于缓解照护者及其他家庭成员的压力、焦虑和悲伤等不良情绪。

2. 人工智能元素

家庭支持的儿童医疗辅导包括医疗辅导专家、医生、护士和家长等角色。其中儿童医疗辅导专业人员负责评估儿童家庭成员的社会心理风险等级，为制订家庭支持方案提供总体方针。医生和护士则负责提供医疗知识和技术支持，给儿童医疗辅导专业人员提供相应的资料，包括儿童本人的病情、治疗方案、正在经历的症状等；同时，帮助儿童和家长理解就诊过程可能发生的风险。儿童的家长和兄弟姐妹则既是儿童个体化的信息提供者，也是家庭支持的对象和受益者。

人工智能驱动的家庭支持包括以下人工智能元素。

（1）个性化信息和教育

利用AI提供个性化健康信息和教育资源，AI可以根据儿童的疾病情况和家庭需求，为他们提供定制的信息，帮助他们更好地理解疾病和治疗过程。

（2）情感分析和支持

运用情感分析技术，监测家庭成员的语音和文字情感，以便提供及时的情感支持和建议。AI可以根据情绪状态，推荐适当的情感调节方法或建议寻求专业帮助。

（3）虚拟心理辅导

开发虚拟心理辅导员，使用NLP技术进行对话，提供情感支持和心理健康建议，这有助于解决家庭成员的焦虑和情绪问题。

（4）沟通辅助

利用AI工具促进家庭成员之间的有效沟通，可以是日程安排、任务分配或家庭会议的提醒，以确保每个家庭成员都了解和参与儿童的护理。

（5）应用程序和平台

开发基于AI的应用程序和平台，为家庭提供交流、资源分享和支持群体的机会，可以是在线社区、支持小组或信息分享平台等。

（6）健康监测和提醒

利用物联网（IoT）和传感器技术，开发健康监测设备，通过AI提供儿童的健康数据，以及定期用药和治疗提醒等。

（7）语音助手和虚拟助手

开发家庭健康语音助手和虚拟助手，如智能扬声器，通过语音交互提供健康信息、应对策略和日常提醒。

（8）数据分析和预测

利用AI分析儿童的健康数据，提供预测和趋势分析，帮助家庭成员更好地了解儿童的健康状态和未来可能的发展趋势。

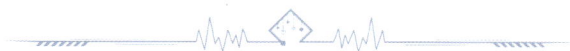

第二节　医院各场景的智能化儿童医疗辅导

儿童医疗辅导被广泛应用于临床诊疗活动的各环节场景，具有开放性、灵活性和多样性的特点。医院各场景可分为辅助临床诊疗场景和临床诊疗实施保障场景，其中辅助临床诊疗场景在外伤儿童清创换药、接受静脉穿刺等情况下开展，是儿童接受正常医疗程序的重要辅助措施。临床诊疗实施保障场景一般在诊疗前设计并运行，按照儿童在临床诊疗活动中所处物理空间，可分为门诊、急诊、普通病房、ICU、手术室、游戏室（病房游戏室及主题游戏室）六类场景，既包括临床诊疗环境（如门诊、急诊、普通病房、手术室、ICU等），也包括特色场所（如病房游戏室、主题游戏室等）。

为了充分发挥人工智能在儿童医疗辅导过程中的作用，为儿童医疗辅导提供身临其境的活动场景和高效的医疗辅导工具，有效缓解儿童医疗辅导专业人员人力资源不足的问题，本节系统性梳理了医院中六类儿童医疗辅导实施场景和业务场景，以临床需求为导向，从儿童医疗辅导业务流程的实际需求出发，综合考虑人工智能产品的载体属性、功能设计、外观设计和目标人群等，充分发挥人工智能在儿童医疗辅导场景中的应用价值。

一、门诊——儿童的"智"愈乐园

（一）场景描述

门诊主要负责接收和处理病情稳定的儿童患者，是儿童就医的第一站。在门诊场景下，传统的儿童医疗辅导主要通过面对面的交流和人工辅导提供信息传达、个别指导、心理支持、教育材料和家庭支持等方面的帮助。例如，医生或护士会使用亲切的语言和温和的态度来减轻儿童的焦虑和恐惧感，给予儿童及其家长心理支持和情绪安抚，为他们提供情感上的支持和安慰。

门诊医疗程序主要包括体格检查、肺功能检查和疾病治疗。融合人工智能技术后的门诊场景，在个性化、实时性、信息丰富性、情感支持和持续监测等方面具有潜在的优势，可以提供更智能、高效和个性化的医疗支持及指导，提高儿童的康复效果，促进健康管理。门诊整体环境明亮，墙面配置智能LED显示墙（图8-2-1）、沉浸式环境大屏和AR实景交互动物形象，可以缓解儿童进行体格检查和肺功能检查时的压

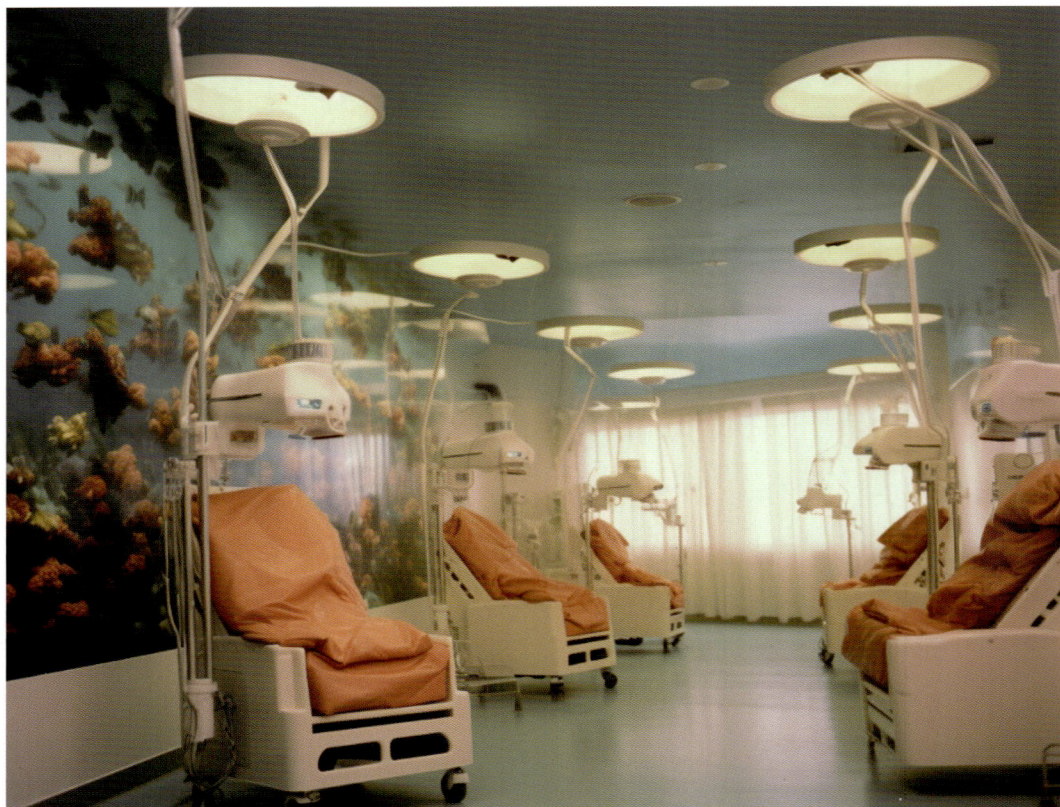

图8-2-1　3D环绕LED墙面的输液区

抑感和恐惧感。室内设置智能引导机器人、就诊信息实时交互屏、儿童健康监测多功能椅等智能化设备，能为儿童家长提供就医指导，帮助儿童理解体格检查的目的，以及辅助医生为儿童提供简单的治疗。门诊中有配备3D环绕LED墙面的肾脏内科诊区，LED墙面运用简单明了的语言宣教慢性肾病患者的预后和生活管理知识。

门诊将医疗的专业性与愉悦的氛围相结合，在治疗过程中给儿童带来了快乐和轻松，是儿童的专属"智"愈乐园。其中"智"愈设备包含智能LED显示墙、虚拟玩偶患者、智能引导机器人、就诊信息实时交互屏、AR实景交互动物形象、沉浸式环境大屏、儿童健康监测多功能椅。这些设备的搭配使用，使得"智"愈乐园成为充满活力和快乐的场所。儿童在这里能够放松心情、享受治疗过程，并通过与人工智能元素的互动和体验得到康复治愈的支持。这些设备还提供了更多的互动性、娱乐性和个性化体验，让儿童在治疗过程中得到更多的快乐和愉悦，促进了他们的身体康复和心理健康。

（二）场景元素设计

门诊场景涉及的人工智能元素主要有：

（1）智能LED显示墙

智能LED显示墙采用3D技术，呈现逼真、生动的图像效果，像开心果的外壳，可以吸引儿童的注意力，并为其营造一个愉悦的就诊环境，让孩子们如亲临奇妙的乐园，吸引其注意力。

（2）虚拟玩偶

这是一款基于VR技术设计的虚拟玩偶。通过其可爱的外观和互动功能，可以帮助分散儿童的注意力，像开心果一样带给儿童快乐，减轻他们在医院就诊过程中可能产生的焦虑和恐惧感。

（3）智能引导机器人

智能引导机器人具有智能导航和交互功能，包含智能诊断的人工智能核心元素和体征监测过程中用到的各类数据采集元素，可以为儿童和家长提供导航、信息咨询及情感支持等服务，像开心果般滋养儿童和家长的心灵。

（4）就诊信息实时交互屏

就诊信息实时交互屏包含语音语义识别、人脸识别技术等人工智能核心元素和声音采集设备、摄像头等数据采集元素，可通过语音、视觉交互实现智能沟通，时刻查询儿童就诊信息与进度，并通过实时交互，让儿童及其家庭成员感到便利和受到关注。

（5）AR实景交互动物形象

与真实场景相结合的动物形象能够吸引儿童注意力，与虚拟动物的互动体验还能够让儿童感到兴奋和愉悦，从而分散其在就诊过程中产生的负面情绪。

（6）其他

沉浸式环境大屏包含传感器等数据采集元素，可以帮助营造更加沉浸式的童趣氛围；儿童健康监测多功能椅可以对儿童进行基础诊断与体征监测，实时更新电子病历，方便父母和医生关注儿童的身体情况。

以上元素不仅可以帮助缓解儿童就诊过程中的焦虑紧张情绪，还能够有效提升就诊效率和就医质量。通过各元素之间的搭配，可以给每一位儿童提供全方位的照护，让其感到被关心和呵护，就像开心果一样满足儿童的健康需求，这将有助于诊断准确率、就诊及治疗效果的全面提升。

（三）场景设计

门诊通常配备儿童血压计、听诊器、体温计、心电图机、X射线机和超声波等设备，用于诊断、监测和评估儿童的病情。

门诊物理场景通常采用明亮的颜色进行装饰，通过展示可爱的卡通图案、动物或儿童艺术作品等元素，塑造舒适、友好的环境，以减轻儿童和家长的紧张感及恐惧感，给儿童带来安全感和愉悦感。基于人工智能技术的门诊儿童医疗辅导场景可分为就诊信息实时交互屏、AR实景交互动物形象、儿童健康监测多功能椅、沉浸式环境大屏等多模块内容。（图8-2-2）

智能引导机器人讨人喜爱的外观可以有效减轻儿童的焦虑。机器人能通过智能语音识别和语音生成技术来识别儿童的指令和问题，以友好、耐心的语气与儿童进行交流，并提供简明、清晰的提示。此外，机器人集成人脸识别技术，能够识别特定儿童的身份并验证其身份信息，用于规定时间内引导儿童准确到达对应的门诊病房。机器人还能智能识别路面信息和雷达等避障传感器，避免在引导过程中与障碍物或他人发生碰撞，为儿童及其家长在候诊时提供更好的服务体验。

就诊信息实时交互屏
结合语音语义识别、人脸识别技术，可智能沟通，时刻查询就诊信息与进度

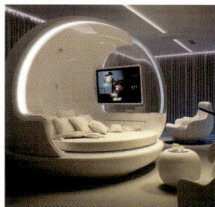

AR实景交互动物形象
利用AR技术与真实场景互动，打造趣味动物形象，同时悬浮在空间中，分散儿童的注意力，缓解病情带来的痛苦与不适感

儿童健康监测多功能椅
对儿童进行基础诊断与体征监测，实时更新电子病历；儿童出现紧急情况时，自动呼叫医护人员，方便父母和医生时刻关注其身体情况；还可提供简单降温、按摩等功能，以及无痛注射、输液等简单的医疗操作

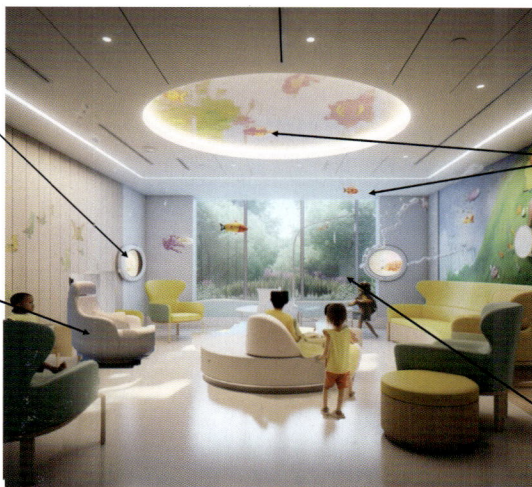

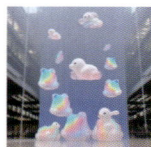

沉浸式环境大屏
营造沉浸式自然童趣环境，符合儿童门诊形象设计

图8-2-2　门诊医疗辅导场景

就诊信息实时交互屏的界面分有多个区域，用于显示多种不同类型的信息，如就诊顺序、等待时间和医生信息等。通过整合语音识别技术理解用户的语音指令和问题，提供语音提示和指引，引导用户进行操作和提问。通过交互屏支持常见的口语表达方式，用户可以自然地与屏幕进行交互。交互屏还能利用人脸识别技术识别儿童及其家长的个人身份信息，确保儿童就诊信息隐私安全的同时，还能为其提供个性化服务。此外，交互屏可以提供实时的就诊信息和进度查询功能，让儿童及其家长及时了解当前的排队顺序和等待时间；还可以显示预计等待时间和剩余时间，帮助儿童和家长做出合理安排。

儿童健康监测多功能椅属于综合性设备，可为儿童提供基础诊断、体征监测和简单的医疗服务。儿童健康监测多功能椅通过配备的各种传感器和仪器，实时监测儿童的体温、心率、血压、呼吸等生命体征，并通过智能算法对数据进行深度分析，提供

即时的诊断结果和体征监测趋势图，帮助医护人员及时了解儿童的健康状况。儿童健康监测多功能椅与医院电子病历系统联网，可以自动将儿童的诊断结果和体征数据更新至电子病历中，让医护人员可以随时查看儿童的病历信息和历史数据，辅助其做出更准确的诊断和制订治疗计划。儿童健康监测多功能椅还具有简单的降温、按摩功能，可帮助儿童在发热或不适时舒缓症状，按摩功能通过智能控制系统进行调节，可以满足儿童的需求并提高舒适程度。儿童健康监测多功能椅配备无痛注射系统，可通过对儿童进行无痛注射，减轻其疼痛和恐惧感。此外，儿童健康监测多功能椅还具备输液功能，可为儿童提供静脉输液，使儿童在医疗环境中感到更加舒适和安心。

二、急诊——儿童的"智"愈宝藏湾

（一）场景描述

急诊是专门为儿童提供紧急医疗服务的地方，它在医疗体系中起着至关重要的作用。急诊的主要特点是时间紧迫。急性疾病、突发疾病、意外伤害和其他紧急情况通常需要立即处理，病情急迫程度较高。当涉及急诊服务时，儿童医疗辅导专业人员在儿童医疗辅导的领域发挥着至关重要的作用。儿童在急诊就诊时面临一系列挑战。首先，他们通常需要忍受疾病或意外带来的不适和疼痛感。其次，急诊室对于儿童来说是一个陌生的环境，充满医疗设备和陌生的面孔。其他儿童的哭闹声以及家长因为担心孩子病情而产生的焦虑和烦躁情绪，会增加儿童的不适感。在急诊环境中，医护人员和家长的主要关注点通常集中在儿童病情本身，往往没有足够的时间和精力来评估和处理儿童的心理状态，如焦虑和恐惧。评估和处理儿童的心理状态正是儿童医疗辅导专业人员这一角色的职责所在。他们可以提供急诊环境中急需的支持，帮助儿童减轻焦虑、恐惧和疼痛。他们还可以与家长合作，为他们提供支持和指导，以确保他们在紧急情况下能够更好地支持自己的孩子。

在急诊场景下，常见的医疗程序有针刺操作、影像检查、清创和缝合、使用医疗装置和院内转运交接。其中，人工智能应用在针刺操作中可以提供虚拟现实体验，让儿童在虚拟环境中模拟针刺操作，以帮助他们做好心理预备。虚拟现实技术可以提供与实际操作相似的感觉，同时，医疗教育内容可以根据儿童的年龄和理解水平进行个性化呈现。在X线、CT扫描、超声和核磁共振检查等过程中，人工智能可以用儿童友好的语言和方式解释设备的工作原理，帮助他们理解检查的过程。此外，虚拟现实技术也可用于分散儿童的注意力，如提供虚拟世界中的游戏或互动体验，以减轻其焦虑。虚拟现实技术还可以用于模拟伤口处理和缝合的过程，儿童可以通过虚拟现实眼镜或设备观看这些过程，并与虚拟医生进行互动，以减轻对治疗过程的恐惧感。在进行院内转运交接时，人工智能可以提供虚拟导览，介绍即将到达的病房环境或手术室环境，以减轻儿童的分离焦虑和恐惧感。虚拟助手也可以为儿童提供情感支持，并通过互动方式，帮助他们尽快适应新的医疗环境和治疗程序。

（二）场景元素设计

急诊场景中涉及的人工智能元素主要有：

（1）虚拟现实和增强现实技术

虚拟现实和增强现实技术可以采用深度学习算法来创建逼真的虚拟医疗环境。这些环境可以用于模拟医疗操作，如针刺、手术，以及医疗场景，如急诊室或手术室。深度学习算法可用于增强虚拟环境的视觉和听觉效果，使其更具沉浸感。

（2）自适应教育

深度学习可以用于个性化医疗教育内容的生成。通过分析儿童的年龄、性别、理解水平等因素，深度学习算法可以为每位儿童生成符合他们需求的医疗教育材料，以确保信息的有效传达。

（3）情感分析和情感支持

在虚拟医疗环境中，深度学习算法可被用于情感分析。通过分析儿童的面部表情、语音和行为，深度学习算法可以识别儿童的情绪状态，如焦虑、恐惧等。这些算法可以触发儿童的情感支持系统，如提供安慰或调整医疗程序的开展速度。

（4）自然语言处理

在虚拟医疗助手中，深度学习算法可被用于自然语言处理，使虚拟助手能够与儿童对话、回答问题和提供信息。这使儿童能够更轻松地与虚拟助手互动，并获得所需的支持。

（三）场景设计

在急诊，可将墙面设计成3D环绕的智能LED墙面，通过LED显示屏和智能交互技术，实现动态展示和智能交互功能。智能LED墙面主要包括LED显示屏、智能控制系统、交互设备和其他配件。其中，LED显示屏是墙面的核心部分，可以显示各种图像、文字、动画等多媒体内容。智能控制系统可以根据不同季节、节日、室内外温度及湿度，通过调节与控制LED显示屏的显示亮度和色彩，使儿童感到温馨和放松，并能实现LED墙面的智能交互功能。交互设备主要包括具有卡通风格的触摸屏、传感器、摄像头和麦克风等，可接收多种模态的输入信号来实现儿童与墙面的互动。其他配件如卡通外壳、卡通音箱等设备，用于增强墙面的装饰性和功能性。智能LED墙面通过摄像头捕捉儿童的动作和表情，通过麦克风识别儿童的语言和声音，进而智能判断就诊儿童的心理状态，并根据儿童的心理状态，运用AIGC技术生成LED显示屏的显示内容和声音播放内容。此外，智能LED墙面运用AIGC技术，不仅能根据不同科室、不同疾病智能生成大量个性化的儿童医疗辅助教育内容，还能通过语音、手势、动作等智能识别技术，实现儿童及其家长与墙面的互动交流，为儿童及其家长提供交互式医疗科普知识。结合NLP技术和语音识别技术，根据儿童需求生成虚拟卡通人物、卡通动画和互动性游戏，并将这些内容显示在智能LED墙面上，可以提升儿童的沉浸感，进一步缓解其对医院的恐惧感和紧张感，使其在轻松、愉快的氛围中接受护理和治疗。

虚拟智能玩偶病人是一个可爱、逗趣的虚拟玩偶形象，如拟人化的动物或人物角色，设计符合儿童的审美和喜好，以吸引其兴趣和注意力。在虚拟智能玩偶病人中嵌入触摸传感器，儿童能通过人机交互对虚拟玩偶病人进行包扎、止血等操作，通过语音识别感知儿童的声音指令或呼唤并做出相应的反应。当儿童对虚拟玩偶病人进行包扎或止血时，虚拟玩偶病人通过屏幕或声音来模拟真实儿童的反应，例如呻吟或痛苦的表情，以增加互动的真实感。玩偶病人"眼睛"中嵌入摄像头，通过摄像头可识别儿童的包扎、止血等操作并给予实时反馈和评估，如鼓励、夸奖或提供改进建议。此外，通过屏幕显示治疗进展，如显示包扎完成的百分比、伤口的状态等，以激励儿童继续参与完成治疗过程。

沉浸式环境大屏能给儿童急诊提供一个沉浸式自然童趣环境，营造愉悦和放松的就医体验。它通过将森林、海洋、花园等自然场景呈现在大屏上，营造出与自然环境相似的氛围，使儿童感觉仿佛置身其中。在环境大屏上可显示一些互动元素和动画效果，如可触摸的动物形象、飞行的蝴蝶、下落的花瓣等。这些互动元素可以通过触摸屏、手势识别等技术与儿童进行互动，增加娱乐性和儿童的参与感。环境大屏还可以展示与医疗相关的信息，如候诊时间、就诊流程、医生介绍等，以便儿童及其父母实时了解就医相关信息。同时可以提供一些娱乐内容，如绘本故事、益智游戏和趣味问答等，以增加儿童在等待过程中的娱乐性和学习性。通过沉浸式环境大屏，可以为儿童急诊营造一个有趣、放松和愉悦的环境，减轻他们的紧张情绪，为其提供更好的医疗体验。在急诊场景中，利用虚实结合的AR技术，将动物形象与儿科医院环境进行有机结合，可以使动物看起来像是在现实环境中活动。动物形象具有一些互动功能，如动作、表情或声音，可以与儿童进行互动交流，让他们将注意力集中在形象上，分散其注意力，减轻病情带来的痛苦和不适感；也可以将动物形象融入医院的装饰和设施中，营造一个温馨和有趣的就医环境。此外，还可以利用虚实结合的AR技术创造一些虚拟场景，让儿童与动物形象一起参与其中，如探险、冒险等，以提供一种更为有趣的娱乐体验，为儿童在医疗环境中带来更多乐趣和舒适感，帮助他们更轻松地接受医疗过程。此外，急诊场景中还设置了儿童健康监测多功能椅区域，用于提供针刺、影像操作等急诊医疗服务。

三、普通病房——儿童的智慧温馨家园

儿科普通病房是儿童医院或综合医院内收治一般疾病或病情较为稳定的儿童的病房区域，通常提供舒适的住院环境，包括对儿童友好的设施和装饰，以及适合儿童活动的休闲区域。儿科普通病房配备专业医护人员，包括儿科医生、护士和其他医疗团队成员，负责儿童的病情监测、药物管理、基本治疗和日常护理工作，同时为家长在照护儿童的过程中提供必要的指导和教育。

儿科普通病房的设计应遵循儿童友好原则，添加儿童喜爱的设计元素。儿童友好型病房设计（图8-2-3）还应考虑儿童的需求和特点。儿童友好型病房的设计主要是

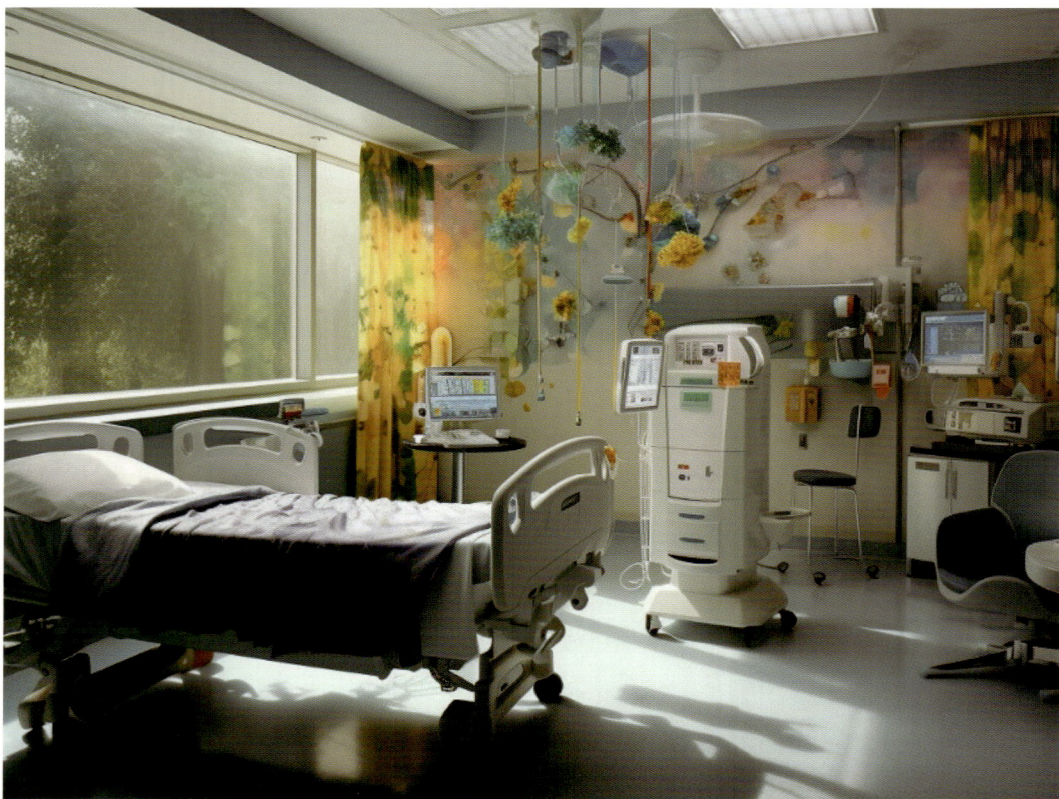

图8-2-3　儿童友好型病房设计

为了满足儿童的生理、心理治疗需求，提供一个更为安全、舒适的医疗环境和治疗体验，以减轻儿童对住院的恐惧和紧张情绪。提供更为宽敞的空间，有利于儿童的治疗和日常活动。装饰布置选用明亮鲜艳的色彩，如卡通形象、绘画、海报等更为亲切、活泼。家具和设施（如洗手池等）根据儿童平均使用高度设计。门窗、插座、桌角等都经过特殊的安全设计，地面采用防滑材料，以防儿童受伤。提供舒适的座椅或陪伴床，便于家长陪同儿童就医和住院。

（一）场景描述

1. 内科病房场景

内科病房是为患有各种内科疾病的儿童提供医疗服务和治疗的地方。内科病房通常是一个临床环境，专注于儿童的内科疾病，如呼吸系统疾病、心脏疾病、消化系统疾病、肾脏疾病和免疫系统疾病等。

基于人工智能的儿童医疗辅导可以在内科场景下建立静脉通路、静脉采血、药物治疗和在治疗操作时进行干预。其中在建立静脉通路时，通过人工智能，医疗团队可以根据每位儿童的年龄、情绪状态和体验水平，定制心理预备和医疗教育内容。智能化教育应用可以使用交互式动画和虚拟模拟技术，模拟静脉置管过程，帮助儿童更好地了解该过程，减轻焦虑。在静脉采血过程中，人工智能可以提供虚拟采血体验，让儿童在虚拟环境中参与采血操作，以便更好地做好接受真实操作的准备。这种虚拟体验可以缓解儿童的恐惧感，并提供实时反馈，以便医护人员改善操作技巧。在药物治疗过程中，人工智能算法可以根据每位儿童的体重、年龄和病情，制订个性化药物治疗方案，还可以提醒儿童按时服药，并监测药物的疗效和不良反应。同时，智能应用还可以提供能分散儿童注意力的活动，以帮助儿童减轻在服药时的不适感。进行治疗操作时，人工智能可以提供虚拟辅助。如在腰椎穿刺操作中，虚拟现实技术可以创建虚拟模型，允许医生先模拟操作步骤，提前规划，以减少操作风险。此外，还可以使用虚拟现实技术分散儿童的注意力，让他们在治疗过程中感到更加轻松。

2. 外科病房场景

外科病房是专门收治急诊或择期接受外科手术的儿童和儿童手术后康复或治疗的地方。主要医疗程序集中在手术前和手术后两个阶段。

基于人工智能的儿童医疗辅导可以在外科场景下的术前和术后两个阶段进行干预。在术前阶段，人工智能可以开发虚拟现实，让儿童在术前就能体验手术室环境、熟悉医疗程序，以减轻他们的焦虑感。人工智能还可以根据每位儿童的年龄和理解水平，提供个性化医疗教育。这有助于儿童了解手术过程和医护人员的角色，从而减轻他们的不适感。在术后阶段，人工智能可以解释术后的情况，包括可能产生的不适感和疼痛；还可以提供疼痛管理技巧，如深呼吸练习或分散注意力的方法，帮助儿童缓解疼痛感。此外，人工智能可以教导儿童一些自我照顾技能，如药物管理等，以帮助儿童恢复生活自理能力。人工智能还可以协助儿童进行康复锻炼，制订有趣的锻炼计划，并监测他们的进展。与家庭成员互动时，人工智能可以提供支持和教育，帮助家长理解术后照护的重要性，并协助其安排必要的家庭支持和资源。

3. 共通场景

在儿童入院时，主管医生会与儿童及其父母沟通讲解治疗方案，病房责任护士会对儿童及其父母进行单独或集体入院健康宣教，帮助儿童及其父母了解疾病的基本知识，并为其介绍病房空间布局、医院制度以及院内不良事件（如跌倒、坠床、烫伤等）的预防方法和注意事项等。基于人工智能的儿童医疗辅导系统可辅助医护人员提供更加丰富且充满童趣的交互方式，以宣教疾病及健康知识，并可以置入一些医院病房规章制度和地理位置布局等信息，如自助缴费机的位置和使用方法、生活用品的采购地点等，对儿童及其父母在住院期间的生活起居进行全方位协助。

在诊疗环节，人工智能可贯穿于医疗辅导的全过程并发挥重要作用，如医护人员在床旁或治疗室内进行操作，如静脉注射、换药、静脉采血时，儿童常常因恐惧而拒绝配合，人工智能则可通过生成丰富的视听内容，或通过电子游戏等方式，转移儿童的注意力，减轻其恐惧、焦虑的心理，使其身心放松，辅助医疗程序的顺利完成。针对长期住院的慢性病儿童，可利用人工智能对其进行心理辅导或提供玩伴的陪伴，以减轻其住院的孤独感。

（二）场景元素设计

1. 内科病房场景元素

内科病房场景中涉及的人工智能元素主要有：

（1）VR技术和智能交互式应用程序

VR技术和智能交互式应用程序，可以模拟医疗程序，如静脉置管和采血操作，帮助儿童更好地理解医疗过程，减轻他们的焦虑和担忧，同时，提供实时反馈以改善操作技巧。VR技术还可以提供愉悦的虚拟体验，如玩游戏或欣赏虚拟景观，以分散儿童的注意力，减轻他们的不适感。

（2）个性化医疗教育

个性化医疗教育基于儿童的年龄、情绪状态和体验水平，而人工智能可以定制医疗教育内容。这确保了信息的呈现方式能够适合每位儿童，有助于提高儿童理解和应对医疗过程的能力。

（3）实时提醒和监测

在药物治疗过程中，人工智能可以实时提醒儿童按时服药。同时，它还可以监测药物的疗效和不良反应，提供对医疗团队有用的信息。

2. 外科病房场景元素

外科病房场景下的术前阶段涉及的人工智能元素主要有：

（1）个性化医疗教育算法

通过分析儿童的年龄、健康记录和病情，人工智能可以生成个性化医疗教育内容。

（2）VR技术

人工智能结合VR技术，可以创建定制的虚拟手术室体验，引导儿童在虚拟手术室中自行探索，以及与虚拟医护人员进行互动，以减轻其在现实手术室的恐惧感。

（3）情感识别算法

通过声音和面部表情分析，人工智能可以识别儿童的情绪状态。如果儿童表现出焦虑或紧张，人工智能可以自动提供情感支持，例如播放柔和的音乐或提供温柔的声音消息。

外科病房场景下的术后阶段涉及的人工智能元素主要有：

（1）疼痛管理算法

基于儿童的疼痛程度和个体差异，人工智能可以采用疼痛管理算法制订个性化疼痛管理计划，包括药物治疗、分散注意力的活动建议（如游戏或音乐），以及教导儿童掌握疼痛管理技巧。

（2）智能个性化康复锻炼计划

人工智能可以根据儿童的手术类型和生理状况制订个性化康复锻炼计划。它还可以监测儿童的治疗进展，并根据需要进行调整。

普通病房场景中涉及人的元素主要有家长、医生、护士和儿童。该场景下包含儿童住院陪伴与健康宣教AI机器人、智能辅助病情监测与治理仪和病床数字全息投影屏。其中，儿童住院陪伴与健康宣教AI机器人包含语音语义识别和合成、情绪识别技术等人工智能核心元素；还包括摄像头、声音采集设备等数据采集元素。智能辅助病情监测与治理仪也包含数据分析和模式识别技术等人工智能核心元素。病床数字全息投影屏包含全息投影技术和投影设备、介质等内容展示元素。

儿童住院陪伴与健康宣教AI机器人可以协助医护人员用充满童趣的交互方式宣教疾病及健康知识，为儿童及其父母住院期间的生活起居提供全方位信息查询与协助。智能辅助病情监测与治理仪在输液、换药等治疗活动时，可以利用AI技术智能监测儿童的病情、药物提供计算及治疗进度。病床数字全息投影屏配合全息投影与环绕音乐，能提供丰富的视听内容，缓解儿童的住院孤独感。以上元素的运用可以帮助儿童缓解住院期间的心理压力，改善儿童的住院心情，通过更加智能化的方式避免引起儿童的紧张情绪，从而保证更加平稳、舒适和高效的住院治疗过程。这样的设计为儿童提供了愉悦的住院体验，在生理和心理方面都有利于儿童的康复。

（三）场景设计

在原有医疗设施设备的基础上，基于人工智能技术下的普通病房儿童医疗辅导场景中包含儿童住院陪伴与健康宣教AI机器人、智能辅助病情监测与治理仪和病床数字全息投影屏。（图8-2-4）按性质与功能需求细分为儿童内科病房与儿童外科病房，

儿童住院陪伴与健康宣教AI机器人
协助医务人员以充满童趣的交互方式宣教疾病及健康知识，为儿童及家属住院期间的生活起居提供全方位信息查询与协助，对儿童进行心理辅导和提供同伴支持，减轻其住院期间的孤独感

智能辅助病情监测与治理仪
在输液、换药等治疗活动时，利用AI技术智能监测儿童的病情、药物提供计算、治疗进度

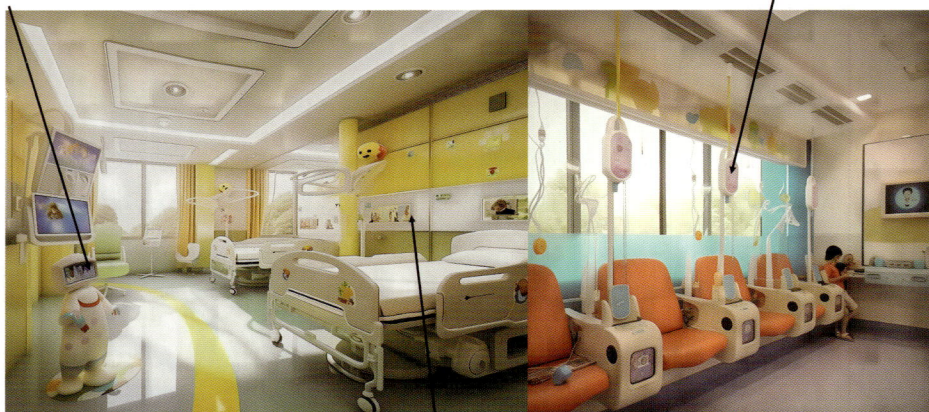

病房区

病床数字全息投影屏
病床整面数字屏配合全息投影与环绕音乐，提供儿童丰富的视听内容，减轻儿童住院的恐惧感

治疗与换药室

图8-2-4 普通病房医疗辅导场景

进行场景设计。

1. 内科病房场景设计

内科病房场景设计中，儿童住院陪伴与健康宣教AI机器人可以为儿科普通病房的儿童及其父母提供全面的情感支持及宣教服务。机器人具备各种互动游戏，可以与儿童进行娱乐活动，吸引他们的注意力并提高其治疗参与度。机器人还可以提供疾病和健康知识宣教，通过与儿童及其父母的互动交流，以故事讲述、看动画、问题解答等充满童趣的方式传达相关医学知识、疾病管理和康复等信息，有助于儿童及其父母学习和理解相关概念和技能。机器人能够利用先进的语音语义识别和合成技术，理解儿童的语音指令并实现亲切生动的回应反馈。同时，还能通过情绪识别技术感知儿童的情绪状态，从而适时提供情感支持和安抚。机器人还具备信息查询、协助与提醒功能，可以为儿童及其父母提供全方位的生活起居服务，例如，提供有关病房规章制度和地理位置布局等信息，协助预约医疗服务，指导儿童及其父母的日常活动，提醒儿童按时服药等。儿童住院陪伴与健康宣教AI机器人的引入为儿科普通病房提供了新的AI辅助工具，能够实现更全面的互动性和个性化支持和关怀，帮助儿童及其父母更好地了解疾病知识，掌握健康管理技能，从而促进康复和提高医疗体验。

2. 外科病房场景设计

在外科病房设置智能辅助病情监测与治理仪，可提供智能化的病情监测和治理支持。该仪器在输液、换药等治疗活动中，通过监测儿童的生理参数，利用先进的数据分析和模式识别等人工智能技术，能够实时分析和评估儿童的病情变化情况，并且能够自动识别异常情况和风险指标，通过提醒和警报功能，及时通知医护人员，进行相应的治疗干预。同时，该仪器还能够计算需提供的药物量，监测和记录治疗进度，确保治疗过程的准确性和安全性。智能辅助病情监测与治理仪的引入，为儿童外科病房提供了智能化的治疗支持，能够帮助医护人员更加准确地监测患者的病情变化和药物治疗情况，预防和减少出现错误的风险，同时，为医护人员提供有价值的参考和决策支持，促进个性化和精细化治疗，减轻医护人员负担，提高其工作效率，为儿童提供更安全、更精确和更可靠的治疗体验。

3. 共性场景设计

病床数字全息投影屏可将数字屏与全息投影技术和环绕音乐相结合，为儿童提供丰富的视听内容，旨在减轻儿童住院期间的恐惧和焦虑情绪。通过投影设备将图像或视频投射到特定的屏幕上，并利用全息投影技术实现逼真的立体效果。同时，配合环绕音乐的播放，营造出身临其境的视听体验。视听内容可以包括动画故事、互动游戏、音乐视频、医疗信息、健康宣教等。病床数字全息投影屏在儿科普通病房中可以为儿童提供一种娱乐方式，有助于缓解儿童的紧张情绪和心理压力，促进他们的情绪调节和心理健康，还可以展示丰富多样的医疗信息和健康宣教内容，增加儿童及其父母对疾病和治疗的理解。

四、重症监护病房——个性化智慧监测与陪护

（一）场景描述

ICU集中收治儿科危重症患者，如呼吸衰竭、心力衰竭、呼吸或心脏骤停、休克、惊厥等危及生命的疾病。危重症儿童会频繁经受侵入式治疗和疼痛刺激，还会看到其他危重症儿童经受类似，甚至更加难受的治疗，进一步加深其对医疗操作的恐惧，惊恐、焦虑等不良情绪还会在儿童之间传播。

基于人工智能的儿童医疗辅导可以在ICU场景下的呼吸支持和机械通气、中心静脉插管、氧疗和疼痛管理时进行干预。其中，在进行呼吸支持过程中，借助人工智能算法，呼吸支持设备可以根据儿童的生理参数实时调整通气参数，以提供更加个性化的呼吸支持，减轻儿童的不适感。在机械通气过程中，情感识别技术可用于监测儿童的情绪状态。互动机器人可以根据情绪识别结果，自动提供安抚和情感支持，如播放适当的音乐或进行互动对话。在中心静脉插管过程中，利用计算机视觉和图像识别技术，人工智能可以辅助医生定位适当的插管位置，并提供实时图像引导，以确保插管的准确性和安全性。通过人工智能虚拟现实培训模拟，医护人员可以使用虚拟患者模型进行中心静脉插管操作的练习，提高技能。在氧疗时，人工智能系统可以智能地调节氧气流量，以确保儿童得到合适的氧浓度，避免儿童出现低氧血症或过度吸氧的情况，还可以监测氧气供应系统，及时检测故障或低氧气流量，并发出警报，以确保儿童的氧疗过程安全。在疼痛管理过程中，基于人工智能的自动化疼痛评估系统，可以

通过识别儿童的语言、表情和生理参数，自动评估疼痛水平，并提出适当的疼痛管理方法建议。

利用人工智能、VR等技术，为儿童提供父母的虚拟形象并与儿童进行交流互动（图8-2-5），为缓解家长无法随时探视的问题提供解决方案。通过具有卡通形象的情感对话机器人安抚住院儿童（图8-2-6），以缓解由于ICU环境枯燥、日夜灯光节律、噪声等导致的儿童心理不适及谵妄等。此外，也可以根据ICU集中照护的特点，利用人工智能技术，同时为多名儿童进行集体医疗辅导，在缓解儿童孤独感的同时，提高儿童医疗辅导效率。

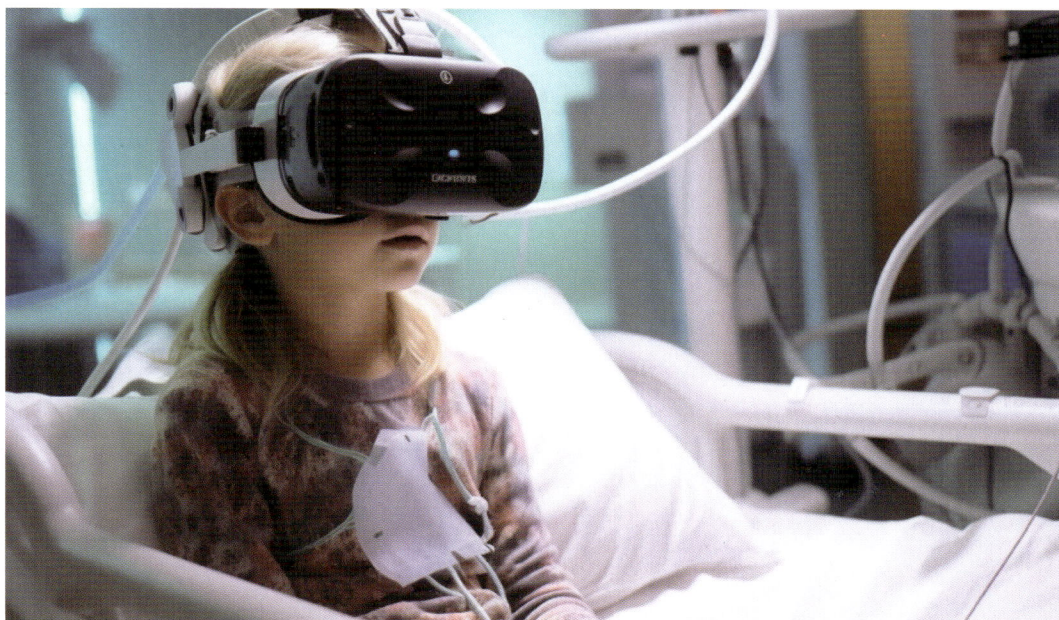

图8-2-5　使用VR设备与父母交流的ICU住院儿童

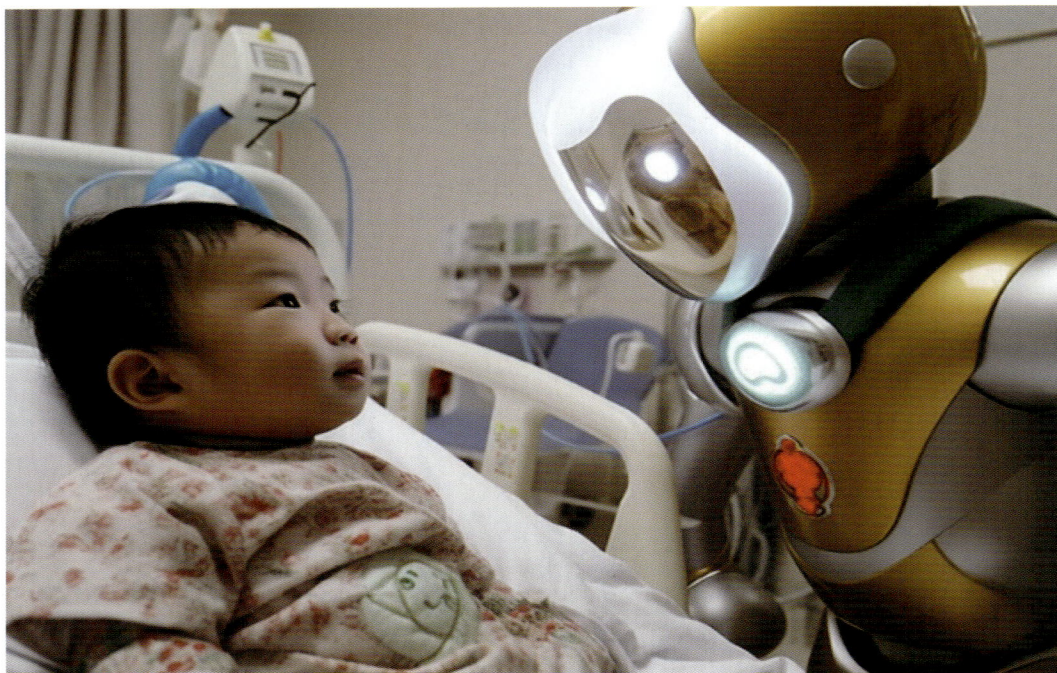

图8-2-6 卡通形象的情感对话机器人安抚ICU住院儿童

（二）场景元素设计

ICU场景中涉及的人工智能元素主要有：

（1）NLP技术和情感识别算法

NLP技术和情感识别算法可以监测儿童的情绪状态，并通过互动机器人提供情感支持。

（2）计算机视觉算法

计算机视觉算法用于实时图像分析和定位，以指导中心静脉插管的操作。该算法还用于分析儿童的面部表情和言辞，以定量评估其疼痛水平。

（3）反馈控制算法

反馈控制算法基于儿童的血氧饱和度数据，可以自动调节氧气流量。

（4）规则算法

规则算法根据儿童的体重、年龄和疼痛水平，可以准确计算药物剂量。

ICU场景中涉及的元素主要有医生、护士和儿童。重症监护机器人是重症监护室场景中的重要组成部分，其中包含人脸识别技术、生命体征识别技术、数据分析与预测技术、语音合成技术等人工智能核心元素，还包含全景监测摄像头、各类传感器、生理数据监测设备等数据采集元素。此外，ICU中还有内容展示元素，如半透明的交互大屏监护墙。

重症监护机器人旨在提供儿童全天实时监测，辅助医疗团队进行初步的病情判断及决策，以及及时处理病情预警和实施抢救；半透明的交互大屏监护墙使用半透明的材料和高分辨率的显示技术，能够同时显示实时监测数据、病情趋势图、警报信息以及其他相关信息，同时，能提供亲人探视看护、语音交流等功能。通过重症监护机器人对儿童进行实时监测，以及半透明交互大屏监护墙提供医疗团队和亲人的信息展示及沟通交流，可以协助医疗团队进行病情评估和治疗决策，以提供及时的治疗和抢救。这种技术的应用能够提高儿童的监测质量，加快病情处理和决策的速度；同时，为儿童提供更多沟通途径和关怀方式，有助于改善儿童的治疗体验和提高医疗效果。

（三）场景设计

ICU的陌生环境可能会使儿童因缺乏家人与朋友的陪伴和支持而产生孤独感。在面对注射和手术等治疗过程时，儿童可能会产生恐惧感，以及对失去控制感和自身生命安全产生担忧。此外，焦虑情绪也常常困扰儿童，他们会为疾病的严重性、治疗效果和未来的健康状况感到担忧。因此，应以各类评估量表与评估工具评估儿童疼痛及焦虑、恐惧等负面情绪，了解儿童的情绪状态。

在ICU中构建半透明的交互大屏监护墙，家长便可与儿童进行实时对话和交流，提供情感支持和情绪安慰，从而减轻儿童的孤独感和恐惧感。因儿童常处于危险状态，存在并发症风险。ICU需要对儿童的生命体征进行监测，以便医护人员及早发现潜在问题，进而采取相应的预防措施，减少并发症的发生。

通过设计重症监护机器人，接入ICU的实时监测设备，可以对儿童的生命体征和各项指标进行实时监测。（图8-2-7）通过定期监测儿童体温、心率、呼吸等指标的变化，医护人员可以了解治疗方案是否有效，并根据监测结果调整治疗策略。当出现异常情况或紧急情况时，重症监护机器人可以自动发出警报，并与医护人员实时沟通，以便其及时采取救治措施。同时，医护人员还可对儿童的医疗数据进行分析，评估儿童的康复进展，并相应地调整治疗计划和康复方案。借助半透明的交互大屏监护墙，儿童和家长可以实时看到对方的面部表情和动作，家长可以通过鼓励、称赞和抚慰的话语与儿童建立积极的情绪连接，给予儿童心理支持和情感安慰，缓解他们的情绪压力。不仅如此，儿童的生理参数、病历数据等还可通过实时数据传输技术，传输至家长的移动终端，以便家长实时了解儿童状况。

重症监护机器人
全天实时监测儿童，人脸与生命体征识别技术可以辅助医护人员进行初步的病情判断和决策。发生病情预警后，及时处理并实施抢救

全景监测摄像头

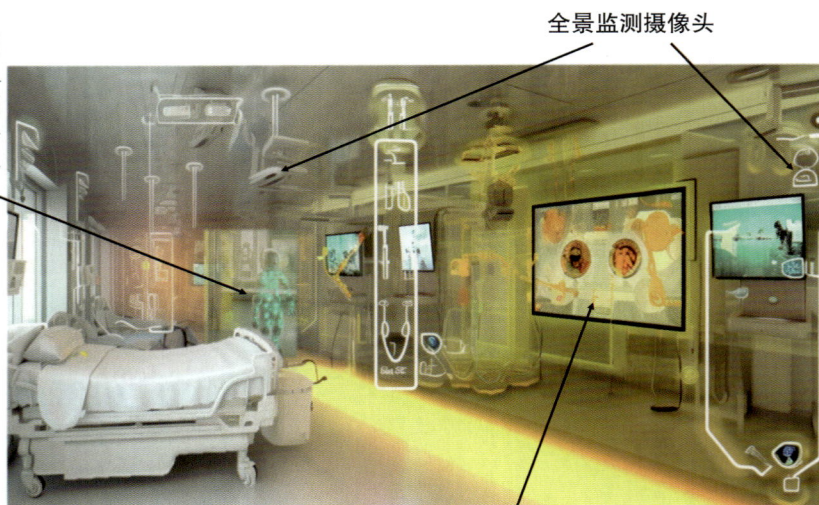

半透明的交互大屏监护墙
家长可与儿童进行探视、看护及语音交流

图8-2-7　重症监护室医疗辅导场景

　　全景监测摄像头可以提供全面监控，帮助医护人员确保儿童的安全，监测儿童的活动状况、床位状况、呼吸状况等，可以检测异常情况或儿童可能面临的风险，还可以捕捉儿童的面部表情和动作，通过情绪识别算法对儿童表情进行分析，以判断儿童的情绪状态和疼痛程度。通过实时监控，医护人员可以迅速发现问题并采取适当的措施，确保儿童的安全。此外，全景监测摄像头可以记录ICU中的情况和事件，以便日后进行回顾和分析，这对于医疗团队的培训提升和质量改进非常有帮助。

ICU场景的设计可以改善儿童的心理状态，增加他们的愉悦感和安全感，帮助他们更好地应对疾病治疗过程中出现的身体不适和情绪困扰。这样的医疗辅导方式可以为儿童提供更全面的护理和关爱，促进他们的身体康复和心理健康。

五、手术室——智能心灵抚慰的手术体验

（一）场景描述

手术室是一个令人害怕的地方，冷色调的装修风格、室内配备的各种医疗设备、空气中弥漫的消毒水气味，以及一群戴着口罩的陌生面孔，都会使儿童产生恐惧，甚至会演变为严重的焦虑，即手术恐惧症。儿童的手术恐惧主要源于陌生的手术室环境、家属无法陪伴、担心手术带来的疼痛和不适、之前手术带来的不愉快经历等。

儿童医疗辅导的功能主要是为儿童提供心理支持和情绪缓解，帮助儿童减轻手术前的焦虑和恐惧情绪，以及提供术后恢复时的身体监测和情绪支持。传统的儿童医疗辅导主要由医护人员来完成，如医护人员可以与患者进行沟通，解释手术过程、风险和预期效果，回答他们的问题，消除他们的疑虑，以增强他们的治疗信心和安全感；还可以通过采用放松技巧、呼吸训练、想象疗法等方法，帮助儿童缓解焦虑和恐惧，平衡情绪和放松身心。

在支持虚拟个性化陪伴的儿科手术室（图8-2-8）中，基于人工智能的儿童医疗辅导可以在情感支持、医疗程序教育、氧疗和心理预备等方面进行干预。在情感支持方面，人工智能可以检测儿童的情绪状态，如焦虑和恐惧。当儿童表现出这些情感时，系统可以自动发送情感安抚消息或提供儿童友好的娱乐内容，以帮助缓解他们的心理压力；还可以创建虚拟情感支持角色，与儿童进行对话，回应其情感需求，并提供安慰和鼓励。在医疗程序教育方面，人工智能可以利用虚拟现实技术，创建互动医疗游戏，帮助儿童模拟医疗程序，更好地了解医疗操作过程。人工智能可以根据儿童的反应和表现，自动调整游戏难度，以提供个性化教育体验。基于自然语言处理和机器学习技术，人工智能还可以根据儿童的理解水平和特定需求，自动生成个性化医疗教育内容，以便与儿童进行互动和学习。在心理预备方面，人工智能可以根据儿童的

个性化需求和手术情况制订适宜的术前宣教方案。这些方案可以包括虚拟导览、模拟手术流程，以及术前信息传递，以缓解儿童的焦虑感。人工智能还可以与儿童及其家长互动，解答相关问题，提供术前准备建议，并提供情感支持。此外，语音助手可以提供有关术后去向的信息，以帮助儿童和家长理解下一步的治疗计划。

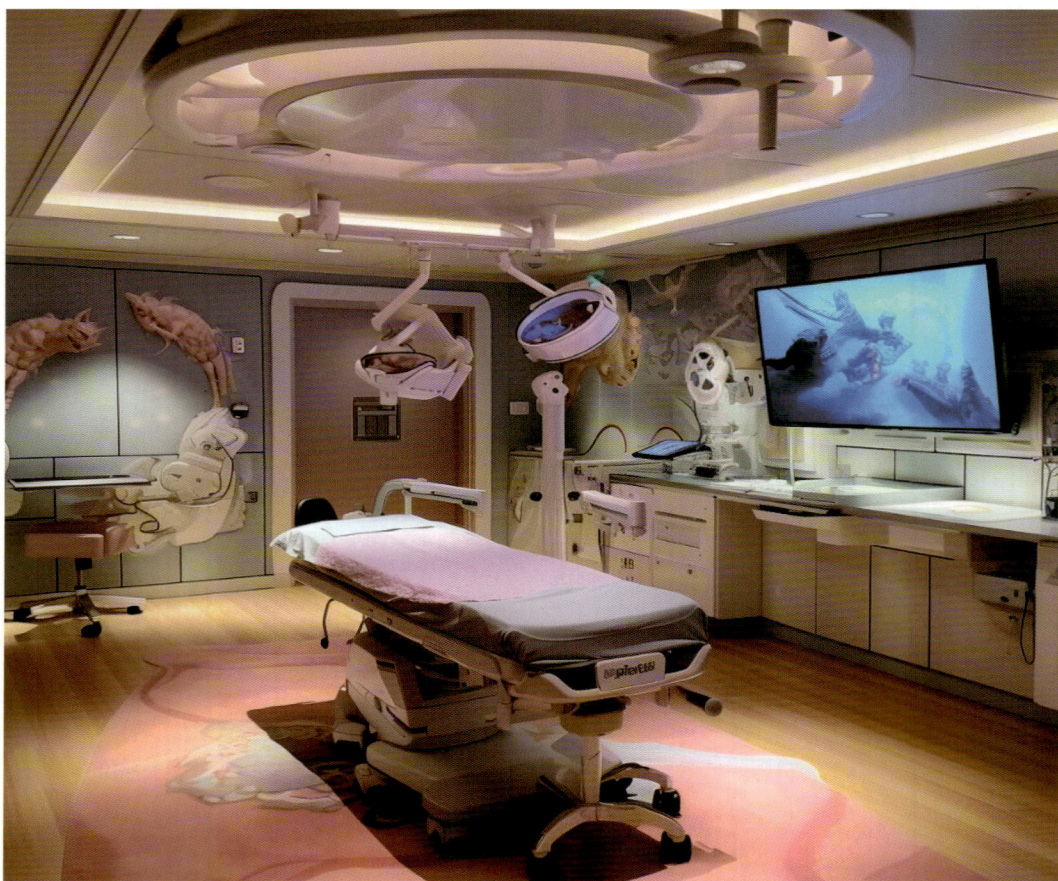

图8-2-8　支持虚拟个性化陪伴的儿科手术室

　　手术室的儿童医疗辅导活动中融入人工智能技术后，在个性化定制、情绪识别和调节、实时监测和反馈等方面会有明显的提升。这些提升能有效缓解儿童对手术的恐惧与焦虑，提高儿童的手术体验，有利于手术及术后康复的顺利进行。

（二）场景元素设计

手术室场景中涉及的人工智能元素主要有：

1. 情感识别技术

情感识别技术包括面部表情分析技术和语音情感识别技术，它们可以通过分析儿童的表情和语音来检测他们的情感状态。

2. NLP技术

NLP技术用于创建虚拟医疗辅导游戏和生成个性化的医疗教育内容，以便与儿童进行对话和教育。

3. VR技术

VR技术用于创建虚拟儿童医疗辅导游戏和互动体验，使儿童能够模拟医疗程序。

4. 机器学习

机器学习可以用于自动调整医疗辅导游戏的难度，以提供个性化教育体验；还可以自动生成符合儿童理解水平的医疗教育内容。

5. 语音合成技术

语音合成技术用于创建虚拟情感支持人员和虚拟语音助手，以与儿童进行对话，并提供信息和安慰。

6. 虚拟助手技术

虚拟助手技术用于创建虚拟医疗游戏中的虚拟导览和情感支持人员，还可以与儿童和家长互动，解答问题和提供支持。

手术室场景中涉及人的元素主要有医生、护士和儿童。此外，手术室场景下还有儿童手术安抚机器人和海洋立体全息投影。其中，儿童手术安抚机器人包含语音合成技术、对话生成技术、情绪识别技术和数据分析与模式识别技术等人工智能核心元素，以及摄像头、红外传感器、声音采集设备和生理数据监测设备等数据采集元素。海洋立体全息投影包含全息投影技术和投影设备、介质等内容展示元素。

儿童手术安抚机器人以卡通玩具的形象设计，通过智能语音沟通与儿童进行互动，还可以通过陪伴、安抚、讲故事等方式，缓解儿童在手术前的紧张情绪；海洋立体全息投影通过全息投影技术在手术室内呈现逼真的海洋景观。以上元素的运用，可以为儿童手术室创造一个温馨、安心和愉悦的环境，减轻儿童在手术前的焦虑和恐惧情绪，以及缓解术后的抑郁情绪和康复压力等，帮助他们更好地应对治疗过程。这样的设计将为儿童提供更具人文关怀的医疗环境，为他们的康复之旅注入更多乐观和积极的元素。

（三）场景设计

手术室是医院为患者提供手术以及各类医疗操作的重要场所，通常是无菌、无尘的环境，以减少患者感染的风险。手术室中的设备有手术台、手术灯、麻醉设备、监护设备、手术器械和消毒设备等。手术室整体以淡绿色为主色调，营造舒适、放松感觉的同时，还可以减轻医疗团队的眼部疲劳。手术室人员通常由外科医生、麻醉医生、护士以及技术人员等组成，他们相互配合，密切合作，确保手术顺利进行。按照手术整个流程划分，主要有术前、术中和术后三个场景。手术作为一种涉及身体干预和医疗过程的治疗方法，儿童在治疗过程中产生的疼痛和不适、对未知的恐惧等因素都会导致其产生负面情绪，从而影响治疗效果。在术前和术后场景中利用人工智能，能够对儿童进行心理辅导和情绪安抚，加强整个治疗过程中对儿童的心理支持。

在手术室儿童医疗辅导场景（图8-2-9）下，术前可先对儿童进行心理测评。由于儿童对手术过程中的未知会产生紧张和恐惧心理，因此可以利用影像生成、语音合成等技术，生成与手术流程相关的卡通影像，帮助儿童理解手术流程，缓解因面对未知而产生的紧张和恐惧心理。在前往手术室的通道中，两侧隔墙加上由森林状图案以及运动传感器构成的"自然小径"，当有人走过时，运动传感器可觉察到行人的位置，通过操控机制，使墙体显示不同的小动物图案，而这些小动物图案将陪伴儿童到达手术室。

儿童手术安抚机器人旨在缓解儿童的紧张情绪并提供心理支持，通常采用可爱的卡通玩具形象设计，使儿童感到亲近和安心。儿童手术安抚机器人具备智能语音沟通功能，可以给儿童讲故事、唱歌、播放音乐，或者与儿童交流、玩游戏，帮助他们分散注意力、放松心情，并给予儿童鼓励和安慰。儿童手术安抚机器人可以向儿童解释手术的过程和目的，用简单易懂的语言回答他们的问题，帮助他们更好地理解和接受手术。此外，儿童手术安抚机器人还可以提供安抚功能，例如播放柔和的音乐或自然

海洋立体全息投影手术室设计

手术辅助操作机器人

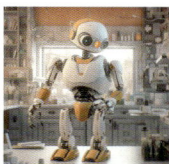

儿童手术安抚机器人
采用卡通玩具形象设计，可进行智
能语音沟通，并在手术全过程中缓
解儿童的紧张情绪

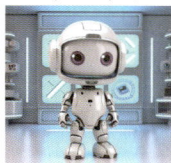

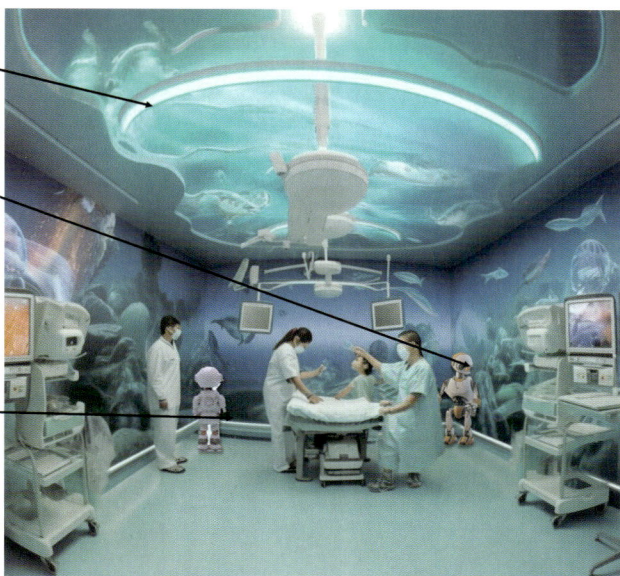

图8-2-9　手术室儿童医疗辅导场景

的声音，调节照明亮度和环境，营造安静和放松的氛围，还可以提供一些简单的感官刺激，比如按摩或轻拍，以缓解儿童的紧张和不适感。在手术进行前，它还能够稳定儿童的情绪，帮助他们更好地进行接受手术的心理预备。

海洋立体全息投影手术室是一种创新的手术室设计，利用全息投影技术创造立体的虚拟场景，为儿童提供身临其境般的海洋体验，利用新奇的视觉体验，转移儿童的注意力，以进一步缓解他们的紧张情绪。在海洋立体全息投影手术室中，墙壁和天花板都配备了全面屏，投影出逼真的海洋景观，如瑰丽的珊瑚礁、彩色的鱼群、悠闲的海龟等。当儿童躺在手术床上时，可以获得仿佛置身于海底世界的奇妙体验。医护人员可以根据儿童的喜好和需求选择不同主题，如热带海洋、北极冰雪世界等，为儿童营造一个安静、宁谧的环境。

儿童手术后可能需要较长时间的康复与休养过程，在住院过程中因与家人、朋友分离而产生的孤独感不利于其康复。此时，可以利用全息投影、智能生成、3D渲染等技术，创造儿童熟悉的朋友或家人形象，建构他们熟悉的场景，如家、学校等，让儿童在熟悉的场景中有熟悉的人陪伴，进而缓解身心不适感。

人工智能可以通过情感识别算法和声音分析，准确识别儿童的情绪状态，包括焦虑、恐惧等。基于这些识别结果，系统可以自动调节儿童医疗辅导策略，提供恰当的情感支持和情绪调节方法，以提升儿童的情绪管理能力和心理舒适度。人工智能也可以结合传感器和监测设备，实时监测儿童的生理参数和病情变化，自动分析和识别异常情况，并及时提供警报和反馈。

此外，术后儿童在麻醉后监测治疗室（postanesthesia care unit，PACU）需要进行身体状态监测时，尤其是进行疼痛监测时，利用人工智能系统，通过多模态信息，如面部表情、声音、心率等，可以综合评估儿童的疼痛程度，并据此选择相应的处理措施。具体来说，通过球形摄像机和降噪麦克风监测儿童面部表情及声音，监护仪监测儿童心率等各项身体指标，从而评估儿童实时的疼痛等级。这时，儿童手术安抚机器人可通过交谈、播放音乐、讲故事等方式转移儿童的注意力，为儿童提供心理支持，以便辅助医护人员实施疼痛缓解措施。

六、游戏室——多元场景下身心放松与疗愈的空间

游戏室包括病房游戏室和主题游戏室（梦想医学院）两个场景，旨在通过游戏、娱乐、康复和医疗辅导，为儿童提供一个全面的身心放松和疗愈环境，以促进他们的康复和心理健康，同时，为其家庭提供支持和服务。

（一）病房游戏室——爱心小屋

1. 场景描述

病房游戏室是实施儿童医疗辅导的专门场所，能够为儿童医疗辅导专业人员提供更加充足和专业的空间，帮助儿童放松身心、调节情绪、缓解疼痛等。病房游戏室共设五大模块——树洞元宇宙、体感游戏、绘画创想、虚拟沙盘和剧场心体验。其中，树洞元宇宙和体感游戏发挥主要效能。

住院部每层病房的中间位置均设置一间病房游戏室，其内外墙壁可增设全面屏，根据所处科室的不同，可对病房游戏室的外观及内部设施进行主题文化定制，实现游戏室的个性化呈现。儿童就医及住院时间长短不同，其心理状态可能出现不

同变化，焦虑、抑郁、躁狂、恐惧等情绪也会因个体差异和所处病程而出现差别反应。因此，针对个体的一对一心理疏导及带有普适需求满足目的的团体性心理活动，在医学治疗中具有必要的辅助意义与实践价值，但受到当前医疗条件及人力所限，病房游戏室现有设计无法实现其使用目的。

正因如此，人工智能在病房游戏室中具有丰富的应用空间，能够实现病房游戏室的功能更新与升级。在整体环境方面，可打造沉浸式虚拟环境，根据儿童的喜好、游戏环节、季节特点等进行灵活变化，如设定海洋主题等（图8-2-10）。在硬件设备方面，可在病房游戏室内设置卡通形象的情感对话机器人、小型飞行器等设备，也可设

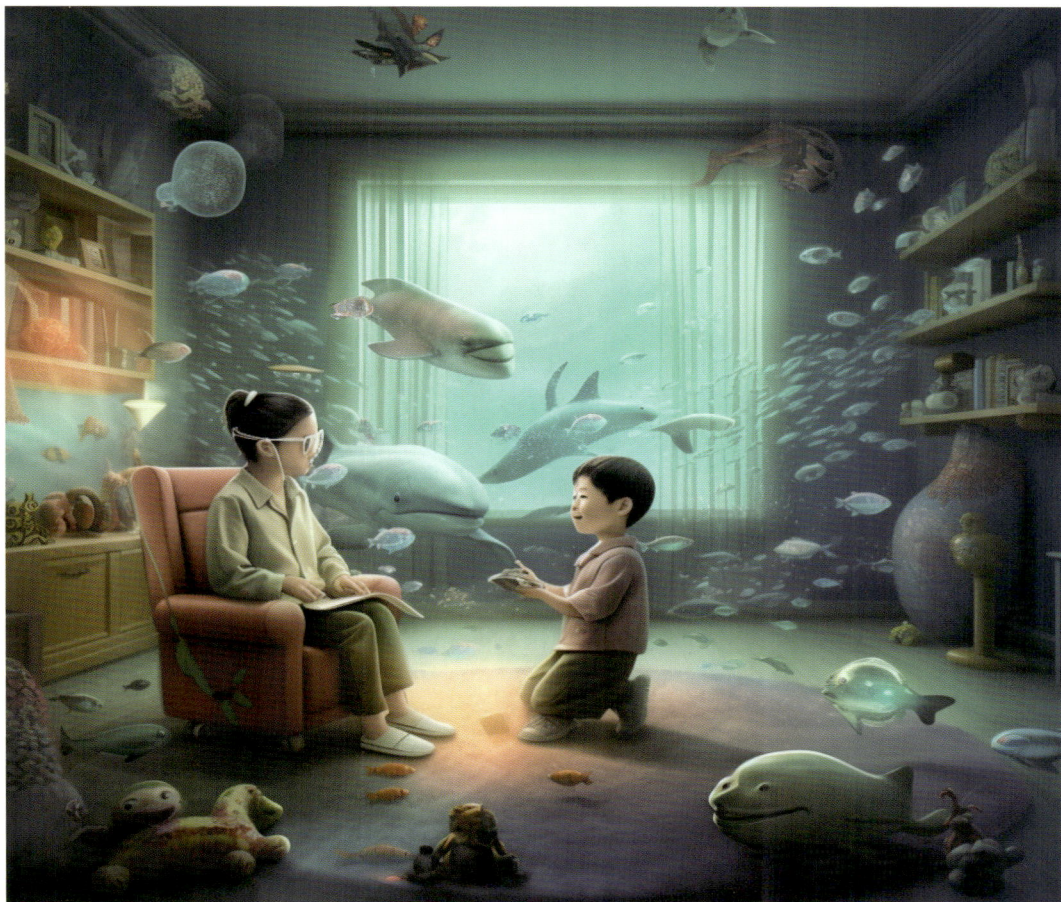

图8-2-10　设定沉浸式虚拟海洋主题的儿童病房游戏室

置VR眼镜，搭配自行车、蹦床等运动器械。作为特定的儿童医疗辅导场景，病房游戏室在设计上具备较大的自由度，可利用人工智能深度挖掘其价值，建立储备丰富的资料库，按照需要实时生成交互内容，拓展其功能，利用其资源、多种互动式设备设施及游戏内容，既可以对儿童进行心理状态的评估，也可以在评估过程中进行积极干预，提升儿童医疗辅导的专业性。

2. 场景元素设计

病房游戏室场景涉及人的元素主要有儿童医疗辅导专业人员和儿童。高逼真沉浸式树屋、剧场舞台、虚拟沙盘、智能交互操作屏涉及真实木材和建筑结构、全背景沉浸式屏幕等内容展示元素，还涉及触摸交互、手势感应技术和环境感知技术等人工智能元素。树造型智能AI陪伴机器人玩伴主要涉及语音分析技术、动作感知技术和提供个性化交互方案等人工智能核心元素。智能儿童座椅不仅包括触觉传感器、嗅觉传感器、摄像头、声音数据采集设备和生理监测设备等数据采集及感知元素，还包括数据分析和反馈技术、智能监控和警示技术、自适应调节技术，以及人工智能核心元素。

高逼真沉浸式设备设施为儿童提供了一个与自然和现实互动的环境，通过结合真实材料和电子显示屏幕的技术，为儿童创造独特且令人兴奋的体验。它可以激发儿童的想象力、探索欲望和对自然的热爱，同时，提供娱乐和教育的机会。树造型智能AI陪伴机器人玩伴为儿童提供了一个创新、互动和有趣的玩具。它结合了智能技术、娱乐功能和教育元素，可以作为儿童的伴侣和游戏伙伴。智能儿童座椅通过集成智能技术，为儿童提供更安全、舒适和智能化的座椅体验，可以提供定制化支持和监测，以满足儿童的个性化需求。这些技术不仅为儿童提供了安全、舒适和有趣的治疗环境，同时促进了他们的情感、认知和学习发展，有助于消除儿童对医院环境和治疗过程的抗拒感和恐惧感，提升他们的就医体验和参与度。

3. 场景设计

病房游戏室既可以开展治疗性游戏，又可以提供娱乐性游戏。针对儿童的不同情况，以工具量表评估其负面情绪等级，并分别采取不同的应对措施。病房游戏室可分为树洞元宇宙、体感游戏、绘画创想、虚拟沙盘、剧场心体验五大模块，可提供多种互动式设备设施及游戏内容，既可以对儿童进行更为细致的心理状态评估，也可以在评估过程中进行积极干预，并加入多元、交互式人工智能应用技术，以辅助儿童缓解心理问题。

（1）树洞元宇宙

通过优化现有树屋式可独处空间，以元宇宙相关技术建构个性化场景，可根据儿童提供的关键词实时生成虚拟场景、虚拟角色，利用空间全息投影技术快速完成空间全景定制。（图8-2-11）借助全背景墙面沉浸式显示屏，根据天气、季节、树木效果等变量调节树屋环境，设置树造型智能AI机器人，可与儿童进行语音与游戏互动，亦可根据实体空间的玩偶外观，设计制作带有互动属性的虚拟玩具形象，增强儿童的元宇宙体验感。借助智能儿童座椅等设备，配合病情体征监测，在创建虚拟世界的同时，提升实体空间的舒适度，为儿童营造舒适体感，使其无论在虚拟世界还是真实世界都可达到身心愉悦的状态。

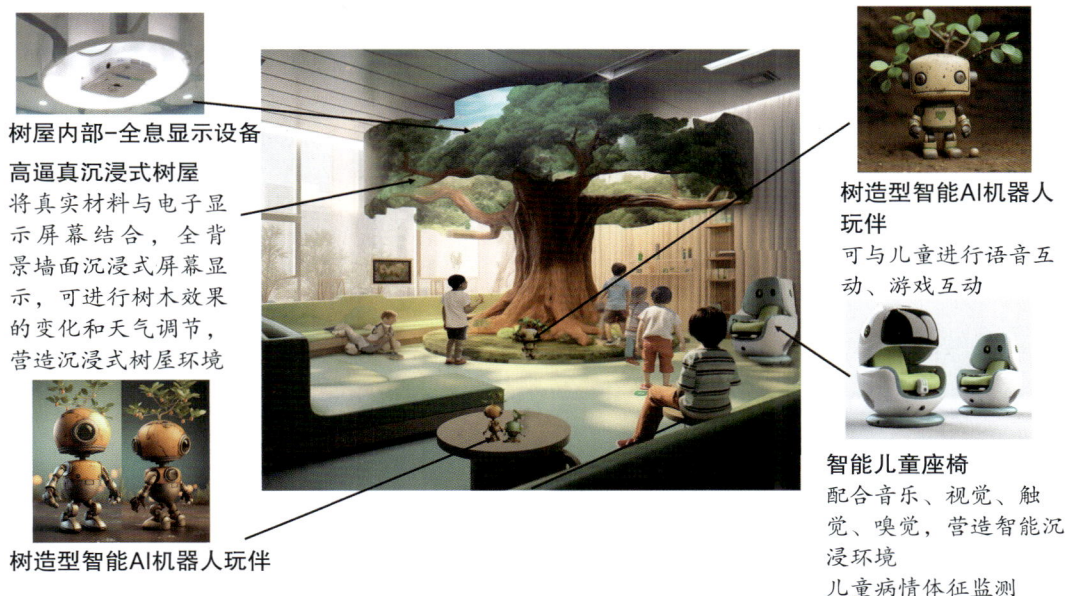

树屋内部-全息显示设备

高逼真沉浸式树屋

将真实材料与电子显示屏幕结合，全背景墙面沉浸式屏幕显示，可进行树木效果的变化和天气调节，营造沉浸式树屋环境

树造型智能AI机器人玩伴

树造型智能AI机器人玩伴

可与儿童进行语音互动、游戏互动

智能儿童座椅

配合音乐、视觉、触觉、嗅觉，营造智能沉浸环境

儿童病情体征监测

图8-2-11 病房游戏室场景的儿童医疗辅导模块——树洞元宇宙

（2）体感游戏

在病房游戏室场景建立体感游戏系统，配套体感游戏设备，如混合现实（mixed

reality，MR）头显、体感游戏手柄和互动音乐游戏地板等（图8-2-12），同时创建自然场景，提供舒缓音乐，利用正念放松原理设计肢体动作引导系统，以舞动游戏的方式帮助儿童掌握放松方法，增强身心放松感，助其缓解焦虑、减轻疼痛。此外，可适度植入游戏闯关设计及奖励机制，增强互动体验。

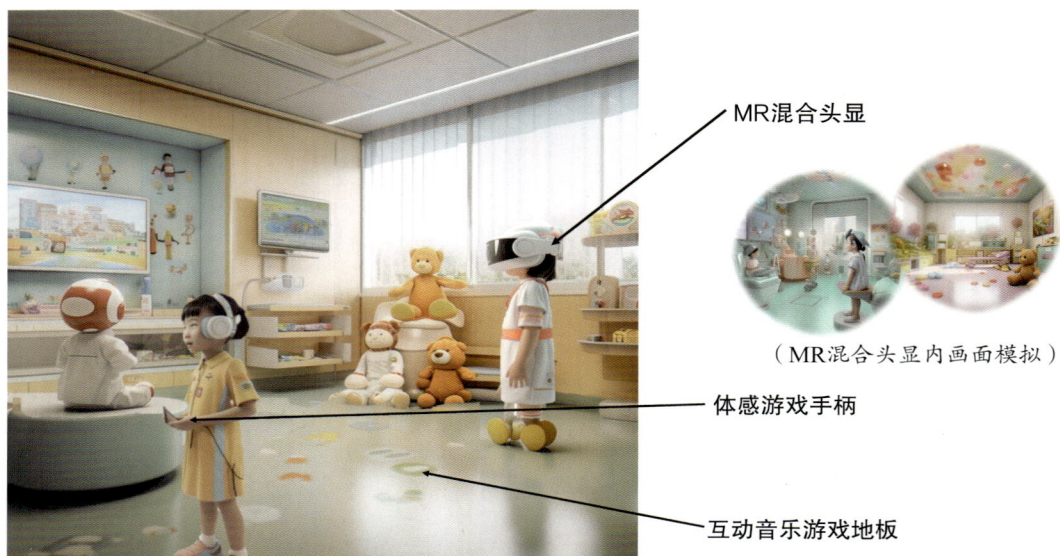

MR混合头显

（MR混合头显内画面模拟）

体感游戏手柄

互动音乐游戏地板

图8-2-12　病房游戏室场景的儿童医疗辅导模块——体感游戏

（3）绘画创想

该模块利用绘画治疗技术原理，建立人工智能绘画心理元素大数据分析库，以VR眼镜、电子画板、手写笔和智能儿童座椅等设备打造虚拟绘画空间，根据儿童所绘物体的大小、位置、线条、颜色浓淡等要素对应判定其焦虑、抑郁、躁狂、恐惧等情绪等级，依照其心理状态评估指标选择对应方案，在出现情绪问题与心理问题时同步解决问题。

（4）虚拟沙盘

该模块根据箱庭疗法技术原理创建交互式沙盘游戏，以海量沙盘图片库为依据，初步判断儿童的心理状态，引导儿童通过虚拟沙盘摆放自主地缓解负面情绪。可根据沙盘最终呈现的图景引导儿童以人机交互形式完成故事创作，在一定程度上解决其情绪问题与心理问题。

（5）剧场心体验

该模块利用全息投影技术和游戏引擎搭建虚实结合的舞台空间，根据儿童的性格特征及病情，可利用人工智能进行编剧，同时指导儿童完成舞台剧表演，以沉浸式演剧方式激发其精神力量，鼓励其积极面对病痛。

病房游戏室的五大模块主次分明、彼此关联配合，能够在人工智能的加持下有效完成功能升级与效果强化，为儿童提供身心放松与疗愈的多元空间。

（二）主题游戏室——沉浸式医学体验

1. 场景描述

"梦想医学院"是复旦大学附属儿科医院打造的我国首个儿童医学体验馆，面向全社会所有儿童开展儿童医疗辅导活动，既包括住院儿童，也包括健康儿童。"梦想医学院"首创"沉浸式医学体验"实体空间，拥有"小小专家门诊""放射体验区""模拟大药房""仿真手术室""医学小讲堂"五个仿真环境。空间布局体现了完整的患者急救流程和场景，包括拨打"120"急救电话→使用除颤仪→仿真住院病房环境（如吸氧、听诊、注射、抽血、给药、B超检查、实验室检查）→手术室等，全面复现了儿童就医流程中的重要场景，同时，利用仿真模型道具、显示屏、游戏等工具和手段，实现了集智能＋游戏＋人文于一体的医学体验式教育，培养儿童自主健康管理意识，增长儿童伤害预防知识，传播儿童健康促进理念。

将人工智能技术融入"梦想医学院"，可以使其在现有仿真环境的基础上增加更为丰富的交互形式。如集成人工智能元素的"梦想医学院"（图8-2-13），使用VR或全息投影技术真实还原急诊室、手术室的空间布局，模拟操作基于物联网技术的数字虚拟听诊器、B超检查机等，通过真实反映实时动态的生命体征来提高儿童的参与感。利用植入大规模医学知识图谱的情感对话机器人，个性化解答儿童的问题，进行生动、逼真的语言交互，协助医务社工或志愿者等非医学背景工作人员对儿童进行医学知识的普及。

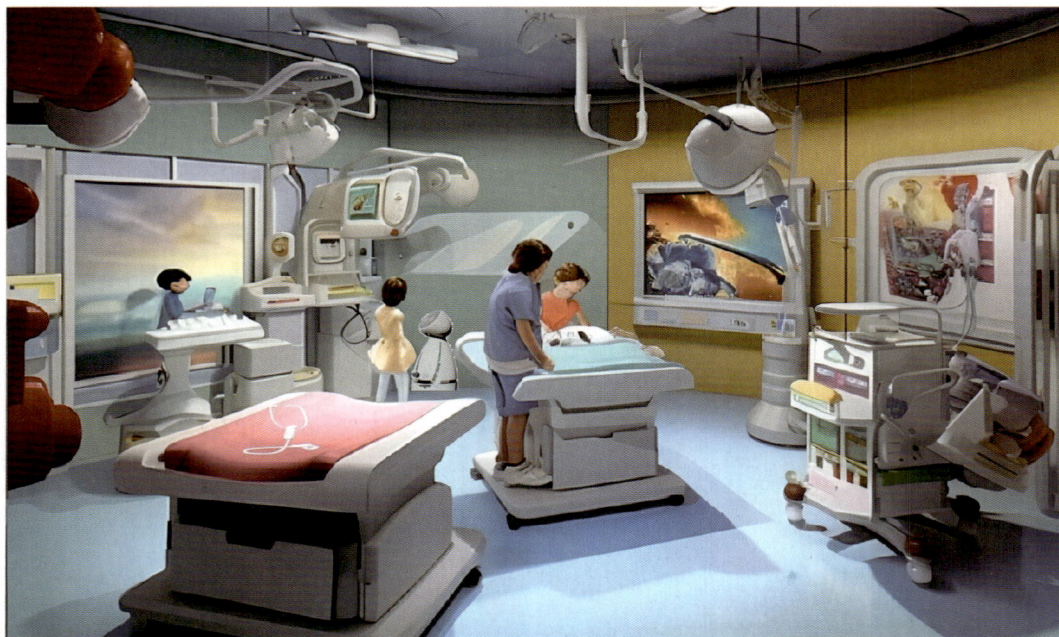

图8-2-13　集成人工智能元素的"梦想医学院"

2. 场景元素设计

"梦想医学院"场景涉及人的元素主要有儿童医疗辅导专家、医生、护士、家长和儿童。其分为模拟体验区、医学小讲堂和地铁站。

模拟体验区有童趣核磁共振体验区、实时检测仪体验区和X线信息互动屏墙。其中童趣核磁共振体验区包含一些内容展示元素，如墙面设计为动态音乐海洋背景和立体声音响系统；实时检测仪体验区和X线信息互动屏墙包含数据采集元素，如心率监测器、皮肤电活动传感器等生理监测设备，以及包含数据分析技术、语音识别技术和个性化建议与反馈等人工智能核心元素。童趣核磁共振体验区创造了一个趣味和互动相结合的核磁共振体验区，可以帮助儿童减轻对医学仪器的恐惧感和焦虑感，提高他们对医疗过程的参与度和配合度。实时检测仪体验区和X线信息互动屏墙，可以帮助儿童更好地认识和管理自己的生理状态。

医学小讲堂主要由桌上立体旋转交互模型投影、3D智能人模型与操控屏、学习辅助分析数据屏和XR综合技术学习桌组成。其中，桌上立体旋转交互模型投影主要包含内容展示元素，如立体的3D智能人模型和可旋转动物模型。3D智能人模型与操控屏、学习辅助分析数据屏和XR综合技术学习桌不仅包含摄像头、红外传感器和声音采集设备等数据采集元素，还包含虚拟现实技术、视觉感知技术和语音语义分析等人工智能核心元素。桌上立体旋转交互模型投影提供了一种创新的交互体验，可以激发儿童的好奇心和探索欲望，帮助他们更好地理解和记忆学习内容。3D智能人模型与操控屏、学习辅助分析数据屏和XR综合技术学习桌可以与儿童进行自然、智能的互动，提供信息、解答问题，但不可以提供娱乐和教育等功能。

地铁站主要由LED信息宣传动画大屏、半透明交互屏、地面全息投影交互、全息投影智能人组成，其中LED信息宣传动画大屏、半透明交互屏包含育儿知识和资源、情感支持、咨询和护理建议等支持家庭育儿实施的元素。地面全息投影交互包含个性化游戏方案和虚拟现实技术等人工智能核心元素。全息投影智能人包含语音交互、个性化建议与反馈等人工智能核心元素。LED信息宣传动画大屏、半透明交互屏可以为儿童及其家长提供就医指南和流程指导，地面全息投影交互和全息投影智能人可以让儿童在参与游戏和与智能人互动的过程中学到相关医疗知识。

3. 场景设计

"梦想医学院"面向全社会儿童开展医疗辅导服务，既可设立在医院，也可设立在学校、社区、地铁站、科技馆等非医疗场所。"梦想医学院"包括"小小专家门诊""放射体验区""模拟大药房""仿真手术室""医学小讲堂"五个仿真环境模块，全面复现了儿童就医流程中的重要场景。儿童可通过利用仿真实物器材、情景模拟及游戏互动，以参与式、体验式和互动式的方式，缓解儿童就医恐惧感，传播儿童健康促进理念。

（1）小小专家门诊

"小小专家门诊"是儿童医学体验的第一站，配有诊疗台、听诊器、压舌板、电筒和显微镜等实物器材及触摸式疼痛体验仪，孩子可以通过角色扮演和医疗情景模拟初步了解医生在门诊工作中常用的诊疗器具，并以疼痛体验缓解就医过程的恐惧情绪。诊疗台配有嵌入3D影像数据库的游戏互动电子屏，儿童可以自由选择模拟体验游戏角色，并定制诊疗对象的3D形象，根据模拟剧情及相应的语音提示，选择合适的诊疗器具进行操作，其检查结果会在屏幕上进行语音播报和图像展示；体验游戏结束后，系统会自动进行评分，表现较好的儿童可以获得相应奖励，以进一步增强儿童的互动体验及参与积极性。

（2）放射体验区

"放射体验区"设有高仿真的B型超声诊断仪、X线检测仪、计算机断层摄像机（CT）、核磁共振检测仪及相应的智能互动面板。（图8-2-14）在X线检测仪体验区配有X线信息互动屏墙，孩子根据语音提示，可以在互动面板上进行X线模拟检查操作，检查结果实时显示在屏幕上并配有卡通语音播报。X线信息互动屏墙不仅能够展示丰富的图片、文字和视频内容，还能够带来奇幻的视觉效果和全新有趣的互动体验。核磁共振体验区设有动态音乐海洋背景墙，在充满童趣和愉悦的环境下进行医疗体验，可以增加儿童兴趣，提高其参与的积极性，减轻其对医院仪器的抗拒感与恐惧感。孩子可以选择作为医生或患者的角色来操作或体验核磁共振检查过程，根据情景设定和模拟游戏进行操作，检查结果可以在墙面电子屏幕上实时显示。应通过鼓励和支持儿童亲身体验，使之在模仿、感知、探究中获得就医经验与医学知识。

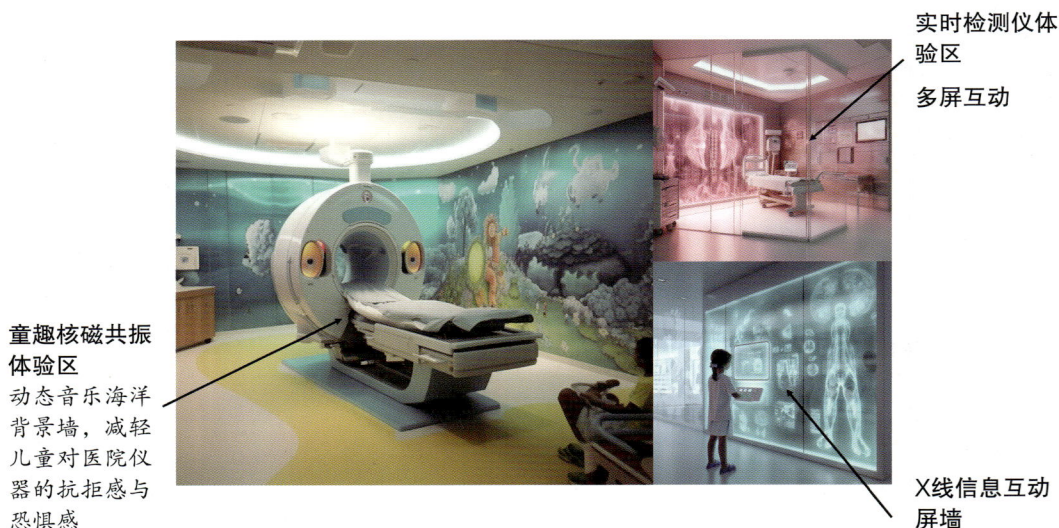

实时检测仪体验区

多屏互动

童趣核磁共振体验区

动态音乐海洋背景墙，减轻儿童对医院仪器的抗拒感与恐惧感

X线信息互动屏墙

图8-2-14 梦想医学院医疗辅导场景——放射体验区

（3）模拟大药房

"模拟大药房"设有墙壁式游戏互动电子屏，通过游戏环节生成算法和强化学习算法，生成个性化儿童游戏设计模块，创造有层次、儿童能自主操作的游戏环境，在尊重儿童身心发展和学习特点、满足各年龄段儿童个性化需求的基础上，以游戏的方式帮助孩子从易到难地区分不同形状的药物，了解药物常识及药物进入人体后发挥作用的过程，认识配合服药的重要性。

（4）仿真手术室

"仿真手术室"（图8-2-15）设有3D智能人模型与操控屏，高度真实地还原人体骨骼肌肉及内脏器官，全方位立体化展示人体各系统结构。儿童可与触控大屏协同操作，实现虚实融合模拟学习，进一步提升儿童医疗辅导效果。XR综合技术学习桌通过明快、活泼的故事性画面和医疗情景模拟，激发儿童对学习健康知识的兴趣并了解医疗知识。模拟手术操作游戏由具体的医疗场景引入，如"阑尾炎""疝"，孩子可以扮演不同的手术角色并通过屏幕操作指示对医疗模型实施"阑尾切除术"，以初步

3D智能人模型与操控屏
立体3D医学智能人模型，可进行互动交流，按学习需求展现不同层级的人体结构与人体部位

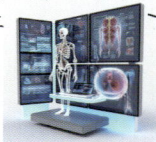

立体旋转交互模型投影
学生可对模型进行交互、旋转、放大或缩小

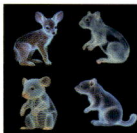

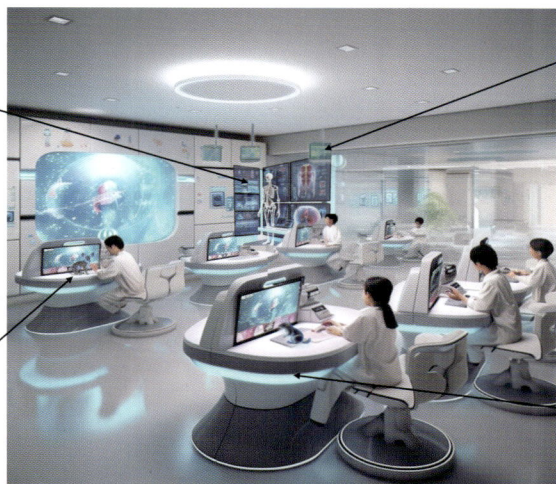

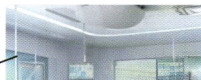

学习辅助分析数据屏
通过摄像头、动作捕捉、语音语义收集，实时关注学生学习进度与情况，智能分析学生对于知识的理解能力与掌握程度

XR技术学习头盔与XR综合技术学习桌
学习桌包括综合影像、音像技术与教室学习系统相关联，辅助提升教学效果；桌上包括XR头盔眼镜、沉浸式耳机，以及全息投影设备、智能交互电子屏、智能语音

图8-2-15　"梦想医学院"医疗辅导场景——仿真手术室

了解手术操作过程。孩子还可以通过佩戴XR头盔、眼镜和耳机，以视听沉浸式方式了解并感受手术室环境及手术过程，收获互动体验。每张学习桌上设有立体旋转交互模型投影，以模型动画演示的形式将医学实施过程直观化、具体化地表现出来，并运用视觉表现方法将抽象的医学原理呈现给儿童，有效解决了医生和儿童之间的沟通难题，也为儿童及其家长了解医学知识提供了诸多便利。此外，室内配置的智能摄像头自带面部表情、身体动作及语音识别功能，全程记录儿童体验过程，通过面部表情、语音音调和其他线索，智能分析儿童对于医学相关知识的掌握程度与理解能力，评估儿童在儿童医疗辅导过程中的情绪状态，设计适合不同年龄段儿童的数字化健康教育媒体、创意化儿童医疗辅助指引以及游戏化辅助治疗工具。

（5）医学大讲堂

"医学大讲堂"墙面设有LED信息宣传动画大屏，循环播放儿童保健、婴幼儿护理、儿童慢性病管理等医疗科普动画，同时，为儿童及其家长提供就医指南和就医流程指导。（图8-2-16）家长还可以通过触屏互动咨询基本医疗问题和查询就医信息及

LED信息宣传动画大屏
配合音乐、彩色卡通人物等元素，为儿童及其家长提供就医指南和流程指导

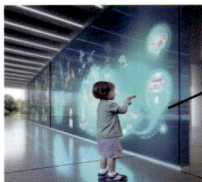

半透明交互屏
儿童可以与家长进行屏幕触摸互动，家长可进行就医信息与流程查询

地面全息投影交互
结合墙上屏幕和地面投影，加以实时音乐音效及立体3D投影，儿童可参与互动游戏，了解并学习医疗知识

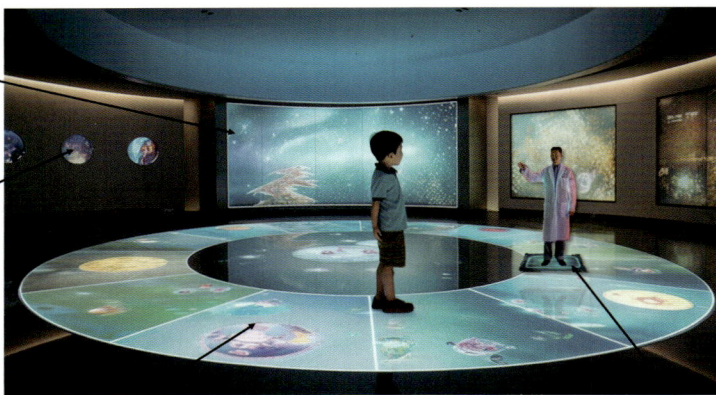

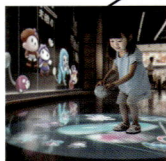

全息投影智能人
立体3D投影医生，可进行互动交流，也可就医疗知识、就医流程等问题进行解答

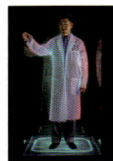

图8-2-16 "梦想医学院"医疗辅导场景——医学大讲堂

就医流程。"医学大讲堂"内设有环形地面全息投影，当儿童进入投射范围内，就能与投影在地面上的虚拟医疗场景进行交互；各种互动效果也会随着儿童的肢体动作进行变换，让儿童进入虚实结合、亦真亦幻的奇妙世界，收获难忘的医疗互动体验。区域内设有全息投影智能人，可以和儿童及其家长进行交流互动，解答基本诊疗问题和提供医疗相关知识。

"梦想医学院"由儿童医疗辅导专业人员、儿童及其家长和人工智能系统共同参与，采用游戏、语音、墙绘、AI智能的形式融入五大模块中，以充满童趣、游戏化和沉浸式教育方式，帮助儿童及其家长有效应对就医过程中的各种困难经历，改善儿童就医体验，并缩小医患之间存在的知识差异，更好地促进儿童及医护人员在临床治疗过程中的双向沟通，实现共建共享。

第三节　智能化儿童医疗辅导关键技术

综合运用人工智能、物联网、大数据等新一代信息技术，基于前述章节设计的六大智能化儿童医疗辅导场景，建立包括智能内容生成技术、智能视频分析技术、人机交互技术和可视化呈现技术四大核心技术的关键技术体系。其中，智能内容生成技术能为游戏辅导生成虚拟场景、虚拟人物、虚拟物品等数字形象。通过可视化呈现技术，可为儿童个性化量身打造身临其境般的医疗辅导环境。通过智能视频分析技术和人机交互技术，支持儿童与医疗辅导系统进行语音、手势、触摸等多维度人机互动，为儿童提供情感和心理支持。此外，智能视频分析技术还能对儿童面部表情、肢体动作等进行智能化分析，对儿童疼痛等异常表现进行监测。

智能内容生成技术涵盖游戏环节生成技术、强化学习技术和语音合成技术等人工智能技术。首先，儿童教育资源数据库提供了基础的教育素材和资源，然后通过游戏环节生成技术，根据儿童的特点和需求生成有趣的游戏环节。接下来，通过强化学习技术，系统可以不断学习和优化，根据儿童的反馈和表现，调整游戏环节的难度和内容，以实现更好的教育效果。最后，语音合成技术可以将文字转换为自然流畅的语音输出，提供更具交互性和沟通能力更强的辅导体验。

智能视频分析技术涉及语音识别技术、自然语言处理技术、人脸识别技术、表情分析技术、情感识别技术、辅助诊断和决策支持算法等人工智能技术。首先，儿童音视频数据库提供了相关的音视频数据，通过语音识别技术，可将音频内容转换为儿童可理解的文字信息。随后，NLP技术可对这些文字信息进行分析和处理，以了解儿童的需求和问题。接下来，人脸识别技术用于识别儿童的面部特征，表情分析技术和情感识别技术则用于分析儿童的表情和情绪状态。最后，辅助诊断算法和决策支持算法利用儿童就诊全记录数据库的数据进行分析，为医生提供辅助诊断和决策支持，并通过可视化方式呈现结果。

人机交互技术着重设计、评估和实现人与计算机之间有效交互的方式，旨在提供自然、友好的操作界面，使用户能够方便地与计算机进行沟通，并获得良好的用户体验。当前最广泛接受的技术是自然语音交互技术，它允许用户使用口语与计算机对话，无需特定命令或固定的语法结构。人机交互技术在医疗领域的应用不断发展，包括电子病历系统、临床决策支持系统、远程医疗和虚拟现实等发展与应用，提升了患者医疗体验，减轻了医务工作者的负担，并提高了整体医疗水平。人机交互方式主要包括触摸、手势、肢体、语音和面部表情多模态交互，每种方式在不同场景下发挥不同的作用，如触摸交互适用于放射体验和模拟药房，手势交互适用于手术室和重症监护室，肢体交互适用于体感游戏和康复训练，语音和面部表情交互可以提供多模态的交互方式，增强情感交流和心理支持。这些人机交互方式的发展为儿童提供了更友好、更自然的交互体验，并为医疗工作提供了更高效、智能化的工具。

可视化呈现技术利用图像、图表、视频、三维可视化模型、虚拟现实等手段将复杂的数据、信息或概念以直观、易懂的方式展示。在医疗领域，可视化呈现技术广泛应用于医学影像、患者数据、医学教育、手术规划和患者沟通等方面。在儿童医疗辅导中，可视化呈现技术可以制作逼真的儿童三维模型，呈现情绪表达和医疗场景，并提供交互对话内容库。利用ChatGPT（chat generative pre-trained transformer）技术结合医学专业数据库，可增强儿童医疗辅导的交互体验，进行内容生成和实时反馈，提高辅导效果和效率。但是，生成式AI在数字病人可视化领域内仍存在数据准确性偏差和不确定性以及复杂场景处理等方面的问题。

人工智能儿童医疗辅导的关键技术框架中包括面向不同应用的多个技术应用流程，每一条流程都承担着不同的功能和任务，在整个儿童医疗辅导过程中相互关联和支持。通过这些技术的串联和应用，人工智能儿童医疗辅导系统能够实现智能内容生成和智能视频识别等多项功能，为儿童提供个性化医疗辅导服务。（图8-3-1）

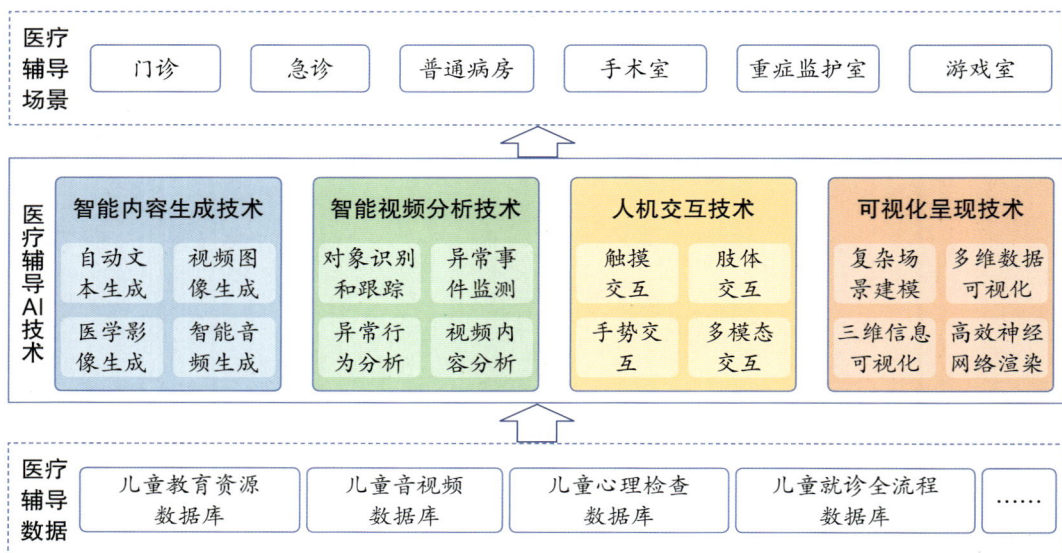

图8-3-1　人工智能儿童医疗辅导关键技术体系

一、智能内容生成技术

人工智能生成内容（artificial intelligence generates content，AIGC）利用人工智能技术自动生成具有一定价值和可读性的文本、图像、音频或视频等多媒体内容。它综合自然语言处理、计算机视觉和音频信息处理等技术，旨在通过算法的学习和推理，生成与人类创作相似的内容。

AIGC的发展为各行各业带来了巨大的机遇和挑战。它可以提高生产效率、提升内容创作能力，并为用户提供更加个性化和多样化的体验。在医疗领域，AIGC可以被广泛应用于诊断辅助和决策支持、医疗文档生成、智能问诊系统等实际应用场景。（图8-3-2）其中，在诊断辅助和决策支持方面，AIGC可以利用医学数据库和患者数据，辅助医生进行诊断和制订治疗方案。通过分析大量的医学文献和病例数据，AIGC可以提供医学知识的综合分析和快速检索，帮助医生做出准确的诊断和治疗决策。在医疗文档生成方面，AIGC可以生成医疗文档，如病历摘要、医嘱和医学报告等。这可以减轻医务人员的工作负担，提高其工作效率，同时确保文档的准确性和一致性。在智能问诊方面，AIGC能流畅地与患者对话，并根据患者提供的症状和医学历史信息，利用机器学习和NLP等技术来分析和理解患者的问题，最终生成诊断结果和建议。在医疗辅导方面，AIGC能有效支持机器人内置的对话系统，以及虚拟形象的生成等。需要注意的是，AIGC在医疗领域中的应用需要谨慎处理，确保生成内容的准确性、可信度和安全性。同时，医疗专业人员的角色仍然不可或缺。AIGC应作为辅助工具，与医生和其他医疗人员相互配合，共同提供最佳的医疗服务。

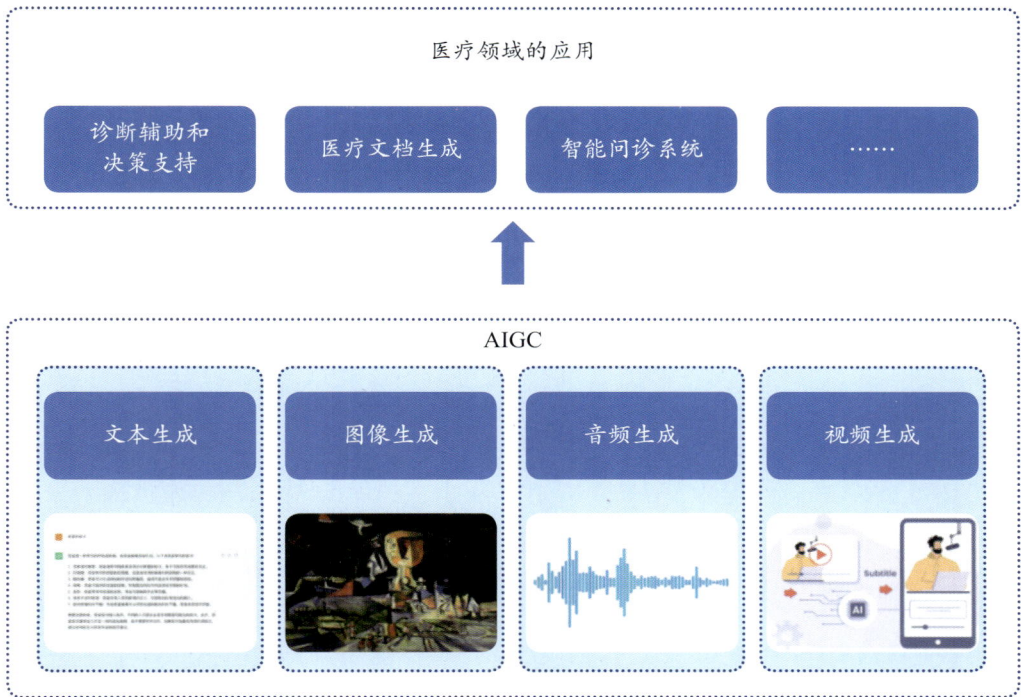

图8-3-2　人工智能内容生成在医疗领域中的应用

AIGC主要包括自动文本生成、图像和视频生成、智能音频生成等技术。下面分别介绍各技术在儿童医疗辅导场景中的应用。

（一）自动文本生成技术

自动文本生成技术可以根据输入的特定条件、关键词或语义信息，生成与之相关的文章、故事、新闻报道等各种类型的文本。文本生成的过程通常包括以下关键步骤。首先，需要准备一定量的训练数据。然后，利用机器学习算法和深度学习算法，构建一个文本生成模型。这个模型会学习并理解文本样本的结构、语法规则和语义关系。最后，通过输入一个触发词或上、下文信息，这个模型会生成相应的文本输出。自动文本生成技术的应用十分广泛，可用于完成自动化写作任务。例如，新闻机构可以利用自动文本生成技术快速生成新闻稿件的草稿，然后由编辑进行进一步修改和完善。此外，自动文本生成技术也可用于虚拟助手和聊天机器人，使其能够与人类进行自然而流畅的对话。

在儿童医疗辅助系统中，自动文本生成技术也发挥着重要作用。例如，在PICO下构建的交互式虚拟形象，在普通病房设置的交互式机器人，在急诊室里设置的智能LED墙面，都涉及智能对话模块；而智能对话模块就是利用了自动文本生成技术，让机器人能够与儿童进行自然而流畅的对话。它可以帮助儿童解答常见问题，提供医疗建议和指导，解释医学术语和病情信息，也可以提供情感支持和心理疏导。通过与儿童的交互，智能对话模块还可以根据个体需求和反馈进行个性化回复及服务。

（二）图像和视频生成技术

图像和视频生成技术通过学习和模拟现实世界的视觉特征，创造新的图像和视频，甚至可以改变现有图像和视频的内容。它的核心是深度学习和生成对抗网络（GAN）。深度学习通过构建多层神经网络，可以实现对图像和视频的高级特征提取及表示。生成对抗网络则是一种由生成器和判别器两个神经网络组成的系统。生成器负责生成新的图像或视频，而判别器则负责评估生成的内容是否真实。这两个部分相互竞争、相互学习，从而逐步提高生成的图像和视频的质量。但在视频生成中，涉及更复杂的时间序列数据。生成器需要考虑视频中连续帧之间的关系和流畅性。判别器则需要评估生成的视频是否具有真实性和连贯性。通过对视频数据的建模和生成，系统可以生成具有连续动态变化的视觉内容。

图像和视频生成技术在许多领域都有着广泛应用。例如，在电影或游戏制作中，可以生成逼真的特效和场景。在艺术创作领域，艺术家可以利用图像和视频生成技术探索新的创意和风格。此外，图像和视频生成技术还可被应用于虚拟现实、增强现实和模拟训练等领域，为用户提供更丰富、更真实的视觉体验。

在儿童医疗辅导系统中，虚拟形象的生成也离不开图像和视频生成技术。通过学习和模拟真实世界的视觉特征，图像和视频生成算法可以生成具有逼真外貌的虚拟形象，包括人物的面部特征、身体姿势、服装样式等，还可以学习并模拟人类的外貌特征，使虚拟形象看起来更加真实和可信。此外，图像和视频生成技术也可以应用于场景生成，为虚拟形象提供逼真的环境背景，例如在手术室场景中应用VR技术创建虚拟场景与虚拟形象。图像和视频生成算法可以学习和生成各种场景及背景元素，如室内外环境、自然景观、建筑物等。这样，虚拟形象可以在与真实世界相似的环境中进行交互和行动，从而提高其逼真度和沉浸感。

（三）智能音频生成技术

智能音频生成技术通过深度学习模型和语音合成技术，可以将文本转换为自然流畅的语音，并具备一定的情感表达能力，在语音助手、语音交互系统、语音合成器等方面有着广泛的应用。

智能音频生成技术的基本原理是将文本或语音内容转化为声音信号。首先，系统会分析输入的文本或语音内容，理解其中的语义和语法结构。然后，通过模型和算法，系统会将文本或语音内容转换为对应的音频波形。它的发展得益于深度学习和神经网络的进步。利用大量的训练数据和复杂的算法模型，系统可以学习和模拟人类的声音特征。通过训练，系统还能够捕捉到语速、音调、音量和发音等声音属性，从而生成与人类声音相似的合成音频。

智能音频生成技术在儿童医疗辅导系统中有着广泛的应用，人工智能驱动下的儿童医疗辅导场景中虚拟形象、机器人以及LED墙面的对话系统不可缺少的一环便是音频合成。通过音频与文字的互相转化，才能构建完整的音频输入及音频输出的对话系统。此外，特定音色的合成对于儿童的情绪安抚也有很大作用。通过智能音频生成技术生成儿童亲属或是他们喜爱的动画形象的声音，可以为儿童带来心灵慰藉。这种人性化的音频生成技术有利于儿童的情感疏导和提供心理支持，可以减轻儿童的焦虑感和恐惧感，增强其对儿童医疗辅导系统的信任感和参与度。

虽然AIGC在儿童医疗辅导中能发挥巨大的作用，但是也面临着内容准确性、版权保护、伦理道德等方面的问题。所以在应用AIGC时，需要综合考虑技术可行性、商业需求和社会伦理等因素，以确保其得到合理、可持续的应用。

二、智能视频分析技术

智能视频分析技术是一种用来检测、分析和理解视频内容的技术。它从视频数据中提取关键信息、识别对象、分析行为、检测事件和形成事件处理或警告等任务，使计算机能够模拟人类的视觉感知、认知能力和决策能力。

在医疗领域中，智能视频分析技术主要应用在辅助手术、疾病诊断、行为监测、病房监控和康复辅助等方面。在辅助手术方面，智能视频分析技术可用于手术室内的实时视频监控和分析。通过实时识别和跟踪医生及护士的动作，提供实时的手术指导和建议。此外，它还可以监测手术过程中的关键指标，如心率、血压等，以帮助医生进行更准确的判断和决策。在疾病诊断方面，利用智能视频分析技术分析医学影像和视频数据，可以帮助医生进行疾病的诊断和评估。例如，它可以自动识别和定位肿瘤、病变等异常区域，并提供量化的测量和分析结果，辅助医生进行疾病的诊断和治疗计划的制订。在行为监测方面，智能视频分析技术主要用于监测患者的行为和活动，以提供更好的护理和监护服务。例如，在老年护理设施中，它可以识别患者的跌倒行为，并及时发送警报。在精神病患者监护方面，它可以检测和分析精神病患者异常的行为模式，如自伤或自杀倾向，以便医护人员及时采取干预措施。在病房监控方面，智能视频分析技术可用于病房内的实时监控和安全管理。通过自动检测和识别病房内的人员和设备，可以确保正常的医疗流程和操作。同时，它还可以检测和预防患者跌倒、压疮等意外事件，提高病房的安全性和效率。在康复辅助方面，智能视频分析技术主要用于辅助康复训练，通过分析患者的动作和姿势，提供实时的反馈和指导，帮助患者进行正确的康复运动和姿势调整，以促进身体康复。

在儿童医疗辅导场景中，智能视频分析技术主要应用于医疗教育、互动沟通、辅助康复、心理支持和家庭监护等方面。在医疗教育方面，通过动画、图像和互动式界面等方式提供医疗教育内容，使儿童更易于理解和接受医学知识。通过视觉化和互动化的形式，可以帮助儿童了解疾病的原因、治疗过程和预防措施，促进他们自我管理和健康意识的培养。在互动沟通方面，智能视频分析技术通过识别、理解儿童的面部表情、姿势和声音等非语言信号，可以调整沟通方式和内容，提供个性化医疗辅导和指导，以满足儿童的需求和了解其情绪状态。这种互动性可以增强儿童对医疗信息的接受度和参与度，促进他们积极参与医疗治疗过程。在辅助康复方面，智能视频分析技术主要用于儿童康复运动的监测，通过分析儿童的运动姿势，提供实时的反馈和指导，帮助他们调整姿势，正确地进行康复运动。此外，它还可以监测儿童的运动进展和康复效果，提供个性化康复计划和进度跟踪，以加快身体康复过程。在心理支持方面，智能视频分析技术可以识别儿童的情绪状态，通过分析儿童的情绪和行为，并根据需要提供相应的情感调节和心理干预，帮助儿童应对在医疗过程中产生的焦虑、恐惧和痛苦。在家庭监护方面，智能视频分析技术可以在家庭环境中监测儿童的健康状况，通过监测儿童的行为和生理指标，为家庭监护人提供有关儿童健康的实时信息和警示，以便其及时采取必要的护理和医疗措施。

智能视频分析技术主要包括对象识别和跟踪、行为分析、事件检测、视频内容分析等关键技术。下面分别介绍各技术在儿童医疗辅导场景中的应用。

（一）对象识别和跟踪技术

对象识别和跟踪技术具体包括表情识别、目标识别和目标跟踪等技术。通过识别和跟踪儿童的身体部位或器官，支持医疗教育和指导过程，帮助儿童了解医院环境和治疗过程；在手术室场景中，可跟踪手术器械和医护人员的位置，提供实时的手术辅助和指导，确保手术的准确性和安全性；在普通病房中，通过表情识别实时判断儿童的情绪和心理状态，及时调用其他技术来辅助缓解儿童情绪。

（二）行为分析技术

行为分析技术具体包括姿态检测、动作捕捉和识别等技术。通过对儿童情绪表达的相关动作的捕捉和检测，调整儿童医疗辅导方式和内容，提供个性化情感支持和指导；在门急诊场景中，通过分析儿童的行为动作，能够为医生提供更多判断病情的依据，以提供更准确的诊断和治疗方案；在"梦想医学院"场景下，分析儿童在模拟场景中的行为和技能表现，提供实时反馈和指导，可以促进儿童医学技能的学习和实践。

（三）事件检测技术

在手术室场景下，通过视频分析，检测手术室内的异常事件，如器械异常、丢失等，及时发出警报并通知相关人员。在普通病房场景下，通过检测病房内儿童久卧形成压疮、设备倾倒等事件，提供实时监测和预警，保障儿童的安全。

（四）视频内容分析技术

视频内容分析技术具体包括情感识别、图像质量评估和视频摘要生成等。在"梦想医学院"场景下，通过分析教学视频内容，辅助儿童理解疾病的病理变化、影像特征等。在门急诊场景中，可通过识别和跟踪儿童的病灶或异常症状，辅助医生进行快速诊断和评估。

三、人机交互技术

人机交互（human-computer interaction，HCI）技术重点关注人与计算机之间有效交互方式的设计、评估与实现，旨在提供自然、友好的操作界面，使用户能够以计算机系统可理解、可响应的需求和指令便捷地与计算机进行沟通，从而实现信息交流、完成工作任务，为用户提供良好的用户体验。理想的人机交互能够模拟人类之间自然、无缝的交流模式，可以自动识别用户的特征和习惯，适应用户的不同需求和偏好，充分理解用户意图，以提供个性化、智能化服务。

当前应用较广泛、接受度较高的是自然语音交互技术，它允许用户使用自然语言（如口语）与计算机进行对话交流，无需依赖特定的命令或固定的语法结构。其技术原理主要包括语音识别、自然语言理解、对话管理与自然语言生成。语音识别技术将用户的口语内容输入转换为计算机可理解的文本；自然语言理解技术在语义解析、实体识别、语法分析等技术的综合作用下可帮助计算机理解用户意图；对话管理技术负责处理计算机与用户的对话流程，包括对话状态跟踪、对话策略及对话动态管理等，确保对话有效、响应正确；自然语言生成技术则将计算机响应转换为自然语言形式，以便为用户提供自然、流畅的文本回应。

人机交互技术在医疗领域中的应用处于快速发展阶段，电子病历系统帮助医生便捷记录和管理患者的医疗信息；临床决策支持系统利用人机交互技术，通过整合医学知识和临床指南，为医生提供诊断与治疗决策的参考；远程医疗和远程监护系统能够通过视频会议、远程检查设备和传感器，实现患者与医生的远程交流与诊断，减轻了患者的就医负担与医院的医疗资源压力。VR、AR技术的应用有助于在进行手术模拟培训、康复训练与精神治疗时，为医生提供可视化辅助，为患者提供沉浸式交互体验。

人机交互技术可以在儿童医疗辅导场景中为儿童提供更为友好、自然的交互方式，在就医过程中为儿童带来更好的体验感，从而进一步提升儿童的满意度。随着科技的发展，人机交互的智能化水平不断提升，人机交互替代了部分人人交互，为医生和护士减轻了负担，使其可以将更多精力投入更核心的医疗环节中，进而提升整体医疗水平。从不同的交互方式出发，人机交互主要分为触摸交互、手势交互、肢体交互、语音与面部表情的多模态交互等方式。

（一）触摸交互方式

触摸交互是我们日常生活中最为熟悉的交互方式之一，触屏手机和平板电脑都是通过这样的方式实现人机交互的。其优势在于直观、易用，识别精确度高。儿童在放射体验、模拟药房和仿真手术等环节中，可优先选择触摸交互方式。该方式更接近物理设备的体验感，有利于儿童真实地感受医院环境，缓解对医院的紧张感与陌生感。进行放射体验时，B超检查设备的探头会接触儿童，当触及不同部位时，B超检查设备会给予不同的反馈，来提示儿童肝、脾、胆、胰、肾等位置。儿童给玩具小熊的打针过程也通过触摸交互来实现，在整个打针过程中，根据操作者施加的力度不同，玩具小熊可呈现不同的情绪反馈，与真实打针过程中儿童的情绪变化相契合。

（二）手势交互方式

手势交互通过识别用户手势即可完成交互，使用空间限制较小，相比于触摸交互更为自由，但其精确度则不及触摸交互。手势交互在医疗领域中的主要应用场景是手术室和重症监护室。在这些场景下，儿童通常不便于自由行动，甚至不便发声，手势交互的便捷性能够让患者更为便捷地驱动交互系统。在重症监护室，儿童想要喝水时可以做出握拳的手势，肚子饿了可以做出摊开手掌的手势。手势的设计符合人们的日常习惯，从而方便儿童掌握手势的含义，更好地与医护人员进行沟通。此外，手术室里也可以设计一些简单的手势交互游戏，让等待手术的儿童通过这类"轻量级"游戏缓解对手术的恐惧感。

（三）肢体交互方式

手势交互方式主要关注手部动作，肢体交互方式则关注整个身体的动作。通过深度摄像头或红外摄像头实现的肢体交互，更易于在医院内广泛应用。相较于手势交互更多地应用于重症患者，肢体交互的儿童接受面相对较广。手势交互主要应用场景为体感游戏，它以游戏的方式引导儿童做出放松的肢体动作或者跳一段舞蹈，以起到缓解儿童紧张情绪和疼痛感的作用。肢体交互还可运用于复健环节，以更轻松的方式帮助儿童恢复肢体功能。

（四）语音与面部表情的多模态交互技术

语音交互是儿童与医疗辅助机器人之间沟通的重要媒介，通过语音交互，可以完成人工智能与儿童的日常交流。人工智能不仅可以快速知晓儿童病史，还能从儿童声音的特征数据，如音高、语速、音量等，分析儿童实际的情感状态，适时地为儿童提供心理健康辅导。医院中有较多嘈杂的环境，声音干扰会使语音交互的准确性下降，而面部表情交互的加入则可以和语音交互相辅相成、互为补充。当语音识别受到环境影响时，通过识别儿童面部的肌肉变化，也可判断其情绪；同样地，当儿童面部受到遮挡时，语音交互就可以发挥作用。基于多模态的情感交互方式可以为人工智能注入更多情感元素，给儿童带来更有效的精神支持，也能辅助医生更准确地理解儿童的情感需求，从而提供有效的医疗指导。

四、可视化呈现技术

可视化呈现技术是指利用图像、图表、视频、三维可视化模型、虚拟现实等视觉元素，将复杂的数据、信息或概念以更直观、易于理解的方式进行呈现。

可视化呈现技术的具体实现方式因应用场景而异。一般来说，主要包括数据获取、数据处理和数据可视化三个主要阶段。数据获取主要包括收集整合相关数据。数据处理主要包括对数据的预处理、特征提取和数据分析等，目的在于准备数据，以进行可视化呈现。数据可视化主要包括运用图像处理、图表绘制、模型制作和虚拟现实等技术将数据转化为可视化形式，并将数据提供给使用者观察与使用。

在医疗领域，可视化呈现技术的应用非常广泛。在医学影像可视化方面，将医学影像数据（如CT、MR等）以可视化形式展示，可以帮助医护人员更加准确地诊断疾病和评估治疗效果。在患者数据可视化方面，通过将患者的医疗数据（如生理参数、病历信息等）以图表或图像的形式呈现，可以帮助医护人员更好地了解患者的健康状况和病情发展。在医学教育和培训方面，将医学知识和技能以生动形象的方式呈现给医学生和医护人员，可以提供更具吸引力和易于理解的学习体验。在手术规划和模拟方面，通过虚拟现实技术和可视化呈现技术，医护人员可以在进行实际手术前进行手术规划和模拟，以提高手术的准确性和安全性。在患者教育和沟通方面，医生利用可视化呈现技术向患者解释复杂的医学概念和治疗方案，可以提高患者对疾病的理解和治疗的配合度。

在儿童医疗辅导场景中，可视化呈现技术能根据儿童的年龄阶段特征、性别特征以及病情需求，制作高逼真儿童三维可视化模型。儿童情绪的可视化呈现（如平静、高兴、惊讶、悲伤、生气、愤怒、害怕、恐惧等）包括面部表情、声音、肢体动作和生理信号等。此外，按照医疗流程不同阶段的场景，可将相关人物，如儿童、父母、医生护士、儿童医疗辅导专业人员及物体模型与相关医疗场景进行可视化呈现。在场景中，除模型外，还囊括不同场景的交互对话内容库。

通过利用ChatGPT强大的自然语言处理技术和机器学习能力及医学专业数据库，在游戏辅导、模拟实训以及整体学习体验部分可有效增强交互体验、内容生成、实时反馈的效果，以达到决策辅助、智能评估、个性化学习方案制订和个性化学习指导的目的，进一步增强儿童医疗辅导的效果与效率。然而，利用生成式AI技术在数字患者可视化领域的实际应用上仍存在以下问题。

首先是数据准确性问题。生成式AI模型依赖于训练数据来生成数字患者的模拟效果。训练数据不准确或不完整，可能导致生成的数字患者模型存在误差或缺陷。其次是模型有偏差和不确定性。生成式AI模型可能存在偏差，导致生成的数字患者模型在某些情况下表现不准确或不真实，如器官位置、插针角度等细节，但在医学实际应用上应精确到厘米、毫米，甚至更细微。此外，生成式AI的整体效果也具有一定的不确定性。生成式AI医疗辅导设计囊括多种病症、电子信息、患者模型效果、实时交互操作与反馈等，其综合生成效果的背后涉及信息与数据处理、交互操作与反馈及内容生成与渲染等，内容十分庞大且复杂，目前生成式AI技术无法提供足够精确的结果。最后是难以处理复杂场景。在复杂的医学场景中，多种疾病共存或多个器官相互影响的情况下，生成式AI模型可能面临挑战。处理这些复杂场景，可能需要更精准的算法和更大体量的训练数据。

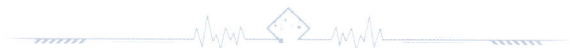

第四节　智能化儿童医疗辅导系统的设计与实现

基于儿童医疗辅导六大应用场景需求分析模型，建立儿童音视频资源、儿童教育资源、儿童心理检查和儿童就诊全程记录等数据库，构建基于语音识别、情感识别和决策支持等人工智能算法的语音文本交互模块、情感与心理分析模块、辅助诊断与决策支持模块，面向虚拟陪伴、教育游戏、情感监测与干预、个性化辅导等应用，运用虚实结合机器人、交互式大屏、音频播放、沉浸式虚拟现实等可视化呈现技术，设计并实现智能化儿童医疗辅导系统，能够为开展智能化儿童医疗辅导活动奠定基础。

一、智能化儿童医疗辅导系统需求分析

儿童医疗辅导通过一系列活动，旨在帮助儿童更好地理解和应对医疗过程，减轻焦虑和恐惧，提高治疗效果和治疗体验，使整个医疗过程更加顺利和愉快。传统的儿童医疗辅导方法有游戏疗法、讲解教育、心理疏导与支持三种方式。其中，游戏疗法通过游戏和玩耍的方式引导儿童参与医疗过程。例如，医护人员可以使用玩具或游戏道具来模拟医疗设备和操作，让儿童在玩耍中逐渐熟悉和接受医疗过程。讲解教育是指医护人员用通俗易懂的语言向儿童解释医疗过程和治疗方法，并借用绘本、动画视频等多媒体资料，让儿童通过视觉和听觉来理解和接受相关知识。心理疏导与支持主要针对长期患病或需要长期接受治疗的儿童，心理专家可以与儿童及其家长进行交流，提供辅导支持，帮助他们应对疾病和治疗过程中遇到的心理困扰与挑战。

传统的儿童医疗辅导方法在不同程度上存在一些问题和挑战。首先是无法满足儿童的个性化需求，儿童的年龄、性格和生理状况各不相同，他们对医疗过程和治疗方

法的理解及接受程度也会有所差异，传统的儿童医疗辅导方法无法提供精准的辅导和支持。其次是信息传递效果不理想，医护人员在儿童医疗辅导中使用口头讲解、书面资料等方式向儿童传递信息，这种传统方式的信息传递往往难以有效地吸引和保持儿童的注意力，不能使他们真正理解和记住所传递的信息。再次是医护人员资源不足，医护人员数量有限，而儿童众多，特别是在一些医疗资源匮乏的地区，医护人员往往无法为每个儿童提供足够的个别辅导和关注。最后是情感支持不足，儿童在医疗过程中常常感到恐惧、焦虑和不安，他们需要得到情感上的支持和安抚。然而，传统的儿童医疗辅导方法往往缺乏足够的情感互动和情感支持，难以满足儿童的情感需求。

针对上述问题，基于人工智能构建的儿童医疗辅导系统为具体场景下的儿童医疗辅导系统设计提供算法及功能模块支撑，能有效地解决上述问题与挑战。首先是能提供个性化辅导，利用数据挖掘和分析技术，分析和理解儿童的个人数据，如年龄、性别、病史等。人工智能系统可以为每个儿童量身定制相应的辅导内容和方法。其次是可提供交互式辅导，通过大语言模型及语音转换、合成等技术，构建交互式对话系统，这种互动性可以增加儿童的学习兴趣和参与感，提高信息传递效果。最后是能提供情感支持与陪伴，通过模拟情感表达和进行智能对话，可以为儿童提供情感支持和陪伴。如虚拟形象和语音交互技术可以模拟亲切、友好的陪伴者形象，通过语音和表情传递情感，还可以为儿童提供安慰和支持。通过融合人工智能技术，能有效弥补传统儿童医疗辅导方法中存在的不足，能提供个性化、互动性强、资源丰富和情感支持的医疗辅导服务，为儿童带来更好的医疗体验和治疗效果。

下面针对智能化儿童医疗辅导系统在门诊、急诊、普通病房、ICU、手术室、游戏室（病房游戏室、主题游戏室）六个场景中的典型需求用例进行阐述。（表8-4-1至表8-4-8）

（一）门诊场景

表8-4-1　门诊场景的典型需求用例

用例	使用儿童门诊智能交互与娱乐系统	
使用场景	提供一个智能交互与娱乐系统，为儿童门诊的就医过程带来更好的体验，减轻儿童的焦虑和不适感	
范围	输入：儿童的动作、表情、语言和声音，通过墙面交互设备（如触摸屏、传感器、摄像头、麦克风）进行输入；儿童的指令和问题，通过智能引导机器人的语音识别技术进行输入。 输出：个性化医疗辅助教育内容和声音，运用AIGC技术分析儿童的心理状态生成输出；虚拟卡通人物、卡通动画和互动性游戏，通过墙面的自然语言处理技术和语音识别技术生成输出；就诊信息，如就诊顺序、等待时间、医生信息等通过屏幕实时显示。 功能：提供智能交互与娱乐功能，通过墙面交互设备与儿童进行互动，根据儿童的心理状态生成个性化内容，并展示虚拟卡通人物、卡通动画和互动性游戏；实现智能引导功能，通过智能引导机器人与儿童进行交流和引导，协助儿童准确到达对应的门诊病房；提供实时监测功能，通过传感器和仪器实时监测儿童的生命体征，并提供诊断结果和体征监测趋势图，供医护人员参考；营造沉浸式环境功能，通过沉浸式环境大屏展示自然场景和互动元素，提供愉悦和放松的就医体验，同时提供娱乐内容和医疗相关信息	
级别	用户目标	
主执行者	儿童、医护人员	
项目相关人员利益	项目相关人员	利益
	儿童	获得更好的就医体验和情感支持
	医护人员	更顺畅地与儿童进行沟通，方便诊断与治疗工作的开展
前置条件	①儿童进入门诊； ②智能交互与娱乐系统正常运行	
后置条件	①儿童在就医过程中感到更加放松和舒适； ②儿童与医护人员的沟通更加顺畅和高效	

用例	使用儿童门诊智能交互与娱乐系统	
成功保证	智能交互与娱乐系统正常运行，能够根据儿童的心理状态生成个性化内容，提供虚拟卡通人物和卡通动画，智能引导机器人能正确理解儿童的指令，儿童健康监测多功能椅能准确监测儿童的生命体征，沉浸式环境大屏能提供愉悦的就医体验	
触发事件	儿童进入门诊，启动智能交互与娱乐系统	
描述	步骤	活动
	1	儿童与墙面进行智能交互： ①儿童通过触摸屏、传感器、摄像头和麦克风等设备与墙面进行互动； ②墙面通过摄像头和麦克风识别儿童的动作、表情、语言和声音
	2	墙面根据儿童心理状态生成个性化内容： ①墙面运用AIGC技术分析儿童的心理状态； ②根据分析结果生成个性化医疗辅助教育内容和声音
	3	墙面展示虚拟卡通人物、卡通动画和互动性游戏： ①墙面通过自然语言处理技术和语音识别技术生成虚拟卡通人物、卡通动画和互动性游戏； ②这些元素能增强儿童的沉浸感和参与度
	4	智能引导机器人与儿童进行交流和引导： ①智能引导机器人识别儿童的指令和问题； ②以友好、有耐心的语气进行交流，引导儿童准确到达对应的门诊病房
	5	就诊信息实时交互屏显示就诊信息： ①屏幕显示就诊顺序、等待时间、医生信息等； ②通过语音识别技术，理解儿童的语音指令和问题，并提供语音提示和指引
	6	多功能椅实时监测儿童的生命体征： ①多功能椅使用传感器和仪器实时监测儿童的体温、心率、血压、呼吸等生命体征； ②提供诊断结果和体征监测趋势图，供医护人员参考
	7	沉浸式环境大屏提供愉悦和放松的就医体验： ①大屏通过展示自然场景和互动元素，提供愉悦和放松的就医体验； ②提供娱乐内容和医疗相关信息，为儿童提供额外的乐趣和知识普及

续表

用例	使用儿童门诊智能交互与娱乐系统	
	步骤	分支动作
扩展	1a	如墙面无法正确识别儿童的动作、表情、语言和声音： ①医护人员可以协助儿童与墙面进行互动； ②医护人员可提供额外的指导和支持
	4a	如智能引导机器人无法正确理解儿童的指令和问题： ①医护人员可以介入，并与儿童进行直接交流； ②医护人员可提供详细的指引和解答儿童的疑问
	6a	如多功能椅无法准确监测儿童的生命体征： ①医护人员将使用传统方式进行生命体征监测； ②医护人员会关注和记录儿童的生命体征数据。
技术和数据变化	1	AIGC技术
	2	NLP技术
	3	语音识别技术
	4	儿童的动作、表情、语言和声音数据
	5	医疗辅助教育内容和声音数据
	6	虚拟卡通人物、卡通动画和互动性游戏数据
	7	就诊信息数据
	8	儿童生命体征数据

（二）急诊场景

表8-4-2　急诊场景的典型需求用例

用例	使用急诊儿童医疗辅导系统
使用场景	在急诊室中，儿童患者需要进行急救和进入医疗程序时，通过智能儿童医疗辅导系统提供个性化医疗辅导服务

用例	使用急诊儿童医疗辅导系统	
范围	急诊儿童医疗辅导系统的设计和实施	
级别	用户目标	
主执行者	急诊医护人员、儿童、家长	
项目相关人员利益	项目相关人员	利益
	儿童及其家长	减轻儿童的焦虑、提供更友好的医疗体验
	急诊医护人员	提高急诊医疗程序的效率,更好地关注儿童的生理和心理状态
前置条件	①急诊儿童医疗辅导系统已经被成功部署和集成;②儿童进入急诊室	
后置条件	①儿童顺利完成急诊医疗程序;②医护人员获得儿童的详细信息和反馈信息	
成功保证	儿童在医疗过程中能够更好地应对和适应,减轻焦虑和疼痛	
触发事件	儿童进入急诊室,并即将接受急救或进入医疗程序	
描述	步骤	活动
	1	医护人员通过系统查询儿童的个人信息,了解其年龄、性别、病史等
	2	系统根据儿童的信息提供个性化医疗辅导服务,包括语音互动、游戏疗法等
	3	在开始具体医疗程序前,系统通过卡通形象虚拟人物为儿童提供医疗教育,辅助其做好心理准备,使用非药物性疼痛管理,结合大屏幕交互游戏等方式分散儿童的注意力,缓解其疼痛
	4	在急诊治疗过程中,系统实时收集儿童的反馈信息,根据情境调整辅导策略
扩展	步骤	分支动作
	3a	如系统在提供辅导服务时出现故障,医护人员需要提供传统的医疗辅导和支持
技术和数据变化	1	系统需要实时收集和处理儿童的个人信息、情感状态等数据
	2	医护人员通过专用界面与系统互动了解儿童信息等,系统需要保证数据的实时性和安全性

（三）普通病房场景

1. 外科普通病房

表8-4-3　外科普通病房场景的典型需求用例

用例	使用外科普通病房智能化辅助系统	
使用场景	实现儿童与智能化设备的互动，提供医学知识宣教和情感支持，以及监测儿童病情变化，并提供治疗干预	
范围	儿科普通病房中儿童与智能化设备的互动过程，包括医护人员的参与	
级别	用户目标	
主执行者	儿童、医护人员	
项目相关人员利益	项目相关人员	利益
	儿童	获得医学知识宣教和情感支持，缓解紧张情绪和心理压力
	医护人员	实时监测儿童的病情变化，并通过治疗干预来提高治疗效果
前置条件	儿童入住外科普通病房	
后置条件	①儿童获得医学知识、疾病管理和康复信息方面的宣教； ②医护人员能够通过智能辅助病情监测与治理仪实时监测儿童的病情变化，并进行干预； ③儿童及其家长通过病床数字全息投影屏获得身临其境的视听体验，缓解紧张情绪和心理压力	
成功保证	①系统能准确识别儿童的情绪状态，并给出相应的缓解策略； ②系统能通过故事讲述等方式，将医学知识等信息传递给儿童及其家长； ③系统能实时监测儿童的病情变化，自动识别异常情况和风险，并及时告知医护人员； ④系统能提供个性化全息视听体验环境	
触发事件	儿童入住外科普通病房	

续表

用例	使用外科普通病房智能化辅助系统	
描述	步骤	活动
	1	儿童与儿童住院陪伴机器人或健康宣教AI机器人进行互动
	2	机器人使用互动游戏和娱乐活动吸引儿童的注意力,提高儿童治疗参与度
	3	机器人利用语音识别和合成技术理解儿童的语音指令,并给予亲切、生动的反馈
	4	机器人通过情绪识别技术感知儿童的情绪状态,并提供情感支持和安抚
	5	机器人通过讲述故事、播放动画片、解答问题等方式传递医学知识、疾病管理和康复方面的信息,提供疾病和健康知识宣教
	6	机器人具备信息查询与协助功能,提供病房规章制度、地理位置布局等信息,协助儿童家长预约医疗服务,指导儿童及家长的日常活动
	7	智能辅助病情监测与治理仪监测儿童的生理参数和数据采集
	8	智能辅助病情监测与治理仪利用人工智能技术,实时分析和评估儿童的病情变化
	9	智能辅助病情监测与治理仪自动识别异常情况和风险指标,并通过提醒和警报功能及时通知医护人员进行治疗干预
	10	智能辅助病情监测与治理仪计算药物提供量,监测和记录治疗进度,确保治疗过程的准确性和安全性
	11	病床数字全息投影屏展示视听内容,包括动画故事、互动游戏、音乐视频、医疗信息和健康宣教等内容
	12	病床数字全息投影屏配合音乐的环绕播放,营造身临其境的视听体验,缓解儿童的紧张情绪和心理压力
	13	病床数字全息投影屏提供内容,以加深儿童和家长对疾病及治疗过程的理解
扩展	步骤	分支动作
	1-6a	如果儿童拒绝与智能机器人互动,可由医护人员辅助儿童缓解术前紧张情绪,并通过后续多项技术加以辅助

用例		使用外科普通病房智能化辅助系统
技术和数据变化	1	个性化医疗教育算法
	2	语音识别、情绪识别技术
	3	虚拟现实技术
	4	疼痛管理算法
	5	智能个性化康复锻炼计划
	6	全息投影技术

2. 内科普通病房

表8-4-4　内科普通病房场景的典型需求用例

用例	使用内科普通病房智能化辅导系统	
使用场景	提供内科普通病房儿童基本病情的观察与支持，定制针对每位儿童的心理预备和医疗教育知识内容	
范围	儿科内科普通病房中儿童与智能化设备的互动过程，包括医护人员的参与	
级别	用户目标	
主执行者	儿童、医护人员	
项目相关人员利益	项目相关人员	利益
	儿童	获得医学知识宣教和情感支持，缓解紧张情绪和心理压力
	医护人员	实时监测儿童的病情变化，并通过治疗干预来提高治疗效果
前置条件	①儿童入住内科普通病房； ②系统已经成功安装在内科普通病房的设备上； ③医疗团队已经输入儿童的基本信息，包括其年龄、情绪状态和体验水平等	
后置条件	①完成所有医疗辅导操作后，儿童的反馈和操作数据已记录下来； ②医疗团队可以根据记录的数据，进行进一步的评估和优化	

用例	使用内科普通病房智能化辅导系统	
成功保证	①儿童进行医疗操作时，产生的焦虑感明显减少； ②儿童按时完成药物治疗，提高了治疗的依从性； ③医疗团队获得虚拟辅助操作的实时反馈，有助于提高操作技术水平； ④系统成功记录了儿童的反馈和操作数据，为后续医疗决策提供了有力支持	
触发事件	儿童入住内科普通病房	
描述	**步骤**	**活动**
	1	心理预备与医疗教育： ①输入儿童信息； ②选择建立静脉通路操作； ③系统根据儿童信息，定制心理预备和医疗教育知识内容； ④显示交互式动画和虚拟模拟画面
	2	虚拟采血体验： ①选择静脉采血操作； ②提供虚拟采血体验，与儿童互动； ③提供实时反馈，记录儿童的操作技巧
	3	个性化药物治疗方案： ①选择药物治疗操作； ②系统基于儿童信息，制定个性化药物治疗方案； ③提供实时提醒，记录儿童的药物服用情况
	4	分散注意力活动： ①提供分散儿童注意力的活动，如交互式游戏； ②记录儿童参与活动的反馈和喜好
	5	虚拟辅助治疗操作： ①选择需要进行虚拟辅助的治疗操作； ②利用虚拟现实技术提供辅助，如在腰椎穿刺操作中提供辅助； ③记录医疗团队的操作反馈
扩展	**步骤**	**分支动作**
	1a	如果儿童对特定操作或医疗场景表现出极度焦虑，系统可根据实时反馈调整心理预备和医疗教育知识内容，提供更具针对性的支持
	2a	如果儿童在虚拟采血体验中遇到困难或产生负面反应，系统可调整虚拟模拟的难度或提供额外的帮助，以确保儿童在实际采血时更加自信

用例		使用内科普通病房智能化辅导系统
扩展	3a	如果儿童对特定药物产生过敏反应，系统可及时更新个性化药物治疗方案，包括调整剂量或更换药物
	4a	如果儿童对提供的分散注意力活动不感兴趣，系统可根据其反馈更换或调整活动类型，确保活动的有效性
技术和数据变化	1	实时反馈记录： ①技术变化：集成传感器技术，记录儿童的生理指标（如心率、呼吸频率）和情绪状态，以提供更精准的实时反馈； ②数据变化：实时反馈数据将包括更丰富的生理指标，以及儿童在不同医疗情境下的情感变化
	2	虚拟模拟调整： ①技术变化：引入机器学习算法，分析儿童的反馈和表现，自动调整虚拟模拟的难度和情境，以优化儿童体验； ②数据变化：用于机器学习算法的数据，将包括儿童对虚拟模拟的实际反馈，以及其个性化需求
	3	个性化药物治疗方案更新： ①技术变化：基于大数据的分析，不断更新个性化药物治疗方案，以确保在考虑到儿童变化状况的同时提供最佳的治疗效果； ②数据变化：数据集将包括儿童对不同药物的反应，以及与治疗效果相关的生理数据

（四）重症监护室场景

表8-4-5　重症监护室场景的典型需求用例

用例	使用儿童智能化重症监护室
使用场景	该用例描述了在儿童智能化重症监护室中，儿童、亲属和医护人员之间的交互及协作情景。重症监护室是一个高度关注儿童状况的环境，需要实时监测儿童的生理参数和情绪状态，同时提供情感支持和安全保障
范围	儿童智能化重症监护室中的功能和特性，包括实时对话和交流、生理参数和病历数据传输、生理监测和报警、情绪识别和疼痛评估、全面监控和记录等

续表

用例	使用儿童智能化重症监护室	
级别	用户目标	
主执行者	儿童、医护人员、儿童家长	
项目相关人员利益	项目相关人员	利益
	儿童及其家长	可以实时交流和对话，减轻儿童的孤独感和恐惧感，有利于病情的缓解和治愈
	医护人员	通过实时监测儿童的生理参数和情绪状态，及时发现异常情况，调整治疗方案，提高治疗效果
前置条件	儿童被安置在儿童智能化重症监护室中	
后置条件	儿童在儿童智能化监护室中得到情感支持、生理监测和安全保障	
成功保证	通过儿童智能化重症监护室需求的实现，儿童能够在儿童智能化重症监护室中得到情感支持、生理监测和安全保障，家长能够实时了解儿童状况，医护人员能够及时发现异常情况并采取救治措施	
触发事件	儿童被安置在儿童智能化重症监护室中，需要实时监测和监护	
描述	步骤	活动
	1	家长与儿童进行实时对话和交流： ①家长通过半透明交互大屏监护墙与儿童进行实时对话和交流； ②家长能够给予儿童情感支持和安慰，减轻儿童的孤独感和恐惧感
	2	实时传输儿童的生理参数和病历数据： ①监护设备将儿童的生理参数（如体温、心率、呼吸等）和病历数据实时传输到家长的终端； ②亲人能够实时了解儿童的状况，包括监测治疗方案的有效性，以便根据儿童的状况及时调整治疗策略
	3	儿童的生理监测和报警功能： ①重症监护机器人接入监测设备，实时监测儿童的生命体征和指标变化； ②机器人能够自动发出警报，并与医护人员实时沟通，以便及时采取救治措施
	4	情绪识别和疼痛评估： ①全景摄像头可以分析儿童的面部表情，判断其情绪状态和疼痛程度； ②医护人员可以根据分析结果，调整治疗计划和康复方案

续表

用例		使用儿童智能化重症监护室
描述	5	全面监控和记录： ①全景摄像头全面监控儿童的活动、床位状况和呼吸情况等； ②摄像头能够监测异常情况和风险，并记录儿童智能化重症监护室中的情况和事件
扩展	步骤	分支动作
	3a	如儿童出现异常或紧急情况，机器人会发出警报，并与医护人员进行紧急沟通和救治措施的协调
技术和 数据变化	1	实时通信技术
	2	全景摄像头
	3	交互大屏监护墙显示技术
	4	自然语言处理技术和情感识别算法
	5	计算机视觉算法
	6	反馈控制算法
	7	规则算法
	8	医疗数据自动化采集技术

（五）手术室场景

表8-4-6 手术室场景的典型需求用例

用例	使用智能化手术室
使用场景	在儿童手术室中，儿童需要接受手术或医疗操作时，医护人员通过智能化手术室系统提供情感支持和心理缓解，帮助缓解儿童的紧张情绪，助力手术顺利、成功地进行
范围	涵盖儿童智能化手术室使用流程的各个主要环节和功能

续表

用例	使用智能化手术室	
级别	用户目标	
主执行者	儿童、医护人员、家长	
项目相关人员利益	项目相关人员	利益
	儿童及其家长	儿童在手术过程中得到情感支持和压力缓解，缓解紧张情绪，提高手术体验和术后康复
	医护人员	更顺利地进行手术或医疗操作，提高手术成功率和儿童满意度
前置条件	①儿童已被安排进行手术或其他医疗操作；②智能化手术室系统已配置，并处于正常工作状态	
后置条件	①手术或医疗操作顺利完成；②儿童在手术过程中得到情感支持和心理缓解，有助于术后康复	
成功保证	儿童在手术过程中得到情感支持和心理缓解，助力手术顺利、成功地进行	
触发事件	儿童被安排进行手术或其他医疗操作，同时，智能化手术室系统已配置，并处于正常工作状态	
描述	步骤	活动
	1	儿童术前准备：①智能化手术室系统利用影像生成和语音合成等技术，生成与手术过程相关的卡通影像，帮助儿童理解手术过程，缓解紧张心理；②医疗团队设置通往手术室的通道，包括隔墙和运动传感器构成的"自然小径"，通过显示不同的小动物图案来陪伴儿童到达手术室
	2	儿童术中操作：①医疗团队启动儿童手术安抚机器人，通过可爱的卡通玩具形象设计和智能语音沟通功能与儿童交流，为其讲故事、唱歌、播放音乐或玩游戏，分散儿童的注意力，以放松儿童情绪；②智能化手术室系统利用全息投影海洋立体技术，投影出逼真的海洋景观，创造身临其境的海洋体验，以转移儿童的注意力，缓解紧张情绪

续表

用例		使用智能化手术室
描述	3	儿童术后操作： ①智能化手术室系统利用全息投影、智能生成和3D渲染等技术，创造儿童熟悉的朋友或家人形象，并创造熟悉的场景，如家、学校等，缓解儿童的孤独感，有利于推进康复进程； ②智能化手术室系统借助人工智能技术进行情感识别和声音分析，识别患者的情绪状态，并提供恰当的情感支持和情绪调节方法； ③医疗团队在PACU中使用人工智能系统，通过多模态信息监测儿童的面部表情、声音和生理指标，判断儿童的疼痛等级，并为儿童提供心理支持和疼痛缓解措施
	步骤	分支动作
扩展	1	如果儿童感到紧张或害怕，医疗团队可以增加与安抚机器人的互动，为儿童提供额外的情感支持和安慰
	2	如果儿童需要特殊的环境背景或角色，医疗团队可以根据其个性化需求进行相应的调整和配置
技术和数据变化	1	影像生成技术
	2	语音合成技术
	3	全息投影技术
	4	虚拟助手技术
	5	情感识别技术
	6	自动化数据采集技术

（六）游戏室场景

1. 病房游戏室场景

表8-4-7　病房游戏室场景的典型需求用例

用例	使用智能化病房游戏室	
使用场景	在病房游戏室内，儿童作为主要参与者，医务人员协助，使用智能化辅导设备进行心理辅导和疗愈体验。病房游戏室为儿童提供一个安全、舒适、交互式的环境，以帮助儿童放松身心、安抚情绪、缓解疼痛等	
范围	该用例的范围包括儿童使用智能化病房游戏室的整个流程，从进入病房游戏室到完成使用智能化辅导设备的体验，涵盖不同场景下的心理辅导和疗愈体验	
级别	用户目标	
主执行者	儿童、医护人员、家长	
项目相关人员利益	项目相关人员	利益
	儿童及其家长	通过使用智能化辅导设备，儿童可以得到多元化、交互式的心理辅导和疗愈体验，缓解疼痛、安抚情绪、放松身心，提升心理健康和舒适感
	医护人员	医护人员可以借助智能化辅导设备，为儿童提供更全面、有效的心理辅导，提高工作满意度和治疗效果
前置条件	①儿童处于病房游戏室； ②医护人员已准备好智能化辅导设备	
后置条件	儿童完成使用智能化辅导设备的流程，得到身心放松	
成功保证	①确保智能化辅导设备的功能正常，能实时生成虚拟场景和角色，并与儿童进行有效的交互； ②确保医护人员能够提供必要的协助和指导，确保儿童能够顺利完成心理辅导和得到疗愈体验	
触发事件	儿童进入病房游戏室并表示愿意参与智能化医疗辅导	
描述	步骤	活动
	1	儿童进入病房游戏室
	2	医护人员协助儿童准备使用智能化辅导设备

续表

用例		使用智能化病房游戏室
描述	3	儿童选择使用的场景
	4	儿童根据个人喜好选择是否接入其他场景
	5	儿童使用智能化辅导设备的过程中，医护人员提供必要的协助和指导
	6	儿童完成使用智能化辅导设备
	步骤	分支动作
扩展	2a	如果智能化辅导设备出现故障或技术问题： 医护人员协助修复或提供替代设备
	2b	如果儿童无法适应或不愿意使用智能化辅导设备： 医护人员提供其他适合的心理辅导方式
	3a	如果儿童选择树洞元宇宙场景： ①系统根据儿童提供的关键词，实时生成虚拟场景和角色； ②系统调节树屋环境，如天气、季节、树木呈现效果等； ③儿童与虚拟角色进行语音和游戏互动； ④系统根据儿童的喜好和实体空间的玩偶外观，设计制作带有互动属性的虚拟玩具形象； ⑤儿童可利用智能儿童座椅等设备，得到舒适的体感体验
	3b	如果儿童选择体感游戏场景： ①系统启动体感游戏系统，并配备相应的体感游戏设备； ②儿童进行体感游戏，医护人员根据肢体动作，引导儿童掌握放松方法； ③系统提供舒缓音乐和自然场景，增加儿童的身心放松感
	3c	如果儿童选择绘画创想场景： ①系统建立人工智能绘画心理元素大数据分析库； ②儿童使用VR眼镜、电子画板、手写笔等设备进行绘画； ③系统根据绘画物体的要素判定儿童的情绪等级，并提供相应解决方案
	3d	如果儿童选择虚拟沙盘场景： ①系统创建交互式沙盘游戏，根据儿童摆放的虚拟沙盘来缓解其负面情绪； ②儿童通过虚拟沙盘完成故事创作，促使儿童的负面情绪和心理问题得到解决

续表

用例		使用智能化病房游戏室
扩展	3e	如果儿童选择剧场体验场景： ①系统利用全息投影和游戏引擎，搭建虚实结合的舞台空间； ②儿童根据性格特征和病情变化，参与舞台剧表演，激发精神力量
技术和 数据变化	1	VR技术
	2	全息投影技术
	3	智能化辅导设备将记录儿童在不同场景下的选择和互动数据。这些数据可用于分析儿童的心理偏好和情绪状态，从而提供更加个性化和精准化的辅导体验
	4	体感游戏技术记录儿童的体感动作和放松效果等数据，用于评估辅导效果

2. 主题游戏室场景

表8-4-8　主题游戏室场景的典型需求用例

用例	使用智能化主题游戏室
使用场景	给儿童提供了解和熟悉医学场景的机会，缓解儿童对医院产生的焦虑情绪，使儿童更加配合医疗活动
范围	仅涉及"梦想医学院"参观阶段，不涉及实际的医疗过程 输入：儿童的体验过程画面、面部表情、语音音调、交互屏触摸信息等 输出：模拟X线和模拟手术时的语音提示、屏幕显示模拟X线结果、互动电子屏模拟画面和游戏画面、XR头盔画面体验、全息投影画面等 功能： ①小小专家门诊，帮助儿童了解诊疗器具，缓解由于惧怕、疼痛等因素造成的就医恐惧； ②放射体验区，儿童模拟医生进行X线放射检查操作并查看模拟结果，减轻儿童对X线放射检查过程和设备的恐惧； ③模拟大药房，通过互动屏帮助儿童了解各种药物的作用过程及原理，减少儿童对药物的抵触情绪； ④仿真手术室，让儿童模拟体验手术室环境、器械和手术操作； ⑤医学大讲堂，向儿童科普医学知识

用例	使用智能化主题游戏室	
级别	用户目标	
主执行者	儿童、医务人员、家长	
项目相关人员利益	项目相关人员	利益
	儿童	通过参观活动，儿童能够了解和熟悉医学场景，减轻对医院的恐惧感和焦虑感，提高医疗活动的配合程度
	医护人员	参观体验活动，为医护人员提供了与儿童建立良好关系和沟通的机会，增加儿童对医疗过程的理解和信任
	家长	通过参与"梦想医学院"的参观活动，家长可以更好地了解医学知识和医疗设备，从而在医疗过程中更好地支持和照顾儿童
前置条件	儿童进入主题游戏室	
后置条件	儿童完成主题游戏室的体验	
成功保证	确保儿童顺利完成主题游戏室的参观体验活动，医疗人员提供必要的引导和协助，设备和场景正常运行，确保儿童的参观体验不受影响	
触发事件	儿童进入主题游戏室并加入参观体验活动	
描述	步骤	活动
	1	儿童来到"小小专家门诊"
	2	儿童通过角色扮演和医疗情景模拟，了解医生在门诊工作中的常用诊疗器具
	3	儿童使用实物器材和触摸式疼痛体验仪来缓解就医恐惧
	4	儿童进入放射体验区，体验高仿真的B超检查仪、X线检测仪和核磁共振检测仪。在X线检测仪体验区，儿童根据语音提示在互动面板上进行X线模拟检查操作，并通过屏幕实时显示检查结果。在核磁共振检测仪体验区，儿童扮演医生或患者的角色，操作模拟设备并实时观察结果图片，以减轻对医疗仪器的恐惧

续表

用例		使用智能化主题游戏室
描述	5	儿童继续前往"模拟大药房",通过墙壁上的游戏互动大屏,进行游戏化学习。儿童从易到难地区分不同形状的药物,了解药物进入人体后的作用过程,并明白服药的重要性
	6	儿童来到"仿真手术室",面对高度真实的人体模型,通过触控大屏协同操作,实现虚实融合的模拟学习;扮演不同的手术角色,通过屏幕操作指示进行模拟手术操作;佩戴XR头盔、眼镜和耳机,以沉浸式方式观察手术室环境和参与手术过程,获得生动的互动体验
	7	智能摄像头记录儿童的体验过程,并通过面部表情、语音、音调等信息,分析孩子对医学知识的理解能力和情感状态
	8	儿童最后来到"医学大讲堂",观看LED智能互动大屏上循环播放的医疗科普动画。通过触屏互动咨询基本医疗问题和查询就医信息;与地面上的全息投影虚拟医疗场景进行交互,通过肢体动作参与
扩展	步骤	分支动作
	*	如果任何设备或区域无法正常运行,医疗人员将提供适当的解释和指导,以确保儿童的参观体验不受影响
技术和数据变化	1	高仿真的B超检查仪、X射线检测仪和核磁共振检测仪等医疗模拟设备
	2	互动面板和触屏技术
	3	XR头盔、眼镜和耳机

二、智能化儿童医疗辅导系统总体架构与核心功能

(一)系统总体架构

智能化儿童医疗辅导系统总体架构分为数据层、算法层、应用层和呈现层四层。(图8-4-1)各层通过硬件设备和软件模块的配合,以满足各场景的技术设计需求。该系统能够捕捉儿童的数据并实现人机交互和情感识别,为儿童提供更加智能、更多关怀和综合的儿童医疗辅导服务。

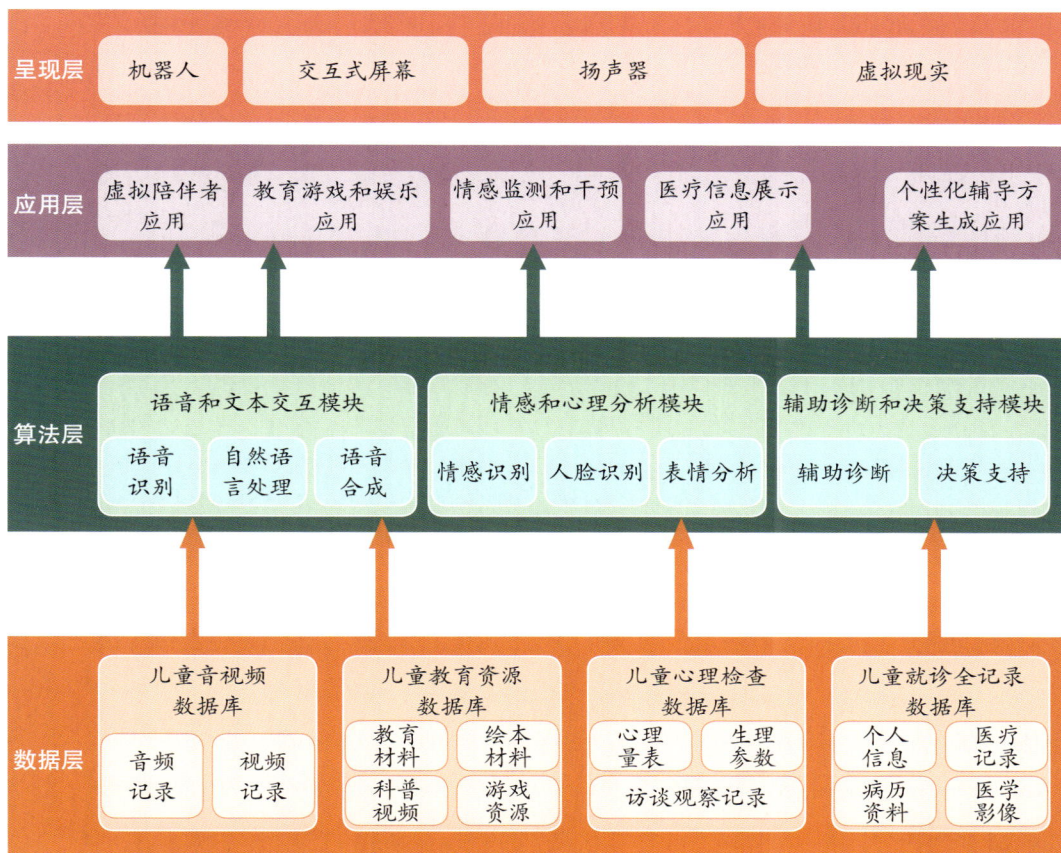

图8-4-1　智能化儿童医疗辅导系统总体架构

（二）系统核心功能

1. 数据层

数据层由各个系统所需数据库组成，主要包括儿童就诊全记录数据库、儿童心理检查数据库、儿童音视频数据库和儿童教育资源数据库。各数据库与多个系统对接，以支持各系统功能的实现。具体如下：

（1）儿童就诊全记录数据库

儿童就诊全记录数据库包括儿童的个人信息、医疗记录、病历资料和医学影像等数据。这些数据用于评估儿童的健康状况，了解其病情变化和治疗进程。

（2）儿童心理检查数据库

通过心理量表、访谈观察、生理参数监测等方式，得到儿童情绪、心理状态等数据。这些数据可用于了解儿童的心理需求和情感状态，并为提供个性化医疗辅导和心理支持提供依据。

（3）儿童音视频数据库

获得儿童及其家长或监护人的同意后，收集儿童的音视频数据，用于识别、理解和智能评估其健康状态和行为变化。同时，系统也将根据分析结果，提供相应的反馈和支持。

（4）儿童教育资源数据库

儿童教育资源数据库包括适合儿童的教育材料、绘本材料、科普视频和游戏资源等数据库。这些资源用于提供儿童友好的医学知识、教育内容和娱乐活动，促进儿童的学习和参与。

2. 算法层

根据算法设计目的，算法层主要由语音和文本交互模块、情感和心理分析模块、辅助诊断和决策支持模块三大模块构成。

（1）语音和文本交互模块

语音和文本交互模块包括语音识别、自然语言处理和语音合成三种算法。其中，语音识别算法可以将儿童说话的语音信号转换成可被计算机程序识别的文本信息，这将涉及声音特征的提取和声学模型的训练。自然语言处理算法可以处理儿童的语言输入，理解儿童的问题、需求和表达，以便与儿童进行有效的对话和交流。语音合成算法可以将生成的文本信息转换成自然的语言与儿童进行沟通交流，通过对说话人的音色和语言风格进行韵律编码，使得语音合成的结果更加接近特定说话人的声音特点，从而增强语音的个性化和自然度。

（2）情感和心理分析模块

情感和心理分析模块包括情感识别、人脸识别和表情分析三种算法。其中，情感识别算法可以识别儿童的情感状态，包括快乐、焦虑、恐惧等情绪，从而能够针对儿童的不同情感提供相应的情感支持和干预。人脸识别和表情分析算法可以识别和分析儿童的面部表情，更好地理解儿童的疼痛状态和情感需求，并相应地调整与虚拟陪伴者的互动方式。

（3）辅助诊断和决策支持模块

辅助诊断和决策支持模块包括辅助诊断和决策支持算法。其中，辅助诊断算法根据多模态的儿童就诊全记录数据库，辅助给出对于儿童健康状况的初步诊断，辅助决策支持算法给出进一步的方案。决策支持算法根据儿童的特征数据、医学知识和心理学理论，提供决策支持，帮助医护人员制订个性化医疗辅导方案。

3. 应用层

（1）虚拟陪伴者应用

虚拟陪伴者应用通过虚拟陪伴者与儿童进行互动对话，为儿童提供情感支持、娱乐和医疗教育内容，以减轻儿童在医疗环境中的不适感。

（2）教育游戏和娱乐应用

教育游戏和娱乐应用提供儿童友好的医疗教育游戏和娱乐活动，既能帮助儿童分散注意力和减轻痛苦，又能促进儿童的学习和发展。

（3）情感监测和干预应用

情感监测和干预应用监测儿童的情感状态，如焦虑、恐惧等，提供相应的情感干预和调节，如通过放松训练、呼吸控制等方法帮助儿童缓解焦虑和恐惧。

（4）医疗信息展示应用

医疗信息展示应用通过可视化呈现方式展示医疗信息，包括病历数据、医学影像等，帮助儿童和家长更好地理解疾病和治疗过程，增加医学知识的传达和理解。

（5）个性化辅导方案生成应用

个性化辅导方案生成应用根据儿童的个人信息、医疗数据和心理评估结果，生成个性化医疗辅导方案，包括情感支持、行为干预和教育内容，以满足儿童的特定需求和目标。

4. 呈现层

（1）基于机器人的功能呈现

机器人由于其可移动和可爱的外形以及部件集成的特点，在系统面向儿童的众多应用场景中均能够发挥极大的作用。这里的机器人可以是硬件搭建配合软件植入完成的，也可以是数字的。

（2）基于交互式屏幕的功能呈现

交互式屏幕在互动式游戏、导诊查询等场景都具有重要作用，是系统的主要呈现方式之一。它可以存在于机器人中，也可以与其他呈现方式互相配合，以提高场景体验。

（3）基于扬声器的呈现

作为音频的重要输出途径，扬声器不仅可以存在于机器人中，还可以存在于系统中音视频交互的各种场景。无论是温柔的语音输出，还是平复儿童心情的音乐，都离不开扬声器。

（4）基于虚拟现实的呈现

虚拟现实技术的发展，使得虚拟场景能够突破现实场景的限制，在系统呈现时更加生动形象，在安抚儿童和进行科普教育中更加深入人心。

以上内容共同构成智能化儿童医疗辅导系统总体架构，其中，数据层提供了系统所需的儿童相关数据，算法层应用各种人工智能算法对数据进行处理和分析，应用层将算法结果应用于实际场景中，呈现层提供个性化医疗辅导和支持，共同提升儿童在医疗环境中的体验，促进儿童心理健康。

三、智能化儿童医疗辅导系统组成

（一）硬件组成

1. 摄像头和麦克风

摄像头和麦克风分别用于捕捉儿童的视频和音频数据。摄像头负责拍摄儿童的面部表情和动作，麦克风负责录制儿童的语音和对话。这些数据将用于情感识别、语音交互和对话系统。

2. 显示器和扬声器

显示器用于展示交互人物形象的图像和互动界面，通过图像和动画，与儿童进行视觉交互。扬声器用于播放虚拟形象的语音和音效，与儿童进行语音交流和提供声音反馈。

3. 传感器设备

传感器设备可以用于监测儿童的生理状态和行为。例如，心率传感器可以测量儿童的心率变化，运动传感器可以监测儿童的活动，温度传感器可以测量儿童的体温。这些数据可以提供健康监测和行为反馈。

4. 智能LED立体显示墙

智能LED立体显示墙用于营造沉浸式就医环境，通过高分辨率和鲜艳的颜色呈现，创造多彩、有趣和互动性强的环境，为儿童提供视觉娱乐、互动体验和信息展示。

5. 触摸屏或其他交互设备

触摸屏或其他交互设备用于儿童与虚拟陪伴者进行实时互动。儿童可以通过触摸屏进行选择、点击和拖动等操作，与虚拟陪伴者进行游戏、故事阅读等交互活动。

6. 全息投影屏

全息投影屏将平面图像和视频转化为逼真的立体影像，模拟各种场景和环境，与儿童进行交互，让儿童感觉图像具有深度和真实性，增强其参与感和娱乐性，从而减轻焦虑情绪和缓解心理压力。

7. VR眼镜

VR眼镜能够将儿童的视野完全覆盖在虚拟环境中，创造一种身临其境的感觉。通过佩戴VR眼镜，儿童可以转移注意力，体验虚拟环境中的愉悦和放松，从而减少对痛苦的感知和负面情绪带来的影响。此外，VR眼镜还可以结合心理治疗技术，提供心理放松、认知行为疗法等内容，帮助儿童调节情绪和缓解心理压力。

8. 体感游戏设备

体感游戏设备可以实时跟踪儿童的动作，并将其映射到游戏的虚拟角色或场景中，使儿童能够享受与传统游戏不同的身临其境感；也可以设计特定的体感游戏，激发儿童的积极性和参与度，帮助儿童进行康复训练。

9. 实体化医疗辅导机器人

实体化医疗辅导机器人既可以与儿童进行面对面的互动，增强医患交互的真实感和情感连接，也可以通过图像显示和语音播放等功能，更加直观地呈现相关内容，并解答儿童的问题。

（二）软件组成

1. 语音识别模块

语音识别模块可以将儿童的语音输入转化为文本形式，以便系统理解和处理儿童的语音指令、问题和对话。该模块涉及的技术包括语音信号处理、特征提取、语音模型和声学模型等。通过将语音转换为文本，系统可以更好地理解儿童的需求和意图。

2. 语言理解模块

语言理解模块可以对儿童的文本输入进行分析和解释，以获取儿童的意图和相关信息。该模块利用自然语言处理技术，包括词法分析、句法分析、语义分析和意图识别等技术，以理解儿童输入的含义。通过对儿童语言的理解，系统可以提取关键信息，作出相应的回应和决策。

3. 对话系统和语音合成模块

对话系统和语音合成模块负责实现儿童与系统之间的语音交互。对话系统基于自然语言处理和机器学习技术，能够理解儿童的语音指令和问题，并给予相应的回答和指导。语音合成模块则将虚拟陪伴者的回答转化为语音输出，与儿童进行沟通。

4. 情感分析模块

情感分析模块利用人工智能算法分析儿童的面部表情和语音特征，以识别其情绪状态和需求。通过深度学习和计算机视觉技术，可以判断儿童的情感变化，并相应地调整系统的回应方式和表达方式。

5. 决策支持和智能推荐模块

通过决策支持和智能推荐模块分析儿童的健康数据和交互记录，系统可以生成个性化的医疗辅导方案，并向儿童和医务人员提供相关建议。

6. 3D建模和动画制作模块

3D建模和动画制作模块可以将需要显示的内容进行三维建模和动画制作。该模块涉及使用计算机辅助设计软件或三维建模工具创建虚拟场景、人物特色和特效，并添加动画效果，以便在全息投影中呈现出逼真的立体效果。

7. 游戏设计模块

游戏设计模块基于故事情节的冒险类游戏，让儿童在一个虚拟的冒险世界中探索、解谜和完成任务，体验故事的起伏和情节发展，激发他们的好奇心和探索欲望，从而提高儿童的参与度和积极情绪。

8. 视频处理和图形渲染模块

视频处理和图形渲染模块负责处理儿童的视频数据和虚拟陪伴者的图像。通过图像处理算法，对儿童的面部表情进行分析和识别，实现情感交互和表情反馈。同时，图形渲染模块可以将虚拟形象的图像渲染到显示器上，呈现生动、逼真的交互界面。

9. 数据管理和存储模块

数据管理和存储模块负责管理儿童的个人信息、音视频数据和系统的运行日志。该模块需要确保数据的安全性、隐私保护和合规性，包括合适的数据加密、访问控制和备份机制。

以上是智能化儿童医疗辅导系统的硬件组成和软件组成。这些模块相互配合，实现了与儿童的情感交互、语音对话、视频处理和数据管理等关键功能，为儿童提供了个性化医疗辅导和支持。

四、智能化儿童医疗辅导系统平台工作流

智能化儿童医疗辅导系统旨在通过运用先进的人工智能技术，为儿童医疗辅导专业人员提供个性化辅导支持，为儿童创造更积极、舒适的医疗环境。如图8-4-2智能化儿童医疗辅导系统平台工作流所示，该系统以儿童为中心形成流程闭环，包含四个步骤，分别是多模态数据采集、多模态数据智能分析、医疗辅导方案智能生成和人机交互。

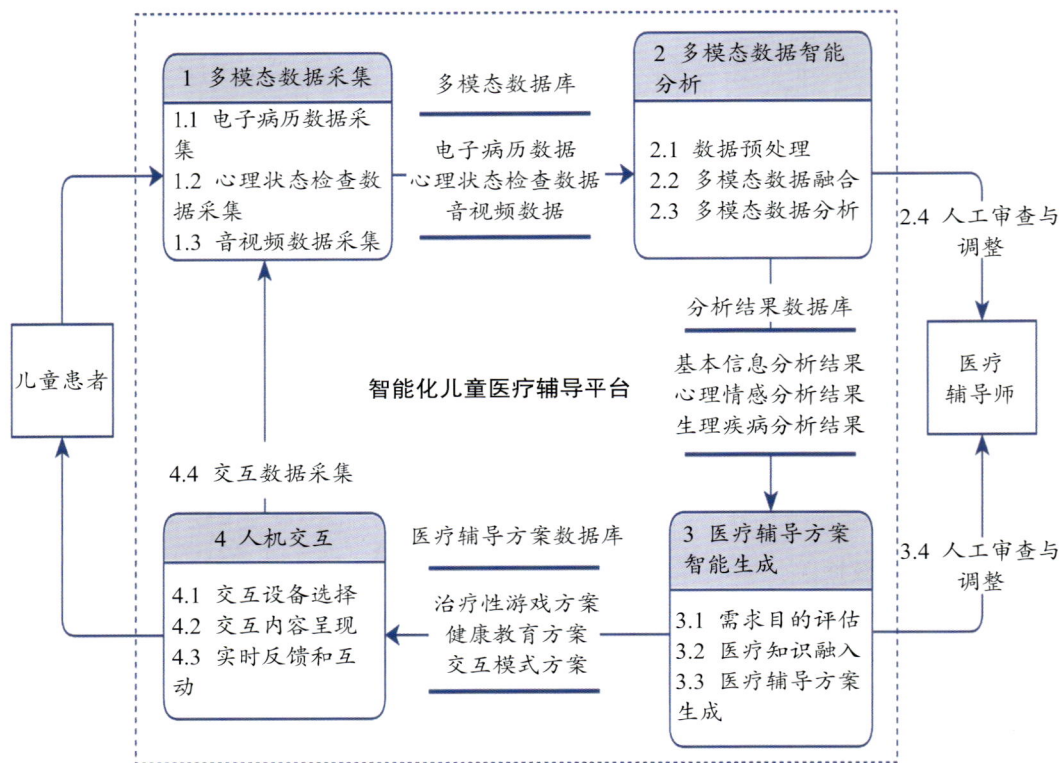

图8-4-2　智能化儿童医疗辅导系统平台工作流

（一）多模态数据采集

多模态数据采集步骤旨在采集儿童相关数据，主要包括电子病历、心理状态检查数据和音视频数据等，构建一个多模态数据库，为后续的多模态数据智能分析步骤提供数据支持。

1. 电子病历数据采集

从电子病历系统中提取儿童的医疗历史、诊断结果和治疗方案等结构化数据，并以数字化形式存储。

2. 心理状态检查数据采集

通过心理评估工具、问卷调查或面谈等方式，获取儿童的心理状态、情绪状况、社交互动等非结构化数据。

3. 音视频数据采集

通过录音、视频记录等方式或利用传感器等设备，采集儿童的语音、面部表情和动作等多模态数据。

（二）多模态数据智能分析

基于多模态数据库，多模态数据智能分析步骤主要通过数据预处理、多模态数据融合和多模态智能分析算法，对儿童的基本信息、生理疾病、心理情感等方面进行全面分析，并经过儿童医疗辅导专业人员的人工审查与调整，将分析结果存储于分析结果数据库，为后续的儿童医疗辅导方案智能生成提供可解释的理论依据。

1. 数据预处理

数据预处理包括数据清洗、去噪等操作，以确保数据的标准化和一致性。

2. 多模态数据融合

多模态数据融合将图像、文本、声音和视频等不同模态的数据进行融合，包括特征级融合和决策级融合等方式，以充分利用不同模态数据的信息。

3. 多模态智能分析

多模态智能分析是指运用多模态智能分析算法对多模态数据进行综合分析，包括计算机视觉、自然语言处理等技术，以对多模态数据进行高效、全面的分析和解读。

4. 人工审查与调整

生成的分析结果需要经过儿童医疗辅导专业人员的严格审查，评估结果的准确性、可信度和可解释性，并对结果进行必要的修改和调整。

（三）医疗辅导方案智能生成

基于分析结果数据库，医疗辅导方案智能生成步骤主要通过结合儿童个性化信息进行需求目的评估、医疗知识融入和定制化的医疗辅导方案生成，包括治疗性游戏、健康教育和交互模式等方案，并经过儿童医疗辅导专业人员的人工审查与调整，将医疗辅导方案存储于数据库，为后续的人机交互步骤提供交互内容支持。

1. 需求目的评估

通过儿童的个性化信息，评估需求目的，确定生成医疗辅导方案的目标和方向，主要涉及对患者的情感支持需求、教育需求和交互模式需求的评估。

2. 医疗知识融入

将医疗知识融入医疗辅导方案生成过程中，包括治疗指南、医疗协议和医疗辅导等医疗知识的整合，以确保生成的方案具有医学的准确性和可行性。

3. 医疗辅导方案生成

根据儿童的个性化信息和医疗知识，运用医疗辅导方案生成算法，包括机器学习、自然语言处理和知识展示等技术，生成定制化医疗辅导方案。

4. 人工审查与调整

生成的医疗辅导方案需要经过儿童医疗辅导专业人员的严格审查，评估方案的合理性、可行性和适用性，确保方案与儿童的实际情况和需求相符，并进行必要的修改和调整。

（四）人机交互

基于医疗辅导方案数据库，人机交互步骤通过合适的交互设备和生动的交互内容呈现，与儿童进行实时反馈和互动，并采集相关交互数据用于个性化医疗辅导方案的改进。

1. 交互设备选择

选择适合儿童的交互设备，如儿童友好的机器人、全息影像或大屏幕显示器等，确保设备外观吸引力强、可爱友善，并且易于儿童操作和接近。

2. 交互内容呈现

将生成的定制化医疗辅导方案呈现于交互设备中，通过整合语音识别、触摸屏控制、姿势感应等先进技术，提高设备表达能力，促进儿童的参与感和激发其积极性。

3. 实时反馈和互动

建立实时反馈机制，使交互设备能够根据儿童的反应和行为做出回应。通过引导和互动，提供积极的情感支持和教育内容。

4. 交互数据采集

在人机交互过程中，可采集相关交互数据，以便更好地了解儿童的需求和反应，用于改进个性化医疗辅导方案，优化交互体验。

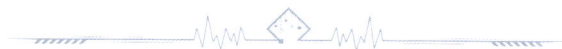

第五节　构建安全可信的智能化儿童医疗辅导系统

儿童作为弱势人群参与临床研究，长期以来一直是社会颇具争议的话题。迄今为止，尚未发现将人工智能等新技术融入儿童医疗辅导活动的成功案例。所以，构建安全、可信的智能化儿童医疗辅导系统与流程设计至关重要。在相关智能化产品或系统导入准备阶段，需要根据医学伦理与医疗制度，明确人工智能儿童医疗辅导产品的责任机制与用户的权利及义务，开展基于安全可控、透明可解释、责任明确、尊重隐私等安全可信的原则的总体规划设计，对导入的人工智能系统或儿童医疗辅导产品进行全面的测试评估与运行监测，系统性地开展儿童医疗辅导社会实践，对智能化系统性能与效能，实用性与规范性，以及给儿童及其家长、社会带来的影响进行全面分析并给出综合反馈，确保在儿童安全保障、隐私保护、风险可控的前提下开展智能化儿童医疗辅导活动。

一、智能化儿童医疗辅导与医学伦理

人工智能在医疗健康领域的应用对社会产生了深远的影响。基于人工智能的低水平可解释性、数据隐私和安全、情感支持等问题，其在儿童医疗辅导领域应用带来的伦理挑战不可忽视。智能化儿童医疗辅导系统的研发及其应用涉及医疗机构、儿童医疗辅导专业人员、儿童、人工智能设计者及生产者等多方主体，导致人工智能应用于儿童医疗辅导领域时带来的伦理问题也十分复杂。本部分主要阐述人工智能在儿童医疗辅导应用中可能面临的伦理问题。

首先，人工智能在儿童医疗辅导领域应用中可能会弱化人文价值。医学人道主义是指在医学活动中，特别是在医患关系中表现出来的同情、关心患者，尊重患者的人格与权利，维护患者利益，珍视患者的生命价值和质量的伦理思想。智能化儿童医疗辅导系统的过度使用，会严重影响医护人员与儿童之间的亲密关系，极大地冲击人道主义的医学观念。VR、AR、虚拟交互技术及智能机器人等人工智能在医疗辅导中的常规化应用会不断弱化医护人员的实践能力，对人工智能的依赖使得医护人员减少与儿童的沟通以及对其提供的关怀，忽略儿童的感受，而花费越来越多时间观察人工智能的输出。医患沟通交流时间的大幅减少会造成医护人员与儿童的疏离，沟通、信任和保密性等核心关怀价值很容易被人工智能和大数据技术"侵蚀"，最终使医患关系出现"物化"趋势。此外，智能化儿童医疗辅导系统在焦虑、恐惧、疼痛等不良情绪评估的应用中面临可解释性和透明性较低的问题，可能导致儿童家长的不信任，进一步加剧医患矛盾。

其次，人工智能在儿童医疗辅导领域应用中可能会违反公平原则。公平原则在医疗领域体现为患者享受医疗服务和医疗资源的机会平等，公平也是机器医学伦理和人工智能伦理中反复出现的最重要的主题之一。使用智能化儿童医疗辅导系统的公平性问题主要来自以下两个方面。一方面，人工智能系统的设计和运行中所固有的算法偏差和统计偏差，由于深度学习算法的局限性，诸如"算法黑箱""算法歧视"等现象可能会导致儿童医疗辅导专业人员无法透析软件自主性学习和计算的过程，以及由于算法决策中数据抽样偏差及其所设置的权重等原因而导致对某些特征群体的不公平对待。另一方面，根据公平原则，人工智能医疗辅导应该让尽可能多的儿童获益。但是由于人工智能技术的成本昂贵，中小型医院及基层医院都难以负担，无法保障资源匮乏地区的儿童享有公平、共享的机会。所以，如何推进人工智能儿童医疗辅导实现最大限度的公平也是人工智能在医疗领域长远发展过程中必须回答的伦理问题。

最后，人工智能在儿童医疗辅导应用中可能会侵犯儿童隐私。隐私权是指自然人享有的对其个人与公共利益无关的个人信息、私人活动和私有领域进行支配的一种人格权。医疗健康信息不同于一般信息，它与个人隐私密切相关，属于具有高度敏感性的信息。智能化儿童医疗辅导系统的应用基本要素之一是医疗健康数据，医疗保健领域的数字创新可能会产生数量空前的儿童个人健康数据，如何保护儿童健康信息和儿童隐私是人工智能应用于儿童医疗辅导领域时面临的重大挑战。为训练计算机和儿童医疗辅导机器人而收集的大量儿童数据在通信网络上存储、传输和共享，可能会被非法窃取、截获、篡改或毁坏，使儿童健康信息的完整性、可靠性和真实性受到威胁，从而令儿童的隐私权受到侵犯。此外，在智能医疗领域所涉及的各方面，其行为规范尚没有相应的政策和法律条款来约束，各方行为道德规范亦缺乏统一的标准，从而进一步增加了儿童隐私泄露的风险。

二、安全可信的智能化儿童医疗辅导设计流程

将AIGC、大模型等人工智能技术与儿童医疗辅导相融合，一方面能减少医护人员的工作量，另一方面能有效缓解儿童的焦虑和恐惧心理，提高其心理承受能力。然而，由于当前人工智能算法仍然存在模型解释性不足和隐私安全隐患等问题，因此需要设计安全可信的智能化儿童医疗辅导流程，以确保其符合儿童医学伦理和相关制度法规的要求。

适用于儿童的安全可信的智能化儿童医疗辅导设计流程（图8-5-1），包括准

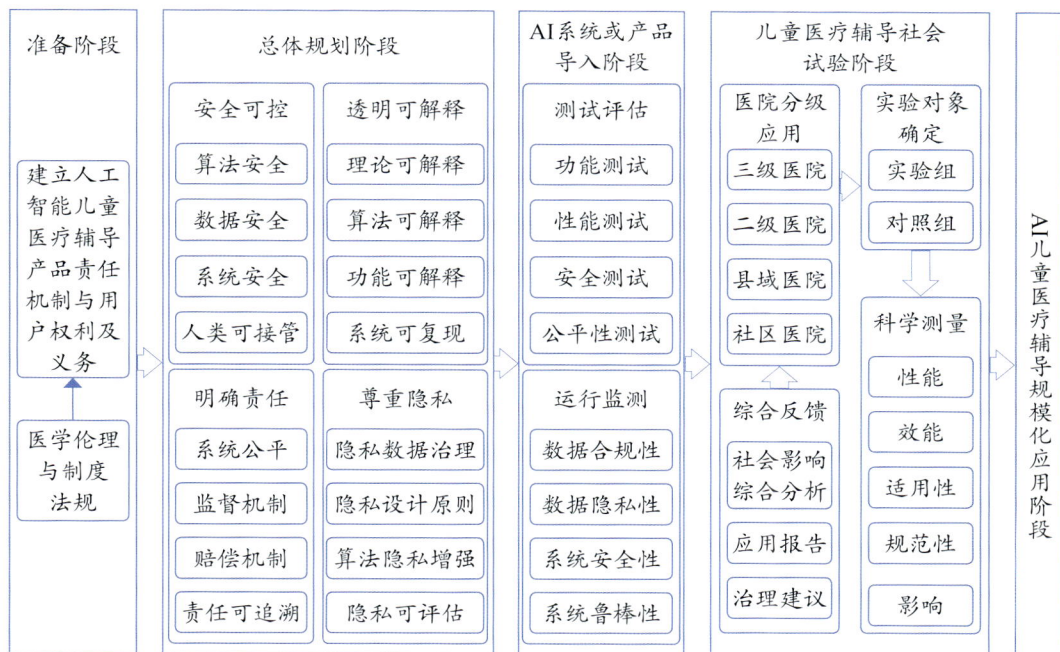

图8-5-1　安全可信的智能化儿童医疗辅导设计流程

备、总体规划、AI系统或产品导入、医疗辅导社会试验，以及AI医疗辅导规模化应用五个阶段。

在准备阶段，根据儿童医学伦理及相应的规章制度和法律法规，建立面向人工智能儿童医疗辅导产品责任机制、用户权利与义务，为智能化儿童医疗辅导的总体规划奠定基础。

在总体规划阶段，结合本章重点描述的六个儿童医疗辅导场景及人工智能儿童医疗辅导内容，确保AI医疗辅导产品具有安全可控、透明可解释、明确责任、尊重隐私四个安全可信的特性，后续的系统或产品导入需要符合上述特性。其中，安全可控特性包括人工智能算法安全、系统安全、数据安全及人类可随时对系统进行接管。明确责任特性包括AI系统公平性，建立责任监督和赔偿机制，并确保责任可追溯。透明可解释特性包括人工智能理论、算法、功能的可解释，以及系统可复现。尊重隐私特性包括隐私数据清洗、脱敏等治理技术；确定隐私设计原则，例如将隐私嵌入设计，使其成为系统的核心组成部分的同时又不会损害系统的功能，为用户提供全过程隐私保护；算法模型具有可见性和透明性，确保以用户为中心；强化编码、加密、假名和匿名、防火墙、匿名通信技术等隐私增强技术，建立隐私影响评估制度，研制系统隐私风险监测评估工具。

在AI系统或产品导入阶段包括测试评估和运行监测两个部分。在测试评估部分，需要对系统的功能、性能、安全及公平性进行测试。在运行监测部分，需要对数据收集、使用、存储等合规性、隐私性和安全性进行监测，对人工智能系统的防攻击等安全性、抗干扰等鲁棒性进行测试评估。

在医疗辅导社会试验阶段，分为医院分级应用、试验对象确定、科学测量及综合反馈四个部分。首先将人工智能儿童医疗辅导产品或系统部署在三级医院、二级医院、县域医院、社区医院等各级医疗机构；然后建立实验组和对照组，对医护人员、儿童及家属的行为与态度开展社会试验，从智能化儿童医疗辅导产品的性能、效能、适用性、规范性及影响五个方面设定测试指标，并进行相关指标数据的采集与分析；最后根据指标数据分析结果，对智能化儿童医疗辅导对社会的影响进行综合分析，形成应用报告和治理建议。

经过社会试验并对AI系统或儿童医疗辅导产品进行相关功能优化、调整与治理后，进入规模化应用阶段。

三、安全可控人机交互

安全可控人机交互的核心内容是对话生成，指人工智能儿童医疗辅导系统在生成对话时需要确保内容的安全性和合规性，避免产生不当、冒犯、歧视或不符合道德准则的言论。这样的算法在儿童医疗辅导领域尤为重要，因为系统生成的对话内容必须对儿童的身心健康有益，避免引发负面情绪或传递错误信息。为实现这一目标，通常包含以下步骤。

1. 收集和维护合规数据

建立合规的对话数据集，包括合适的内容、语义和情感范围，并利用敏感词过滤算法，识别和过滤包含敏感词汇或不当内容的对话。结合人工审核和文本分析算法，对生成的对话进行内容审核，确保其合规性和安全性。同时，持续更新和维护该数据集，确保数据集中不包含敏感、不当或违规的内容。

2. 文本数据的可控处理和特征提取

能对文本数据进行预处理，包括分词、去除停用词、词性标注等。提取对话中的特征，如情感倾向、话题相关性和语法结构等。这些特征有助于算法理解对话的语义和语境，从而更好地把控生成的内容。

3. 可信模型的选择和训练

选择可信的模型来实现对话生成。可以考虑使用生成式模型，如循环神经网络（recurrent neural network，RNN）或变换器模型（transformer），它们能够学习上下文的依赖性和生成连贯的对话内容。在训练过程中，结合正、负样本进行监督学习，可以使模型学习生成合适、安全的对话回复。

4. 对话状态可控管理

一方面，通过维护多轮对话的状态，根据历史对话状态、解析模块当前的输入以及背景知识库，综合得到新的对话状态。另一方面，通过与用户之间的不断交流，逐渐完善对用户状态的观察，并根据当前对话状态，对系统应采取的动作作出决策。

5. 安全过滤和筛选

在对话生成过程中，引入安全过滤和筛选机制。这可以通过设定安全性规则、使用安全过滤器、强制约束模型输出等方式实现。其中，安全过滤器可以检测并过滤不当的言论或敏感内容，确保生成的对话回复符合安全标准。强制约束模型输出可以限制模型的生成范围，防止生成不合规的对话内容。

6. 语义逻辑约束和情感控制

确保对话生成的内容具有准确的语义和逻辑一致性。引入严格的语法模型和逻辑规则，限制生成的对话回复在医疗知识范围内，并避免矛盾或不准确的回复。同时，根据儿童的情感表达和上下文信息，生成相应的情感回应，提供恰当的支持和安慰。

7. 实时监控和反馈

部署算法到实际的儿童医疗辅导系统后，需要进行实时监控和反馈。通过监控用户与系统的对话交互，及时检测和纠正不合规的对话内容。同时，使用自动审核系统或人工审核来监测和评估对话的质量和安全性。如果发现有不当或冒犯性内容，可以及时采取措施，例如警告用户、自动屏蔽敏感词汇或禁止某些话题的讨论。

8. 用户参与和个性化设置

为了增加用户的参与度和对对话内容的控制，可以提供个性化设置选项。用户可以设置对话风格、情感偏好和敏感主题的过滤等，使对话生成算法更符合个体用户的需求和偏好。

9. 持续优化和反馈循环

通过持续的用户反馈和评估，不断优化和改进对话生成算法。收集用户反馈、记录用户行为和评估对话质量，以进一步训练和调整模型，提高对话生成的准确性和安全性。

10. 知情同意和隐私保护

提供用户教育，明确地向用户解释对话生成系统的工作原理、限制和风险，并获得用户的明确同意和授权。同时，建立安全的数据保护机制，保护儿童的隐私。确保对话数据的匿名化和加密，仅限于医疗目的使用，并遵守相关的隐私保护法律法规和标准。

　　在智能儿童医疗辅导系统中，安全可控的对话生成设计可以确保对话内容的安全性和合规性，避免生成不当或冒犯的言论，保护儿童的身心健康。通过安全可控的对话生成系统，儿童及其家长能够获取可靠的医疗信息，从而降低医疗风险，促进儿童健康教育，增加系统的可用性和可接受性。这一设计也推动着智能化儿童医疗辅导领域的研究和创新，为儿童医疗领域带来更多的可能性和更大的进步。

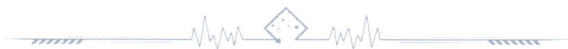

第六节　人工智能驱动的儿童医疗辅导应用展望

随着新一代人工智能技术的高速发展，其在各行各业发挥着越来越重要的作用。人工智能驱动的儿童医疗辅导能有效协助医护人员更好地缓解儿童在就医过程中产生的恐惧和焦虑心理。然而，由于当前技术发展水平限制，仍然存在一些问题需要考虑，总体呈现以下发展趋势。

一、人工智能在儿童医疗辅导活动中发挥的作用

人工智能驱动的儿童医疗辅导对于缓解儿童在就医过程中产生的恐惧和焦虑心理具有重要的作用。首先，通过提高智能化程度，可以实现个性化医疗辅导。人工智能可以分析儿童的个人医疗数据，根据其特点和需求提供定制化辅导方案，从而更好地满足儿童的需求，提高治疗效果。其次，智能化儿童医疗辅导借助智能对话系统和智能机器人等技术，儿童可以与智能系统进行交互，获得准确、实时的医疗知识和指导。这不仅提高了医疗辅导的便捷性和可及性，还减轻了医护人员的负担，使其能够更专注于其他重要工作。最后，基于人工智能的儿童医疗辅导方案设计将得到改善。通过分析大量的医疗数据和文献资料，人工智能可以发现潜在的模式和规律，为儿童提供基于证据的医疗辅导方案，从而提高儿童医疗辅导的精准性和有效性，改善儿童的治疗体验。

二、人工智能驱动的儿童医疗辅导面临的挑战

首先，人工智能存在一定的局限性。尽管其在医疗领域取得重要进展，但它仍然受限于数据的质量和规模。如果训练模型的数据集不足或存在偏差，就可能导致辅导

结果不准确。此外，人工智能算法面临解释性和可解释性的问题，使得医生、儿童及其家长难以理解和信任其决策依据。

其次，患者对人工智能的接受程度是一个重要的考量因素。特别是对于儿童而言，他们可能会对机器人或虚拟形象进行的医疗辅导感到陌生或抗拒，而更倾向于与医生进行面对面的交流，并期望得到人性化的关怀和理解。因此，儿童医疗辅导系统需要设计成具有平衡人工智能与人际互动的特点，以提供更符合儿童需求的服务。

最后，人工智能的安全可控也是一个重要问题。医疗数据的隐私和安全需要得到充分保护，防止未经授权的访问和滥用。此外，人工智能算法的透明性和可解释性也需要得到保障，确保辅导过程中的决策和推理过程是可信赖的。同时，需要应对技术故障、系统漏洞和恶意攻击等安全威胁，加强系统的鲁棒性和安全性。

三、人工智能驱动的儿童医疗辅导未来发展趋势

随着人工智能在医疗领域中的广泛应用，需要进一步完善法律法规及相关制度，以确保人工智能在医疗领域的合理和安全应用。

首先，立法机构可以制定相关法律法规，明确规定人工智能系统的开发、训练和使用标准。法规制度可以加强对医疗数据的保护和隐私保障，确保患者数据的合法使用和妥善存储。制定严格的数据隐私法规，明确规定数据收集、处理和共享的限制及规范，同时加强对违规行为的监督和处罚。法规制度也可以要求人工智能系统在医学领域中的应用具有透明性和可解释性，可以通过要求开发者提供系统工作原理的解释、决策过程的可追溯性、算法的可解释性等方式来实现。这样医生和患者可以更好地理解人工智能系统的诊断或治疗建议，从而增加信任度和接受度。其次，可以建立专门的人工智能医学治理机构或委员会，负责监督和审查人工智能在医疗领域中的应用。这些机构可以评估和监督人工智能系统的安全性、有效性和合规性，并对违反伦理准则的行为进行调查和处理。此外，还可以建立一个透明的审查程序，让利益相关者在人工智能对他们造成伤害时可以投诉，以保障患者和公众的权益。

总之，未来的法规制度应当结合人工智能治理和医学伦理的要求，制定相关准则和规范，确保人工智能在医疗领域的合法性，符合社会伦理和道德标准，以促进人工智能与医学的可持续发展和互利共赢。

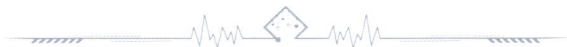

第七节　智能儿童医疗辅导应用案例——以儿童非药物疼痛管理为例

疼痛是儿童诊疗过程中的不良体验之一，对提高儿童的就医体验，提高疼痛管理的质量至关重要。同时，疼痛管理与干预也是儿童医疗辅导的重要主题之一。本节利用前述章节设计的人工智能儿童医疗辅导系统，具体阐述其在儿童疼痛管理中的应用方法、实施过程及应用效果。

一、儿童疼痛的智能化评估

儿童疼痛可通过面部表情、肢体动作、啼哭或尖叫声、生命体征波动等方式表达出来。儿童受到疼痛刺激时，会同时出现面部表情、身体活动和啼哭等一系列行为变化。其中，面部表情变化被定义为与疼痛刺激相关的面部肌肉运动和扭曲。与儿童疼痛相关的面部运动包括鼻唇沟加深、皱眉挤眼、嘴巴呈水平或垂直拉伸、嘴唇撅起或张开、舌头突出或绷紧和下巴颤抖等。儿童经受疼痛刺激时也会发生相应的身体活动变化，往往会有摇头、伸展手臂和腿、张开手指等表现。此外，儿童啼哭也是其不适、饥饿或疼痛的常见迹象。

（一）人工智能载体生成

多模态数据融合技术是目前最新的一种儿童疼痛智能化评估方式，其数据来源于多模态。多模态数据融合指在研究过程中，采集不同模态的信息，一般由两个或两个以上模态组成，将不同模态下的数据集成到一个空间中，综合成统一的结果表达。在儿童疼痛评估测量中，多模态数据融合是指将儿童在疼痛状态下的行为指标

（如面部表情变化、肢体动作、啼哭或尖叫声等）和生理指标（如生命体征等）方面信息的互相联合与转化。

儿童疼痛的智能化评估设备通过视频、音频、生理指标等数据的采集和分析，从而实时监测儿童术后复苏过程中的疼痛程度。

（二）智能化评估设备实时监测

在PACU场景下，将天花板设计成卡通的宇宙星空，将人工智能载体的视频设备（球形摄像机）外观设计融入火星元素，音频设备是降噪麦克风，生理指标数据由心电监护仪采集。其中，球形摄像机被安置在病床上方的天花板上，通过绘画中的宇宙元素来使儿童放松，也能避免儿童面对摄像机时产生不必要的紧张和焦虑心理。摄像机搭配轨道，在拍摄儿童面部表情和行为动作时，可自动探测拍摄画面的合适角度，并通过轨道滑动到最佳拍摄位置。设备内部还带有智能控制的可转动关节，可近乎360°无死角地观察儿童的面部表情和行为动作。降噪麦克风夹在儿童衣领处，采集儿童声音，然后将声音数据无线传输到后台数据库。视频数据、音频数据、监护设备数据（如血压、心率、呼吸等）三位一体，利用多模态信息融合与分析技术，对儿童疼痛等级进行准确、客观的评估，并将疼痛状态根据疼痛评估量表的维度分为轻度、中度和重度疼痛。

（三）疼痛评估结果的干预

对儿童的疼痛程度进行评估后，选择语音播报、彩灯或电脑屏幕弹窗等多样化形式，提醒医护人员及时判断儿童的疼痛级别，根据评估结果为儿童提供疼痛干预。利用嵌入大规模医学知识图谱的临床决策支持系统，结合儿童个体化信息、用药信息，以及实时的生命体征情况等，为儿童智能匹配合理的镇痛方案，并将最佳方案推荐给医护人员，辅助其进行疼痛干预方案的选择。最后，将儿童的疼痛评估结果与电子病历系统中的医疗文书互通，将疼痛等级评分结果、疼痛干预措施等自动、及时、完整地填充至儿童的电子病历系统中，协助医护人员做好医疗文书的记录。

二、智能化儿童医疗辅导实施准备

在利用人工智能技术开展儿童疼痛管理医疗辅导前，首先需要确定其实施场景。根据场景的特征选取适用的医疗辅导设备，确定开展儿童医疗辅导的专业人员，明确团队分工等。本节将对儿童医疗辅导正式实施前的准备工作进行具体阐述。

（一）医疗辅导实施场景

复旦大学附属儿科医院PACU是儿童术后恢复的重要场景，由于手术结束后的一段时间内，麻醉药、肌松药和神经节阻滞药的残留作用尚未消失，机体保护性反射尚未完全恢复，医院是术后儿童安全过渡的重要保障。PACU儿童是由麻醉医师和护士共同负责管理的，通过监测评估儿童的情况决定转入普通病房或ICU。使用改良Aldrete评分表作为评价PACU儿童麻醉苏醒的转出指标，同时基于国际医疗卫生机构认证联合委员会制定的标准，手术后1 h内定义为复苏时间，即当儿童Aldrete评分≥9分且术后监护满1 h，即可转入普通病房。

（二）医疗辅导系统准备

在PACU场景下，儿童疼痛管理的医疗辅导系统主要集中在术后复苏观察阶段，需要提前做好设备、软件系统等准备。利用沉浸式虚拟现实设备（如VR眼镜）提供沉浸式环境，分散儿童的注意力，进而减轻疼痛。利用监控摄像机、心电监护仪、小型降噪麦克风等设备，通过面部表情识别、语音分析和生理信号监测技术来评估患者的疼痛和情绪状态，以帮助医疗辅导人员了解儿童的非语言疼痛信号。利用人工智能技术，根据儿童的情绪和偏好生成或推荐音乐播放列表，可通过播放音乐来帮助儿童减轻焦虑和疼痛，提高舒适度。

（三）医疗辅导人员准备

医疗辅导人员为麻醉医师和PACU护士，医疗辅导实施时间为儿童Aldrete评分≥9分时，即儿童已苏醒。通过为儿童佩戴VR眼镜，使其看到海滩、游乐场、公园、山顶、星空、太空、冰雪世界、海洋世界和动物世界等虚拟现实情景。通过沉浸式体验，使儿童融入情境中。儿童医疗辅导人员陪伴在儿童身边，观察及监测儿童术后活动力、呼吸、循环、意识、血氧饱和度等，同时注意儿童佩戴VR眼镜时有无不适、头晕、拒绝等情况。

三、智能化儿童医疗辅导的实施和效果分析

沉浸式虚拟现实（immercive virtual reality，IVR）技术因具备感知性、趣味性和安全性等特点，已逐渐被应用于康复治疗、心理治疗和症状管理等医疗领域，并取得良好的效果。IVR技术能分散儿童的注意力，通过动态三维视觉和听觉内容、触觉等多种感官的刺激，将儿童的注意力从痛苦的治疗过程转移至有趣的虚拟环境中，减少疼痛信号的传导及分散大脑对疼痛感知的注意力，从而达到减轻疼痛的目的。

研究发现，5岁以下儿童因认知能力有限、依从性较低，难以配合使用VR眼镜，故在临床实践中，通常将儿童医疗辅导对象的适宜年龄设置为5—18岁。以外科手术后儿童在麻醉苏醒时的疼痛非药物干预为例，介绍儿童医疗辅导的实施流程。当麻醉儿童Aldrete评分≥9分时，临床上认为该儿童已经苏醒，此时可作为实施儿童医疗辅导干预的起始时间点。自儿童苏醒开始至儿童达到转出指标并离开PACU，直至院内转运至外科普通病房，医疗辅导可在上述所有环节中开展。对于处于苏醒阶段的儿童，由于麻醉药物剂量原因，常常出现躁动、不安等情绪和挣扎等行为，此时利用VR设备为儿童营造一个沉浸式温馨环境，如熟悉的家、充满卡通元素的乐园等，可避免儿童苏醒后因PACU陌生的环境和医院的陈设而增加不良情绪。VR设备可提供360°视频图像和三维集成空间音频沉浸效果，为儿童带来身临其境的体验，如海滩、稻田和公园等。同时，可利用视听设备播放父母的安抚视频、卡通形象的鼓励音频等，并通过视觉跟踪儿童动作，形成三维视觉与听觉沉浸体验，也可减轻PACU护士安抚儿童的工作量。

由于儿童可能出现躁动、不安等情绪，当佩戴VR设备视线受阻时，应注意避免儿童出现坠床等不良事件，因此在利用VR设备为儿童进行医疗辅导时应全程有专人看护，保障儿童的安全，同时，全程密切观察儿童的生命体征，及时询问儿童是否有头晕、呕吐等不适。

人工智能为儿童疼痛管理提供了新的手段和解决方案。疼痛评估是疼痛管理中的重要环节，包括多种不同的评估指标和表现形式。多模态数据融合技术的应用已成为疼痛评估的新趋势。通过多模态特征信息提取、时空域特征和多模态信息组合方式，多模态数据融合技术可以显著提高疼痛评估的及时性、准确性和可靠性。

在医院场景中，这些技术支持为儿童提供了身临其境的体验感，帮助他们制订个性化医疗辅导方案。例如，通过VR或AR技术来探索虚拟世界，以减轻儿童就医治疗过程中的疼痛和不适，缓解负面情绪，并清楚地了解诊疗过程和治疗程序，使之更好地适应住院生活。此外，人机交互、AIGC、全息影像技术等人工智能，为儿童创造了一个放松的环境，让他们可以体验自己所希望看到的人、物、环境，以提升就医体验感。总之，人工智能儿童医疗辅导的应用是医学领域中的一项重要进展，它利用现代技术手段，不仅能够转移儿童对应激事件的注意力，促使其发挥最佳潜能，克服治疗所伴随的挫折感和对未知的恐惧感，还有利于儿童和家庭在压力性环境下做好心理准备，缩短住院周期，减轻疼痛程度，减少镇静药的使用，改善心理和生理状态，从而更好地保证儿童健康的心理发育。

参考文献

[1] RUSSELL S J. Artificial intelligence a modern approach[M]. Pearson Education, Inc., 2010: 35.

[2] NILSSON N J. The quest for artificial intelligence[M]. Cambridge University Press, 2009: 178-183.

[3] BRUNDAGE M. Taking superintelligence seriously: Superintelligence: Paths, dangers, strategies by Nick Bostrom (Oxford University Press, 2014)[J]. Futures, 2015, 72: 32-35.

[4] 谢俊祥，张琳. 国内外医疗人工智能战略及细分领域现状分析[J]. 医学信息学杂志，2020，41（6）：2-7，14.

[5] CAO Y, LI S, LIU Y, et al. A comprehensive survey of ai-generated content (aigc): A history of generative ai from gan to chatgpt[J]. arXiv preprint arXiv: 2303.04226, 2023.

[6] PAREEK P, THAKKAR A. A survey on video-based human action recognition: Recent updates, datasets, challenges, and applications[J]. Artificial Intelligence Review, 2021, 54(3): 2259-2322.

[7] 刘春鹤，张晗，惠文，等.国内外医疗数据可视化研究的现状分析与展望[J].世界科技研究与发展，2021，43（3）：312-330.

[8] SALMELA M, SALANTERÄ S, RUOTSALAINEN T, et al. Coping strategies for hospital-related fears in pre-school-aged children[J]. Journal of Paediatrics and Child Health, 2010, 46(3): 108-114.

[9] 张燕红，张晓波，顾莺，等.儿科患者心理社会风险评估量表的汉化及信效度检验[J].中华护理杂志，2022，57（10）：1276-1280.

[10] KOZLOWSKI L J, KOST-BYERLY S, COLANTUONI E, et al. Pain prevalence, intensity, assessment and management in a hospitalized pediatric population[J]. Pain Management Nursing, 2014, 15(1): 22-35.

[11] 张顺娣，顾莺，胡菲，等.儿童医疗辅导照护缓解患儿腰椎穿刺疼痛和父母焦虑研究[J].护理学杂志，2022，35（24）：30-32.

[12] 郑彤，陈京立.治疗性游戏在儿科护理中的应用进展[J].护理研究，2021，35（7）：1222-1225.

[13] 吴小花，诸纪华，周红琴，等.ICU儿童医疗辅导的研究进展[J].中华急危重症护理杂志，2021，2（05）：448-453.

[14] 王群.面向监控场景的婴儿哭声识别[D].北京：中国科学院大学，2019：23.

[15] 李旭，李光，乐艳飞，等.医疗机器人研究的最新进展[J].机器人技术与应用，2003（04）：12-15.

[16] HE J, BAXTER S L, XU J, et al. The practical implementation of artificial intelligence technologies in medicine[J]. Nature medicine, 2019, 25(1): 30-36.

[17] 黄爱兰，梁海华，郭连英.早期护理干预对儿童肾穿刺心理压力的影响[J].全科护理，2008（30）：2757-2758.

[18] 王师.如何体现儿童医院的人文设计[J].中国医院建筑与装备，2012，13（12）：46-47.

[19] 李洪宇.手术室患者的术前心理护理[J].世界最新医学信息文摘，2017，17（06）：187-191.

[20] WANI T M, GUNAWAN T S, QADRI S A A, et al. A comprehensive review of speech emotion recognition systems[J]. IEEE Access, 2021, 9: 47795-47814.

[21]　YANG L, ZHANG Z, SONG Y, et al. Diffusion models: A comprehensive survey of methods and applications[J]. ACM Computing Surveys, 2023, 56(4): 1-39.

[22]　Serban I V, Lowe R, Henderson P, et al. A survey of available corpora for building data-driven dialogue systems[J]. arXiv preprint arXiv: 1512.05742, 2015.

[23]　孙影影，贾振堂，朱吴宇. 多模态深度学习综述[J]. 计算机工程与应用，2020，56（21）：1-10.

[24]　CHEN M, SHI X, CHEN Y, et al. A prospective study of pain experience in a neonatal intensive care unit of China[J]. Clin J Pain, 2012 28(8): 700-4.

[25]　ROOFTHOOFT D W, SIMONS S H, ANAND K J, et al. Eight years later, are we still hurting newborn infants[J]. Neonatology, 2014; 105(3): 218-26.

[26]　沈巧，郑显兰. 儿童疼痛管理的护理研究进展[J]. 护士进修杂志，2019，34（16）：1482-1484.

[27]　叶磊，荣芸，丁洁芳，等. 基于虚拟现实技术的干预对减轻成人患者术前焦虑效果的Meta分析[J]. 中华护理杂志，2022，57（11）：1310-1317.

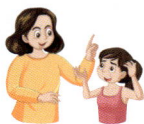

第 九 章

儿童医疗辅导工具、流程及相关文件

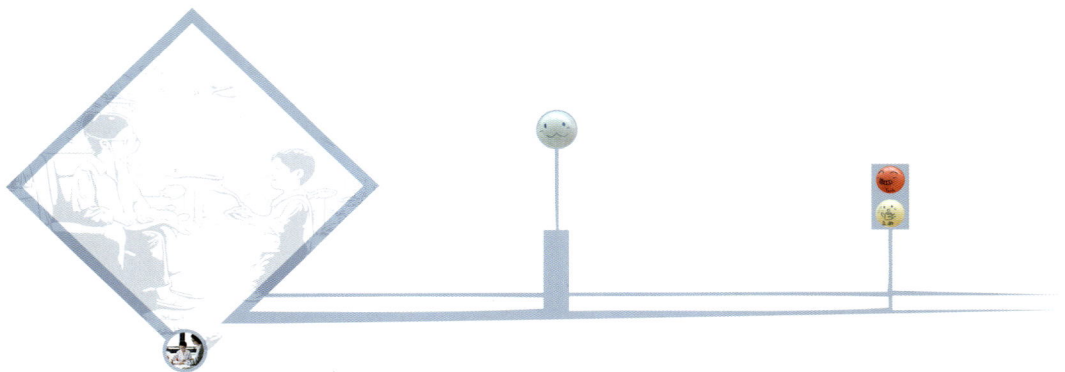

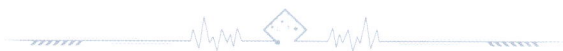

第一节　儿童医疗辅导评估工具

一、儿童发展评估工具

（一）发育筛查评定量表

发育筛查评定量表包括儿童心理行为发育预警征象筛查问卷、新生儿20项行为神经测查方法、年龄与发育进程问卷第三版。

1. 儿童心理行为发育预警征象筛查问卷

儿童心理行为发育预警征象筛查问卷（warning sign for children mental and behavioral development，WSCMBD），简称"预警征"，是为基层儿童保健人员编制的一个简单、易掌握、好操作、快速的儿童心理行为发育常规监测工具。适用于0—6岁儿童，通过家长询问的方式进行测试，由评估人员与儿童照护者进行一对一的询问。问卷共包括11个年龄监测点，分别为3月龄、6月龄、8月龄、12月龄、1.5岁、2岁、2.5岁、3岁、4岁、5岁和6岁。每个年龄监测点包含4个条目，分别反映大运动、精细运动、语言能力、认知能力（视、听）、社会能力（孤独症）等方面的能力。测评时出现相应年龄段一项不通过，即为可疑异常。该年龄段任何一条预警征象呈阳性，则提示有发育偏异的可能，须采用其他儿童发育筛查或诊断工具作进一步评估。该工具可供基层儿童保健人员在健康体检时使用，也可以供儿科及相关工作人员在为儿童提供健康服务时使用，还可以由家长进行自我监测使用，帮助快速了解儿童发展状况。

2. 新生儿20项行为神经测查方法

新生儿20项行为神经测查方法（neonatal behavioral neurological assessment，NBNA）是在吸取美国T. 贝里·布雷泽尔顿教授的新生儿行为评估方法和法国儿科专家阿尔米·梯桑新生儿神经运动测定方法的优点的基础上，结合我们自己的经验建立的，主要用于了解足月新生儿的行为能力，早产儿需要等矫正胎龄满40周后测查。测查由经过培训并考核合格的专业人员进行。20项行为神经测查分为5个部分：行为能力（6项）、被动肌张力（4项）、主动肌张力（4项）、原始反射（3项）和一般估价（3项）。每项评分为3个分值，即0分、1分和2分，满分为40分，35分以下为异常。NBNA通过对出生后满月内的新生儿进行神经行为评估，可以早期有效地预测各类高危足月儿（包括按纠正胎龄足月的早产儿）的神经发育结局。测查方法和评分方法易掌握，工具简便、经济。

3. 年龄与发育进程问卷第三版

英文版年龄与发育进程问卷（ages and stages questionnaires，ASQ）由美国俄勒冈大学人类发育中心研发建立，中文版在英文版的基础上制成，目前已更新至第三版，简称ASQ-3。适用于1月龄（矫正龄）至66月龄的儿童，以家长问卷的形式测查。问卷包括沟通、粗大动作、精细动作、解决问题和个人–社会5个能区，共30个题目，还有综合问题部分的开放式题目6—10个，询问儿童的整体发育情况和家长对儿童发育可能产生的担忧，不参与评分。每个项目评分都是三选一选项，如"是"（赋值10分）、"有时是"（赋值5分）、"否"（赋值0分）。每个能区都有定量评估（0~60分）和定性评估，定性评估有三种可能。高于界值（能区总分高于平均值–1标准差），认为孩子目前发育正常；接近界值（能区总分低于或等于平均值–1标准差，但高于平均值–2标准差）而落在监测区，需要对孩子进行发育监测；低于界值（能区总分低于或等于平均值–2标准差），建议由专业人员进行进一步的发育诊断与评估。ASQ-3问卷可以帮助儿童的早期发育筛查及发育监测，促使儿童照护者参与儿童发育评估和干预中。

在我国，常用的发育筛查评定量表还有0—6岁儿童智能发育筛查测验（DST）、丹佛发育筛查测验（DDST）、0—6岁儿童发育筛查父母问卷、瑞文智力测验（RIT）、绘人试验和学龄前儿童50项智能筛查量表等。使用这些量表，可以快速了解儿童的发育状况，及时发现潜在的发育问题，以便进行及时的干预和治疗。需要注意的是，使用这些量表时需要由专业的评估员进行操作和解读，以确保评估结果的准确性和可靠性。同时，筛查量表只是用于初步筛查，如果有异常表现，需要进行更详细的评估和诊断。

（二）发育诊断评定量表

发育诊断评定量表是用于评估儿童身体、认知、语言、社交和情感等方面发育水平的工具，包括格塞尔发育诊断量表、格里菲斯发育评估量表中文版和韦氏智力量表。

1. 格塞尔发育诊断量表

格塞尔发育诊断量表（Gesell Developmental Schedule）是评估诊断0—6岁儿童发育水平的测量工具，目前在临床中广泛应用。该量表以正常儿童的行为模式为标准，鉴定、评价观察到的行为模式。以发育年龄（developmental age，DA）、发育商（developmental quotient，DQ）表示儿童的发育水平，作为判断儿童神经系统完善性和功能成熟度的手段。

全量表分为13个关键年龄，即4周、16周、28周、40周、52周、18月、24月、36月、42月、48月、54月、60月和72月，共有500余个项目根据发育年龄的次序分布于各个年龄组中，根据发育内容分布在5个能区中，即适应性行为、大动作行为、精细动作行为、语言行为和个人–社会行为5个部分。

①适应性行为：反映儿童发育整体状况的最重要能区，它涉及对刺激物的组织和相互关系的知觉，将刺激物的整体分解成它的组成部分，并将这些组成部分按有意义的方式再组成整体。

②大动作行为：包括姿势反应、头的稳定、坐、站、爬和走等。

③精细动作行为：包括手和手指抓握、紧握和操纵物体。

④语言行为：包括对别人语言的模仿和理解。

⑤个人–社会行为：包括儿童对其所处的社会文化的个人反应。

该量表具有较强的专业性，能够相对系统、准确地判断儿童发育水平，但在应用时，对测试人员要求较高，需要具备一定的儿科临床、儿童保健、儿童发育经验或经历，且经过标准化培训并取得资格证的医生来完成。评估过程的时间长短与儿童的年龄、测试状态、发育水平均有关系。每名儿童均须测试完成5个能区。根据评价标准，针对每个能区进行发育年龄及发育商的计算，以适应性能区的评价水平代表该儿童的总体发育状况。格塞尔发育诊断量表评价标准如表9-1-1。

表9-1-1　格塞尔发育诊断量表评价标准

发育商（DQ）	评价标准
DQ > 85	正常
76 ≤ DQ ≤ 85	边缘状态
55 ≤ DQ ≤ 75	轻度发育迟缓
40 ≤ DQ ≤ 54	中度发育迟缓
25 ≤ DQ ≤ 39	重度发育迟缓
DQ < 25	极重度发育迟缓

2. 格里菲斯发育评估量表中文版

格里菲斯发育评估量表中文版（griffiths development scale-chinese edition，GDS-C）是基于2006年Griffiths发育评估量表Ⅱ版（英文版）修订，于2009年至2013年在我国北京、上海、天津、郑州、西安、昆明、香港7个城市完成中国常模研究修订，是适用于0—8岁中国儿童发育评估工作的诊断工具之一。

GDS-C共分为以下6个领域。

①领域A：运动能力测试。测试者对儿童的粗大运动技能，如平衡性、协调控制和姿势控制等能力进行评估。测试项目包括与儿童年龄相适应的运动，如上下楼梯、踢球、骑自行车及跳跃等。

②领域B：个人-社会测试。这一领域用于评估儿童日常生活能力、独立程度以及与其他儿童的交往能力。测试项目包括与儿童年龄相适应的活动，如穿脱衣服、使用餐具、运用知识信息的能力，如知道生日日期或家庭住址等。

③领域C：语言能力测试。该领域测试儿童的接受和表达语言能力。测试项目包括与儿童年龄相适应的活动，如说出物体的名称和颜色、重复话语、描述一幅图画，

并回答一系列关于内容的相同点或不同点的问题。

④领域D：手眼协调能力测试。评估儿童的精细运动技巧、手部灵巧性和视觉追踪能力。测试项目包括与儿童年龄相适应的活动，如串珠子、使用剪刀、复制图形、写字母和数字等。

⑤领域E：表现力测试。主要测试儿童的视觉空间能力，包括工作的速度和准确性。测试项目包括与儿童年龄相适应的活动，如搭建桥梁或楼梯，完成拼图和模式制作等。

⑥领域F：实际推理能力测试，适用于3—8岁儿童。主要评估儿童解决实际问题的能力，对数学基本概念的理解及有关道德和顺序问题的理解。测试项目包括与儿童年龄相适应的活动，如数数和比较大小、形状、高矮等。此外，该领域还会测试儿童对日期的理解、视觉排序能力以及对对错的认识和理解。

GDS-C的专业性较强，能系统、准确地评估儿童的发育水平。在临床应用时，GDS-C同样需要经过标准化培训并取得资格的专业人员来完成。测试结束后，通过标准化方法进行裸分计算，按照常模手册，根据每个领域裸分的总和，查找每个领域的百分位数。对于任何一个领域，百分位数低于2.5%，提示该领域存在显著的发育迟缓（落后平均水平2个标准差）；百分位数低于16%，说明此领域存在发育迟缓（落后平均水平1个标准差）。DQ=发育年龄/实际年龄×100。DQ<70分，提示此领域存在显著发育迟缓。70≤DQ<85分，提示此领域存在轻度发育延迟。DQ≥85分，提示此领域发育水平在正常范围内。

3. 韦氏智力量表

韦氏智力量表（Wechsler Intelligence Scale）是由美国心理学家韦克斯勒（David Wechsler）编制，是国际公认的最权威、使用范围最广的诊断性智力测验，包括三套智力量表：幼儿智力量表（wechsler preschool and primary scale of intelligence，WPPSI，适用于4—6岁）、儿童智力量表（wechsler intelligence scale for children，WISC，适用于6—16岁）和成人智力量表（wechsler adult intelligence scale，WAIS，适用于16岁以上）。

韦氏智力量表为诊断性评估，测试人员须经过严格培训，方能实施测试。测试过程必须严格按照指导手册的要求实施，以保证测试结果的有效性。测试内容以分测验的形式呈现，一般分为两大部分，即言语分测验和操作分测验，每一部分由5个分测验组成，还有一些备选分测验。本文主要介绍韦氏儿童智力量表第四版（WPPSI-Ⅳ）中文版和韦氏儿童智力量表第四版（WISC-Ⅳ）。

（1）韦氏儿童智力量表第四版（WPPSI-Ⅳ）

WPPSI-Ⅳ适用于4岁至6岁11月龄的儿童，全量表有6个核心分测验，即常识、类同、积木、矩阵推理、图片记忆、找虫，以及5个补充分测验，即拼图、图画概念、动物家园、划消、动物译码。总智商由6个核心分测验的分数合成，反映幼儿以语言获得的常识性知识和运用语言进行概括、推理和表达的能力，配合动手操作对看到的视觉图形进行分析和组织的能力，根据看到的图片材料寻找其中规律的抽象思考能力，记忆当前看到的形象材料的能力，以及用笔完成目标的涂画任务的能力。主要指数有以下5个。

①语言理解指数：由常识和类同分测验的分数合成，反映幼儿对语言信息的概括、理解和准确表达能力。

②视觉空间指数：由积木和拼图分测验的分数合成，反映幼儿对图案材料的分析组织能力、空间知觉及视觉运动整合能力。

③流体推理指数：由矩阵推理、图画概念分测验的分数合成，反映幼儿根据图片材料进行抽象概括、推理等高级思考能力。

④工作记忆指数：由图片记忆和动物家园分测验的分数合成，反映幼儿对图片材料的短时记忆能力。

⑤加工速度指数：由找虫和划消分测验的分数合成，反映幼儿快速扫描、辨别视觉图案并动手划记的能力。

此外，辅助指数有4个，即语言接收指数、非语言指数、一般能力指数和认知效率指数。分别反映幼儿能否听懂别人讲的话或说出常见物品的名称的能力，对图片材料反应和思考的能力，对具体事物进行抽象思考的能力，幼儿的认知能力在不考虑工作记忆的作用时所能达到的水平，以及快速做出反应和视觉动作协调的能力。

韦氏智力测试采用离差智商，规定平均数为100，标准差为15。70及以下为智力低下，130及以上为智力超常，但是对智力测验结果的解释应注重其临床实践意义。在解释全量表得分之前，测试者必须对各分量表的得分进行详细的分析。由于神经发育障碍的儿童，如注意缺陷-多动性障碍、学习困难、孤独症谱系障碍等儿童在分量表得分上往往参差不齐，而这些时高时低的成绩互相平衡后，反映在全量表得分上可能是一个和正常群体很接近的全量表得分，所以，韦氏智力测验结果解释的主要目的是鉴别和分析儿童智力结构各方面的优势与劣势，为家长及儿童提供干预和指导意见。

（2）韦氏儿童智力量表第四版（WISC-Ⅳ）

WISC-Ⅳ由14个分测验组成，其中包括10个核心分测验和4个补充分测验。核心分测验分别为积木、类同、背数、图画概念、译码、词汇、字母-数字排序、矩阵推理、理解和符号检索。补充分测验分别为填图、划消、常识和算术。WISC-Ⅳ评估结果提供一个全量表的总智商，用以说明儿童的总体认知能力，同时提供言语理解、知觉推理、工作记忆、加工速度4个合成分数，用以说明儿童在不同领域中的认知能力。全量表分数总和为语言理解、知觉推理、工作记忆和加工速度4个量表分数的总和。此外，4个合成分数也可以再次组合，反映被测试者认知能力的差异。

①语言理解指数：由3个语言理解分测验（类同、词汇、理解）的分数合成。语言理解指数的各个分测验主要用于评估儿童学习和运用语言、概念形成、抽象思考、分析概括的能力等。

②知觉推理指数：由3个知觉推理分测验（积木、图画概念、矩阵推理）的分数合成。知觉推理指数的各个分测验主要用于评估儿童推理、空间知觉和视觉组织等能力。

③工作记忆指数：由2个工作记忆分测验（背数、字母-数字排序）的分数合成。工作记忆指数主要描述儿童的记忆能力和对外来信息的理解应用能力。工作记忆指数是儿童学习能力的一个重要测量指标，可以准确地帮助家长了解孩子的注意力、记忆能力以及推理能力等。

④加工速度指数：由2个加工速度分测验（译码、符号检索）的分数合成。加工速度指数主要描述儿童对外界信息的理解速度、记录速度和准确度、注意力和书写能力等。

⑤语言理解、知觉推理、工作记忆、加工速度4个指数可以再次组合，例如，一般能力指数由构成语言理解指数和知觉推理指数的6个分测验导出。在某些临床情况下，它比总智商更能表达被测试者的智力潜力。再如，认知熟练（效率）指数由构成工作记忆指数和加工速度指数的4个分测验导出，它侧重于认知效率，具有独特的临床价

值。若两者相差 > 10，考虑存在显著性差异，提示存在认知效率相对低下的特征。

在我国，常用的发育诊断评定量表还有0—3岁婴幼儿发育量表（CDCC）、贝利婴幼儿发展量表（BSID）、中国儿童发展量表（3—6岁）、麦卡锡儿童智力量表中国修订版（MSCA）和发育异常评定量表（DAS）等。

二、儿童疼痛评估工具

疼痛是一种与实际或潜在组织损伤相关的不愉快的感觉与情绪体验。儿童疼痛是机体对各种外界创伤刺激的反应，疼痛作为第五项生命体征，识别并相对准确地评估其程度对儿童至关重要。疼痛是一种主观感受，儿童由于受各种因素的影响，很难准确地描述自己现存的疼痛状况，这就需要选择适合不同年龄阶段的评估工具来对其进行评估。儿童疼痛评估的工具有自我评估法、他人评估法和综合评估法。

（一）自我评估

对于3岁及以上无认知障碍且可以清楚理解及表达疼痛的儿童，可采用自我评估法评估疼痛。评估量表包括视觉模拟量表、数字评定量表和修订版的Wong–Baker面部表情疼痛量表。

1. 视觉模拟量表（VAS）

视觉模拟量表（visual analogue scale，VAS）是一条100 mm长的线段，左端代表"完全无痛"，右端代表"疼痛到极点"，如图9-1-1所示。使用该量表时，要求儿童在线段上标记一个点，以表示他们当前所感受到的疼痛强度。0～4 mm代表无痛，

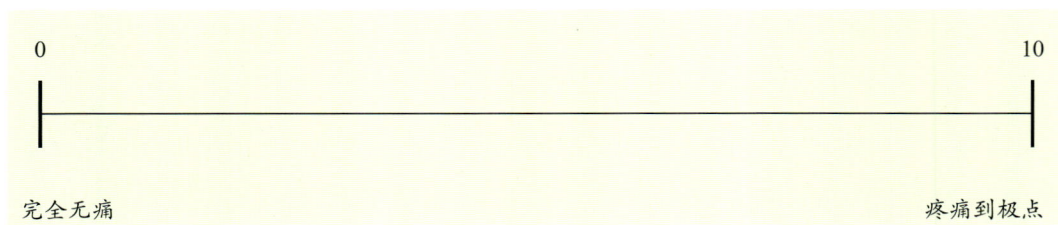

图9-1-1　视觉模拟量表

5～44 mm代表轻度疼痛，45～74 mm代表中度疼痛，75～100 mm代表重度疼痛。VAS因简便易行、适用性强而被广泛应用于临床。

2. 数字评定量表（NRS）

数字评定量表（numerical rating scale，NRS）评分方案有多个版本，最常用的是NRS 0～10版本。NRS 0～10版量表是一种单维度评估量表，由0～10分组成，如图9-1-2所示。该量表适用于10岁以上儿童疼痛程度的评估。0分表示无疼痛，1～3分表示轻度疼痛，4～6分表示中度疼痛，7～10分表示重度疼痛。NRS评分准确简明，曾被美国疼痛学会视为疼痛评估的"金标准"，量表分类比较清晰、客观，更适合于慢性疼痛患者的疼痛评估。此外，NRS还可被用于口头采访（电话采访），这是NRS的应用优势。

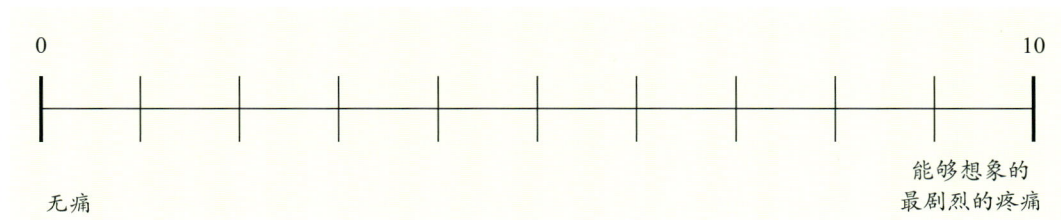

0

10

无痛

能够想象的
最剧烈的疼痛

图9-1-2　数字评定量表

3. 修订版面部表情疼痛量表

修订版面部表情疼痛量表（Faces Pain Scale-Revised，FPS-R）是为儿童开发的疼痛强度自我报告测量方法。如图9-1-3所示，FPS-R疼痛程度从0（无痛）到10（剧

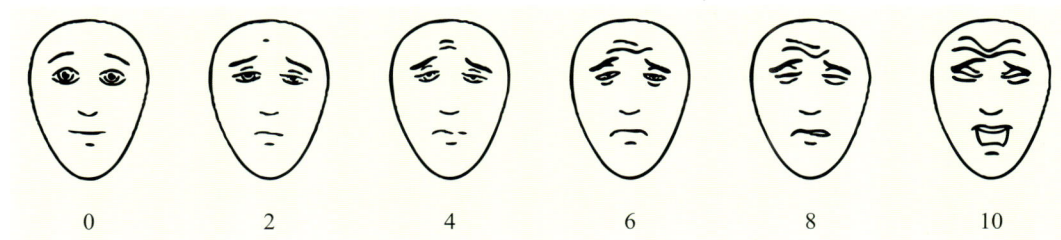

0　　　　2　　　　4　　　　6　　　　8　　　　10

图9-1-3　修订版面部表情疼痛量表

烈痛）的评分，采用6种面部表情的图片来形象地表达分值区域所代表的疼痛程度。该量表适用于4—16岁儿童的急性疼痛评估。

4. Wong-Baker面部表情疼痛量表

Wong-Baker面部表情疼痛量表适用于不同文化背景下的3岁以上儿童，也有研究建议用于4—5岁以上的儿童更为合适。如图9-1-4所示，该量表采用6种面部表情的卡通图片（从微笑、悲伤到哭泣）来形象地表达分值区域所代表的疼痛程度，让儿童或监护人进行主观评分。

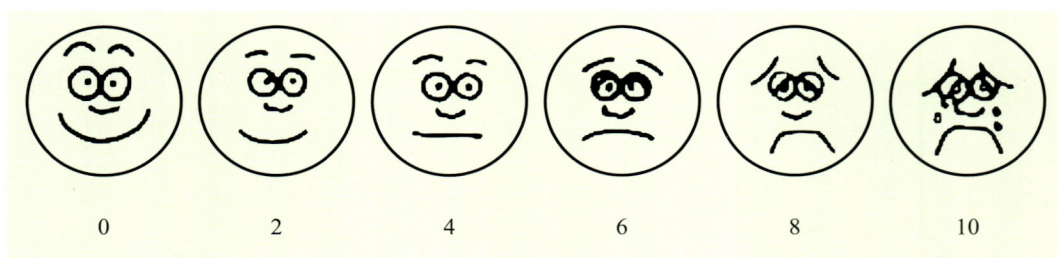

图9-1-4　Wong-Baker面部表情疼痛量表

（二）他人评估

对于3岁及以下不能说话或可以说话但不能清楚理解及表达疼痛的儿童，选用他人评估法来评估疼痛。他人评估法主要通过生理指标的测定及行为观察来实现。生理指标是指心率、血压、呼吸频率和模式、血氧饱和度等。行为观察是评估语言和认知功能障碍儿童疼痛程度的主要方法。他人评估量表包括新生儿疼痛评分量表、早产儿疼痛量表、新生儿面部编码系统、新生儿术后疼痛评估量表、新生儿急性疼痛评估量表、新生儿疼痛与不适量表、儿童疼痛行为量表、东安大略儿童医院疼痛量表和舒适量表。

1. 新生儿疼痛评分量表

新生儿疼痛评分量表（neonatal infant pain scale，NIPS）是加拿大东安大略儿童医院创制的一种多维疼痛评估工具，用于早产儿和足月儿（出生至生后6周）操作性疼痛评估。NIPS由面部表情、哭闹、呼吸形式、上肢动作、下肢动作和觉醒状态6项行为指标构成。（表9-1-2）该量表总分为0~7分，0~1分代表无痛，2分代表极小疼痛，3~4分代表轻到中度疼痛，5~7分代表重度疼痛。该量表评估者间信度为0.92~0.97，Cronbach's α系数为0.87~0.95。其中哭闹项目，如果儿童气管插管后哭不出声音，但有明显的嘴部活动也可记录为大哭。该量表较为简单，医护人员容易掌握，便于临床操作，不需要额外的评估技能或工具。

表9-1-2　新生儿疼痛评分量表

项目/赋值	0分	1分	2分
面部表情	安静面容，表情自然	面肌收紧（包括眉、额和鼻唇沟），表情痛苦	
哭闹	不哭	间歇性轻声呻吟	持续性地大声尖叫
呼吸形式	呼吸自如	呼吸不规则、加快，屏气	
上肢动作	自如/放松	肌紧张，上肢伸直，僵硬和（或）快速屈伸	
下肢动作	自如/放松	肌紧张，腿伸直，僵硬和（或）快速屈伸	
觉醒状态	睡眠/清醒	警觉，烦躁，摆动身体	

2. 早产儿疼痛量表

早产儿疼痛量表（premature infant pain profile，PIPP）是一种多维疼痛评估工具，用于评估早产儿疼痛。该量表由行为维度（皱眉、挤眼、鼻唇沟加深）、生理维度（心率、血氧饱和度）和情境维度（胎龄、基础行为状态）构成，总分0~21分。0~6分代表疼痛程度最低或无疼痛，7~12分代表中度疼痛，13~21分代表重度疼痛。该量表评估者间信度>0.89。因PIPP需要医护人员计算百分率，会在一定程度上影响临床可行性。目前该表已经过改良，考虑到胎龄和行为状态对测试结果的影响，修订后的PIPP（简称PIPP-R）已推出，精确性及灵敏度得到进一步提高。（表9-1-3）

表9-1-3　修订版早产儿疼痛量表

婴儿指征	指征分值				婴儿指征评分
	0（分）	+1（分）	+2（分）	+3（分）	
心率增快（次/分）基础值：_____	0~4	5~14	15~24	>24	
血氧饱和度下降（%）基础值：_____	0~2	3~5	6~8	>8或需氧量增加	
皱眉（秒）	无（<3）	极短（3~10）	中等（11~20）	持续时间最长（>20）	
挤眼（秒）	无（<3）	极短（3~10）	中等（11~20）	持续时间最长（>20）	
鼻唇沟加深（秒）	无（<3）	极短（3~10）	中等（11~20）	持续时间最长（>20）	
小计评分：					
胎龄（出生胎龄+生后天数）	>36周	32—35周+6天	28—31周+6天	<28周	
基础行为状态	活跃、清醒	安静、清醒	活跃、睡眠	安静、睡眠	
总分：					

3. 新生儿面部编码系统（NFCS）

新生儿面部编码系统（neonatal facial coding system，NFCS）是一种单维疼痛评估工具。如表9-1-4所示，如果新生儿有以下1项表现，计为1分，如皱眉、挤眼、鼻唇沟加深、张口、嘴巴垂直伸展、嘴巴水平伸展、舌呈杯状、下颌颤动、嘴呈"O"形、伸舌（仅用于评估早产儿）。NFCS总分为以上10项得分之和，最低为0分，分值越高表示疼痛越严重。早产儿最高为10分，足月儿最高为9分。由于NFCS根据新生儿面部变化评估疼痛，因此不适用于面部表情破坏的操作，如气管插管者、早产儿视网膜病变筛查。研究表明，NFCS用于评估足月儿急性操作性疼痛比PIPP更为敏感，量表评估者间信度为0.83。

表9-1-4　新生儿面部编码系统

项目	0分	1分	项目	0分	1分
皱眉	无	有	嘴巴水平伸展	无	有
挤眼	无	有	舌呈杯状	无	有
鼻唇沟加深	无	有	下颌颤动	无	有
张口	无	有	嘴呈"O"形	无	有
嘴巴垂直伸展	无	有	伸舌（仅用于评估早产儿）	无	有

4. 新生儿术后疼痛评估量表

新生儿术后疼痛评估量表（CRIES）是一种为多维疼痛评估量表，包括啼哭、氧浓度、生命体征、面部表情、睡眠5个方面，用于评估胎龄32周以上的新生儿术后疼痛。如表9-1-5所示，CRIES总分为10分，0~3分代表轻度疼痛，4~6分代表中度疼痛，7~10分代表重度疼痛。该量表的评估者间信度为0.72。

表9-1-5　新生儿术后疼痛评估量表

项目	0分	1分	2分
啼哭	无	高声哭、可安抚	高声哭、不可安抚
维持血氧饱和度>95%是否需要吸氧	否	吸入氧浓度<30%	吸入氧浓度≥30%
吸氧、心率、血压变化	无变化	上升<20%	上升≥20%
表情	无	做鬼脸、歪扭	做鬼脸、咕哝
睡眠	安静入睡	间断苏醒	警觉苏醒

5. 新生儿急性疼痛评估量表

新生儿急性疼痛评估量表（neonatal infant acute pain assessment scale，NIAPAS）是一种多维疼痛评估量表，包括5个行为指标（警觉性、面部表情、哭闹、肌张力和对操作的反应）、3个生理指标（心率、呼吸和血氧饱和度）和1个情境指标（胎龄）。胎龄、哭闹为0～3分，警觉性、面部表情、对操作的反应、心率、血氧饱和度0～2分，肌张力和呼吸为0～1分，总分为0～18分，如表9-1-6所示。该量表评估者间信度为0.991～0.997，内部一致性Cronbach's α系数为0.723。

表9-1-6　新生儿急性疼痛评估量表

评估儿童（0~14分）			评估心电监护（0~4分）		
胎龄（评估时）	0=胎龄≥37周； 1=胎龄32—36周＋6天； 2=胎龄28—31周＋6天； 3=胎龄<28周		心率	0=正常 1=轻微改变 2=明显改变	心率比基础值减慢/增快0～5次； 心率比基础值减慢/增快6～20次或心率为170～189次/分； 心率比基础值减慢/增快>20次或心率≥190次/分
警觉性	0=平静/安静 1=不安 2=明显不安	平静，安静，睡觉/苏醒 焦躁不安和有时踢打，可被安抚； 焦躁不安和持续踢打，间歇睡觉	动脉血氧饱和度（SaO₂）	0=正常 1=轻微改变 3=明显改变	需要额外吸氧或预先调高氧浓度不超过5%，SaO₂不变 吸氧浓度增加：6%～10%，SaO₂在设限范围内； 尽管额外吸氧，SaO₂仍降至80%以下
面部表情	0=放松 1=不满意 2=痛苦	面部放松，表情自然； 蹙眉/不愉快的表情，皱眉，咧嘴； 面肌紧绷，眉头紧蹙，脸颊和下颌绷紧，表情痛苦			

续表

评估儿童（0~14分）			评估心电监护（0~4分）
哭闹	0=不哭 1=声音表达不适 2=呻吟/轻声哭 3=强有力地哭	安静，没哭； 啜泣/哼哼/嗷嗷/吱吱/呜呜，或其他类似的声音； 呻吟/轻声哭； 强有力地哭/突然加大音量，尖声哭或大哭尖叫 虽然听不到使用呼吸机儿童的哭声，但也要评估	计分（最高分18分）： 0~5分 没有疼痛/轻度疼痛（非药物干预）； 6~9分 中度疼痛（非药物干预并考虑药物干预）； ≥10分 重度疼痛（非药物干预和药物干预）
肌张力	0=无改变 1=改变	肌张力与胎龄一致，四肢偶尔会动； 外观完全僵硬/松弛，四肢僵硬和（或）快速伸展、收缩	
呼吸	0=不费力 1=呼吸改变	正常的呼吸形态； 吸气不均匀、增快，呼吸受限/屏气	计分时应考虑： ①每项计分基于对儿童的观察，计算总分后才对疼痛评估进行解释； ②根据儿童行为改变的特征计分，不考虑观察次数和时间； ③始终推荐非药物干预来缓解疼痛
使用呼吸机/经鼻正压通气的婴儿	0=适应 1=不适应	儿童平静； 呼吸不均匀，调整呼吸时吸气/喘息	
对操作的反应	0=对操作不敏感 1=痛苦，对操作敏感 2=非常易激惹/无反应	对操作耐受/喜欢被触摸； 易激惹，遭受治疗痛苦，对操作敏感/抑制，做出回避动作，易受操作干扰； 对操作非常易激惹和敏感，对操作不耐受/无反应	

6. 新生儿疼痛与不适量表

新生儿疼痛与不适量表（EDIN）是一种单维评估量表，用于评估早产儿和足月儿持续性（慢性）疼痛的评估，如机械通气过程中疼痛的评估。如表9-1-7所示，EDIN包括面部活动、身体活动、睡眠质量、与父母或抚育者的接触、安抚5个条目，总分>5分表示新生儿存在疼痛。该量表评估者间信度为0.59~0.74，内部一致性Cronbach's α系数为0.86~0.94。

表9-1-7　新生儿疼痛与不适量表

条目	赋分/分	行为描述
面部活动	0	完全放松
	1	短暂痛苦表情，如皱眉、口唇发绀或颤抖、咬紧牙关
	2	频繁或持续的痛苦表情
	3	持久痛苦样哭泣或毫无表情
身体活动	0	完全放松
	1	短暂烦躁，多数时候安静
	2	频繁烦躁，但可以平静下来
	3	持久烦躁伴手指、脚趾和四肢肌张力增强，或少见的、缓慢的运动伴虚脱
睡眠质量	0	容易入睡
	1	入睡困难
	2	频繁、自发觉醒，与护理无关的频繁自发觉醒，不能熟睡
	3	失眠
与父母或抚育者的接触	0	微笑，注意声音
	1	短暂忧虑，可与护士有短暂交流
	2	交流困难，轻微刺激即易哭
	3	拒绝沟通，无法交流，没有任何刺激也会呻吟
安抚	0	安静，完全放松
	1	静下来迅速响应抚摸、听声音或吸奶
	2	镇静困难，难以平静下来
	3	郁郁寡欢，闷闷不乐，拼命吸吮

7. 儿童疼痛行为量表

儿童疼痛行为量表（face, legs, arms, cry, consolability behavioral tool，FLACC）由美国密歇根大学等研发，适用于2月龄至18岁儿童，已在国外广泛应用。2012年，刘明等按照标准程序将其汉化，形成中文版儿童疼痛行为量表（表9-1-8）。该量表包括面部表情、腿部动作、活动、哭和安慰5个条目，量表的得分范围为0～10分，0分代表无痛，1～3分代表轻度疼痛，4～6分代表中度疼痛，7～10分代表重度疼痛。该量表评估者间信度较好，内部一致性Cronbach's α系数为0.745。

表9-1-8 中文版儿童疼痛行为量表

条目	0分	1分	2分
面部表情	微笑	偶尔皱眉、面部扭歪、表情淡漠	经常下颌颤抖或紧咬
腿部动作	放松体位	紧张、不安静	双腿踢动
活动	静卧或活动自如	来回走动	身体屈曲、僵直或急扭
哭	无	呻吟、呜咽或偶哭	持续哭、哭声大
安慰	无须安慰	轻拍可安慰	很难安慰

8. 东安大略儿童医院疼痛量表

东安大略儿童医院疼痛量表（children's hospital of eastern ontario pain scale，CHEOPS）用于评估0—4岁无认知障碍的儿童操作性及术后疼痛，包括哭闹、面部表情、语言、躯体、伤口触摸和腿部6个条目。该量表的评分范围为4～13分，4分代表无痛，5～6分代表轻度疼痛，7～13分代表中重度疼痛。（表9-1-9）

表9-1-9 东安大略儿童医院疼痛量表

条目	0分	1分	2分	3分
哭闹	/	无	呻吟、哽咽	尖叫
面部表情	微笑	镇静	痛苦扭曲	/
语言	无痛苦	无抱怨、非疼痛	有疼痛或其他语言表达	/

续表

条目	0分	1分	2分	3分
躯体	/	松弛、无反应	紧张颤抖	/
伤口触摸	/	无特殊	抚摸、按压或局部紧张	/
腿部	/	正常	踢腿或腿部僵直不动	/

9. 舒适量表

舒适量表适用于所有年龄段机械通气的儿童，包括警觉程度、平静或激动、呼吸反应、体动、血压、心率、肌肉张力及面部紧张程度8个条目，每一个项目评分1～5分，评分范围为8～40分，8～17分代表极少或没有疼痛，18～27分代表中度疼痛，28～40分代表重度疼痛。（表9-1-10）

表9-1-10 舒适量表

条目	1分	2分	3分	4分	5分
警觉程度	深睡眠	浅睡眠	昏昏欲睡	完全清醒和警觉	高度警惕
平静或激动	平静	轻度焦虑	焦虑	非常焦虑	惊恐
呼吸反应	无咳嗽或无自主呼吸	稍微自主呼吸或对机械通气无反应	偶尔咳嗽或呼吸对抗	呼吸对抗活跃，频繁咳嗽	严重呼吸对抗，咳嗽或憋气
体动	无体动	偶尔进行轻微体动	频繁进行轻微体动	四肢有力活动	躯干及头部有力活动
血压	低于基础值	始终在基础值	偶尔升高超过15%或更多（观察期间1～3次）	频繁升高超过15%或更多（>3次）	持续升高超过15%
心率	低于基础值	始终在基础值	偶尔升高超过15%或更多（观察期间1～3次）	频繁升高超过15%或更多（>3次）	持续升高超过15%

续表

条目	1分	2分	3分	4分	5分
肌肉张力	肌肉完全放松，没有张力	肌肉张力减低	肌肉张力正常	肌肉张力增加，手指和脚趾弯曲	肌肉极度僵硬，手指和脚趾弯曲
面部紧张程度	面部肌肉完全放松	面部肌肉张力正常，无面部肌肉紧张	面部部分肌肉张力增加	面部全部肌肉张力增加	面部扭曲，表情痛苦

（三）综合评估

上述疼痛评估工具，通过自我报告或行为观察对儿童进行疼痛评估。对于处于慢性疼痛的儿童，可考虑从疼痛强度、疼痛性质、疼痛影响等多个方面对患儿进行综合评估，以全面反映儿童经历的疼痛症状。英国皇家护理学院及英国和爱尔兰麻醉医生协会发布的循证指南均推荐，3—5岁儿童因自我评估的信度和效度不高，应采用自我评估法和他人评估法相结合的形式。

三、儿童焦虑评估工具

焦虑是最常见的一种精神障碍形式，是对亲人或自己生命安全、前途命运等的过度担心而产生的一种烦躁情绪，其中含有着急、挂念、忧愁、紧张、恐慌、不安等成分。幼儿焦虑的种类比较多，常见的主要包括分离性焦虑、过度焦虑反应、期待性焦虑、社交性焦虑和境遇性焦虑、素质性焦虑以及环境性焦虑等6种。焦虑不但会使情绪崩盘，也可以引起躯体化障碍，影响儿童的身心健康。针对幼儿、学龄前儿童及青少年的不同年龄层面、不同类型的焦虑评估工具种类较多，如儿童状态–特质焦虑问卷、儿童焦虑相关情绪障碍筛查量表、广泛性焦虑量表等普适性儿童焦虑评估工具，被广泛应用于儿童或青少年的焦虑水平研究中。

1. 儿童状态–特质焦虑问卷

儿童状态–特质焦虑问卷（state trait anxiety inventory for children，STAIC）是目

前评估儿童焦虑程度应用最广的量表，使用Likert3级评分法，共40个项目，分为焦虑状态问卷和焦虑特质问卷两大部分，各20个项目，各分量表分数范围为20～60分，总分越高代表焦虑程度越高，各分量表测评时间为5～10 min。该量表适用对象为9—12岁儿童或具有良好阅读和理解能力的9岁以下儿童。

2. 儿童焦虑相关情绪障碍筛查量表

儿童焦虑相关情绪障碍筛查量表（screen for child anxiety related emotional disorders，SCARED）是一种广泛用于评估儿童焦虑相关情绪的工具。该量表用于7—18岁青少年儿童的焦虑情绪筛查。SCARED包括父母版本（SCARED-P）和儿童（SCARED-C）版本。SCARED-P和SCARED-C均由5个维度、41个项目组成。采用Likert3级评分，当总分≥25分时，即存在具有临床意义的焦虑状态。

3. 广泛性焦虑量表

广泛性焦虑量表（generalized anxiety disorder，GAD-7）由7个项目组成，目的是了解患者在过去两个星期内有多少时间受到包括感觉紧张、担忧等7个问题的困扰。患者的回答种类有"完全不会""几天""一半以上的时间"和"几乎每天"，则分别对应0、1、2、3分。GAD-7总分范围为0～21分，分值5、10、15分别对应代表轻度、中度、重度焦虑程度。GAD-7用于广泛性焦虑的筛查及症状严重程度的评估。已有研究证明，将GAD-7在综合性医院普通门诊患者中开展应用验证，结果显示其具有较好的信度和效度。

在医疗场景下，引起儿童和青少年焦虑的因素与生活、学校场景中有所区别。医院环境、对病情的担忧、与家长分离等都是可能引起儿童或青少年焦虑的诱发因素。针对医疗环境的焦虑评估工具开发应用被学者关注，目前特定评估儿童就医过程中焦虑水平的工具主要有简化版改良耶鲁术前焦虑量表（modified yale preoperative anxiety scale-short form，mYPAS-SF）。mYPAS-SF是一种观察性行为量表，由美国耶鲁大学Zeev N. Kain等于1995年开发，Jenkins等简化，我国学者代莹等于2019年汉化。该量表包括活动、语言、情绪表达、激惹显露状态4个条目。中文版mYPASSF Cronbach's α系数为0.850，评估者间信度为0.935，重测信度为0.982，共提取1个公因子，累计方差贡献率为72%，与中文版儿童焦虑状态量表（CSAS-C）效标关联效度为0.897，具有良好的信度和效度，适宜作为我国2—12

岁儿童术前焦虑水平的特异性评估工具。

四、儿童医疗恐惧评估工具

（一）单一维度量表

1. 儿童恐惧量表

儿童恐惧量表（children's fear scale，CFS）是基于成人面孔焦虑量表（FAS）研发的，由5张性别中立的面孔组成，由左到右，分别从一点儿也不害怕，一直到最右边表现出极度恐惧的面孔，可转化为0～4分。CFS已在5—12岁儿童操作前和操作期间的恐惧程度测量中应用，既可以由儿童进行自我评估，也可以进行他人评估。

2. 恐惧量表

由于CFS在使用过程中存在混淆焦虑和恐惧这两个不同的概念，与面部疼痛量表修订版（FPS-R）高度相似，导致在使用过程中可能会产生困惑等问题，Stephanie Thurillet等于2022年研制了恐惧量表（scary scale），该量表图片基于面部动作编码系统（FACS）研制，仅为自我评估量表。该量表由6张恐惧感逐渐增强的面孔组成，评分为0～10分，从左到右，依次以2分递增，已在学校和急诊环境中的4—12岁儿童中进行验证。

3. 面部图像量表

面部图像量表（facial image scale，FIS）由5张面孔组成，由左到右，从非常不高兴（5分）到非常高兴（1分）。请儿童从FIS的5张面孔中选择最能反映当前心情的1张进行评估，分数越高表明恐惧程度越严重。

（二）多维度量表

1. 儿童医疗恐惧量表

1988年，Broome ME等研发了儿童医疗恐惧量表（child medical fear scale，CMFS）。该量表包含29个条目，用于评估学龄儿童的医疗恐惧。该量表的Cronbach's α系数为0.93，重测信度为0.84。1990年，Broome ME对该量表进行修订后获得

CMFS-R。修订版包含17个条目，Cronbach's α系数为0.78～0.93，由医疗操作恐惧、医疗环境恐惧、人际关系恐惧和自我恐惧4个分量表组成。每个条目按3级评分，评分为1～3分，1分为"不恐怖"，2分为"有些恐惧"，3分为"非常恐怖"，各条目分数累计获得总分，总分为17～51分，分数越高表示恐惧程度越高。CMFS-R现已有多种语言版本，中文版CMFS-R是由湖南医科大学附属第三医院严谨根据Broome ME本人提供的CMFS-R进行汉化，Cronbach's α系数为0.78～0.85。

2. 儿童恐惧调查时间表与牙科分量表

（1）儿童恐惧调查时间表

1967年，Scherer和Nakamura研发了儿童恐惧调查时间表（children & fear survey schedule，FSSC）。FSSC由8个分量表组成，共包含80个条目，采用5级评分，评分为1～5分，从"无""一点儿""一些""很多"到"非常多"。1978年，Ollendick研制了FSSC的修订版FSSC-R，改为3级评分，Cronbach's α系数为0.94～0.95。从FSSC-R中选出其中的25个条目形成简表形式（FSSC-R-SF），总分为25～75分，在5—17岁临床人群中进行检验，总体Cronbach's α系数为0.91，每个分量表均＞0.70。

（2）儿童恐惧调查时间表–牙科分量表

1982年，Cuthbert和Melamed基于FSSC开发了儿童恐惧调查时间表–牙科分量表（children & fear survey schedule-dental subscale，CFSS-DS），重测信度为0.86。该量表包括儿童版和父母版两个版本。CFSS-DS共包含15个条目，采用Liket5级评分法，总分为15～75分，分数越高代表儿童的恐惧程度越严重，总分38分及以上视为儿童牙科恐惧。目前，CFSS-DS已被翻译成多种语言版本。Milgrom等于1994年对CFSS-DS进行汉化，Lee等对CFSS-DS父母版进行重新汉化，以更好地适应我国台湾地区的文化环境。卢佳璇等结合面部表情量表（FIS）形成改良CFSS-DS中文版，该量表的Cronbach's α系数为0.85，重测信度为0.73。

3. 医疗恐惧调查

医疗恐惧调查（the multiple fear survey，MFS）由Kleinknecht等开发，包含70个条目，后经删减形成50个条目，由5个分量表组成，每个分量表各包含10个条目，采用Liket5级评分法，从"一点儿也不害怕"到"恐惧"，5个分量表的Cronbach's α系数为0.84～0.94。Olatunji等基于项目反应理论进一步研制了25个条目的MFS简表形式

MFS–Short Version，显示与原始版MFS的收敛效度和判别效度相当。

4. 其他

对于具体的医疗情境和程序，也分别有相应的恐惧评估工具。例如，针对牙科治疗情景，相关的医疗恐惧评估工具包括牙科恐惧调查（DFS）、牙科焦虑和恐惧指数（IDAF-4C＋）、青少年对牙科治疗恐惧认知量表（adolescents' fear of dental treatment cognitive inventory，AFDTCl）等。针对具体的医疗程序，也研制了有针对性的恐惧量表，如口内注射恐惧量表（Intra-Oral Injection Fear Scale，IOIF-s）、儿童注射恐惧症量表（Injection Phobia Scale for Children，IS-c）等。

（三）生理/行为评估

既往研究中也有通过使用生理或行为观察工具对儿童的恐惧程度进行评估，生理评估内容包括脉搏（心率）、呼吸、肌肉活动等，常用的行为观察工具如FBRS（the Frankl Behavior Rating Scale）等，但在实际应用中存在需要专业设备、可能引入观察者对结果的影响等问题，而限制了临床应用。

（四）投射测试

对于儿童牙科恐惧的测量，Klingberg和Hwang于1994年开发了一种有针对性的投射测试，即儿童牙科恐惧图片测试（children's dental fear picture test，CDFP）。该工具包括3个子测试（CDFP-DS、CDFP-PP和CDFP-SC），在每个子测试以及完整测试中都对儿童的牙科恐惧情况进行评估，并将儿童分为"恐惧""无恐惧"和"不确定"，完成总共需要45～60分钟，已在5—12岁瑞典儿童中进行检验，结果显示CDFP评估儿童牙科恐惧的可靠性和有效性。

五、儿科患者心理-社会风险评估工具

儿童的心理-社会状态指个体层面的心理状态及社会功能，既可以是积极的，也可以是消极的，对个人健康行为有促进或阻碍作用。开展儿科患者就医相关心理-社会风险的筛查并进行相应干预，有助于提高其治疗依从性和配合度，从而改善其预

后。然而，目前我国尚无相关的风险评估工具。Staab等于2014年编制了儿科患者心理-社会风险评估（psychosocial risk assessment in pediatrics，PRAP）量表并进行了信度、效度检验。该量表的Cronbach's α系数为0.830。复旦大学附属儿科医院张燕红等于2022年按照标准程序将其汉化，量表包括沟通、诊疗环境中的焦虑和应对、父母或照顾者的压力、侵入性操作经历、特殊需求、性情、诊疗经历、发育或发展程度对应对能力的影响8个条目，每个条目根据评分标准分别赋0～3分，0分表示适应良好，3分表示消极情绪的风险较高。该量表的总分为0～24分，0～7分提示低风险，8～14分提示中风险，15～24分提示高风险。（表9-1-11）

表9-1-11 儿科患者心理-社会风险评估量表

条目	0分	1分	2分	3分
沟通	沟通能力与年龄相符：可表达自己的想法和需求	沟通能力受限，但与年龄相符：与特定人员可进行正常沟通	沟通能力受限：难以清晰表达自己的想法和需求	难以沟通或完全不能沟通：不能表达自己的想法和需求
诊疗环境中的焦虑和应对	很少或没有焦虑，感觉轻松且信任医护人员，能够有效地应对	某些情境下表现出明显的焦虑，在给予支持的情况下可以应对	中度焦虑，合作和独立应对困难时表现出明显沮丧，给予支持后可恢复平静	无法合作或无法实施应对策略，难以恢复平静，和（或）具有容易焦虑的特征
父母或照顾者的压力	可与儿童、其他家庭成员或医护人员积极互动，能够有效地应对	表现出压力迹象，但对支持有回应，和（或）会使用应对策略	表现出明显压力，对支持的回应较少，难以应对	表现出重度压力，和（或）对支持无回应，无法应对
侵入性操作经历	未经历过侵入性操作	对儿童而言，侵入性操作经历对其影响较小	对儿童而言，侵入性操作经历对其造成中度影响	对儿童而言，侵入性操作经历对其影响较大
特殊需求[注]	没有特殊需求	一些特殊需求可能对适应诊疗环境产生负面影响	特殊需求经常对适应诊疗环境产生负面影响	特殊需求对适应诊疗环境产生持续、显著的负面影响

续表

条目	0分	1分	2分	3分
性情	稳定且可以适应	适应能力中等，特定情景中的适应能力可能不同	有限或无法预测的适应能力	较多时候无法适应
诊疗经历	积极、正向的诊疗经历	相对积极、正向的诊疗经历	既有消极的诊疗经历，也有积极的诊疗经历	有创伤性的诊疗经历和（或）多次消极的诊疗经历
发育或发展程度对应对能力的影响	发育或发展程度不影响应对能力	发育或发展程度对应对能力可能有轻度影响	发育或发展程度对应对能力有中度影响	发育或发展程度对应对能力有重度影响

注：特殊需求指注意缺陷与多动障碍、失明、听力障碍、孤独症、唐氏综合征、双相情感障碍等疾病，在生理或心理上需要特殊照护。

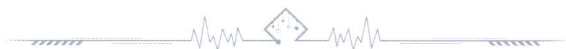

第二节　儿童医疗辅导工作方案

一、普通病房医疗辅导工作方案

（一）普通病房医疗辅导工作内容

1. 评估儿童的需求

查阅儿童的病史资料，评估儿童的诊断、生理状态和家庭情况，并与临床医疗团队成员沟通，了解儿童对疾病诊疗的适应情况。最后整理获取的儿童及其家庭成员相关资料，进行汇总分析，评估儿童对医疗辅导服务的需求，并准确记录评估结果。

2. 制订团体活动方案

与病房医疗团队沟通，确定本专科的健康教育需求内容，制订年度计划。根据病房的健康教育安排制订团体活动计划，设计团体游戏内容，包括计划开展活动的场地、活动时间、邀请的患者人数、活动主题、开展活动所需要的耗材和设备等内容。（图9-2-1）

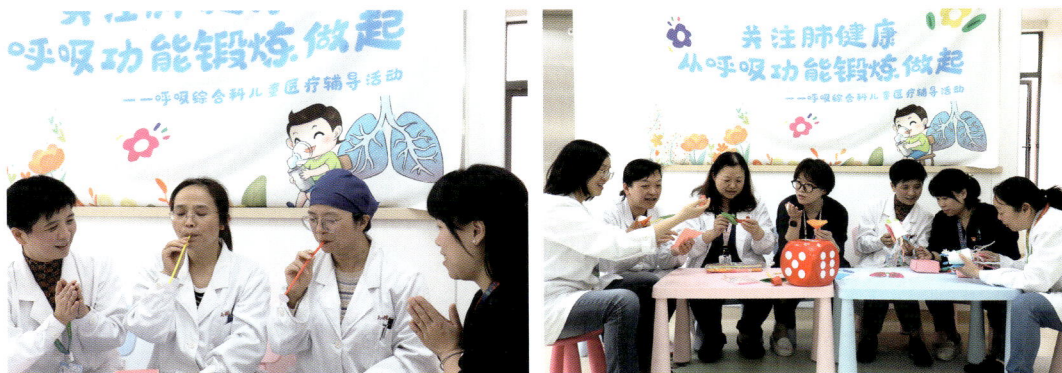

图9-2-1　设计团队游戏内容

3. 制订个案干预方案

参加每天的医护交班，跟踪病房需要重点关注的儿童。参加存在心理–社会高风险儿童诊疗相关的多学科团队讨论，根据儿童的诊疗轨迹设计个案管理方案。从团队成员处采集儿童诊疗信息，根据儿童的需求联合医疗团队选择不同呼吸锻炼干预道具并制订个体化干预方案。（图9-2-2）

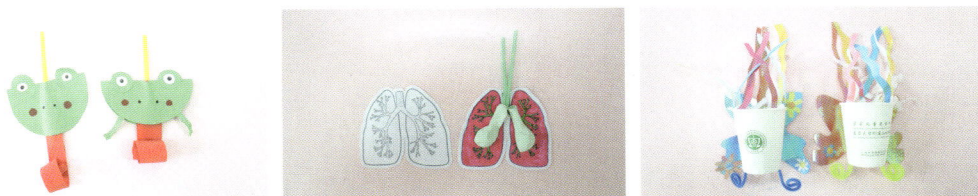

图9-2-2　呼吸锻炼干预道具

4. 开展干预活动

运用游戏道具（图9-2-3），在病房内开展医疗辅导活动，包括心理准备、治疗性游戏和分心技巧等。（图9-2-4）

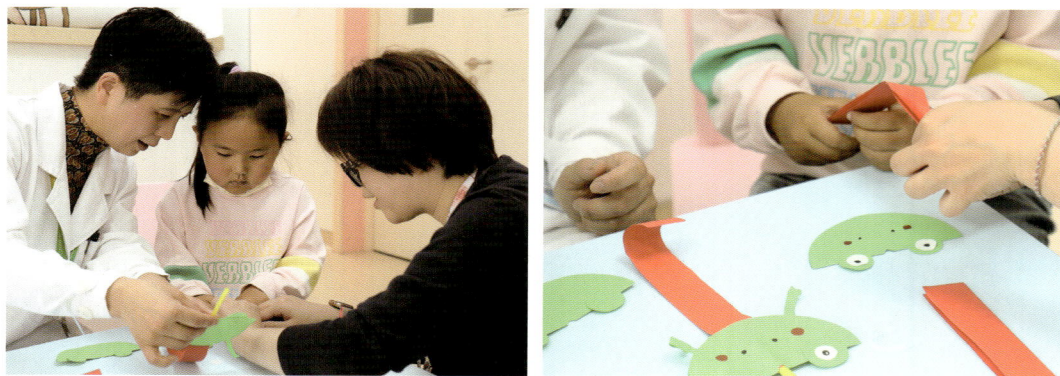

图9-2-3　医疗性游戏道具制作

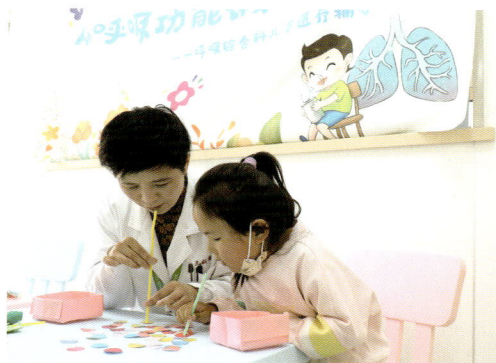

A

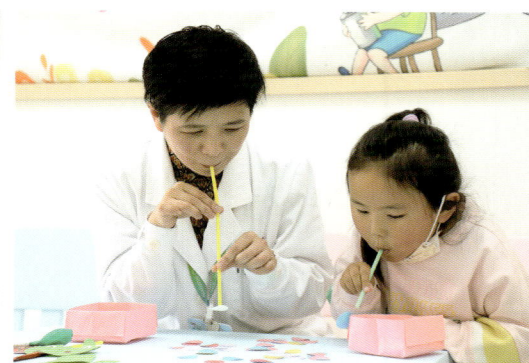

B

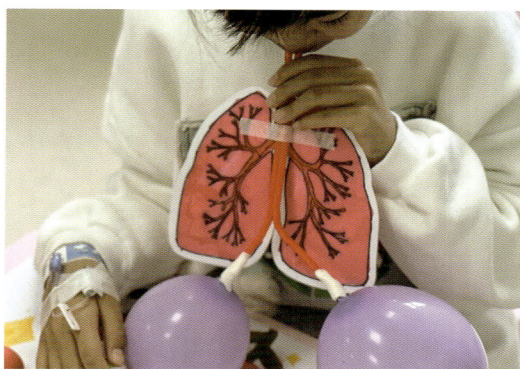

C

图9-2-4　开展治疗性游戏
A、B. 吸纸片比赛；C. 帮助肺呼吸

5. 团体活动反馈与总结

在病房开展团体性干预活动时，对干预开展后儿童在诊疗中的表现进行反思总结，必要时可以与医疗团队复盘干预过程，评价干预效果，并为后续干预的优化提出建议。（图9-2-5）

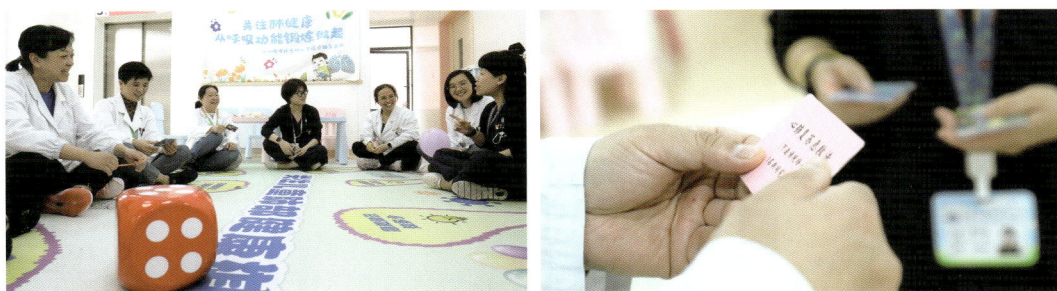

图9-2-5　团队活动后复盘活动过程

6. 个案活动反馈与总结

对儿童开展干预后，与儿童及其照顾者进行沟通，倾听儿童及其照顾者对游戏活动的感受，了解本次干预活动的干预效果，与儿童医疗辅导团队共同复盘干预过程，彼此交流经验，为儿童的下次干预方案的制订和实施提供指导。（图9-2-6）

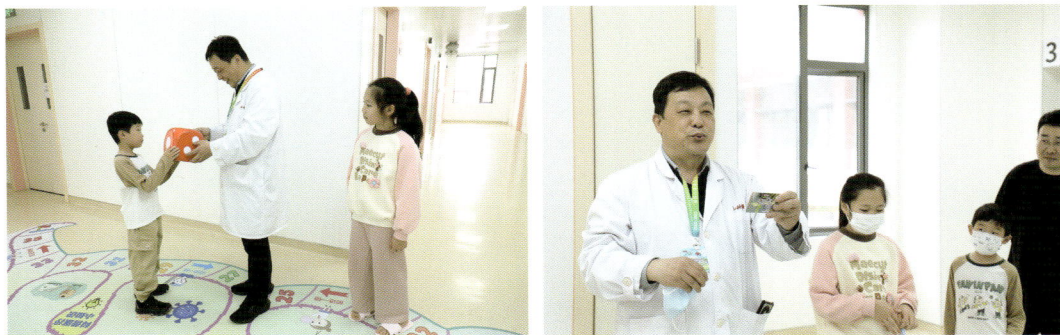

图9-2-6　个案活动反馈

7. 游戏道具的管理

做好病房游戏道具的管理工作，设立游戏道具登记表，登记游戏道具的名称和数量，每月清点并记录。对于病房内可重复使用的游戏道具要每天清洁、消毒并记录。

（二）普通病房儿童医疗辅导工作方案（表9-2-1）

表9-2-1　普通病房儿童医疗辅导工作方案（以术前心理准备为例）

一级条目	二级条目	三级条目	三级条目的解释	术前教育的实施
一评估	1.1诊疗操作	1.1.1 诊疗操作的类型 1.1.2 诊疗操作的持续时间 1.1.3 操作过程	诊疗操作包括：所有儿童在诊疗过程中可能遇到的操作，如手术、留置针置管、保留导尿管的维护	1.1.1 检验项目：血常规、凝血功能、生化检验。检查项目：心电图、X线胸片。护理操作：静脉采血、外周静脉留置针穿刺置管、备皮、手术转运。手术：麻醉面罩 1.1.2 3~5分钟
	1.2诊疗环境	1.2.1 环境中的物品 1.2.2 环境中出现的人物 1.2.3 环境中可以开展的游戏项目	诊疗环境指该情景下诊疗场所中的人和物，环境是否满足游戏项目开展的需求	1.2.1 听诊器、面罩、血氧饱和度探头、血压袖带、转运床、手术床、手术室、苏醒室 1.2.2 麻醉师、护士、医生、转运师傅 1.2.3 绘本阅读、手工艺、绘画和涂色、角色扮演

一级条目	二级条目	三级条目	三级条目的解释	术前教育的实施
一评估	1.3 儿童	1.3.1 年龄 1.3.2 沟通能力 1.3.3 自我表达能力 1.3.4 是否活动受限	从该儿童年龄阶段的心理特点考虑儿童对诊疗操作的应对能力，为选择性干预措施做准备	1.3.1 生理年龄与发展水平是否一致 1.3.2 获取外界关注，传递信息的能力 1.3.3 表达自己的想法，促使外界对自己理解的能力 1.3.4 自理能力与感知觉状况 0—2岁儿童通过五种感官和运动感知外界并学习。该年龄阶段儿童的语言表达能力普遍有限，难以通过言语清晰地描述自己的情绪或感受。婴幼儿接受外科手术的主要压力源是与其主要照顾者分离，但对手术团队成员的着装不熟悉，如看到白大衣可能会增加其焦虑。 2—7岁儿童处于幻想和神奇的思维爆发阶段，他们的世界观中以自我为中心，不具备逻辑或抽象思维能力，只能够理解简单的因果概念。虽然这个年龄阶段的儿童语言表达流利，但他们对抽象思维的词汇和概念容易产生误解，如"冲洗"静脉输液器可能会让他联想到上厕所。儿童可能会用各种天马行空的思维去理解自己的疾病。 7—11岁儿童具备理性思维和抽象思维的能力，在他们的世界观中不再以自我为中心，能够从多个角度看世界。这个年龄段儿童的压力源包括对手术的误解、害怕疼痛或残害以及害怕与家人分离。许多学龄儿童认为手术是对某些错误行为的惩罚。 年龄>11岁儿童正在发展成熟的思维能力，包括抽象思维能力和更好地理解疾病的起因的能力。向抽象思维的转变也让儿童认识到他们的身体与周围世界是分开的。在这个年龄阶段中，治疗过程中要考虑的压力因素包括入院期间对独立性和自主性的挑战、担心手术对美容的影响和瘢痕的出现，以及缺乏隐私保护

续表

一级条目	二级条目	三级条目	三级条目的解释	术前教育的实施
1 评估	1.4 家庭	1.4.1 家庭结构 1.4.2 家庭成员 1.4.3 家庭经济状况	分析家庭系统的情况，了解儿童家庭背景因素	1.4.1 家庭系统分析，开展儿童术前教育的可行性 1.4.2 陪伴儿童完成手术的人员，家庭中为儿童提供持续心理支持的成员
2 计划	2.1 目标制定	2.1.1 期望达成的效果 2.1.2 近期、远期目标	制订切实可行的干预计划，期望儿童可以通过干预减轻对医疗环境的恐惧和焦虑	2.1.1 降低儿童围手术期焦虑水平，提升儿童对手术的适应能力 2.1.2 近期目标：提升儿童及其家庭对手术的认知，通过支持儿童及其父母或照顾者减少手术对儿童的影响。远期目标：改善儿童及其照顾者对手术的态度，促进医患关系的良性发展
3 干预	3.1 医疗相关教育内容（疾病或操作流程）	3.1.1 提供健康教育处方 3.1.2 疾病介绍绘本 3.1.3 疾病介绍视频 3.1.4 团体健康教育	提供适合儿童的健康指导，采用多种方法引导儿童学习疾病自我管理相关知识	3.1.1 基于对儿童及其家庭的评估，提供适合儿童的指导建议，聚焦手术应对策略的制定 3.1.2 针对3—12岁儿童，建议编制一本围绕扁桃体切除术的绘本 3.1.3 视频适合年龄为12岁及以上 3.1.4 组织参观手术室活动

续表

一级条目	二级条目	三级条目	三级条目的解释	术前教育的实施
3 干预	3.2 干预策略	3.2.1 心理准备 3.2.2 程序支持 3.2.3 程序后支持 3.2.4 家庭支持	围绕儿童在就诊的过程开展干预措施，如心理准备指操作前告知儿童即将面临的诊疗程序；程序支持指操作过程中运用分心技巧，充分地将非药物镇痛措施应用于临床	3.2.1 创造对手术环境的熟悉感，选择游戏、视频、宣教手册、PPT讲解等方式帮助儿童认识手术过程；参观苏醒室、手术室、重症监护室，帮助儿童了解手术环境；开展基于网络的心理准备项目，提供儿童管理计划信息和健康教育；借用资源给儿童提供演练手术过程的机会 3.2.2 开展提升儿童应对技能的教育，制订适合儿童个体需求的手术应对计划，且确保该计划可以弹性调整；放松技巧；游戏治疗师参与儿童心理支持，如魔术师使用互动、特写魔术和幽默的方式作为促进社交、增强自尊以及增加选择和控制机会的技巧；魔术师提供个人指导和使慢性病儿童和长期疗程儿童能够学习和表演魔术以促进赋权感和掌握感的材料 3.2.3 开展医疗物品相关的治疗性游戏，如提供玩具让儿童使用娃娃参与手术过程，提高儿童的掌控感 3.2.4 请儿童家庭成员与儿童共同参与心理准备，尤其是青少年期儿童 基于皮亚杰社会认知理论对围手术期儿童的干预设计（补充材料） （0—2岁）感觉运动阶段：由于与照顾者分离是这个年龄段儿童压力的主要来源，主要照顾者的陪伴非常重要 （2—7岁）运算前阶段：学龄前和学龄儿童可能会被外科手术服吓到，与照顾者分离可能会产生心理痛苦。应向其明确说明疾病的发生与其自身无关，手术前1天完成术前心理准备 （7—11岁）具体运算阶段：这个年龄段儿童对与照顾者分离的适应性比上一个年龄阶段有所提升，并且儿童能够越来越好地理解疾病的概念 （11岁以上）正式运算阶段：青少年需要至少提前7～10天准备并详细解释手术过程和围手术期安排，以帮助其应对围手术期的焦虑和压力

一级条目	二级条目	三级条目	三级条目的解释	术前教育的实施
4 评价	4.1 效果	4.1.1 干预的有效性 4.1.2 无效干预的替代方案	评价儿童在干预过程中的表现，根据反馈效果制订下一步干预方案	4.1.1 儿童按照计划完成干预措施，评估其对手术的接受情况，儿童术前焦虑评分等 4.1.2 儿童未按照计划完成干预措施，对儿童及其家庭进行回访，了解其需求并跟进处理

二、急诊医疗辅导工作方案

（一）急诊医疗辅导工作内容

1. 评估儿童的需求

评估进入急诊抢救室儿童的生理状态和照顾者的心理状态，了解儿童就诊的原因，对即将接受诊疗操作的接受程度，评估儿童对医疗辅导服务的需求并准确记录评估结果。

2. 制订团体活动方案

根据急诊当日来访患者的人口学特征和疾病特点，安排团体活动计划（如群体受伤案例），包括计划开展活动的场地、活动时间、邀请的患者人数、活动主题和开展活动所需要的耗材和设备。制订急诊团体活动干预方案的年度计划，根据计划按时开展主题活动。

3. 根据专科需求制订干预方案

针对急诊专科的特点制订儿童医疗辅导标准化干预方案，与急诊当班看诊医生讨论儿童的诊疗计划，采集心理–社会高风险儿童疾病信息，根据儿童的需求联合医疗团队制订个体化干预方案。

4. 开展儿童医疗辅导干预活动

运用游戏道具，开展儿童医疗辅导干预活动，包括心理准备、治疗性游戏和分心技巧等。

5. 团体活动反馈与总结

干预开展后，对儿童在诊疗中的表现进行反思与总结，与医疗团队共同复盘干预过程，评价干预效果。

6. 个案活动反馈与总结

对儿童开展干预后，与儿童及其照顾者沟通，了解干预效果，复盘干预过程，为后续采取类似情形的干预方案提供指导。

7. 游戏道具的管理

做好病房游戏道具的管理工作，设立游戏道具登记表，登记游戏道具的名称和数量，每月清点并记录。对于病房内可重复使用的游戏道具要每天清洁、消毒并记录。

（二）急诊儿童医疗辅导工作方案（表9-2-2）

表9-2-2　急诊儿童医疗辅导工作方案（以意外伤害清创缝合手术的医疗辅导为例）

一级条目	二级条目	三级条目	三级条目的解释	以意外伤害清创缝合手术的医疗辅导为例
一评估	1.1 诊疗操作	1.1.1 诊疗操作的类型	正确评估儿童即将经历的诊疗操作类型及持续时间，操作过程等因素，是开展医疗辅导的前提	1.1.1 急诊清创缝合术
		1.1.2 诊疗操作的持续时间		1.1.2 清创缝合手术时间为5～10 min
		1.1.3 操作过程		1.1.3 操作过程包括清洗伤口、局部麻醉、缝合、包扎等，由外科医生和外科辅助人员在急诊清创室完成操作，儿童医疗辅导专业人员提供支持
	1.2 诊疗环境	1.2.1 环境中的物品	诊疗环境指该情景下诊疗场所中的人和物，环境是否满足游戏项目开展的需求	1.2.1 无影灯、手术床、手术器材车、碘伏、双氧水、纱布、清创缝合器械、缝线、各类敷料
		1.2.2 环境中出现的人物		1.2.2 外科医生、清创室辅助人员、儿童医疗辅导专业人员
		1.2.3 环境中可以开展的游戏项目		1.2.3 清创候诊区的术前辅导及医疗游戏；清创过程中的应对辅导及支持

续表

一级条目	二级条目	三级条目	三级条目的解释	以意外伤害清创缝合手术的医疗辅导为例
一 评估	1.3 儿童	1.3.1 年龄	从儿童年龄阶段的心理特点考虑儿童对诊疗操作的应对能力，为选择性干预措施做准备；评估儿童的生理年龄与发展水平是否一致	1.3.1 根据年龄特点进行干预：0—2岁，分离性焦虑；2—7岁，具备幻想、假想思维；7—11岁，具备逻辑思维；>11岁，能通过语言沟通形成抽象思维
		1.3.2 沟通能力	获取外界关注，传递信息的能力；与年龄相符的沟通能力	1.3.2 0—2岁，难以通过语言沟通，表达能力有限；2—7岁，有一定语言沟通能力，但缺乏理解力；7—11岁，能进行正常的语言沟通；>11岁，能有效沟通
		1.3.3 自我表达能力	表达自己的想法，促使外界对自己理解的能力	1.3.3 0—2岁，难以表达自己，通过哭泣或微笑表达情绪；2—7岁，有一定的语言沟通能力，表达受限；7—11岁，能表达自我，语言或绘画；>11岁，能有效表达
		1.3.4 是否活动受限	活动是否受限决定开展游戏的方式	1.3.4 活动受限时，互动类游戏或操作类游戏受限；可采取视频或绘本故事的形式替代
	1.4 家庭	1.4.1 家庭结构	家庭结构包括但不限于三代同堂、独生子女、多孩家庭、单亲家庭等	1.4.1 三代同堂、独生子女家庭者，儿童较为以自我为中心；多孩家庭的儿童有较多同伴支持；单亲家庭的儿童多自卑或内向
		1.4.2 家庭成员	家庭成员包括主要照护者、同胞手足等	1.4.2 家庭成员中主要照顾者在场与否，影响儿童的术前情绪及依恋关系
		1.4.3 家庭经济状况	家庭经济收入	1.4.3 低收入家庭的儿童情绪较易受家庭影响，并且父母的心理支持程度更低

续表

一级条目	二级条目	三级条目	三级条目的解释	以意外伤害清创缝合手术的医疗辅导为例
2 计划	2.1 目标制定	2.1.1 期望达成的效果	儿童在术前、术中及术后不产生焦虑，不产生恐惧及其他负面情绪	2.1.1 降低儿童围手术期焦虑水平，提升儿童对手术的适应能力
		2.1.2 近期、远期目标	医疗辅导的近期目标及远期影响	2.1.2 近期目标：提升儿童及其家庭对本次急诊清创缝合的认知，通过支持儿童及其父母或照顾者改善急诊清创手术对儿童的影响。远期目标：改变儿童及其照顾者对手术的态度，促进医患关系的良性发展
3 干预	3.1 医疗相关教育内容（疾病或操作流程）	3.1.1 健康教育处方	意外伤害的单张宣传册等	3.1.1 增强学龄期儿童及家长的安全意识，在候诊区提供资料；清创后的注意事项，伤口处理及愈合等资料
		3.1.2 介绍操作相关绘本	通过绘本讲解操作过程	3.1.2 提供急诊清创缝合术相关的绘本资料，术前给予解释
		3.1.3 操作介绍视频	操作相关视频	3.1.3 提供相关视频宣教内容
		3.1.4 介绍手术环境及操作者	熟悉手术环境	3.1.4 以多种形式让儿童熟悉清创室内环境，如手术室照片、手术器械图片、手术室内人物与职责，适合学龄期及以上儿童。如学龄前期儿童，则更多地采用图画形式让其感到熟悉
	3.2 干预策略	3.2.1 心理准备	围绕儿童即将经历的操作开展干预措施，如心理准备指操作前告知儿童即将面临的诊疗程序	3.2.1 创造儿童对手术环境的熟悉感，选择游戏、视频、宣教手册、PPT讲解等方式帮助儿童认识即将经历的过程；通过自创的手术室环境图册帮助儿童了解手术环境；利用VR技术帮助儿童熟悉手术等；指导儿童选择适合自己的应对技巧，如程序中的分心、体位改变、非药物镇痛等技巧；对于3—7岁儿童，利用医疗游戏包，开展"熊宝的清创缝合旅程"医疗辅导游戏

续表

一级条目	二级条目	三级条目	三级条目的解释	以意外伤害清创缝合手术的医疗辅导为例
3 干预	3.2 干预策略	3.2.2 程序支持	程序支持指操作过程中运用分心技巧，充分地将非药物镇痛措施应用于临床	3.2.2 儿童医疗辅导专业人员在清创缝合术中陪伴儿童，采用分心技巧，如操作过程中的视频播放来减轻儿童痛苦；给予儿童选择的权利，如儿童选择是否观看清创过程，做好心理预期。选择儿童喜欢的应对方式给予支持，如音乐播放、讲故事、深呼吸、抚触、怀抱或数数等
		3.2.3 程序后支持		3.2.3 清创缝合后，进行伤口包扎。术后询问儿童的感受，给予情绪宣泄、家庭成员的支持和鼓励，并给予正向奖励
		3.2.4 家庭支持		3.2.4 术前请家庭成员共同参与心理准备，给予儿童鼓励和支持；术后请家庭成员给予鼓励
4 评价	4.1 效果	4.1.1 干预的有效性	评价儿童在干预过程中的表现，根据反馈效果制订下一步干预方案	4.1.1 儿童按照计划完成干预措施，评估其对手术的接受情况，准确记录
		4.1.2 无效干预的替代方案		4.1.2 儿童未按照计划完成干预措施，与儿童及其家庭保持联系，跟踪儿童情绪反应变化及找到更合适的干预措施，准确记录

三、重症监护病房医疗辅导工作方案

（一）重症监护病房医疗辅导工作内容

1. 评估儿童的需求

评估儿童的诊断与转入原因，与监护室临床诊疗团队成员沟通，了解儿童对转入ICU后的适应情况，评估儿童对医疗辅导服务的需求，并准确记录评估结果。

2. 制订个案干预方案

参加儿童诊疗相关的多学科团队讨论，从团队成员处采集儿童的诊疗信息，根据儿童的需求联合医疗团队制订个体化干预方案。

3. 开展干预活动

运用游戏道具，开展儿童医疗辅导活动，包括心理准备、治疗性游戏和分心技巧等。

4. 团体活动反馈与总结

干预开展后，对儿童在诊疗中的表现进行反思与总结，与医疗团队共同复盘干预过程，评价干预效果。

5. 个案活动反馈与总结

对儿童开展干预后，与儿童及其照顾者沟通，了解干预效果，复盘干预过程，为儿童的下次干预方案提供指导。

6. 游戏道具的管理

登记游戏道具的名称和数量，每月清点并记录。可重复使用的游戏道具要每天清洁、消毒，用有效氯擦拭。

（二）重症监护病房儿童医疗辅导工作方案（表9-2-3）

表9-2-3　重症监护病房儿童医疗辅导工作方案（以重症早期活动的医疗辅导为例）

一级条目	二级条目	三级条目	三级条目的解释	以重症儿童早期康复之早期活动的医疗辅导为例
一 评估	二 儿童	1.1.1 是否活动受限、生命体征是否稳定	活动是否受限决定了开展医疗辅导的方式、是否存在早期康复的禁忌证（如血流动力学不稳定、呼吸不稳定、神经系统不稳定、有未控制的活动性大出血、骨盆或脊柱不稳定或未固定的骨折、紧急外科手术）	1.1.1 采用以被动为主的运动（如体位摆放、关节被动活动和肌肉拉伸、神经肌肉电刺激等）时，互动类儿童医疗辅导或操作类儿童医疗辅导受限。可采取VR技术、音乐、视频或绘本故事的形式替代

一级条目	二级条目	三级条目	三级条目的解释	以重症儿童早期康复之早期活动的医疗辅导为例
1 评估	1.1 儿童	1.1.2 年龄	从儿童年龄阶段的心理特点考虑儿童对康复训练方式的应对能力，为选择性干预措施做准备。评估儿童的生理年龄与发展水平是否一致	1.1.2 根据年龄特点进行干预：0—2岁，分离性焦虑；2—7岁，幻想、假想思维；7—11岁，通过图片或资料具备逻辑思维；>11岁，能通过语言沟通形成抽象思维
		1.1.3 沟通能力	获取外界关注，传递信息的能力；与年龄相符的沟通能力	1.1.3 0—2岁，难以通过语言沟通，表达能力有限；2—7岁，有一定的语言沟通能力，但缺乏理解力（气管插管或气管切开儿童可采用图片交流棋盘游戏：用代表不同需求、情感或偏好的图片或符号创建一个游戏板。儿童可以用眼神或手势指向传达他们的选择，而医护人员可以根据他们的选择进行对话。这个游戏促进了儿童和医疗团队之间的沟通、自我表达和理解）。7—11岁，能进行正常的语言沟通。>11岁，能有效沟通（气管插管或气管切开儿童可使用手势、唇语和写字等方式鼓励）
		1.1.4 自我表达能力	表达自己的想法，促使外界对自己理解的能力	1.1.4 0—2岁，难以表达自己，通过哭泣或微笑表达情绪；2—7岁，有一定的语言沟通能力，表达受限；7—11岁，能表达自我，语言或绘画；>11岁，能有效表达
	1.2 诊疗操作	1.2.1 康复实施的类型	正确评估儿童即将经历的康复训练类型及持续时间，操作过程等因素，是儿童医疗辅导的前提	1.2.1 早期活动：在进入ICU后的最初24~48 h内即可开始的干预方法（生命体征稳定后）
		1.2.2 康复实施的持续时间		1.2.2 训练时间为30~60 mim（根据病情及儿童耐受情况）
		1.2.3 康复实施过程		1.2.3 根据儿童运动评分（如ISM评分）选择床上坐起、坐在床的边缘、床边活动（从床上转移到轮椅上）、主动模式脚踏自行车、在有或没有移动辅助装置的情况下行走等

续表

一级条目	二级条目	三级条目	三级条目的解释	以重症儿童早期康复之早期活动的医疗辅导为例
1 评估	1.3 诊疗环境	1.3.1 环境中的物品	诊疗环境指该情景下诊疗场所中的人和物，环境是否满足儿童医疗辅导项目开展的需求	1.3.1 床单位布局、康复用具（如辅助站立架、卧位功能自行车等）
		1.3.2 环境中出现的人物		1.3.2 儿童医疗辅导专业人员、专科护士、RT、康复医师、物理治疗师、临床医生、家庭支持护士
		1.3.3 环境中可以开展的医疗辅导项目	/	1.3.3 坐位时的儿童医疗辅导：站立或行走时的应对辅导及支持
	1.4 家庭	1.4.1 家庭结构	家庭结构包括但不限于三代同堂、独生子女、多孩家庭、单亲家庭等	1.4.1 三代同堂、独生子女家庭者，儿童较为以自我为中心；多孩家庭的儿童有较多同伴支持；单亲家庭的儿童多自卑或内向
		1.4.2 家庭成员	家庭成员包括主要照护者、同胞手足等	1.4.2 家庭成员中主要照顾者在场与否，会影响儿童的情绪及依恋关系
		1.4.3 家庭经济状况	家庭经济收入	1.4.3 低收入家庭的儿童情绪较易受家庭影响，父母的心理支持程度更低
2 计划	2.1 目标制定	2.1.1 期望达成的效果	儿童在康复训练前、中、后产生积极、正向情绪，不产生恐惧及负面情绪	2.1.1 降低儿童在ICU环境中的焦虑水平，提升儿童对康复的适应能力
		2.1.2 近期、远期目标	儿童医疗辅导的近期目标及远期影响	2.1.2 近期目标：提升儿童及其家庭对危重儿童早期康复的认知，通过支持儿童及其家长或照顾者改善或预防PICS和ICU-AW对儿童的影响。远期目标：改变儿童及其照顾者对早期康复的态度，促进医患关系的良性发展

续表

一级条目	二级条目	三级条目	三级条目的解释	以重症儿童早期康复之早期活动的医疗辅导为例
3 干预	3.1 医疗相关教育内容（疾病或操作流程）	3.1.1 健康教育处方	康复训练的单张宣传册、视频等	3.1.1 健康教育处方增强学龄期及家长的安全意识，在候诊区提供资料；清创手术后的注意事项，伤口处理及愈合等资料
		3.1.2 介绍康复相关绘本	通过绘本讲解康复过程	3.1.2 提供早期康复的相关绘本或科普资料，实施康复前给予解释
		3.1.3 介绍康复视频	康复相关视频	3.1.3 提供相关视频宣教内容
		3.1.4 介绍ICU环境及康复团队	ICU病房环境熟悉	3.1.4 以多种形式让儿童熟悉ICU病房内环境，如科室照片墙、小病友创作的图片和ICU不同工作人员及职责等，适合学龄期及以上儿童。对于学龄前期儿童，则更多采用图画、录制脚本或视觉教具让其感到熟悉
	3.2 干预策略	3.2.1 心理准备	围绕儿童即将进行的康复训练开展干预措施，如心理准备指操作前告知儿童即将面临的康复程序	3.2.1 创造对ICU环境与即将进行的康复训练的熟悉感，选择游戏、视频、宣教手册、PPT讲解等方式帮助儿童认识即将经历的过程；指导儿童选择适合自己的应对技巧，如程序中的分心、非药物镇痛等技巧；对于3—7岁儿童，利用医疗游戏包，开展玩偶康复锻炼的医疗辅导游戏

续表

一级条目	二级条目	三级条目	三级条目的解释	以重症儿童早期康复之早期活动的医疗辅导为例
3 干预	3.2 干预策略	3.2.2 程序支持	程序支持指康复过程中运用分心技巧，充分地将非药物镇痛措施应用于临床	3.2.2 儿童进行坐位训练时，儿童医疗辅导专业人员可与，①2—7岁儿童进行感官记忆游戏：准备一些小的感官物品，如有纹理的织物方块、有香味的棉球或有叮当的铃铛。将这些物品放在不透明的容器中，让孩子通过管道感受、闻到或听到它们。之后，把物品藏起来，让儿童猜测哪些物品是呈现出来的。这个游戏可以刺激儿童的感官知觉，回忆记忆，并与环境接触。②7—11岁儿童进行讲故事的游戏：创造一个合作性的讲故事游戏，让儿童和医护人员轮流对故事进行补充。使用简单的视觉辅助工具，如图片、卡片或故事书，来引导叙述。气管插管或气管切开的儿童可以通过手势、眼动或交流板来交流他们的想法。这个游戏可以促进创造力、社会互动和语言的发展。③＞11岁儿童可采用虚拟现实体验：利用VR技术，为气管插管儿童提供沉浸式体验
		3.2.3 程序后支持	/	3.2.3 按照康复方案完成训练计划。训练完成后询问儿童感受，给予情绪表达，承认他们的恐惧、担忧或受挫，给予家庭成员的支持和鼓励，并给予正向奖励
		3.2.4 家庭支持	/	3.2.4 康复训练前，请家庭成员共同参与，给予儿童鼓励和支持。康复训练结束后请家庭成员给予鼓励
4 评价	4.1 效果	4.1.1 干预的有效性	评价儿童在干预过程中的表现，根据反馈效果制订下一步干预方案	4.1.1 儿童按照计划完成干预措施，评估其对康复训练的接受情况，准确记录
		4.1.2 无效干预的替代方案		4.1.2 儿童未按照计划完成干预措施，与儿童及其家庭保持联系，跟踪儿童情绪反应变化并找到更合适的干预措施，准确记录

四、手术室医疗辅导工作方案

（一）手术室医疗辅导工作内容

1. 评估儿童的需求

术前访视儿童，评估儿童的手术方案、儿童对手术的接受程度以及儿童的生理状态。了解儿童对手术的适应情况，评估儿童对医疗辅导服务的需求，并准确记录评估结果。

2. 制订与手术相关的活动方案

根据该病房的手术特点，安排制订团体活动计划，包括计划开展活动的场地、活动时间、邀请的患者人数、活动主题、开展活动所需要的耗材和设备等。例如当日行局部肿物切除术的儿童，制订统一的医疗游戏方案，减轻儿童对医疗的不适应。

3. 制订个案化干预方案

参与三、四级手术儿童的术前多学科团队讨论，从团队成员处采集儿童的诊疗信息，根据儿童的需求联合医疗团队制订个体化干预方案。

4. 开展干预活动

运用游戏道具，开展儿童医疗辅导活动，包括心理准备、治疗性游戏和分心技巧等。

5. 团体活动反馈与总结

干预开展后，对儿童在诊疗中的表现进行反思与总结，与医疗团队共同复盘干预过程，评价干预效果。

6. 个案活动反馈与总结

对儿童开展干预后，与儿童及其照顾者沟通，了解干预效果，复盘干预过程，为儿童的下次干预方案提供指导。

7. 游戏道具的管理

登记游戏道具的名称、数量，每月清点并记录。可重复使用的游戏道具要每天清洁、消毒，用有效氯擦拭。

（二）手术室儿童医疗辅导工作方案（表9-2-4）

表9-2-4　手术室儿童医疗辅导工作方案（以检查配合的医疗辅导为例）

一级条目	二级条目	三级条目	三级条目的解释	以检查配合的医疗辅导为例
一 评估	1.1 诊疗操作	1.1.1 诊疗操作的类型 1.1.2 诊疗操作的持续时间 1.1.3 操作过程	诊疗操作包括：所有儿童在诊疗过程中可能遇到的操作，如常规通气、呼出一氧化氮等	1.1.1 检查项目：常规通气、呼出一氧化氮。护理操作：吹气锻炼 1.1.2 10～20 min
	1.2 诊疗环境	1.2.1 环境中的物品 1.2.2 环境中出现的人物 1.2.3 环境中可以开展的游戏项目	诊疗环境指该情景下诊疗场所中的人和物，环境是否满足游戏项目开展的需求	1.2.1 肺功能检查仪器设备 1.2.2 操作医生、操作护士 1.2.3 绘本阅读、手工艺、绘画和涂色、吹气训练小游戏
	1.3 儿童	1.3.1 年龄 1.3.2 沟通能力 1.3.3 自我表达能力 1.3.4 是否活动受限	从该儿童年龄阶段的心理特点考虑儿童对诊疗操作的应对能力，为选择干预措施做准备	1.3.1 生理年龄与发展水平是否一致 1.3.2 获取外界关注，传递信息的能力 1.3.3 表达自己的想法，促进外界对自己的理解 1.3.4 自理能力与感知觉状况。婴幼儿接受检查的主要压力源是恐惧陌生环境，尤其对穿着白大褂的操作者，易增加焦虑和恐惧。2—7岁儿童语言表达流利，但他们对抽象思维的词汇和概念容易产生误解，如"吹气"，用自己吹气球的方法吹气，无法按照操作人员的口令吹。儿童可能会用各种天马行空的思维去理解自己的疾病。7—11岁儿童的主要压力源包括对检查的误解、害怕疾病的急性发作、害怕打针输液等。许多学龄儿童认为住院是对某些错误行为的惩罚。＞11岁的年龄组中，治疗过程中要考虑的压力因素包括慢性病的长期反复发作和持续的药物治疗，担心需要长期接受检查和药物治疗，从而产生焦虑、沮丧、抑郁等心理行为问题

一级条目	二级条目	三级条目	三级条目的解释	以检查配合的医疗辅导为例
1 评估	1.4 家庭	1.4.1 家庭结构 1.4.2 家庭成员 1.4.3 家庭经济状况	分析家庭系统的情况，了解儿童家庭背景因素	1.4.1 家庭系统分析，开展儿童检查前教育的可行性 1.4.2 陪伴儿童完成检查的人员，家庭中为儿童提供持续心理支持的成员
2 计划	2.1 目标制定	2.1.1 期望达成的效果 2.1.2 近期、远期目标	制订切实可行的干预计划，期望儿童可以通过干预减轻对医疗环境的恐惧和焦虑，提高检查成功率与准确率	2.1.1 提高检查成功率与准确率 2.1.2 近期目标：提高儿童对检查的配合程度。远期目标：改变儿童及其照顾者对检查的态度，促进医患关系的良性发展
3 干预	3.1 医疗相关教育内容（疾病或操作流程）	3.1.1 提供健康教育处方 3.1.2 疾病介绍绘本 3.1.3 疾病介绍视频 3.1.4 团体健康教育	提供适合儿童的健康指导，采用多种方法引导儿童学习疾病自我管理相关知识	3.1.1 基于对儿童及其家庭的评估，提供适合儿童的指导建议，吹气训练方法的设计 3.1.2 编制一本"童趣说明书"，可以用绘本结合视频的方式 3.1.3 肺功能检查过程的科普视频 3.1.4 组织病友进行慢性自我管理健康教育
	3.2 干预策略	3.2.1 心理准备 3.2.2 程序支持 3.2.3 程序后支持 3.2.4 家庭支持	围绕儿童在检查过程开展干预措施，如心理准备指操作前告知儿童即将面临的诊疗程序；程序支持指操作过程中采用吹气训练，将掌握的吹气要领应用于检查过程中	3.2.1 自我介绍并主动交谈，了解儿童的发病、就医经过；发放礼物，介绍干预方案的流程和好处，取得儿童及其家长的知情同意，并签署知情同意书；了解儿童的兴趣爱好，介绍医疗辅导游戏的种类和时间 3.2.2 腹式呼吸：向儿童示范"呼""吸"动作；利用吹气训练小游戏让儿童学习"吹"的技巧；游戏过程中给予肯定及鼓励，并约定会有小奖品 3.2.3 儿童听从护士的指令练习吹气动作；儿童以"我想知道"开始对话，护士为儿童解释目前关注的问题；通过视频观看来巩固吹气要领 3.2.4 请儿童家长与儿童共同参与游戏过程及检查过程

一级条目	二级条目	三级条目	三级条目的解释	以检查配合的医疗辅导为例
3 干预	3.2 干预策略	/	/	基于皮亚杰社会认知理论对围检查期儿童的干预设计（补充材料） （0—2岁）感觉运动阶段：婴幼儿接受检查的主要压力源是恐惧陌生环境，尤其对穿着白大褂的操作者，易增加焦虑和恐惧 （2—7岁）前运算阶段：学龄前和学龄儿童可能会被检查仪器吓到，对仪器设备产生负面情绪。提前了解检查的形式、地点及过程，以提前做好心理建设 （7—11岁）具体运算阶段：这个年龄段的儿童对与照顾者分离的适应性比上一个年龄阶段有所提升，并且儿童能够越来越好地理解疾病的概念 （11岁以上）正式运算阶段：对于青少年，需要至少提前准备并详细解释检查过程和配合要领，以帮助其应对检查过程的焦虑和压力
4 评价	4.1 效果	4.1.1 干预的有效性 4.1.2 无效干预的替代方案	评价儿童在干预过程中的表现，根据反馈效果制订下一步干预方案	4.1.1 儿童按照计划完成干预措施，评估其对检查的配合程度，以及儿童检查前的焦虑评分等 4.1.2 儿童未按照计划完成干预措施，对儿童及其家庭进行回访，了解其需求并跟进处理

第三节　儿童医疗辅导文书记录

　　儿童医疗辅导专业人员在与儿童及家庭成员建立信任关系后，施以评估、制订医疗辅导计划、实施干预及效果评价等方法，并以文件的形式记录在案。儿童医疗辅导的文件记录有其专业性，在格式上应符合医院临床文书记录的标准。随着临床电子系统的普及，越来越多医院及机构开始采用电子文件的形式来记录儿童的信息和就诊相关记录。因此，一个患者的电子档案中可以包含医生诊疗记录、护理记录、会诊记录、社会心理评估记录和医疗辅导相关记录等。这些记录在电子档案中以共享的形式为多团队合作打下基础，旨在更好地践行以病人-家庭为中心的服务理念。

　　与普通医疗文件的书写不同，儿童医疗辅导文件的书写更侧重于对儿童和其家庭的评估，确定护理计划，基于评估的干预措施，以及儿童或其家庭对这些干预措施的反应的评估。儿童医疗辅导文件记录很大程度上来源于对儿童及其家庭的评估，也包括来自病史资料的收集，通过查阅儿童的病史资料及护理资料，了解儿童的诊断及既往史和主要照顾者的主诉等，查阅护理记录了解儿童日间与夜晚的作息与护理计划等内容。在儿童医疗辅导中，与家庭成员建立支持性关系尤为重要，因为家庭成员最"了解自己的孩子"。这种关系始于儿童医疗辅导员亮明自己的身份，介绍自己，并解释儿童医疗辅导在儿童医疗体验中的作用。能获得的家庭信息包括：儿童过去的诊疗经历，最近家庭给儿童的压力（如离婚、亲人去世等），孩子对压力的通常反应，经常使用的典型应对方式，父母的焦虑水平和父母的参与程度等。这些信息对儿童的诊疗极具价值。儿童本身是资料收集中最有价值的资源，包括疾病相关的压力源，如疼痛或侵入性操作等，儿童的情绪、性情及个人属性可以直接被观察到。游戏是儿童医疗辅导员与儿童之间沟通的重要方式，通过游戏互动建立信任关系，而且在游戏中可评估儿童的发展或发育水平、情绪状态、对医疗程序的理解、对医疗可能的误解和其他关键信息。获得这些信息后，医疗辅导通过文书记录的形式被记录下来，保存在儿童的电子档案中。那么，儿童医疗辅导的文书记录以什么格式记录？以下介绍当前主流的记录格式。

一、SOAP记录格式

（一）格式内容

SOAP记录是四个英文单词的缩写，即subjective、objective、assessment、plan，简称SOAP，其包括主观资料（subjective，S）、客观资料（objective，O）、评估（assessment，A）和计划（plan，P）四个方面。SOAP记录格式在国际上普遍应用，这种被广泛采用的结构化SOAP记录是Larry Weed约50年前提出的理论。作为一种咨询记录格式，SOAP现广泛应用于医学领域和心理学领域，为医护人员提供了结构化和有组织的记录方法。SOAP能提醒临床医生或其他专业人员关注具体的任务，还为临床推理提供了认知框架。它是以问题为导向的医学记录方法，能明确患者的治疗及管理方案，便于医务人员之间的交流，为治疗提供合理且必要的证据，帮助制订出院计划，也可用作预后的相关研究。

1. 主观资料（subjuctive）

这是SOAP记录的第一个主题，此主题下的资料均来自"主观"经验、个人观点或儿童与其亲近的人的感受，为评估和计划提供重要的参考。在医疗辅导记录中，主观资料通常是儿童的主诉，由儿童及其主要照顾者提供，通常在和儿童及家庭的对话中获取。谈话的场所可以是医院的任何一个地方，以人与人之间的对话或问答的形式来获得主观资料，如妈妈在谈话中告诉儿童医疗辅导专业人员，儿童很害怕打针；爸爸对儿童医疗辅导专业人员抱怨，认为在医院里没人真正关心他的孩子，儿童一直在受苦等。主观资料应以问题为关注点和导向，是从儿童及其家庭方面获得的，来自儿童及其家庭的感受或经历。

主观资料记录举例：CCLS与儿童和家长在术前候诊区会面，介绍自己的角色，评估儿童如何应对。家长对自己孩子的应对方式表示担忧，家长主诉儿童的"第一次手术不顺利"，家长说儿童一进医院就哭，测量生命体征时会紧张，害怕看医生，看到医生就会焦虑。

2. 客观资料（objective）

这部分是儿童就诊期间的客观数据，以眼见为实来比喻最为合适，是指儿童医疗辅导专业人员与儿童接触后，听到什么、看到什么、闻到什么，以及其他人或机构提供的与儿童有关的材料，主要包括两个方面：儿童医疗辅导员的观察和其他人或机构提供的与儿童有关的材料。儿童医疗辅导专业人员的观察可以是儿童的外表容貌、穿着打扮和语音语调；儿童的行为举止与精神状态；儿童可获得的资源及主要压力源；见面交流时儿童对特定干预的反应等。其他人或机构提供的与儿童有关的材料包括测试结果、病历、医疗记录、前期医疗辅导记录等材料，均为客观资料范畴。

进行客观记录时，应避免贴标签、个人判断或表达带有偏见的陈述，因为这是个人意见而非专业意见；应避免用一些有负面含义的词语，如不合作、讨厌、被宠坏等，因为每个人对这些词语的理解是因人而异的。相反的，记录中应描述客观事实，让下一个读者能够得出自己的结论。例如，"儿童一进门就哭泣不止，嘴巴里还骂人，令人讨厌，被家庭宠坏了"，须改成"儿童自进入医院后，流泪不止，拒绝与人交流，说话带有攻击性"。

客观资料记录举例：儿童表现出焦虑、紧张，害怕与医护人员互动和交流，儿童坐在父亲的腿上不愿离开，手里抱着毛毯，避免与医护人员有眼神接触。

3. 评估（assessement）

评估分析是指儿童医疗辅导专业人员对儿童主客观情况的临床思考以及思考总结。根据主客观情况资料，基于儿童的发展理论、病情和环境等，从自己的专业角度总结自己的想法。评估部分的记录时，运用儿童发展的知识来阐述自己的关注点和专业意见，如何理解儿童的行为以及其背后的原因，阐明评估基于客观事实，有明确的相互联系。

评估记录举例：儿童的应对方式符合儿童发育或发展水平，当儿童对周围环境感到陌生时，通过寻求父母帮助或安慰物品来获取支持。儿童的害怕及流泪是正常的，能够通过医疗游戏使其平静下来。

4. 计划（plan）

SOAP记录的最后一部分，是评估后对儿童实施的干预计划。此部分将陈述儿童医疗辅导专业人员针对评估结果采取的计划，制订明确的计划清单，并具有一定的可行性。基于主观问题所列出的关注点进行计划，如儿童害怕打针，则与儿童积极沟通，以找到适合儿童的应对方式，包括舒适体位、分心技巧等。

计划记录举例：儿童医疗辅导专业人员将和儿童建立关系，利用娃娃让儿童参与医疗游戏以缓解焦虑，使用面罩诱导麻醉医疗游戏。儿童能表现出与年龄相符的理解力，并能将所学的知识表现出来，能把面罩戴在娃娃的脸上，告诉娃娃"做得好"。儿童接受这种术前准备并积极参与用娃娃进行医学角色扮演类游戏。儿童医疗辅导专业人员将继续提供医疗教育干预措施，通过医疗游戏干预来纠正儿童在医疗程序中产生的误解。

（二）记录范例

附：SOAP记录实例（表9-3-1、表9-3-2和表9-3-3）：

表9-3-1　SOAP（以急性创伤为例）

SOAP（以急性创伤为例）	
S	小豆妈妈说，小豆平时性格开朗，经常会有一些天马行空的想法。她说小豆是家里的独生子，平时和爸爸妈妈、爷爷奶奶住在一起。爷爷奶奶对孙子非常疼爱，小豆有些以自我为中心且害怕去医院，害怕打针
O	小豆躺在急诊创伤中心的床上，他的左手受伤，纱布包扎时可见伤口有渗血。小豆沮丧地看着妈妈，担心自己的伤口。医生在给小豆检查身体时，小豆表现得很紧张，身体发抖。妈妈感到很焦虑，因为她记得上次小豆因肺炎进行静脉输液时，对于打针很难适应。她担心这次清创缝合术，小豆不能应对。儿童医疗辅导专业人员对小豆进行儿科患者心理-社会风险评分，结果为8分，属于中风险等级
A	基于主客观资料得出评估结论：小豆很难适应医疗环境，害怕针头和疼痛，妈妈对小豆即将进行的清创缝合术感到非常焦虑，压力很大
P	儿童医疗辅导专业人员将给予小豆术前辅导干预、术中支持及术后反馈 术前干预：①提供疾病相关知识教育；②医疗游戏辅导；③应对策略的选择 术中支持：采用术中分散注意力的方法降低焦虑及疼痛水平，给予正向鼓励 术后反馈：术后采用询问感受、鼓励表达的方法得到反馈，发放"小勇士"证书 评价干预效果：通过焦虑量表及疼痛量表对小豆应对医疗程序的过程进行评价

表9-3-2　SOAP（以先天性心脏病围手术期为例）

	SOAP（以先天性心脏病围手术期为例）
S	通过与妈妈的谈话得知，卢卡来自云南，是小学一年级学生，平时和父母及祖父母住在一起。本次是卢卡第九次住院，计划行"房间隔缺损修补术"。从卢卡父母的角度来看，卢卡比较难以相处，她的妈妈形容她脾气暴躁，是个难以相处的孩子。妈妈提到卢卡在这次住院之前有过一次医疗经历，涉及牙科手术，但没有住院。本次住院由妈妈陪护，爸爸很少来医院，因为他需要工作来支持家庭经济负担
O	卢卡在病房中安静地看书。儿童医疗辅导专业人员介绍自己的身份，与卢卡及其妈妈见面，并建立信任关系。当提到卢卡的疾病和即将经历的手术时，卢卡变得像个好奇宝宝，有很多问题。她问道，在哪里做手术、做手术时会遇到哪些人。妈妈无法回答她的问题，只是跟她说别想太多
A	基于主客观资料得出的评估结论：卢卡对即将进行的手术感到焦虑，对手术不了解。在家庭成员中，妈妈对手术的了解有限，无法有效帮助卢卡应对
P	术前干预：①了解卢卡的病史及医疗经历，提供疾病相关知识教育，使其认识人体器官并熟悉手术室环境；②实施治疗性医疗游戏辅导，做术前准备；③帮助妈妈参与医疗决策，使其了解医疗程序 术后干预：术后询问儿童感受，鼓励家长参与；术后移除胸管前的心理准备与医疗辅导 评价干预效果：通过人体绘画及焦虑量表对儿童应对医疗程序的过程进行评价，让其出院后填写出院后行为问卷

表9-3-3　SOAP（以肺通气功能检查为例）

	SOAP（以肺通气功能检查为例）
S	莫妮卡妈妈说，莫妮卡平时比较调皮，不太配合医院的治疗。她是家里的独生女，和爸爸妈妈、爷爷奶奶住在一起。爷爷奶奶对孙女非常疼爱，莫妮卡有些以自我为中心。莫妮卡有过一次肺通气功能检查的经历，上次检查不能很好地配合，尝试了几次才勉强完成检查。妈妈担心莫妮卡不能配合好这次检查
O	儿童医疗辅导专业人员与莫妮卡及其妈妈在肺通气功能检查室前见面，询问莫妮卡要做什么检查。莫妮卡正用平板电脑看着自己喜欢的动画片，回答说："这个检查我之前做过，一点儿也不好玩，要是这次没有做成功，我以后也不会再来做这个检查了。"儿童医疗辅导专业人员询问莫妮卡这个检查主要是如何进行的。莫妮卡能大概说出检查程序，但说到吹气，她说太难了。儿童医疗辅导专业人员对莫妮卡进行儿科患者心理-社会风险评分，结果为6分，属于低风险等级

续表

SOAP（以肺通气功能检查为例）	
A	基于主客观资料得出评估结论：莫妮卡了解医疗环境，有过肺功能检查的经历，能大致说出医疗程序，不喜欢吹气这个环节。妈妈担心莫妮卡这次又不好好吹气而导致检查失败，压力较大
P	儿童医疗辅导专业人员将为莫妮卡提供肺功能检查前的医疗辅导 检查前干预：①提供疾病相关知识教育，认识肺；②吹气游戏辅导 检查时支持：采用正向鼓励，让莫妮卡听从操作护士的指导完成吹气 检查后反馈：检查后询问儿童感受，鼓励儿童自我表达，建立自信。推荐家属加入病友群，得到心理社会需求的支持，促进医患间良好的交流沟通 评价干预效果：通过检查成功率来评价干预效果

二、APIE记录格式

（一）格式内容

APIE记录格式是医疗护理实践中常用且基本的方法。任何事物决定的基础是确定问题的根源，然后寻找适当的方法来解决这个问题。APIE（Yura和Walsh，1967）是4个英文单词的缩写，包括评估（assessment，A）、计划（planning，P）、干预/实施（intervention/implementation，I）和评价（evaluation，E）四个方面。

1. 评估（assessment）

第一阶段是"评估"，这需要对儿童及其家庭有充分的认识。评估过程可以被认为是儿童医疗辅导计划的基本组成部分，也是儿童医疗辅导专业人员与儿童互动的主要数据收集阶段。与医疗数据和护理数据收集客观数据不同，医疗辅导中的评估往往是偏向儿童认知发展、情绪和心理社会方面的内容，注重基于发展理论和社会心理结果对儿童/家庭进行评估。评估的内容包括：①儿童的疾病诊断及医疗经历；②儿童的发展发育水平，涵盖生理、社会心理及认知方面；③评估环境因素，如儿童的家庭、文化背景及家长的压力源；④儿童的性格和应对方式。评估通过谈话的形式实施，可采用量表对儿童进行心理社会、情绪等方面的评估，了解儿童对医疗程序的应对经验或负面经历，清楚儿童及其家庭的需求，为进一步制订干预计划提供依据。

评估举例：小明是一个7岁的男孩，身患急性淋巴细胞性白血病，这次是他第五次入院化疗，他对化疗已经很了解，并知道化疗后会出现恶心和呕吐。护士将在2 h后给予其留置静脉港。小明的认知发展水平正常，白血病为慢性疾病，化疗中断了小明在学校的学习与生活。小明的家庭因小明身患白血病接受化疗承受了较大的压力。小明的性格较为内向，不擅长与人交流，喜欢自己玩或在妈妈的陪伴下去游戏室玩。在上一次化疗经历中，小明第一天出现呕吐、虚弱，在床上躺着，第二天下床，去游戏室玩了一段时间，第三天顺利出院了。小明能说出自己的应对方式，是握着妈妈的手或用吹泡泡来分散注意力。

2. 计划（planning）

当评估完成后，很多问题已经被确定，意味着儿童医疗辅导计划的开始。计划的制订应该具体地说明可能实施的干预措施，包括孩子的生活计划和家庭目标，以及教育和应对计划等内容。基于压力应对理论，任何压力源都可以采用心理准备及程序化医疗游戏的方式来缓解。

计划举例：在护士给小明穿刺留置针的时候，让小明采用吹泡泡的分心技巧，使其分散注意力，缓解疼痛和焦虑。化疗后，可以在床边或游戏室内进行程序化医疗游戏。根据以往的化疗经历，第一天化疗后，医疗辅导在床旁进行，儿童医疗辅导专业人员给小明播放喜欢的音乐，让其看动画片等，以缓解不适感。第二天，可以让妈妈带小明去游戏室，由小明选择自己喜爱的玩具。如果有其他儿童，可以引导小明参与集体游戏，帮助小明与病友建立联系，增强其社会交往的能力。

3. 干预/实施（intervention/implementation）

与计划阶段一样，实施适当的计划不仅需要儿童医疗辅导专业人员的投入，也需要儿童的参与。在干预过程中，首先要第一时间与儿童建立信任关系，帮助儿童在医院环境中趋于舒适和正常化。鼓励儿童选择自己的应对方式和喜欢的方式进行游戏，如彩泥、涂色、娃娃类扮演游戏和棋类游戏等。儿童医疗辅导专业人员针对儿童所经历的程序，鼓励儿童进行医疗游戏，帮助儿童表达情绪、感受并理解医疗程序，让儿童主动参与游戏，增进医患关系。

实施举例：与小明建立良好的信任关系，让小明选择自己喜爱的玩具。通过医疗游戏让其表达穿刺留置针的过程，以及化疗后的感受和应对方法。陪伴小明去游戏室，让小明自己选择玩具。在游戏室中，鼓励小明与其他儿童一起游戏，提升其交流能力，帮助他建立同伴支持。

4. 评价（evaluation）

APIE的最后一步是对于提出的计划以及提供的干预进行评价，以验证干预效果是否达到预期目标。在评价过程中，可以记录实施的干预措施是否有效。如没有达到预期效果，在下一次干预时有何建议。

评价举例：小明能适应住院期间的生活，清楚化疗的程序以及化疗后引起的不良反应。在静脉穿刺中，采用吹泡泡的分心技巧能有效降低小明的疼痛和焦虑水平。化疗后的医疗游戏可以缓解小明的焦虑。在儿童医疗辅导专业人员的引导下，小明能在游戏室参与集体游戏，建立同伴关系。

（二）记录范例

附：APIE记录实例（表9-3-4、表9-3-5和表9-3-6）：

表9-3-4　APIE（以急性创伤为例）

APIE（以急性创伤为例）	
A	儿童医疗辅导专业人员在急诊创伤中心与6岁的小豆和妈妈见面。小豆刚经历车祸，被送入急诊治疗。小豆面露痛苦的表情，妈妈也很焦虑。小豆的左手手臂有开放性伤口，进行纱布包扎时，医生和护士为其检查了身体。医生决定为小豆实施"急诊清创缝合术"。交流中，儿童医疗辅导专业人员获悉小豆害怕针头和疼痛，有过负面的医疗经历，因此妈妈担心小豆不能很好地应对此次手术。小豆对手术感到害怕，不了解手术环境及医疗程序。通过PRAP评分，得到小豆的心理-社会风险为中风险等级
P	向患者或其家属介绍自己的角色，并与儿童进行深入的沟通。将给小豆提供术前干预，包括医疗相关知识教育、医疗游戏辅导等，帮助其实施医疗程序的预演，以获得掌控感，提供应对策略的选择，还将提供术中支持和术后反馈

APIE（以急性创伤为例）
I 儿童医疗辅导专业人员根据儿童的发育水平与儿童讨论即将进行的清创缝合术的准备细节，为儿童提供医疗绘本，介绍手术室场景及人物。用平板电脑展示自制图册《熊宝清创缝合之旅》并告诉他一些细节，如消毒用物、医疗材料及持续时间、如何使用分散注意力的方法。儿童医疗辅导专业人员拿出小熊，和小豆一起玩"小熊受伤了"的游戏，并在此期间纠正其错误的观念。与小豆沟通交流，让小豆选择自己喜欢的分散注意力的方法。小豆选择了观看动画片及使用深呼吸的办法。在手术室中，让小豆选择舒适体位，让其观看《汪汪队立大功》视频分散注意力，同时握住小豆的手，在其感到疼痛的时候帮助其一起实施深呼吸以减轻疼痛。术后询问小豆的感受，给予正向鼓励，并颁发"小勇士"证书
E 儿童了解清创缝合术的过程及持续时间，能选择适合自己的应对策略，术前未发生过度焦虑，术中能有效应对，术后儿童医疗辅导专业人员询问其感受，儿童感到轻松，有正向反馈

表9-3-5　APIE（以先天性心脏病围手术期为例）

APIE（以先天性心脏病围手术期为例）
A 儿童医疗辅导专业人员在心脏外科病房与卢卡及其妈妈见面。卢卡本次住院是为了行"房间隔缺损修补术"。她对手术不了解，提出了在哪里做手术、手术室里有哪些人等问题。卢卡妈妈对手术相关信息不了解，不能很好地为卢卡提供有效的支持和教育。妈妈表示卢卡性格方面难以相处，对此次手术感到焦虑。爸爸因需要工作来支持家庭经济，不能来医院陪护，所以本次住院主要照护者为卢卡的妈妈。通过PRAP评分，得到卢卡的心理-社会风险为中风险等级
P 向患者或其家属介绍自己的角色，并与儿童进行深入的沟通。每天提供1~2次医疗辅导，包括熟悉环境，建立关系及情绪支持，鼓励儿童去病房游乐区玩耍。儿童医疗辅导专业人员在术前将提供卢卡术前干预，包括医疗相关知识教育、提供拜访心脏专家的绘本、解释心脏如何工作。为卢卡提供医疗游戏辅导，帮助其理解手术过程，实施医疗程序的预演，并获得掌控感，提供可选择的应对策略 提供术后支持，包括术后医疗程序的重现，鼓励表达，提供情绪支持。术后提供胸管拔管的医疗游戏辅导，拔管期间给予支持。术前、术后实施人体绘画，以确定儿童的情绪状态。鼓励家属参与治疗决策与护理，从家长的角度给予儿童心理支持

APIE（以先天性心脏病围手术期为例）
I	住院期间，医疗辅导员在三个不同时期进行干预，术前2天的心理准备、术后监护室期间的干预及由监护病房转入心外科病房的术后指导。术前干预环节，根据儿童的发育水平与儿童讨论即将进行的房间隔缺损修补术，为儿童提供医疗绘本，介绍心脏如何工作和即将进行手术的手术室场景及人物。使用术前医疗游戏的方法，指导儿童麻醉面罩的使用方法及外科手术的过程，在游戏辅导期间纠正其错误的观念。鼓励儿童母亲参与，帮助其与医疗团队合作，参与医疗决策。帮助母亲参与卢卡的医疗教育，促进其心理支持。术后监护期间，一天为儿童提供医疗辅导2次，包括术后的感受，如何有效应对疼痛，采用医疗游戏包和儿童玩胸管拔除前的心理准备等。由监护病房回到心外科病房，提供术后治疗性游戏，包括医疗程序的重现，了解其应对过程及感受，并鼓励其通过绘画表达情绪
E	儿童了解心脏房间隔缺损修补术的过程及应对策略，能得到正向的情绪状态，术前未发生过度焦虑。术后儿童医疗辅导专业人员询问其感受，儿童感到轻松，有正向反馈。通过人体绘画、焦虑量表及家属感受、出院后行为问卷等主客观指标，评价干预效果

表9-3-6　APIE（以肺通气功能检查为例）

APIE（以肺通气功能检查为例）
A	儿童医疗辅导专业人员在肺通气功能检查室门口与莫妮卡及其妈妈见面。莫妮卡确诊哮喘3个月，本次为评价疗效前来门诊行肺通气功能检查。莫妮卡在3个月前做过一次肺通气功能检查，当时她不能很好地配合吹气，勉强完成检查。与莫妮卡沟通后，她对检查程序有了大致了解，并表达了自己不喜欢吹气环节和这个检查。妈妈担心这次检查中，莫妮卡有可能因吹气失败而导致检查无效。通过PRAP评分，得到莫妮卡的心理-社会风险等级为低风险等级
P	向患者或家属介绍自己的角色，并与儿童进行深入的沟通，了解莫妮卡的病史、莫妮卡对自己疾病的了解以及对本次检查的顾虑。计划开展的干预措施为治疗性医疗游戏，包括关于她的健康状况的教育、检查准备和检查期间的支持
I	检查等候阶段，儿童医疗辅导专业人员为莫妮卡开展了一次健康教育课程，以适合她年龄发展特点的语言为她解释治疗和检查原因。儿童医疗辅导专业人员在肺结构图上一步一步地演示呼吸过程，并从感官体验的角度为莫妮卡进行了描述。随后，为莫妮卡提供吹气模拟游戏，用杯子、乒乓球、一瓶水及一套悬浮吹球和莫妮卡玩吹气游戏，帮助其学会吹气技巧以促进应对。检查过程中，儿童医疗辅导专业人员指导莫妮卡根据操作护士的指令进行吹气动作，莫妮卡很好地采用了自己的应对方法

续表

APIE（以肺通气功能检查为例）	
E	儿童了解肺的工作过程，知晓本次检查的意义，通过吹气游戏的训练掌握吹气技巧，并获得正向的情绪状态，建立信心。检查后的反馈包括人体绘画、焦虑量表及检查成功率等指标，评价儿童医疗辅导效果

三、PIO记录格式

（一）格式内容

PIO是护理病历的核心部分，"P"指problem（问题），"I"指intervention（措施），"O"指outcome（结果）。护理记录需要体现动态变化，即以PIO方式记录。在儿童医疗辅导中中，同样可以将PIO的记录形式运用到文件书写中。PIO的记录，体现了以儿童及其家庭为中心，从问题出发实施干预措施，并评估干预后的效果。

儿童医疗辅导的问题通常是基于儿童与儿童及其家庭的互动后所得到的问题。比如，儿童医疗辅导专业人员通过沟通，获悉儿童惧怕打针，根据问题列出干预措施，并评价儿童的干预效果。

（二）记录范例

附：PIO记录实例（表9-3-7、表9-3-8和表9-3-9）

表9-3-7　PIO（以急性创伤为例）

PIO（以急性创伤为例）		
P	I	O
儿童知识缺乏，与不了解清创缝合术有关	通过医疗绘本介绍手术室环境及人物； 根据年龄特点，采用图文形式的自制电子图册《熊宝清创缝合之旅》讲解清创细节； 用医疗游戏的方法进行医疗程序的预演，纠正儿童的错误观念，促进儿童熟悉手术程序，提高儿童的掌控感	儿童能了解清创缝合术的实施地点及程序相关步骤

PIO（以急性创伤为例）		
P	I	O
焦虑与恐惧，与害怕疼痛有关	允许儿童术中选择舒适的体位，避免直视操作过程； 术中采用视频分心的方法，减轻手术过程中的焦虑； 术中使用深呼吸的方法，减轻疼痛； 儿童医疗辅导专业人员术中陪伴与指导，帮助儿童有效应对	儿童能有效应对手术； 能采用适合的分散注意力的方法； 术后未出现负面情绪

表9-3-8　PIO（以先天性心脏病围手术期为例）

PIO（以先天性心脏病围手术期为例）		
P	I	O
儿童知识缺乏，与不了解手术有关	通过图文介绍手术室的位置、环境及人物； 阅读绘本，了解心脏工作的原理，指导儿童加深理解； 用医疗游戏的方法进行医疗程序的预演，包括麻醉面罩和手术过程，纠正儿童的错误观念	儿童能了解房间隔缺损修补术的实施地点及相关步骤
焦虑，与住院手术有关	儿童医疗辅导专业人员与儿童建立融洽的治疗关系； 鼓励儿童入院后去病房游戏区玩耍，减轻焦虑； 采用人体绘画的形式鼓励儿童表达，并分析其情绪压力水平； 儿童医疗辅导专业人员在围手术期每天陪伴与辅导，缓解儿童焦虑情绪，帮助其有效应对	儿童术前焦虑情绪减轻； 术后未产生负面情绪
家长焦虑，与担心儿童不能有效应对有关	儿童医疗辅导专业人员与家长沟通，了解儿童性格、家庭结构、病史及以往就医经历； 帮助家长参与儿童的医疗决策； 帮助家长了解手术过程，教会家长如何从家长的角度帮助儿童应对	儿童家长焦虑减轻； 能与医疗团队合作，参与医疗决策； 能为儿童提供心理支持

表9-3-9　PIO（以肺通气功能检查为例）

PIO（以肺通气功能检查为例）		
P	I	O
应对不良，与以往的就诊经历有关	介绍自己的身份，与儿童建立信任关系； 倾听上一次的不良医疗经历； 根据年龄特点及认知水平，以图文及游戏的形式提供肺通气功能检查医疗程序的相关知识； 检查前进行吹气游戏训练； 检查中给予支持，指导其根据操作护士的指令进行吹气	儿童能掌握肺通气功能检查的程序； 能在检查中有效应对
儿童知识缺乏，与不了解疾病知识有关	采用游戏的形式，邀请儿童的父母陪同儿童完成医疗游戏，了解肺通气功能。使用自制绘本，在肺结构图上一步一步地演示呼吸过程，并从感官体验的角度为儿童进行描述。游戏过程中鼓励儿童，并得到积极回应。 利用图文及宣传单张，提供儿童及家属有关哮喘的知识、相关检查及治疗信息等	儿童能了解呼吸功能，获得掌控感，建立自信
家长焦虑，与担心儿童不能有效应对有关	提供相关知识和信息，提供哮喘健康教育等哮喘自我管理工具，指导儿童及其家长进行疾病管理； 提供病友间的支持，鼓励家长积极加入病友群，参与"哮喘日"活动。居家自我管理期间，可利用"哮喘专病库"平台，促进医患之间的交流和沟通，提供情感支持	儿童家长焦虑减轻； 能为儿童提供心理支持

四、儿童医疗辅导相关资源库

在国外，儿童医疗辅导开展得较早，有较多机构提供了相关资源，也有公益组织甚至儿童医疗辅导专业人员自己创立私人网站分享儿童医疗辅导心得。我国儿童医疗辅导虽起步较晚，但发展较快。我国首位国际儿童医疗辅导专业人员程祺开设了微信公众号"程祺之语"；"蝴蝶之家"为我国首家儿童舒缓护理中心；2022年，浙江儿童医院推出儿童医疗辅导（child life）技术标准等。以下是一些官方资源链接及推荐书籍的介绍，我们也鼓励从事该行业的人员能够不断主动更新信息来源并积极分享。

1. 儿童医疗辅导网站（表9-3-10）

表9-3-10　儿童医疗辅导网站

网站名称	网址
美国儿童医疗辅导官网	https://www.childlife.org/
中国香港特别行政区儿童医疗辅导协会	https://hkchildlife.wordpress.com/
加拿大儿童医疗辅导领袖协会	http://www.cacll.org/
英国医院游戏人员协会	https://www.nahps.org.uk/
星光儿童基金会	https://www.starlight.org/

2. 儿童医疗辅导书籍（表9-3-11）

表9-3-11　儿童医疗辅导书籍

书名	作者	出版社/年份
《The Handbook of Child Life: A Guide for Pediatric Psychosocial Care》	Richard H. Thompson，Charles C. Thomas	Thomas Publishing，2018
《在医院里玩的小游戏》	吴文湄，司杨，刘亚飞	中国社会出版社，2023
《儿童游戏治疗》	Daniel S. Sweeney	中国轻工业出版社，2020
《游戏的力量》	Charles E.Schaefer	中国轻工业出版社，2020

参考文献

[1]　VON BAEYER C L. Numerical rating scale for self-report of pain intensity in children and adolescents: Recent progress and further questions[J]. Eur J Pain, 2009, 13(10): 1005-1007.

[2]　HICKS C L, VON BAEYER C L, SPAFFORD P, et al. The faces pain scale-revised: Toward a

common metric in pediatric pain measurement[J]. Pain, 2001, 93(2): 173-183.

[3]   中国医师协会新生儿科医师分会，中国当代儿科杂志编辑委员会.新生儿疼痛评估与镇痛管理专家共识（2020版）[J]. 中国当代儿科杂志，2020，22（9）：923−930.

[4]   AMBUEL B, HAMLETT K W, MARX C M, et al. Assessing distress in pediatric intensive care environments: The comfort scale[J]. J Pediatr Psychol, 1992, 17(1): 95-109.

[5]   THURILLET S, BAHANS C, WOOD C, et al. Psychometric properties of a self-assessment fear scale in children aged 4 to 12 years Scary Scale[J]. J Pediatr Nurs, 2022, 65: 108-15.

[6]   张燕红，张晓波，顾莺，等.儿科患者心理社会风险评估量表的汉化及信效度检验[J]. 中华护理杂志，2022，57（10）：1276−1280.

[7]   CAMERON S, TURTLE-SONG I. Learning to write case notes using the SOAP format[J]. Journal of Counseling and Development, 2002, 80(3): 286-292.